Theodor Heryng

Untersuchungs- und Behandlungsmethoden

der

Kehlkopfkrankheiten.

Untersuchungs- und Behandlungsmethoden

der

Kehlkopfkrankheiten.

Von

Dr. Theodor Heryng.

Mit 164 in den Text gedruckten Abbildungen und 4 Tafeln.

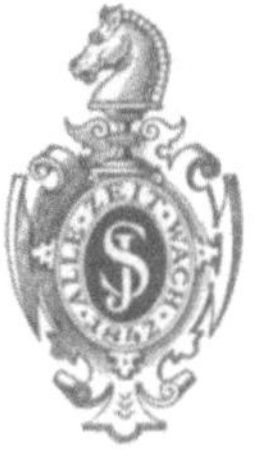

Berlin.

Verlag von Julius Springer.

1905.

Softcover reprint of the hardcover 1st edition 1905

Additional material to this book can be downloaded from http://extras.springer.com.

ISBN 978-3-642-50509-6   ISBN 978-3-642-50819-6 (eBook)
DOI 10.1007/978-3-642-50819-6

Universitäts-Buchdruckerei von Gustav Schade (Otto Francke), Berlin N.

Herrn Professor Dr. E. v. Leyden

Herrn Professor Dr. J. v. Mikulicz

als ein Zeichen aufrichtigster Verehrung

gewidmet

vom

Verfasser.

Vorwort.

Jede Vorrede, sagt Feuchtersleben in seiner Diätetik der Seele, ist ein Reden von sich selbst und erweckt den Anschein einer Defensive. Die Bearbeitung des Stoffes erfordert wohl in diesem Buche keine Vertheidigung, denn sie entspringt den individuellen Anschauungen des Autors, wohl aber schulde ich meinen Lesern eine Aufklärung über die Verzögerung der Publikation dieser seit längerer Zeit druckfertigen Arbeit. Eine Reihe unvorhergesehener Schwierigkeiten, vor allem aber eine längere Erkrankung, die jede litterarische Thätigkeit unmöglich machte, verhinderte mich, zum bestimmten Termin das Buch der Oeffentlichkeit zu übergeben, und stellte die Geduld meines Verlegers auf eine harte Probe.

Um den Forderungen des medicinischen Publikums gerecht zu werden, war ich gezwungen, die wichtigeren in letzter Zeit erschienenen neuen Untersuchungs- und Behandlungsmethoden im Anhange zu liefern. Ich bringe daselbst die Ergebnisse eines längeren Studiums über neue Inhalationsmethoden und neue Inhalationsapparate, deren physikalische Begründung grosse Opfer an Zeit erforderte. Auch sehe ich mich genöthigt zu einer Aufklärung über die Aufgaben und Ziele dieser Arbeit, damit dieselben nicht höher und nicht weiter, als ich dies mir vorgenommen, gestellt werden.

Vor Allem lag es mir daran, die lokale Behandlung der Kehlkopfkrankheiten und zwar ihre Technik in erschöpfender, dem Studirenden zugänglicher Weise zu schildern, dem angehenden Specialisten das Selbststudium zu erleichtern und auf Grund einer 32jährigen praktischen Thätigkeit das, was ich gesehen, bewahrheitet und erprobt, meinen Kollegen vorzulegen.

Obwohl im letzten Decennium unsere Litteratur durch einige Werke von grossem Werth (Schrötter, M. Schmidt) bereichert worden ist, die eine Fülle von Erfahrungen und Anregungen bringen, so ist gerade die Technik der Behandlung für den Studirenden, sogar in Heyman's Sammelwerk, nicht so ausführlich bearbeitet worden, wie dies für den Anfänger erwünscht wäre.

In den letzten Jahrzehnten hat sich neben der Berücksichtigung der physikalischen Heilagentien eine solche Ueberproduktion in der Herstellung neuer Arzneisubstanzen entwickelt, dass der Arzt von der Menge der anempfohlenen Mittel geradezu erdrückt wird.

Die Verhältnisse der täglichen Praxis machen eine kritische Nachprüfung auch dem Gewissenhaftesten fast unmöglich.

Diese Aufgabe fällt den Kliniken, den wissenschaftlichen Instituten zu.

In der Praxis, sagt Nothnagel, sollte deshalb in der Regel nur das gebraucht werden, was mit klaren, festen und sicher begründeten Indikationen dargeboten werden kann. Diesem Grundsatze bin ich bei der Besprechung des pharmakologischen Theiles gefolgt, und es sind nur die wichtigsten, allgemein anerkannten Mittel in gedrängter Kürze besprochen worden. Nur die Anaesthetica und die Antiseptica sind etwas ausführlicher bearbeitet, letztere mit besonderer Berücksichtigung der von Koch und Behring gelieferten epochemachenden Arbeiten.

Hygiene und Diätetik, ohne welche eine rationelle Behandlung der Krankheiten der oberen Luftwege nicht möglich wäre, sind, soweit es der Rahmen dieser Arbeit gestattete, beigefügt worden.

Das richtige Verhältniss der lokalen Therapie zur Allgemeinbehandlung habe ich überall betont, vor Schablone, vor therapeutischen Uebertreibungen gewarnt, besondere Vorfälle durch einige kurze kasuistische Beiträge erläutert.

Die Einspritzungen in die oberen Luftwege, die Trachea, die Bronchien und das Lungenparenchym habe ich ebenso wie meine modificirten Inhalationsmethoden (letztere im Anhang) auf Grund eigener Untersuchungen und Erfahrungen berücksichtigt.

Eine ausführlichere Darstellung ist der chirurgischen Behandlung der Kehlkopfphthise gewidmet worden, einerseits, weil diese schwierige Technik sich in anderen Büchern noch nicht mit der nothwendigen Ausführlichkeit beschrieben findet, anderseits, weil auf diesem Gebiete mir persönlich eine grosse Beobachtungsfülle zur Verfügung stand. Dieses Kapitel ist durch eine Reihe entsprechender schematischer Zeichnungen illustrirt worden. Eine gewisse Weitläufigkeit in der Beschreibung der neueren Apparate und Instrumente wird wohl dem Umstand zu Gute gehalten werden, dass das Buch speciell dem Studirenden als Rathgeber dienen soll.

Allen Kollegen, die mir bei der Bearbeitung dieses Werkes durch Zusendung von Separatabdrücken und Zeichnungen freundliche Beihülfe geleistet, spreche ich an dieser Stelle meinen verbindlichsten Dank aus.

Warschau, December 1904.

Th. Heryng.

Inhalt.

Seite

Vorwort V
Einleitung: Ziel und Grenzen der lokalen Therapie 1

Allgemeiner Theil.

Untersuchung der Halsorgane 7
    1. Die äussere Untersuchung des Kehlkopfes 7
    2. Die innere Untersuchung des Larynx und Pharynx (Palpation) . 8
    3. Beleuchtung, Beleuchtungsapparate 9
        a) Direkte Beleuchtung 11
            Das Auer'sche Glühlicht 13
        b) Reflektirte Beleuchtung 17
        c) Elektrische Beleuchtung 28
    4. Untersuchungsinstrumente 36
        a) Kehlkopfspiegel 36
        b) Instrumente zur Vergrösserung des Larynxbildes 40
        c) Spatel 41
        d) Sonden 42
    5. Besondere Schwierigkeiten der Untersuchungs- und Behandlungs-
       methoden 45
    6. Besondere Untersuchungsmethoden 51
        a) Die Killian'sche Methode 51
        b) Autoskopie 55
        c) Kirstein's kombinirte Laryngoskopie 62
Die Tracheoskopie. Die Killian'sche Bronchoskopie. Anhang I . . . I
    7. Erlernung der endolaryngealen Technik an Phantomen, Modellen
       und Atlanten 63
Ein billiges Kehlkopfphantom. Anhang II IV
Nichtoperative Behandlungsmethoden 68
A. Chemische Behandlungsmethoden 68
    1. Inhalationen 68
        a) Inhalationsapparate 72
        b) Pharmakologie 85
Über neue Inhalationsmethoden und neue Inhalationsapparate. Anhang III. IX

Seite

2. Gurgelungen 93
    a) Rachen- und Kehlkopfgurgeln 93
    b) Technik des Kehlkopfgurgelns 96
    c) Das Kehlkopfnasengurgeln 97
    d) Allgemeine Betrachtungen über den Werth des Rachen- und
       Kehlkopfgurgelns 99
    e) Pharmakologie 103
3. Pinselungen 115
    a) Instrumente 118
    b) Technik 122
    c) Pharmakologie 124
4. Einträuflungen und Einspritzungen 141
5. Einspritzungen in die Trachea und in die oberen Luftwege . . 143
6. Einblasungen (Insufflationen) 147
    a) Instrumente 148
    b) Technik 153
    c) Pharmakologie 159
7. Feste Aetzmittel 167
B. *Physikalische Behandlungsmethoden* 174
  1. Die Anwendung der Elektricität für medicinische Zwecke . . . 174
    a) Die galvanischen Elemente 175
    b) Die Akkumulatoren (Sammler) 179
  2. Galvanokaustik 187
    a) Galvanokaustische Brenner 196
    b) Die galvanokaustische Schlinge 200
  3. Elektrolyse 215
    Die elektrolytische Behandlung der Larynxtuberkulose . 223
  4. Faradisation und Galvanisation 224
  5. Massage 228
    a) Die Schleimhautmassage 228
    b) Die äussere Larynxmassage 235
C. *Beeinflussung des Kehlkopfes durch die Methoden der internen Therapie* . 237
  1. Kälte und Wärme 237
  2. Oertliche Blutentziehungen 239
  3. Ableitende Mittel 239
D. *Hygiene und Diätetik* 242
  1. Hygiene 242
    a) Allgemeines 242
    b) Fluss- und Seebäder 246
    c) Kleidung 247
    d) Luft und Wohnung 249
    e) Thermische und chemische Reize 250
    f) Sport 251
    Die schädlichen Einwirkungen des Alkohols und des
       Tabaks 252

Seite

2. Die Diätetik der Kehlkopferkrankungen 258
3. Klimatische Kuren 262
4. Mineralwasserkuren 267
Operative Behandlungsmethoden (Endolaryngeale Chirurgie) . 270
  1. Vorbereitungen zu endolaryngealen Operationen 270
  2. Lokale Anästhesie. Cocain. Tropococain. Eucain 273
Anesthesin. Adrenalin. Anhang IV XXXIII
       Pharmakologie und Technik 273
  3. Allgemeine Anästhesie 292
    a) Die Chloroformnarkose 293
    b) Die Technik der Narkose 293
    c) Die Aethernarkose 301
    d) Die Bromäthernarkose. Bromäthyl 301
  4. Aseptik und Antiseptik. Antiseptica 303
  5. Desinfektion des Operateurs 306
  6. Desinfektion der Assistenz 309
  7. Desinfektion des Patienten 310
  8. Desinfektion und Sterilisation der Instrumente 311
    a) Desinfektion 311
    b) Sterilisation der Instrumente durch Auskochen 315
    c) Sterilisation der Spritzen und Kanülen 317
  9. Sterilisation der Verbandstoffe und der Medikamente 318
    a) Sterilisation des Wassers 318
    b) Sterilisation der Medikamente 321
 10. Einrichtung des Operationszimmers 322
 11. Ereignisse während der Ausführung endolaryngealer Operationen 326
    a) Hysterische Anfälle 326
    b) Blutungen 328
    c) Erstickungsanfälle 333
 12. Nachbehandlung 337
 13. Das Krankenzimmer 340
Instrumentenkunde 343
  1. Allgemeine Grundsätze bei der Ausführung endolaryngealer
    Operationen 343
  2. Endolaryngeale Instrumente 344
    a) Larynxmesser 345
    b) Scheeren 351
    c) Die Guillotine 352
    d) Die Doppelküretten 354
    e) Der scharfe Löffel 367
    f) Kehlkopfzangen 372
    g) Polypenquetsche und Quetschpincetten 384
    h) Kehlkopfpincetten 384
    i) Die kalte Schlinge 385

Einleitung.

Ziel und Grenzen der lokalen Therapie.

Motto:

Wenn ich die Zeichen der Zeit richtig
deute, so beginnt man in den Aerztekreisen
jetzt doch mehr und mehr die Aufgabe des
Mediciners darin zu sehen, dass er dem Kranken Nutzen bringt und weniger darin, dass
von ihm über die Krankheit oder das Mittel
klug gesprochen wird.   Behring.

Die lokale Behandlung der oberen Luftwege fand in der zweiten Hälfte unseres Jahrhunderts eine überaus rasche Anerkennung und Verbreitung. Dank der Laryngoskopie, die eine förmliche Revolution auf diesem Gebiete verursachte, dank der Mitwirkung einer Reihe begabter, mit Feuereifer arbeitender Männer, hat sich die Laryngologie zu einer Höhe aufgeschwungen und Erfolge erreicht, die unsere Wissenschaft mit gerechtem Stolz erfüllen.

Gleichen Schritt mit der Entwicklung der Diagnostik hielt auch die Therapie der Larynx- und Pharynxaffektionen: mit der Chirurgie Fühlung haltend, durch die Antiseptik zu immer kühnerem Vorgehen angespornt, trat Alles, was der lokalen Behandlung zugänglich war, allmählich in die Domäne der Chirurgie über.

Die Aufgabe der lokalen Therapie ist, der bisherigen Hilflosigkeit bei manchen Erkrankungen des Kehlkopfs abzuhelfen, die Kur abzukürzen, den Heileffekt zu verlängern, Recidiven vorzubeugen. Mit Recht sagt Bouchard: Toutefois ou on peut faire le traitement local, on a chance de guérir ce qui ne guérissait pas. Wir müssen hier gerade so wie in der allgemeinen Therapie daran denken, dass wir Symptomenkomplexe, nicht vereinzelte Störungen, beseitigen wollen und dass ein Individualisiren unbedingt nöthig ist.

Das Bestreben, nur die lästigsten, vom Patienten accentuirten Symptome, wie Husten, Heiserkeit, Trockenheit oder vermehrten Auswurf zu beheben, wie dies ja oft vom Kranken verlangt und von manchen Aerzten angestrebt wird, führt zu immerwährendem Suchen und Haschen nach neuen Mitteln, die ja den Markt förmlich überschwemmen. Wer gegenwärtig (sagt v. Leyden) einen Blick auf die immense Entwicklung der chemischen Pharmakologie wirft, der wird zweifellos nicht wohl der Meinung sein, dass der Glaube an Medikamente allzusehr im Sinken ist. Das Vertrauen in die alten Medikamente ist gesunken, den neuen jauchzt man zu.

Ihre grössten Erfolge feiert die lokale Behandlung unstreitig bei der Entfernung von Neubildungen des Kehlkopfes, von Fremdkörpern bei Stenosen, ferner in gewissen Fällen von chronischer Larynxphthise.

Diejenigen Kehlkopfaffektionen, welche den Ausdruck allgemeiner Erkrankungen bilden und nur scheinbar lokal auftreten, also durch Dyskrasien wie Syphilis, Tuberkulose etc. bedingt sind, bieten in diagnostischer Hinsicht manche Schwierigkeiten und fordern genaue Beherrschung der klinischen Untersuchungsmethoden und vollkommenes Vertrautsein mit der mikroskopischen und bakteriologischen Technik, insoweit dieselbe zur Diagnose nothwendig ist. Ohne Berücksichtigung der Aetiologie, der Konstitution, der Ernährung, des allgemeinen Zustandes des Patienten, ist eine Besserung resp. Heilung von Kehlkopferkrankungen, die sekundär im Larynx auftreten, nicht möglich.

Die lokale Therapie muss als Beihilfe der allgemeinen therapeutischen Vornahmen betrachtet werden.

Der Specialist, der nur sein enges Gebiet als Feld seiner ärztlichen Thätigkeit betrachtet, übersieht eben den kranken Menschen, verliert das nüchterne Urtheil über das, was geleistet werden soll, und überschätzt, was er selbst zu leisten im Stande ist. Sehr richtig bemerkt M. Mendelson: „Wo eine Therapie nicht an den natürlichen Kräften des Organismus ansetzt, wo sie nicht stets vor Augen hat, dass das, was wir als Krankheit vor uns sehen, nicht in erster Linie von der Stärke der eindringenden Schädlichkeit, sondern von der Schwäche des angegriffenen Organismus abhängt, da muss sie mit unerbittlicher Nothwendigkeit Schiffbruch leiden. Die Krankheit ist in jedem einzelnen Falle das erhöhte, veränderte, abgelenkte Funktioniren des Organismus, in seinem Bestreben einer Anpassung an die äusseren Reize, gleichviel, ob merkbar anatomische Veränderungen nebenher gehen oder nicht. Sie hängt ab von Eigenschaften, welche in dem erkrankten Organismus selbst liegen, welche ihm eigenthümlich, von ihm unzertrennlich sind. Und darum ist es eine naive und hinter der heutigen Weltanschauung weit zurückbleibende Auffassung des Begriffes der Krankheit, wenn man sich vorstellt, dass es gegen jede „Krankheit" ein „Mittel" geben müsse."

Ungenügendes Verständniss über die Natur gewisser Erkrankungen, gepaart mit dem Bestreben, in kürzester Zeit jahrelang bestehende irreparable Veränderungen prompt zu kuriren, führte zu Uebertreibungen gewisser Behandlungsmethoden, deren unvernünftige Anwendung den Kranken geradezu schädigte.

Nachdem kaum seit etlichen Jahren die Granulationen im Pharynx aufgehört hatten, als Ziel eines gedanken- und nutzlosen operativen Handelns zu dienen, nachdem man dank dem Mahnrufe nüchterner Kollegen vom Brennen der Nasenmuscheln bei Reflexneurosen etwas abgekommen ist und eingesehen hat, dass der physiologischen Anschwellung der Nasenmuscheln die Existenzberechtigung nicht abgesprochen werden darf, schien die Uebertreibung der galvanokaustischen Behandlung etwas im Abnehmen zu sein.

Für die Specialität erwachsen durch die Leichtfertigkeit, mit der sofort operirt wird, bedeutende Gefahren. Gegen geringe Beschwerden operativ vorzugehen, den Kranken wochenlang zur Nachbehandlung zu zwingen, ihn arbeitsunfähig zu machen, manchmal schlimmere Beschwerden als das Uebel selber zu schaffen, ohne eine sichere Heilung versprechen zu können, dagegen muss Protest eingelegt werden.

Die Rhinochirurgie feiert, richtig angewandt, grosse Triumphe, man darf aber wohl fordern, dass ohne sichere Diagnose nicht sofort operirt werde, dass auf Grund von Hypothesen die mittlere Muschel nicht weggemeisselt, die Kieferhöhle nicht sofort angebohrt, die Muscheln selber nicht bis an das Periost gebrannt werden, was das Zustandekommen von Verwachsungen der Muscheln mit dem Septum nur begünstigt. Dieser noch nicht gänzlich abgelaufenen Periode der operativen Excesse in der Behandlung der Nasenhöhle scheinen die Septumwülste zu folgen. Dank den elektromotorischen Rotationsmaschinen sitzt auch manch unschuldige Knorpelleiste im Spiritus.

Ueber den Werth der Massage bei Larynxerkrankungen werde ich mich an entsprechender Stelle äussern. Hier nur die Bemerkung, dass das bisher angesammelte, spärliche, kritiklose Material jeden nüchternen Beobachter geradezu von ihrer Anwendung abhält.

Allgemeiner Theil.

Untersuchung der Halsorgane.

1. Die äussere Untersuchung des Kehlkopfes.

Ich kann Avellis nicht ganz beistimmen, wenn er sagt, dass seit Einführung der Laryngoskopie die äusseren Untersuchungsmethoden des Larynx, Inspektion und Palpation, sehr viel von ihrem Werth verloren hätten.

Die Inspektion des Halses giebt in vielen Fällen werthvolle Aufklärungen. So sehen wir bei heftiger Athemnoth, die durch Larynxstenose bedingt wird, den Kehlkopf an den Athembewegungen participiren, während bei Stenose der Trachea dieser Umstand wegfällt. Dauert der Luftmangel längere Zeit, so nimmt der Kehlkopf eine tiefere, dem Sternum genäherte Lage ein. Seine Bewegungen erscheinen vermindert. Bei Kehlkopfstenose wird der Kopf nach rückwärts gebeugt, bei Luftröhrenverengung mit dem Kinn dem Sternum genähert.

Die Palpation des Halses giebt uns bei der Diagnose gewisser Larynxerkrankungen sehr wichtige Aufklärungen über die Lage des Kehlkopfes, seine Grösse, Konfiguration, etwaige Stenosen, ihren Sitz, ebenso wie über die Form und Grösse der Schilddrüse, des Zungenbeins, der Trachea.

Von den Lymphdrüsen des Halses verdient eine kleine, auf dem Lig. conoideum, dicht neben einem Aste der Art. cricoidea liegende Drüse deshalb eine gewisse Aufmerksamkeit, da man sie bei malignen Geschwülsten des Larynx, speciell bei Carcinom, vergrössert findet. Sie ist leicht zu fühlen, verschiebbar, etwa erbsengross. Bei Tuberkulose und Lues habe ich sie seltener vergrössert gefunden.

Nach Gerhardt ist ein den Stridor begleitendes, am Halse fühlbares Schwirren von diagnostischem Werth. Wenn es nur bei der Exspiration zu fühlen ist, so handelt es sich um eine tiefsitzende Verengung der Luftröhre. Fühlt man es nur bei der Einathmung, so sitzt das Hinderniss im Kehlkopfe. Olliver's Angabe, dass bei

Aortenaneurysma ein Pulsiren des Larynx beobachtet werden kann, ist nur sehr selten nachweisbar.

Wir verdanken Gerhardt die Beobachtung, dass bei Stimmbandlähmung die gelähmte Seite schwächer vibrirt als die gesunde.

Legt man die Spitzen beider Zeigefinger symmetrisch auf den unteren Theil der Seitenflächen der Schildknorpelplatten, so fühlt man bei normalem Larynx die Schwingungen beiderseits gleich.

Lähmung des Cricothyreoideus externus kann durch Betastung des Spatium cricothyreoideum erkannt werden, da bei Tonbildung die Annäherungsbewegung ausbleibt. Ob es sich um centrale oder periphere lähmende Ursachen handelt, davon kann nach Gerhardt nur die elektrische Zuckungsformel des Muskels überzeugen.

Bei vorhandener Anästhesie handelt es sich um Nervenerkrankung, andernfalls um eine Muskellähmung. Bei entzündlichen Processen der Luftröhre wird durch Druck auf den Halstheil Husten ausgelöst, während bei akuten Erkrankungen der hinteren Larynxwand und der Cricoarytänoidalgelenke das seitliche Verschieben des Larynx Schmerz, manchmal Crepitation hervorruft. Auf letzteres Symptom hat Grünwald die Aufmerksamkeit gelenkt. Ich fand diese Crepitation auch in einem Falle von chronischer Gicht des Ringknorpels sehr deutlich ausgesprochen.

2. Die innere Untersuchung des Larynx resp. des Pharynx (Palpation).

Sie ist bei gewissen Zuständen manchmal unentbehrlich. Hierher gehören in erster Reihe:

Fremdkörper, die in dem Sinus pyriformis eingekeilt sind, tiefe retropharyngeale Abscesse, retropharyngeale Tumoren, die auf den Larynx übergehen, Infiltrate und Geschwülste der Epiglottis. In diesen Fällen kann uns in Ermanglung des Kehlkopfspiegels eine regelrechte Untersuchung mit dem Finger werthvolle diagnostische Aufschlüsse liefern.

Vor Ausführung der Palpation müssen die Hände gründlich gereinigt und desinficirt, der Nagel gekürzt werden. Der Patient soll während der Untersuchung, die am besten nüchtern vorgenommen wird, tief und ruhig athmen. Der Operateur steht vor dem Kranken, stützt dessen Kopf mit der linken Hand und palpirt mit dem rechten Zeigefinger. Die Untersuchung soll nicht zu lange dauern (besonders bei stenotischen Erscheinungen) und schonend ausgeführt werden.

Bei Kindern kann in Ermanglung des Mundsperrers derselbe ersetzt werden durch Einzwängen der Wange mit dem Daumen der rechten Hand zwischen die Zähne des Patienten. Falsche Gebisse sind zu entfernen, beengende Kleidungsstücke müssen gelüftet werden. —

3. Beleuchtung, Beleuchtungsapparate.

Die erste Bedingung einer genauen Untersuchung des Kehlkopfes ist genügende Beleuchtung. Ist dieselbe schon zur Stellung einer präcisen Diagnose absolut nothwendig, so ist sie es in noch höherem Grade bei lokalen oder chirurgischen Eingriffen in den tieferen Halstheilen, da jedes Instrument, welches in den Kehlkopf eingeführt wird, dem Kranken ein gewisses Quantum Luft, dem Operateur eine gewisse Menge Licht wegnimmt.

Zur Beleuchtung können benutzt werden: das Sonnenlicht resp. das diffuse Tageslicht und die künstlichen Lichtquellen.

Das diffuse Tageslicht. Es genügt an hellen Tagen zur Besichtigung des Rachens; für den Kehlkopf, die Nase, den Nasenrachenraum ist es absolut unbrauchbar.

Das Sonnenlicht ist wegen seiner Helligkeit und seiner Eigenschaft, die Organe in ihrem natürlichen Kolorit zu zeigen, durch kein anderes zu ersetzen. Es hat aber den Nachtheil der Unbeständigkeit. Im Winter, an trüben Tagen können wir damit nicht auskommen. Auch während der Untersuchung resp. einer Operation wird dieselbe durch Wolkenzüge auf kürzere oder längere Zeit vereitelt.

Das Sonnenlicht bietet durch seine Intensität den grossen Vortheil, dass man es mittelst eines am Fenster befestigten Planspiegels weithin reflektiren kann. Um die Bewegung der Sonne zu kompensiren sind Heliostaten in Anwendung gebracht worden. Sie sind, wie Schrötter bemerkt, kostspielig und überflüssig.

Trotzdem das Sonnenlicht durch das elektrische Licht und die Auerschen Glühlampen bis zu einem gewissen Grade ersetzt werden kann, halten wir es für manche Untersuchungen, besonders bei Trachealstenosen, geradezu für unentbehrlich.

Bei der Untersuchung mit direktem Sonnenlicht soll der Arzt das Licht zur rechten Seite seines Kopfes vorbei in den Hals des Patienten fallen lassen. (Voltolini.)

Bequemer als diese Art der direkten Beleuchtung ist die Anwendung des reflektirten Sonnenlichtes mittelst eines Planspiegels, der am Kopfe befestigt wird. Bei Benutzung eines gewöhnlichen Reflektors muss darauf geachtet werden, dass der Brennpunkt des

Hohlspiegels nicht die hintere Rachenwand trifft, weil die Kranken durch die bedeutende Hitze belästigt werden. Das Sonnenlicht ist vortrefflich geeignet, alle Nuancen der Färbung der Schleimhaut deutlich erkennen zu lassen. Die Blässe des weichen Gaumens bei Larynxphtise, ebenso wie die beginnende Vorwölbung der Gaumenbögen bei peritonsillärem Abscess, tritt bei dieser Beleuchtung auf das schärfste hervor. Leichte Anflüge an den Mandeln, im ersten Stadium der Rachenbräune, ebenso die syphilitischen Plaques sind bei Sonnenlicht am leichtesten zu diagnosticiren.

Um die natürliche Färbung der Rachentheile richtig zu beurtheilen, muss der Kranke angewiesen werden, ruhig und gleichmässig zu athmen. Thut er dies nicht, so tritt durch Stauung in den venösen Gefässen sofort eine Röthung der Mucosa auf.

Die künstliche Beleuchtung, deren Anregung, Vervollkommnung und Verbreitung wir den unermüdlichen Bemühungen Czermak's verdanken, wird heutzutage fast ausschliesslich zur Laryngoskopie benutzt und kann in zweifacher Weise angewandt werden, entweder direkt, oder durch Reflektion der Strahlen mittelst Hohlspiegel. Das künstliche Licht besitzt den Vortheil, leicht transportabel zu sein. Seine Nachtheile bestehen in der röthlichen oder gelblich rothen Färbung der beleuchteten Partien und der manchmal zu starken, ausstrahlenden Hitze. Die heutzutage vorwiegend benutzten Auer'schen Lampen, ebenso wie die elektrische Beleuchtung sind von diesen Nachtheilen bis zu einem gewissen Grade frei. Bei Petroleumlampen trachte man den Lichtkegel mehr hoch als breit zu wählen. Daher sind alle Blitz- und Astrallampen wegen der Breite ihrer Flamme und der unerträglichen Hitze unbequem. Der früher vielfach angewandte Mitrailleusenbrenner ist jetzt durch den Dittmar'schen Brenner vollständig verdrängt worden.

Für Aerzte, die weder Gas noch Elektricität zur Verfügung haben, ist die von Krieg beschriebene Oellampe wegen ihres ungewöhnlich hellen Lichtes zweckentsprechend[1]).

Ihr Brenner enthält zwei koncentrische Lichtdochte, einen inneren von 25 mm und einen äusseren von 34 mm Durchmesser. Während die Flamme des inneren Dochtes senkrecht emporsteigt, wird durch eine Einziehung im Glascylinder diejenige des äusseren Dochtes derartig nach innen abgelenkt, dass sich die beiden Flammen im spitzen Winkel schneiden. In diesem Schnittpunkt erscheinen ihre Kohletheilchen intensiv weissglühend. Dieses Sichschneiden zweier Flammen wird erreicht durch die Beschaffenheit des äusseren Ringdochtes. Dieser besteht nämlich aus zwei

---

[1]) Krieg, Eine einfache zweckentsprechende Kehlkopflampe (Med. Korrespondenzblatt d. Württemberg. ärztl. Landesvereins 1888, No. 20.)

Halbringen, welche erst ganz oben zu einem scheinbar einzigen zusammen-
treffen, von denen aber jeder seinen eigenen Trieb hat. Dadurch wird
es ermöglicht, dass der Aussendocht trotz seiner Grösse in seinem ganzen
Umfang auf durchaus gleichmässige Höhe getrieben und somit die ganze
volle Leuchtkraft beider Dochte ausgenutzt werden kann. Die Lampe
kostet M. 25 und ist von Ernst Meinhardt in Stuttgart verfertigt.

Gewöhnliche Gaslampen bieten zwar bedeutende Bequemlich-
keiten bei der Benutzung, sind aber, was Lichtintensität anbetrifft,
nicht immer genügend. Auch zeigen sie die beleuchteten Theile in
einer unnatürlichen, röthlich-gelblichen Färbung.

Um das Licht der Gaslampen mehr zu koncentriren und seine
strahlende Wärme zu vermindern, sind poröse Thoncylinder, mit
einem im unteren Theile ausgeschnittenen ovalen Fenster in Anwendung gebracht worden. Das Fenster soll $1\frac{1}{2}$ Zoll lang und
1 Zoll breit sein. Sein unterer Rand, der in eine Messinghülse mit
tellerartiger Verbreiterung endigt, wird über dem Glascylinder befestigt.

Durch entsprechende Einstellung des Cylinders erhalten wir
eine etwa zollbreite, intensiv helle Lichtquelle, die noch durch Reflektion der Strahlen von den weissen Wänden des Thoncylinders verstärkt wird.

Die zu demselben Zwecke benutzten Metallcylinder sind wegen
ihrer leichten Erhitzung nicht zu empfehlen.

a) Direkte Beleuchtung.

Die direkte Beleuchtung kann mittels jeden Lichtes, sowohl
von Kerzen als auch Oel- und Petroleumlampen angewandt werden.
Der einfachste Apparat, um das Kerzenlicht zu verstärken, ist von
Voltolini angegeben worden. V. benutzte einen silbernen, gut
polirten Löffel, an dessen Stiel ein Wachsstock derart befestigt war,
dass die Flamme vor die Aushöhlung des Löffels zu stehen kam.
„Man erhält auf diese Weise ein treffliches Licht, nicht viel geringer
als mit den gewöhnlichen Beleuchtungsapparaten und hat dabei
noch den Vortheil, wenn man diesen Spiegel gerade in die Mitte
zwischen beide Augen hält, mit beiden Augen zugleich beobachten
zu können" (Voltolini). Sein auf dieser Idee fussender Apparat,
bestehend aus einem kleinen, neusilbernen Reflektor mit Stiel und
Mundhalter, gehört heute in die Alterthümlichkeitskammer des
laryngologischen Instrumentariums.

Ein viel besseres Licht zur direkten Beleuchtung erhält man
durch Benutzung der von Türck empfohlenen, mit Wasser gefüllten
Glaskugel (Schusterkugel). Sie bietet den Vortheil, dass durch ihre

grosse Fokaldistanz der Untersuchende von seiner Lichtquelle ganz unabhängig ist, ferner, dass die Wärmestrahlen der Beleuchtungsflamme absorbirt werden. Der Kranke sitzt der Wasserlinse gegenüber. Zwischen ihm und dem Tische, mit dem Rücken gegen die Flamme gekehrt sitzt der Operateur, an dessen rechtem Ohre vorbei die Lichtstrahlen in den Mund des Kranken gelangen (Störk).

Dieser einfache Apparat, der als Prototyp aller eine Vergrösserung der Lichtquelle anstrebenden heutigen Beleuchtungsapparate betrachtet werden kann, hat zwei Nachtheile: er ist schwer transportabel und zwingt Arzt und Patient zu einer lästigen, auch durch entsprechende Stative nicht ausgeglichenen Stellung. Sein grosser Vortheil dagegen ist seine Billigkeit, ferner die Leichtigkeit seiner Beschaffung. Schusterkugeln sind in jeder Glashandlung käuflich und geben, wie gesagt, bei bedeutender Grösse und richtiger Einstellung, eine verhältnismässig intensive Beleuchtung.

Die direkte Beleuchtung wurde Anfang der siebziger Jahre von Mandl, Fauvel, Moura-Bourouillou, Krishaber mittelst specieller, lichtverstärkender Apparate fast ausschliesslich in Frankreich angewandt. Diese Apparate waren ebenso unbequem in der Anwendung wie lichtarm. Sie wurden bald durch die Einführung des Drummond'schen Lichtes von Victor v. Bruns (1862) vollkommen verdrängt. Eine specielle Beschreibung seines grossen Beleuchtungsapparates findet der Leser in seinem klassischen Werke[1]).

Bald darauf wurde das Kalklicht auch in Frankreich eingeführt, und zwar von Fauvel in Paris, der es jahrelang zur Demonstration von Kehlkopfbildern in seiner Klinik benutzte. Sein Apparat bestand aus einer (von Molteni modificirten) Dubosc'schen Lampe, von der durch ein cirka 2 Meter langes Rohr das Licht bis nahe an den Mund des Patienten geleitet wurde. Zwei Linsen, die eine an der Laterne, die zweite am Ende des Rohres, verstärkten das mittelst eines Diaphragma centrirte Licht.

Dieser etwas unbehülfliche und viel Raum einnehmende Apparat erlaubte mehreren längs der Axe des Rohres aufgestellten Personen zu gleicher Zeit den erhellten Kehlkopf zu demonstriren.

Die Nachtheile dieses Apparates bestanden darin, dass Nase und Nasenrachenraum damit schwer zu besichtigen waren, ferner in der Kostspieligkeit und Umständlichkeit seiner Anwendung. Statt Wasserstoff kann Leuchtgas zum Drummond'schen Lichte benutzt werden, auch ist heute Sauerstoff in eisernen Cylindern, auf 250 Atmosphären geaicht und unter einem Drucke von 120 Atmosphären

---

[1]) Die Laryngoskopie und die laryngoskopische Chirurgie, S. 24.

comprimirt, leicht zu beschaffen. Aber eine Gefahr für den Arzt liegt darin, dass durch Unvorsichtigkeit Knallgas gebildet werden und Explosionen entstehen können. Dies ist u. A. B. Fränkel passirt. Dieser Umstand hat dazu beigetragen, diese ausserordentlich intensive Beleuchtung zu verdrängen.

Das Magnesiumlicht ist wegen seiner blendenden Helle und des relativ hohen Preises des Materials, sowie wegen der Magnesiumdämpfe, die nach aussen geleitet werden müssen, heutzutage fast vollständig verlassen. Es forderte specielle Lampen und ermüdete das Auge durch die ungleichmässig brennende Flamme.

Die Nachtheile der soeben angegebenen Lichtquellen sind durch die Erfindung des Auer'schen Gasglühlichtes fast vollständig behoben worden. Letzteres bietet für die Untersuchung der Nase und des Larynx eminente Vortheile und kann das elektrische Licht fast vollkommen entbehrlich machen. Es soll aus diesem Grunde hier ausführlicher besprochen werden.

Das Auer'sche Glühlicht. Seine Vortheile bestehen in der bedeutenden Leuchtkraft, dem Vorzuge eines weissen, intensiven Lichtes, einer etwa 50 % betragenden Gasersparniss und einer geringen Wärmeproduktion.

Das Princip des Auer'schen Lichtes bildet der sogenannte Glühkörper. Ein baumwollenes, cylindrisches, dichtes Netzgewebe wird mit einer wässrigen Lösung von salpetersauren Tor- und Cersalzen imprägnirt, sodann getrocknet. Wird es über einen modificirten Bunsen'schen Brenner aufgehängt und abgebrannt, so bleibt ein Gerüst von Metallsalzen, das beim Anzünden zum Glühen gebracht wird.

Es ist nicht leicht, vom wissenschaftlichen Standpunkte den hier stattfindenden physikalischen Process zu erklären. Aus Dr. Killing's Untersuchungen (Journal für Gasbeleuchtung 1896) ergiebt es sich, dass die Ursache der bedeutenden Lichtintensität des Auer'schen Glühlichtes, d. h. der Mischungen von Tor- und Cer-Verbindungen, darin basirt, dass dem stark glühenden Netzskelet von Toroxyd sehr fein vertheilte Cerpartikel beigeführt werden. Die Auer'sche Lösung, in welche die baumwollenen Netze eingetaucht werden, besteht aus 98,75 % Toroxyd und 1,25 % Ceroxyd. Das letzte kann auch durch Uranoxyd ersetzt werden. Eine Reihe von interessanten Untersuchungen ergab, dass, um Glühlicht zu erzeugen, nur solche Körper benutzt werden können, die ein hohes Oxydationsvermögen besitzen. Wir haben es hier mit einer Kontaktwirkung, einem katalytischen Vorgange, einer Uebertragung von Sauerstoff zu thun. Gute Glühkörper liefern heute eine Lichtintesität von

70 Normalkerzen, während diese vor einigen Jahren nur 16 Normalkerzen betrug[1]).

Das Licht der Auer'schen Lampen eignet sich vortrefflich zur Untersuchung der oberen Luftwege. Seine geringe Wärmeproduktion erlaubt es, die Lichtquelle dem Kranken zu nähern. Das Licht ist blendend weiss, ständig in der Intensität, ohne jedes Zucken und nähert sich am meisten dem Tageslichte. Die Netze schrumpfen aber nach längerem Gebrauch zusammen und geben, trotz entsprechendem Gasdrucke, nicht mehr die intensive Glühwirkung der frisch aufgesetzen Netze. Da im Auer'schen Brenner das Gas mit blauer Flamme brennt, so ist auch die Verbrennung eine vollkommenere und die Entwickelung von schädlichen Produkten, die Luftverunreinigung, nach d'Arsonval ganz unbedeutend.

Was den Kostenpunkt anbetrifft, so ist derselbe, nach Abrechnung der für unsere Zwecke nothwendigen beweglichen, also der raschen Beschädigung ausgesetzten Lampen bedeutend grösser wie ihn die Reklamebroschüren angeben. Rechnet man gesprungene Gläser, öftere Auswechselung des Glühkörpers hinzu, so ist das Auer'sche Licht bedeutend theurer als dies von mancher Seite behauptet wird, trotzdem aber für unsere Zwecke billiger und bequemer als die elektrische Beleuchtung.

Nach meinen persönlichen Erfahrungen mit den verschiedensten elektrischen Beleuchtungsapparaten, die ich fast ohne Ausnahme mir angeschafft und längere Zeit benutzt habe, bin ich wieder zum Auer'schen Lichte als dem besten zurückgekommen. Ich wende ausser bei Autoskopie und Durchleuchtung der Highmorshöhle immer die Auer'schen Lampen an. Sie sind vor allem viel leichter zu beschaffen, da Gasanstalten auch an kleineren Orten bestehen, während elektrische Centralstationen noch relativ seltener installirt werden. Wo Gaseinrichtung fehlt, können die neu erfundenen Benzin- und Petrolglühlichtlampen benutzt werden.

Das elektrische Licht ist auch deshalb theurer, weil Batterien

---

[1]) Im Auer'schen Glühkörper finden analoge Vorgänge statt wie bei Einwirkung des Wasserstoffs auf Platinschwamm. Die ausgelöschte Flamme wird, wenn das Netz noch hellroth ist, durch erneuten Zufluss von Leuchtgas entzündet. Der ungewöhnlich starke Lichteffekt soll nach Bunte dadurch zu Stande kommen, dass bei Mischungen von 99 Tor auf 1 Cer die Ceratome sich zwischen den Milliarden die Wärme schlecht leitenden Toratomen vertheilen, bis 2000 C. erwärmen und das blendende Licht liefern. (Prof. Bunte, Journal für Gasbeleuchtung 1896, No. 2). Nach den letzten Untersnchungen von Chatelier und Boudouard beträgt die Temperatur des Glühkörpers 1600—1700°, also nicht mehr wie die Temperatur der in der Gasflamme verbrennenden Kohlenpartikel.

oder Akkumulatoren, elektrische Lampen und Einrichtungen, falls es nicht von Centralstationen geliefert wird, mehr kosten wie die Auer'schen, immer zur Benutzung fertigen Lampen.

Jetzt will ich noch die Nachtheile der Auer'schen Lampen besprechen und eine praktische Anweisung über ihren Gebrauch und Instandhaltung nach eigener Erfahrung beifügen.

Die Schattenseiten bestehen, wie schon erwähnt, in der Unhaltbarkeit und Zerbrechlichkeit des Glühkörpers, in dem öfteren Springen des Glascylinders und in der allmählichen Verminderung der Lichtintensität.

Diese Uebelstände lassen sich durch kleine Kunstgriffe resp. Vorsichtsmaassregeln bis zu einem gewissen Grade beseitigen.

Als die besten haben sich die Jenaischen Hartglascylinder erwiesen. Sie sind aber gegen Schlag resistenter als gegen Hitze und springen, wenn sie nach Reinigung nicht gehörig abgetrocknet oder plötzlich der Wirkung der vollen Flamme ausgesetzt werden, ferner wenn der Eisendraht (bei seitlicher Befestigung) zu nahe irgend einem Punkte des Cylinders anliegt. Durch ungleichmässige Erhitzung muss jeder Cylinder springen. Dieses findet auch statt, wenn der Glühkörper irgendwo einen Defekt, ein Loch hat, durch welchen die Flamme an die Wand des Glascylinders durchschlägt.

Mikacylinder sind zwar fast unverwüstlich, sie absorbiren aber zu viel Licht (30%) durch die Metallstreifen, welche sie zusammenhalten und durch die bräunliche Färbung, die sie ziemlich rasch annehmen.

Was die Befestigung des Glühkörpers betrifft, so ist dieselbe entweder eine centrale oder eine seitliche. Die erste hat folgende Nachtheile:

1. Der centrale Stab giebt in dem erleuchteten, durch den Reflektor übertragenen, diffusen Lichtkegel einen dunkleren Schatten und zwar in der Form eines länglichen Streifens.

2. Bei Beschädigung des unteren Theiles des Glühkörpers lässt sich derselbe nicht (wie bei seitlicher Befestigung) senken, das Zerfasern des Glühkörpers verbreitet sich schnell, und wird derselbe bald unbrauchbar.

Der einzige Vortheil der centralen Befestigung besteht darin, dass die Glascylinder nicht so leicht platzen.

Was den Glühkörper selbst anbetrifft, so ist, abgesehen von seiner Leistungsfähigkeit, die in verschiedenen Fabrikaten verschieden ausfällt, Folgendes zu berücksichtigen:

Ein guter, für unsere Zwecke brauchbarer Glühkörper soll ausgebrannt eine Länge von 10—12 cm, einen Diameter von $2\frac{1}{2}$

bis 3 cm besitzen, nicht zu weitmaschig, womöglich gleichmässig cylindrisch sein und an der Spitze in eine 8—10 mm weite Oeffnung auslaufen. Ist diese Oeffnung zu gross, so entweicht zu viel Gas und muss entweder der Druck des Gases vermindert oder in der Metalldüse die Oeffnungen der Nikelscheibe verkleinert werden.

Ein guter Auer'scher Brenner soll nicht zischen. Dies beweist, dass der Druck des Gases zu gross ist, oder zu viel Luft durch die vier seitlichen Oeffnungen zuströmt. Diese Oeffnungen versehe man mit einem Ring, ähnlich wie im Bunsen'schen Brenner, um den Luftzutritt zu reguliren. Bei Ueberdruck von Gas bedeckt sich die Spitze des Glühkörpers mit Russ. Man erkennt den Ueberdruck sofort beim Anzünden, da eine bläuliche Spitzflamme aus der oberen Oeffnung des Netzes hervordringt. Durch Russbildung entsteht gewöhnlich ein Riss, ein Defekt oben im Glühkörper, was ein Platzen des Glascylinders begünstigt. Der Russ wird beseitigt durch vorsichtiges Ausbrennen an einer Spirituslampe oder einem Bunsen'schen Brenner, der längere Zeit funktioniren muss. Jedenfalls sind solche Stellen schon recht zerbrechlich und fordern vorsichtiges Anbrennen und Vermeidung von Ueberdruck. (Am besten zündet man sie mit einem Spiritusdochte an, bei Zuhaltung zweier Luftlöcher mit den Fingern, um eine explosive Wirkung zu vermeiden.)

Das Reinigen der Düse geschieht durch Ausblasen des Staubes aus den kleinen Oeffnungen mit einem Gummiballon, ferner durch Einführung einer feinen Stahlnadel in die Oeffnungen.

Die Beleuchtung mit Acetylengas ist in letzter Zeit von Dionisio aus Turin und Lichtwitz für unsere Zwecke empfohlen worden.

Schon im Jahre 1862 hat Berthelot das Acetylengas als Lichtquelle erkannt. Diese Erfindung konnte aber wegen des hohen Preises der Bereitung des Gases nicht verwerthet werden. Erst im Jahre 1894 wurde von Moisson eine Methode angegeben, Calciumcarbid in grosser Menge im elektrischen Ofen zu erzeugen.

Aus Calciumcarbid entsteht durch Einwirkung von Wasser Acetylengas nach folgender Gleichung:

$$Ca\,C_2 \quad + 2\,H_2O \ = \ C_2\,H_2 \ + \ Ca\,COH_2$$

Calciumcarbid + Wasser = Acetylen + Kalkhydrat

Die bisher benutzten Lampen können nach Lichtwitz in drei Klassen getheilt werden, je nachdem flüssiges Acetylen, tragbare Lampen oder Gaserzeuger mit Gasometer benutzt werden.

Das flüssige Acetylen ist wegen seiner Explosionsfähigkeit gefährlich. Die tragbare Lampe von Trouvé ist auch nicht zu empfehlen, da in ihr eine gefährliche Ueberproduktion von Acetylengas stattfindet.

Von Gaserzeugern können nur solche Verwendung finden, wo das

Calciumcarbid ins Wasser fällt, nicht etwa umgekehrt, denn es erhitzt sich nicht und entwickelt keine Ueberproduktion von Gas.

Man kann die Gaserzeuger reinigen und den Vorrath von Carbid erneuern, ohne die Beleuchtung zu unterbrechen.

Zur Bereitung des Acetylengases genügt ein kleiner Gaserzeuger und ein Gasometer von kleinen Dimensionen. Das Gas wird durch dünne Röhren zu einem Schmetterlingsbrenner geleitet. Derselbe verbraucht 10—20 Liter Gas pro Stunde und giebt ein intensives weisses konstantes Licht. (Lichtwitz.)

b) Reflektirte Beleuchtung.

Die reflektirte Beleuchtung ist den Ophthalmologen entnommen. Wie bekannt, benutzte Helmholtz bei seinem ersten Ophthalmoskop einen Planspiegel, der schräg vor das Auge gehalten wurde. Dieser wurde allmählich vervollkommnet durch Coccius, der einen in der Mitte perforirten Planspiegel benutzte, und später durch Rüte, der den Planspiegel durch einen Konkavspiegel ersetzte.

Dieser Konkavspiegel resp. Reflektor bildet das heutzutage fast ausschliesslich benutzte uud praktischste Instrument, mit dem man fast in allen Fällen auskommen kann.

Das optische Princip des Hohlspiegels und seine Anwendung für die Laryngoskopie ist von B. Fränkel und Hirschberg in erschöpfender und klarer Weise dargelegt und in B. Fränkel's Arbeit „Ueber die Untersuchungsmethoden des Kehlkopfes und der Luftröhre"[1] beschrieben worden.

Der Hohlspiegel hat den Zweck, die parallelen oder divergenten Lichtstrahlen auf eine gewisse Stelle zu koncentriren. Wir können damit das gleich grosse oder das verkleinerte Flammenbild benutzen. Das vergrösserte Flammenbild giebt keine genügend starke Beleuchtung. Das gleich grosse Bild entsteht, wenn die Flamme sich in der doppelten Brennweite befindet, das verkleinerte, wenn sie weiter als die doppelte Brennweite vom Spiegel entfernt ist. Hohlspiegel von 15—20 cm Brennweite haben sich für die Laryngoskopie als die zweckmässigsten erwiesen. Die Brennweite des Spiegels wird ermittelt, entweder direkt, indem man die Entfernung des Sonnenfokus bestimmt, oder wenn man einen Papierschirm neben der Flamme aufstellt und den Reflektor so weit entfernt, dass ein scharfes, gleich grosses, umgekehrtes Flammenbild auf dem Schirme erscheint.

Der Reflektor muss central durchbohrt werden, damit die in seiner Mitte reflektirten Strahlen in unser Auge dringen. Eine 6—7 mm weite Oeffnung ist vollständig genügend.

---

[1] Heymann's Handbuch der Laryngologie und Rhinologie.

Die heutzutage benutzten Reflektoren in Metallfassung werden mittelst Kugelgelenk an einer Stirnbinde auf die verschiedenste Weise befestigt und zwar so, dass sie vor das Auge central gestellt werden können.

Der Hohlspiegel mit einer von Türck angegebenen Nasenstütze erlaubt es, ohne Verschiebung der Stirnplatte dem Reflektor eine feste Stellung zu verleihen. Er stützt sich an der Metallplatte und zwei rundlichen Kissen, die dem Nasenrücken von beiden Seiten aufliegen (Fig. 1). Kollegen, welche den Druck auf die Nase als lästig empfinden, geben dem Modell mit Doppelgelenk (Fig. 2) wegen seiner ausgiebigen Beweglichkeit den Vorzug, weil dadurch das centrale Einstellun sehr erleichtert wird. Die Hartkautschukkapseln der Kugelgelenke, die an der Rückseite des Spiegels befestigt sind,

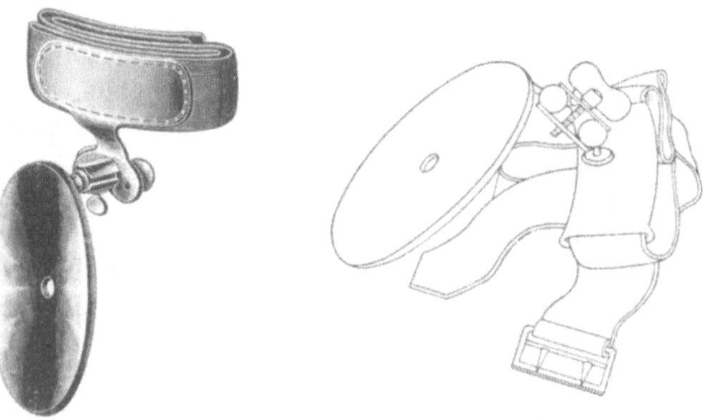

Fig. 1.   Fig. 2.

springen öfters und sind nicht zu empfehlen. Schwere Spiegel aus dickem Glas sinken nach unten, müssen fester eingespannt werden, was ihre Beweglichkeit vermindert — Hohlspiegel in Aluminiumfassung wiegen sehr wenig, sind aber nicht haltbar, da die Gelenkkapsel an der Löthungsstelle nicht selten abbricht.

Das Stirnband selber muss unelastisch, mindestens 2 Finger breit und mit einer Schnalle die am schnellsten fixirt werden kann, versehen sein.

Das Stirnband von Bergeat aus Hartkautschuk, welches durch Anwärmen jeder Kopfform angepasst werden kann, hat den Nachtheil, nur einer bestimmten Person dienen zu können.

Bei nervösen Personen, die genöthigt sind, längere Zeit den Reflektor zu tragen, entstehen manchmal durch Druck des Bandes Kopfschmerzen. Diesem Uebelstande suchte man durch die sog. amerikanische Kopfspange abzuhelfen. Die Kopfspange giebt aber keine so feste Stütze für den Reflektor, wie das Stirnband. Ich theile vollkommen Schech's Ansicht, dass für Specialisten, die viele Kranke hintereinander zu untersuchen haben, die Benutzung der stabilen Beleuchtungsapparate mit einem an denselben befestigten Reflektor sehr bequem ist.

Ein Hohlspiegel von 10 cm Durchmesser mit einem Fokus von 16—18 cm hat sich für diese Apparate gut bewährt. Dies gilt natürlich für Aerzte mit normaler Refraktion. Hypermetropen müssen durch konvexe, Myopen durch konkave Linsen, die hinter der Spiegelöffnung placirt werden, ihre fehlerhafte Refraktion ausgleichen.

Um den Kehlkopf gut zu beleuchten, sollen die vom Hohlspiegel reflektirten Strahlen sein Centrum treffen.

Da das Auge des Untersuchenden sich gewöhnlich in einer Entfernung von 30—40 cm vom Kehlkopf befindet, so muss der Fokus des Spiegels 15—20 cm betragen.

Was die Lage des Reflektors selber anbetrifft, so hat sich seine Stellung vor dem rechten Auge als die bequemste erwiesen. Natürlich soll dann die Lichtquelle an der linken Seite des Patienten sich befinden.

Bei der Untersuchung mit dem rechten Auge soll das linke nicht geschlossen werden, weil dasselbe dadurch ermüdet und weil man es lernen muss, mit dem linken Auge die Richtung der reflektirten Lichtstrahlen so wie die Kopfbewegungen des Patienten zu kontroliren. Beide Augen müssen also unabhängig voneinander bei der Untersuchung funktioniren, und darin liegt für den Anfänger eine beträchtliche Schwierigkeit, die erst mit der Zeit durch Uebung überwunden wird. Die zweite Schwierigkeit besteht in dem richtigen Einstellen des reflektirten Lichtkegels auf die zu untersuchende Partie.

Es ist jedenfalls vortheilhaft, wenn diese Vorstudien bei dem Gebrauch des Reflektors am Phantom und nicht am Kranken erlernt werden. Die Patienten erkennen sehr bald aus der Unbeholfenheit, mit der man den Spiegel gebraucht, die geringe Dexterität des Untersuchenden.

Ueber die Stellung des Lichtes sei Folgendes bemerkt: Die Lichtstärke ist am intensivsten, wenn die Lichtstrahlen den Reflektor am wenigsten schräg treffen. Optisch ausgedrückt, muss der einfallende und der reflektirte Strahl sich so nah wie möglich der optischen Axe des Hohlspiegels befinden. Will man bei richtig aufgestellter Lampe mittelst des Reflektors ein helleres Bild erhalten, so muss die Lichtquelle entfernt werden und der untersuchende Arzt sich dem Kranken nähern. Soll dagegen eine grössere Fläche weniger intensiv beleuchtet werden, so rücke man die Lichtquelle näher an den Patienten und entferne sich gleichzeitig etwas von demselben (Lermoyez).

Bei Benutzung einer gewöhnlichen Lampe ohne verstellbares Gestell soll dieselbe von einer zweiten Person in der Nähe des rechten Ohres des Kranken gehalten werden.

Lampen, die zur Laryngoskopie in der Wohnung des Arztes benutzt werden, bedürfen eines Stativs, um das Licht höher oder tiefer stellen zu können. Diese Stative sind von verschiedener Konstruktion, von der einfachen Schiebelampe bis zu den automatisch jede Stellung annehmenden und behaltenden, komplicirten Apparaten. Das Stativ, welches ich bis heute benutze, ist von mir vor etwa 25 Jahren konstruirt worden.

Seine Vortheile bestehen hauptsächlich darin, dass an demselben die verschiedensten Beleuchtungsapparate befestigt werden können. Der Kranke kann ebensowohl stehend als sitzend untersucht werden. Alle Stellungen sind mit der linken Hand zu bewerkstelligen, ja sogar während der Spiegeluntersuchung sind Veränderungen am Apparate möglich. Der Apparat erhält sich in jeder gegebenen Lage automatisch, ohne Anwendung von Schrauben.

Dieses Stativ (Fig. 3) besteht aus einem schweren eisernen Dreifuss, in dessen Mitte ein 75 cm hoher Stahlstab eingesetzt ist, der rotirt und in jeder Lage mittelst Schraube befestigt werden kann. Ein flaches Gewinde verläuft längs des Stabes und wird durch eine längliche, 2 mm tiefe, den ganzen Stab durchlaufende Furche unterbrochen. Auf diesen Stab resp. Schraube ohne Ende wird ein Messingcylinder geschoben, der an einer Seite einen viereckigen Kanal trägt, in welchem ein Stahlbalken durchgeführt ist, der verkürzt oder verlängert werden kann. An diesem mit einem Charniere versehenen Stabe wird mittelst Klemmschraube die Lampe befestigt. Ein perpendikulärer Stab (g) gestattet, den Beleuchtungsapparat höher oder niedriger zu fixiren. Die Messingwalze (C) trägt im Innern ein gezähntes Rad, welches mittelst der Kurbel (E) das Ganze bewegt. Um den Apparat in der einmal gegebenen Stellung zu erhalten, ist im Innern des Cylinders eine längliche Stahlfeder angebracht, die durch eine Schraube regulirt werden kann.

Als Beleuchtungsapparat benutze ich einen modificirten Tobold'schen Apparat, von dem nur die grössere Linse[1]) zur Anwendung kommt. Diese bikonkave, im Vordertheile des Cylinders angebrachte Linse genügt vollkommen zur Verstärkung des Lichtes. Den Reflektor habe ich am Apparate selbst mittelst einer aus der Zeichnung ersichtlichen Einrichtung befestigt. Ein Metallstreifen wird mittelst Klemmschraube am Cylinder über der Sammellinse befestigt. Er trägt einen viereckigen Kanal, in dem

---

[1]) Brennweite 12 A.

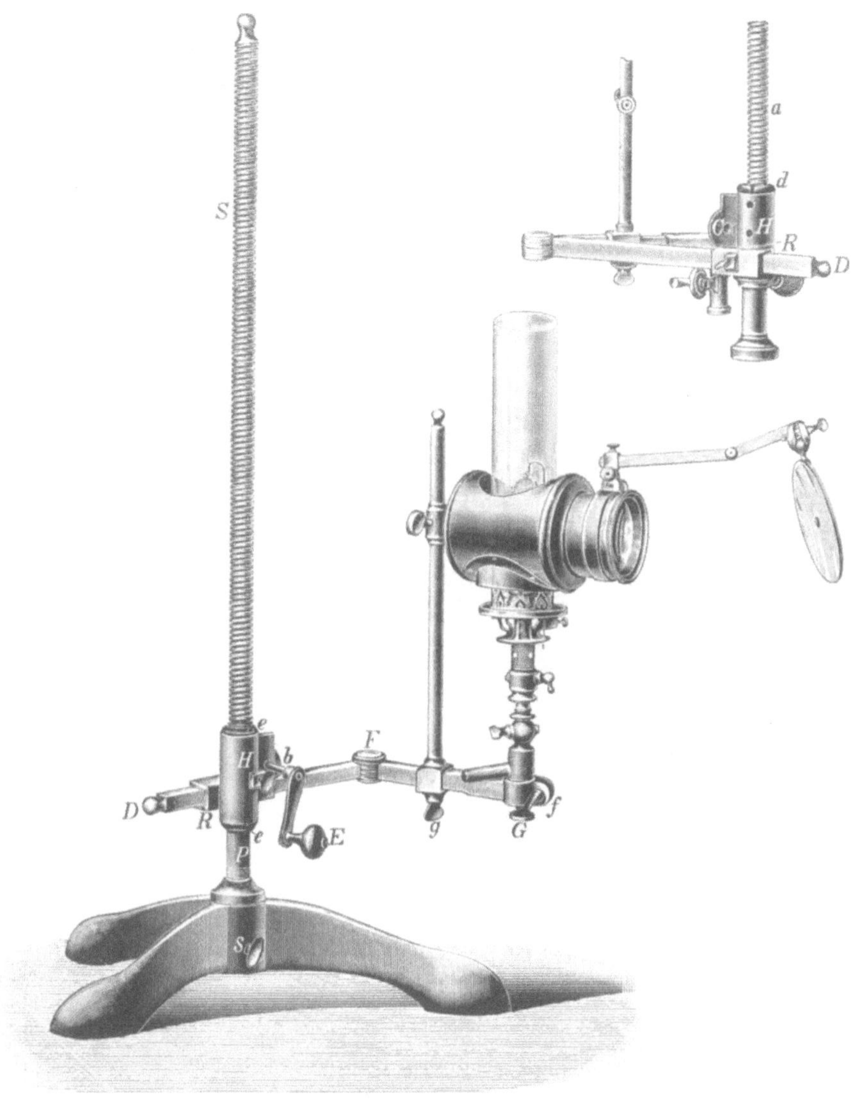

Fig. 3.
Stativ nach Heryng.

eine Metallstange, die durch ein Charnier verschiedene Stellungen annimmt, mit einem für den Reflektor bsstimmten Kugelcharnier endigt.
Dadurch erreichen wir eine vollständige Beweglichkeit des Reflektors[1])

---

[1]) Brennweite 17 A.

nach allen Richtungen hin und können das Licht sowohl in der Richtung von oben wie von unten im Rachen koncentriren, ja sogar die hintere Larynxwand, nach der Killian'schen Methode, kann man bequem betrachten (Fig. 4).

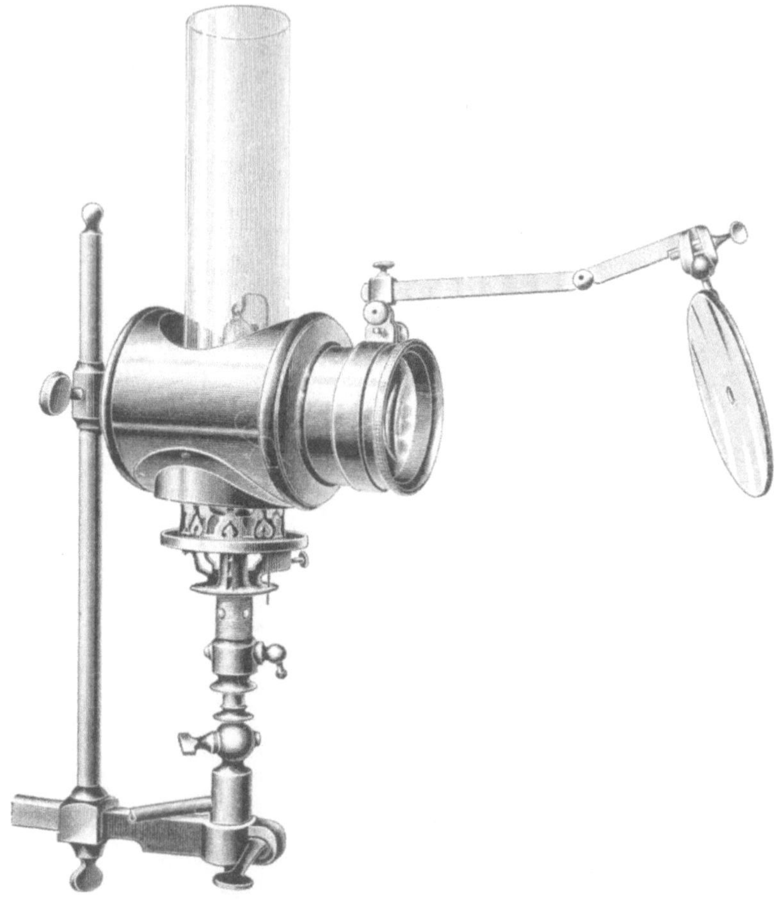

Fig. 4.
Beleuchtungsapparat nach Heryng.

Das soeben beschriebene Stativ eignet sich besonders für Specialisten und für specielle Kliniken. Für Nichtspecialisten ist es schon wegen seines etwas hohen Preises überflüssig. (80 M.)

Es kann auch durch das neue Patent-Balance-Gehänge von Haag in Köln, welches bedeutende Vortheile bietet, ersetzt werden.

Diese Einrichtung hat vor allen anderen den Vorzug einer ausserordentlich grossen und leichten Verstellbarkeit, sowie einer zweckentsprechenden Gewichtsausgleichung in allen möglichen Lampenstellungen. Die Lampen lassen sich mittelst eines leichten Fingerdruckes ohne jede Erschütterung beliebig drehen und wenden und verbleiben von selbst in der gegebenen Lage (Fig. 5).

Unabhängig von der Art der Lichtquelle, bezweckt man durch Beleuchtungsapparate, eine Verstärkung der Lichtintensität zu erlangen. Man benutzt zu diesem Zwecke Hohlspiegel und Linsen oder eine Kombination von beiden.

Wir wollen an dieser Stelle die optischen Gesetze der Linsen in Kürze berücksichtigen.

Erst durch die Arbeiten B. Fränkels angeregt, fing man an, das Flammenbild aufzusuchen, statt den hellen Zerstreuungskreis, wie derselbe vor oder hinter dem Flammenbilde entsteht, zu verwenden. Obwohl diese Zerstreuungskreise gleichmässig heller erscheinen, so werden sie in Bezug auf Lichtintensität vom Flammenbilde bedeutend übertroffen.

Es ist nothwendig, mit der Linse so nahe wie möglich an die Flamme heranzugehen. Bei der Kombination von Hohlspiegel und Linsen (z. B. in den stabilen Apparaten) wird der Reflektor fast immer am Apparate selbst befestigt. Die Reflektion des von der Linse vergrösserten Lichtes mittelst eines am Kopfe befestigten Hohlspiegels wird von Manchen vorgezogen, besonders bei Operationen im Kehlkopf.

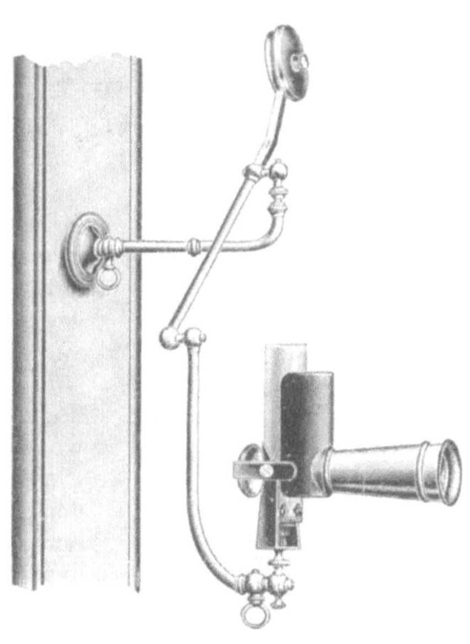

Fig. 5.
Haags Balance-Gehänge.

Die gebräuchlichsten Beleuchtungsapparate dieser Art bestehen aus einem Blechcylinder, der über die Flamme geschoben wird und vorn mit einer Linse versehen ist. Das Dreilinsensystem, wie es z. B. der Tobold'sche Apparat zeigt, bietet keine Vortheile und ist aus dem Gebrauch gekommen. Bikonvexe und plankonvexe Linsen von 5—7½ Radius mit 10—15 cm Brennweite genügen vollkommen. In dem B. Fränkel'schen Beleuchtungsapparate ist die Linse verschiebbar.

Die Befestigung des Hohlspiegels am Apparate wurde auf die verschiedenste Art vorgenommen. Sehr praktisch sind Doppelgelenke, die an einem längeren Stab befestigt sind (Krause's Apparat).

Um die Linse des Beleuchtungsapparates in die Mitte der Flamme zu stellen, sind verschiedene Vorrichtungen ersonnen worden. Für Gaslampen und Auer'sches Licht wird zur Bestimmung und Fixirung der richtigen Stelle ein cylinderartiger Messingstreifen von entsprechender Höhe unter dem Beleuchtungsapparate angelöthet. Er ruht auf dem Messingteller, der für die Glasglocke bestimmt ist.

Hohlspiegel, die hinter der Flamme zur Verstärkung des Lichtes angebracht wurden, werden durch die Hitze bald trübe, verfehlen also ihren Zweck. Manche Aerzte benutzen sie aber trotzdem auf Grund einer optischen Berechnung, nach welcher die Lichtintensität der Flamme bei gewisser Aufstellung des Spiegels bedeutend erhöht werden kann[1]).

---

[1]) Ich verdanke der Freundlichkeit des Kollegen Labus die nachstehenden Ausführungen (Fig. 6):

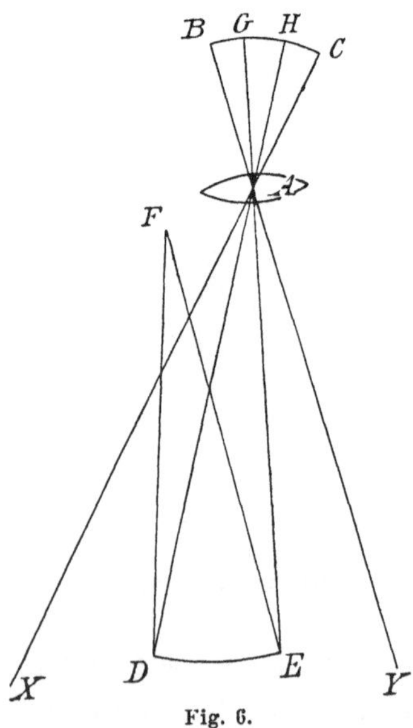

Man stelle die Flamme der Lampe A nicht in den Fokus des Hohlspiegels B C, sondern in seinen Krümmungsradius und zwar so, dass alle Lichtstrahlen, die von der Flamme auf den Spiegel fallen, wieder zur Flamme zurückkehren.

Die im Konus A B C koncentrirten Strahlen verlaufen jenseits des Punktes A, wo sie sich (bei A Y und A X) in der Richtung der von der Flamme ausgehenden Strahlen kreuzen, und fallen direkt auf den Reflektor D E, von dem sie in den Hals zurückgespiegelt werden.

Dieser Hohlspiegel D E erhält also eine doppelte Anzahl von Strahlen, so dass Punkt F, den man beleuchten will, eine doppelte Lichtmenge erhält.

Der hinter der Lampe aufgestellte Hohlspiegel B C könnte eigentlich kleiner sein, etwa wie G H, da die Strahlen G A, H A in ihren Verlängerungen A E, A D die

Fig. 6.

einzigen sind, die vom Spiegel D E aufgefangen werden.

D A X und E A Y werden nicht verwendet; dennoch ist es vortheilhafter, einen Spiegel vom Diameter B C zu benutzen, und zwar um einen breiteren Lichtkonus zu erhalten resp. dem Hohlspiegel eine grössere Spielweite zu geben. Die Strahlen würden sonst ausserhalb des Gebietes der verstärkten Lichtstrahlen fallen.

Bei Männern ist nach Fränkel die grösste Helligkeit 14,5 cm vor die Mundöffnung des Kranken zu verlegen, bei Frauen 9,5 bis 12 cm, bei Kindern ungefähr 7,5—9,5 cm. Für die Bifurkation muss 14,5 cm zugerechnet werden.

Da die Entfernung des Larynx 26,5 cm, der Bifurkation 38 bis 40 cm von dem untersuchendem Auge beträgt, so bedürfen wir nach diesem Autor zur intensiven Beleuchtung eines Lichtes, dessen Maximum ungefähr 14,5 cm innerhalb der Mundöffnung des Patienten liegt und es gestattet, unser Auge etwa 12 cm vor letzterem so anzubringen, dass es sich möglichst nahe dem Mittelpunkte des einfallenden Lichtes befindet.

Um die ausstrahlende Hitze zu vermindern, haben einige Autoren, wie Böcker, die Apparate mit Astbestpapier bekleidet.

V. v. Bruns hat diesem Uebelstande durch einen Ständer, der zwei unter dem rechten Winkel vereinigte Brettchen trug und hoch und niedrig gestellt werden konnte, abzuhelfen gesucht. Das eine, dem Apparat parallel gestellte Brettchen schützte vor der Wärme, das zweite diente als Kopfstütze. Ich finde es nicht von Vortheil für den Patienten, dass diese Schutzvorrichtungen heute vollständig verlassen worden sind, besonders bei Benutzung der gewöhnlichen Gaslampen. Das gilt vor Allem bei der Ausführung von längere Zeit dauernden Operationen. Zu der Aufregung, der Furcht vor der Operation, zum deprimirenden Einfluss des Kokaïns soll die lästige Wirkung der Hitze für den Patienten nicht hinzukommen. Schützende Schirme aus Holz oder Pappe sollten daher an allen sich stark erhitzenden Apparaten angebracht werden.

Tobold hält es für zweckmässiger, einen feststehenden Beleuchtungsapparat zu gebrauchen, als den an der Stirn befestigten Reflektor, gleichviel welche Lichtquelle man benutzt. Der Operateur hat seiner Meinung nach ohnehin schon auf zu viel Punkte zugleich seine Aufmerksamkeit zu richten, um noch auf die richtige Haltung seines Kopfes zu achten. Das Licht muss eine grössere Fläche be-

---

Wird der Hohlspiegel B C nicht richtig gestellt, so fällt das reflektirte Flammenbild nicht auf Punkt A zurück, sondern nach rechts oder links; etwas grösser, wenn mehr nach vorn, etwas kleiner, wenn es mehr hinter den Punkt A zurückfällt.

Die Ausführungen von Labus sind richtig, wenn die Lichtquelle durchsichtig ist und die vom Hohlspiegel reflektirten Strahlen durchlässt. Bei Petroleum, Gas und Auer'schen Lampen ist diese Einrichtung wenig zweckmässig. Bei Bogenlicht oder Edison'schen Lampen, überhaupt bei elektrischen Lampen von kleiner Dimension, wird die Lichtintensität auf diese Weise vergrössert.

leuchten, um dem Operateur die Ueberwachung der Einführung des Instruments zu gestatten. Dadurch werden auch die kleinen Bewegungen seitens des Kranken und Korrekturen seiner Kopfstellung unnöthig.

Wir wollen die Haupttypen der stabilen Beleuchtungsapparate einer kritischen Analyse unterwerfen und der Reihe nach die Apparate von Bruns, B. Fränkel, Böcker und Krause besprechen.

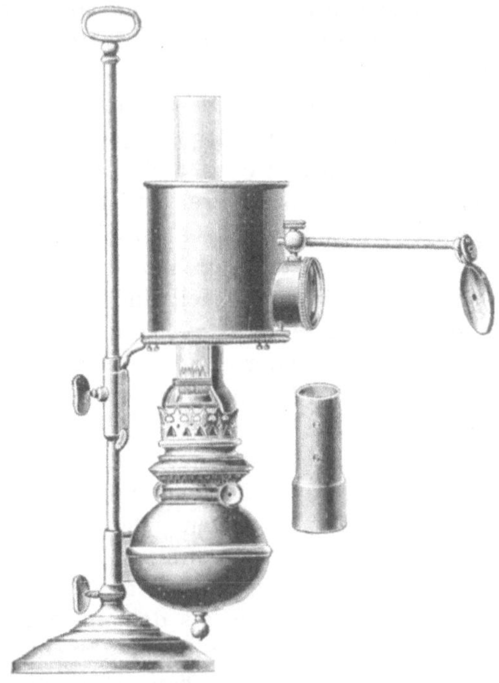

Fig. 7.
Beleuchtungsapparat nach Böcker.

Die Beleuchtungsapparate für elektrisches Licht sollen an anderer Stelle näher gewürdigt werden.

V. v. Brun's grosser Beleuchtungsapparat, der ursprünglich für Kalklicht bestimmt war, kann auch für Gaslicht benutzt werden. Seine zwei plankonvexen Glaslinsen berühren sich mit ihrer Oberfläche und sind in einen breiten Messingring gefasst Dieser Ring liegt aber den Linsen so fest an, dass sie bei stärkerer Erwärmung öfters platzen. Sie müssen alsdann speciell bestellt werden, da sie nicht fertig zu bekommen sind. Die Intensität der Beleuchtung ist in diesem Apparate bei Anwendung derselben Lichtquelle etwas geringer als in den schon genannten Apparaten, er wird daher wenig benutzt.

Der Böcker'sche Apparat besitzt eine specielle, mit zwei koncentrischen Dochten versehene Lampe. Trotz des grossen, mit Asbestpapier bekleideten Blechcylinders erhitzt er sich sehr bedeutend. Seine Linse ist bikonkav, nicht verstellbar. Der Reflektor ist von richtiger Grösse, leicht beweglich und an einem doppelten Kugelgelenk befestigt (Fig. 7).

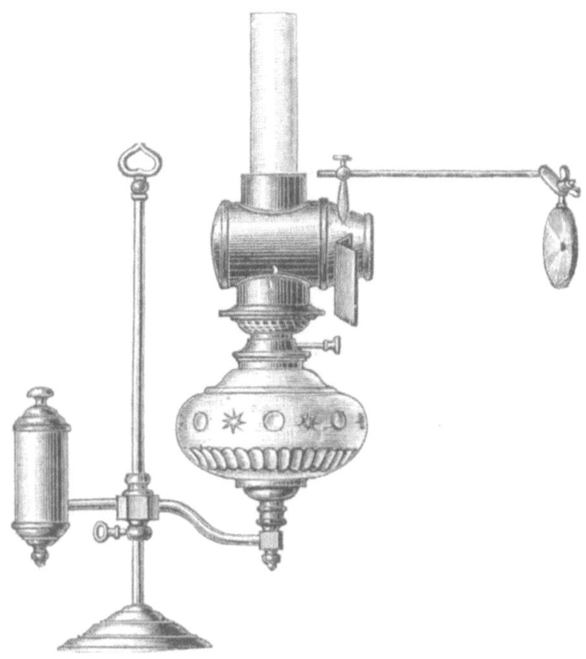

Fig. 8.
Beleuchtungsapparat nach Krause.

Krause's Beleuchtungsapparat ist kompendiös, leicht und giebt gutes Licht, erwärmt sich aber sehr bald. Der Hohlspiegel hinter der Flamme wird durch die Hitze rasch blind. Die Stange, an welcher der Reflektor befestigt wird, ist etwas zu lang, er sinkt daher etwas nach unten. Der Apparat giebt gutes Licht und ist relativ billig (Fig. 8).

Ein praktischer Beleuchtungsapparat soll folgenden Bedingungen entsprechen:

1) Er muss kompendiös und relativ billig, sowohl für gewöhnliche Petrol- wie auch Gaslampen passen und bequem zu befestigen sein.

2) Er soll sich wenig erwärmen und daher eine innere Bekleidung von Asbestpapier besitzen.

3) Ein unten angebrachter, ausschiebbarer Metallring ist nothwendig, um die Linse in entsprechender Höhe im Centrum der Flamme zu fixiren.

4) Als Reflektor eignet sich am besten der gewöhnliche Hohlspiegel mit 15—18 cm Brennweite. Derselbe soll mittelst Doppelkugelgelenkes oder Charniers soviel Beweglichkeit erhalten, dass auch eine Untersuchung der hinteren Larynxwand nach der Killian'schen Methode möglich ist.

5) Die Linse muss bikonkav, durch Handbewegung verstellbar sein, und eine Brennweite von 10—15 cm besitzen.

c) Elektrische Beleuchtung.

In erster Reihe steht natürlich das von Centralstationen bezogene Licht. Dasselbe wird für medicinische Zwecke in zweifacher Weise verwendet, als Bogenlicht und in der Form der bekannten Edisonschen Lampen.

Das Bogenlicht wird wegen seiner zu intensiven Lichtstärke für das untersuchende Auge nur von wenigen bevorzugt. Labus und Wagner haben für diese Beleuchtungsart entsprechende Apparate konstruirt und empfohlen.

Erst seit Erfindung der s. g. Edison'schen oder Incandescenzlampe fängt das elektrische Licht an, fast alle Beleuchtungsarten zu verdrängen.

Der von Centralstationen bezogene Strom wird sowohl als Gleichstrom (gewöhnlich 110 Volt) wie auch als Wechselstrom für unsere Zwecke benutzt, aber erst nachdem er durch besondere Vorrichtungen, (Rheostaten, Einschaltung verschieden starker Incandescenzlampen) entsprechend abgeschwächt ist.

Eine Installation, die allen für medicinische Zwecke gestellten Forderungen entspricht, ist von Bröse angegeben und von Hirschmann ausgeführt worden.

Dieser Apparat liefert drei verschiedene Stromstärkenmaxima, welche nicht überschritten werden können.

Für Galvanisation, Faradisation, Elektrolyse liegt die obere Grenze für die Stromstärke bei 0,3, für Beleuchtung und Motorbetrieb bei 2, für Galvanokaustik bei 25 Ampère.

Durch entsprechende Widerstände können wir Ströme von 20—300 Milliampère erhalten, die sowohl für die kleinsten wie für die grossen Lampen benutzt werden können.

Nach Lichtwitz können statt Kurbelwiderständen aus dickem Drahlt, die kostspielig sind, Edison'sche Lampen von verschiedenster Leuchtkraft benutzt werden. Er gebraucht dazu ausgenutzte alte Glühlampen von 10, 16, 32, 50 und 100 Kerzen, die in einen entsprechenden Rahmen eingesteckt und derart angeordnet sind, dass mit der Zahl der eingeschalteten Lampen und mit der Grösse der Leuchtkraft jeder Lampe die Intensität des durchziehenden Stromes wechselt. Auf diese Weise hat man ein Mittel, stets nur die gerade benöthigte Menge von Ampères zu gebrauchen. Diese Einrichtung, die zur Ladung der Akkumulatoren benutzt werden kann, passt auch zur direkten Entnahme und Abschwächung des Stromes einer Centralstation.

Wechselströme fordern natürlich entsprechenden Wechselstrom-Gleichstrom-Transformatoren. Reiniger & Co. liefern dieselben in den verschiedensten Modifikationen und Preisen. Die Regulirung geschieht durch Schiebe-Rheostate oder Volt-Regulatoren.

Wir werden an anderer Stelle die Vortheile der Akkumulatoren für elektrische Beleuchtung hervorheben. Hier sei nur Folgendes bemerkt: Die Elemente müssen auf Spannung verbunden werden. Eine Batterie von 6 Elementen ist für die gewöhnlichen Stirnlampen vollkommen genügend. Sie soll eine Kapacität von 14—28 Ampère-stunden besitzen. Jedenfalls sind stabile, grössere, d. h. schwerere Akkumulatoren von 15 kg Plattengewicht mit 150 A.-S. allen anderen vorzuziehen. Es müssen dazu 7 Elemente von je 15 kg Gewicht auf Spannung verbunden werden.

Alle galvanokaustischen Batterien können auch für elektrische Lampen bis 12 Volt benutzt werden, doch müssen sie mindestens aus 4 Elementen bestehen, die auf Spannung verbunden sind und nicht so gross zu sein brauchen, wie diejenigen für Galvanokaustik. Je grösser sie sind, desto anhaltender ist ihre Glühwirkung, je grösser die Zahl der Elemente ist, desto stärker der Lichteffekt, desto länger kann der Glühfaden der Lampe sein. Rheostaten sind absolut nothwendig. Batterien mit 8 Elementen, wie sie Hirschmann oder Reiniger & Co. liefern, sind für Lampen bis 15 Volt Spannung vollkommen ausreichend. Bei der Wahl einer Tauch-batterie für Lichtzwecke vermeide man Hartkautschukbehälter, weil sie sehr bald schadhaft werden und zu wenig Erregungs-flüssigkeit fassen.

Der Widerstand der für unsere Zwecke gebrauchten Glüh-lampen schwankt je nach Grösse und Zweck zwischen 7—25 Ohm.

Die sogen. Mignonlämpchen haben eine Spannung von 6 bis 7 Volt. Die elektrischen Stirnlampen in ihren verschiedenen Modifikationen werden mit einer Spannung von 8—12 Volt geliefert. Ihre Stromstärke ist verschieden. Sie beträgt beim Weissglühen 0,5—1,0 A. Je dünner und länger der Glühfaden ist, desto mehr Widerstand bietet er dem Strom, aber desto weniger Strom ist erforderlich, um ihn zum Weissglühen zu bringen.

Die Lampen werden immer etwas überanstrengt (B. Fränkel). Wir brauchen ja ein weisses Licht, müssen also den Faden zum Weissglühen bringen. Durch diese Ueberanstrengung leidet natürlich die Haltbarkeit der Lampen sehr bedeutend.

Die Lichtstärke der Edison'schen Lampen beträgt bei Mignonlämpchen etwa 3 Kerzen. Grössere Lampen, wie z. B. die Stirnlampen, sind 12 Kerzen stark. Die grössten für stabile Beleuchtungsapparate angewandten Lampen besitzen über 50 Kerzen Lichtstärke. Lampen, die nur wenig Strom, etwa 0,7 A. erfordern, bleiben so kühl, dass man sie mit der Hand anfassen und ohne Gefahr des Verbrennens in den Mund führen kann. Natürlich muss das Erglühen öfters unterbrochen werden damit sich die Lampen nicht erhitzen.

Die Vorzüge des elektrischen Lichtes bestehen in seiner Intensität, seiner weissen Farbe, vor Allem aber in dem Umstande, dass die Lampen wegen ihrer geringen Grösse in gewisse Körperhöhlen eingeführt werden können. Sie sind sowohl zur Beleuchtung derselben, wie zur Durchleuchtung unersetzbar. Die epochale Bedeutung der elektrischen Glühlampe liegt in ihrer absoluten Anspruchslosigkeit in räumlicher Beziehung (Kirstein).

Eine minder dominirende Stellung nimmt aber diese Beleuchtungsart ein, wenn wir sie vom praktischen Standpunkte, d. h. vom Standpunkt des Ankaufs- und Betriebspreises, der Zugänglichkeit an allen Orten, der Bequemlichkeit, der Leistungsfähigkeit im Vergleich mit anderen Beleuchtungsmethoden betrachten.

An anderer Stelle habe ich schon erwähnt, dass das Auer'sche Glühlicht trotz seiner geringeren Lichtstärke vollkommen zur Untersuchung der Nase, des Rachens und des Kehlkopfs genügt, dass es billiger und leichter zu beschaffen ist.

Indem ich diesen Punkt noch ein Mal hervorhebe, setze ich mich vielleicht dem Vorwurf des Konservatismus aus. Ich muss offen gestehen, dass ich auch den veralteten Standpunkt weiter festhalte, dass stabile Beleuchtungsapparate manche Vortheile bieten und nicht über Bord geworfen werden sollen Für stundenlang dauernde Untersuchung wird das Einschnüren des Kopfes durch das Stirnband des Reflektors Manchen zu einer wahren Qual. Ich persönlich kann ihn nie länger als 15 Minuten ertragen und kenne viele Kollegen, welche aus diesem Grunde den stabilen Beleuchtungsapparat vorziehen, trotzdem er die freie Bewegung des Kopfes hindert. Ich muss beifügen, dass ich den Reflektor für die gewöhnliche Untersuchung und für die Mehrzahl der Operationen im Kehlkopf als die beste und bequemste Beleuchtungsart anerkenne. Es gebrauche jeder diejenige Beleuchtungsmethode, die ihm am besten zusagt.

Die ersten Apparate für elektrisches Licht waren dem Bruck'schen Stomatoskop nachgebildet, in welchem ein dünner Platindraht als Lichtquelle benutzt wurde.

Eine sinnreiche Konstruktion besass das von Trouvé erfundene Polyskop. Seine Larynxspiegel waren mit einem schalenartigen, einen kleinen Platindraht enthaltenden versilberten Reflektor verbunden. Dieser Platindraht wurde durch einen Planté'schen Akkumulator zum Erglühen gebracht.

Die Idee, ein Glühlämpchen vor dem Spiegel am Griffe anzubringen, war keine glückliche und ist auch bald verlassen worden. Die Lichtstärke dieser Lampen ist unbedeutend, und wegen ihrer Ueberanstrengung werden sie bald unbrauchbar. Das Mitbringen eines Akkumulators war auch umständlich. B. Fränkel hat nachgewiesen, dass wir durch die Annäherung der Lichtquelle garnichts gewinnen, da man lichtstärkere Glühlampen mit dem gleichen Erfolg in weiterer Entfernung vor dem Munde des Patienten placiren kann. Manche Kranke schrecken vor der Einführung der Glühlampe in ihren Mund zurück. Die Lämpchen erhitzen sich relativ schnell und lassen sich nicht bequem desinficiren.

Zu einer genügenden Beleuchtung des Kehlkopfes sind Lampen mit hoher Spannung und geringem Stromverbrauch, die in entsprechender Fassung statt des Reflektors am Kopfe des Beobachters befestigt werden können, eingeführt worden. Diese Stirnlampen sind fast alle eine Modifikation des von Helot und Trouvé erfundenen Beleuchtungsapparates, des „Photophore électrique". Hierher gehören die Beleuchtungsapparate von Jarvis, Jacobson, Kuttner, Meissen etc.

Das Photophor von Helot und Trouvé wurde im Jahre 1882 konstruirt. Eine kleine Edison'sche Lampe befindet sich im Metallcylinder, zwischen einem Hohlspiegel und einer plankonvexen, ausschiebbaren Linse. Die Lichtstärke dieses Apparates beträgt etwa 10 Normalkerzen, die Lampe hat eine Spannung von 10 Volt. Seine letzte Umänderung ist aus der Fig. 9 ersichtlich. Nur die Art der Befestigung ist in diesem Apparate geändert, die innere Einrichtung ist dieselbe geblieben.

Das Photophor wird an einem Stirnbande befestigt und besitzt eine Nasenstütze, wodurch die Lichtstrahlen in die Sehaxe gebracht worden sind. Der Apparat kann an einem Handgriff montirt werden und zur Durchleuchtung der Highmorshöhle und zur Beleuchtung der Mundhöhle dienen.

Meissen's elektrische Stirnlampe ist an einem sogen. amerikanischen Spiegelträger befestigt. Sie wird zwischen den Augen fixirt und giebt ein fast paralleles Licht, das ebensowohl zur Untersuchung des Kehlkopfes wie der Nase benutzt werden kann. Die Lampe blendet wenig und lässt einen freien Spielraum zur Einführung der Instrumente.

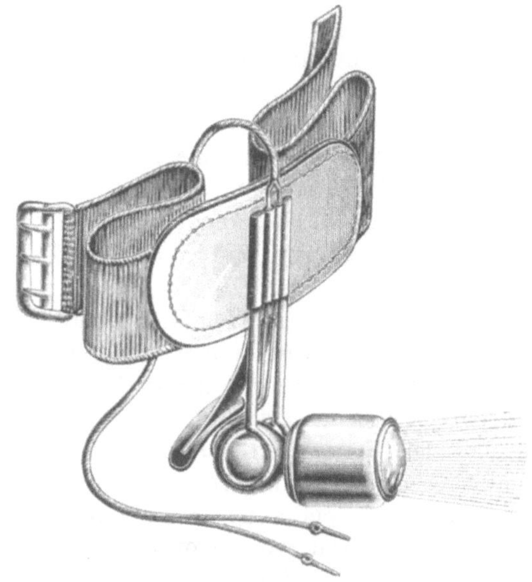
Fig. 9.
Photophore électrique nach Helot.

Die Lampe ist in einem kurzen Metallcylinder, der vorn eine verschiebbare Linse besitzt, derartig befestigt, dass der Punkt der maximalen Helligkeit beliebig entfernt oder genähert werden kann. Um der Erwärmung vorzubeugen, wird die Lampe auf einem Ansatz von Stabilit (an einem Kugelcharnier) fixirt (Fig. 10).

Die Fig. 11 zeigt das Kuttner'sche Elektroskop mit Hartgummistreifen nach Bergeat.

Im Beleuchtungsapparat von Jacobson ist die Lampe an einer kreisrunden, mit einer centralen Oeffnung versehenen Scheibe im unteren Theile befestigt.

Eine besondere Einrichtung besitzt die Lampe von Stein, die an einem Brillengestelle aus Hartkautschuk montirt ist. Sie ist in einer

Kapsel eingeschlossen und besitzt eine verschiebbare Linse. An den Brillenringen sind zwei schwarze konische Röhren angebracht, um die Augen des Beobachters zu schützen. Die Vortheile dieser Lampe bestehen darin, dass Lichtstrahl und Blick immer auf derselben Ebene bleiben.

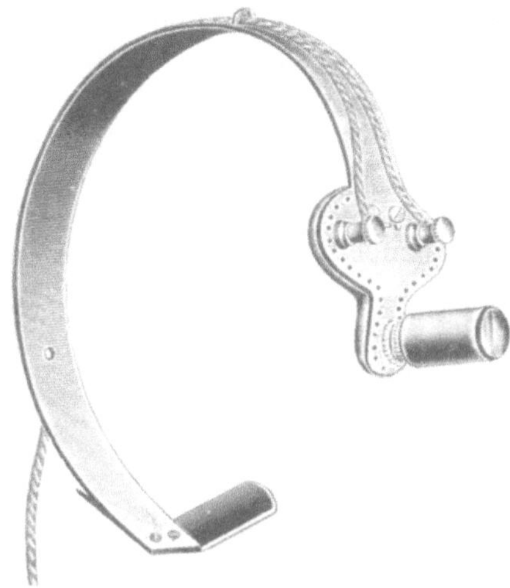

Fig. 10.
Meissen'sche Lampe.

Die Kirstein'sche Lampe für reflektirtes Licht besitzt einen kleinen durchbohrten Planspiegel, welcher das durch die Linse gesammelte Licht um 90⁰ ablenkt. Die Sehaxe fällt hier in das Centrum des Lichtbündels

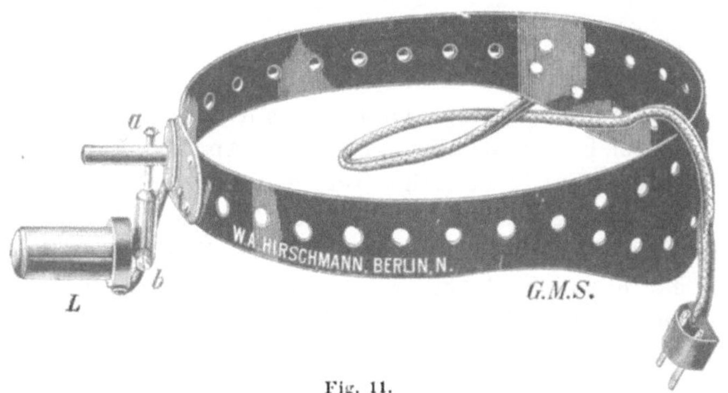

Fig. 11.
Kuttners Elektroskop mit Hartgummistreifen nach Bergeat.

— ein Umstand, der namentlich bei dem Einblick in verhältnissmässig enge Kanäle (Luftröhre, Nase) von Vortheil ist.

Zur Kategorie der elektrischen Lampen für reflektirtes Licht gehört Clars elektrischer Hohlspiegel. Seine Konstruktion ist aus der Zeichnung Fig. 12 ersichtlich. Er ist an zwei seitlichen Stellen durchbohrt, was binokuläres Sehen gestattet. Die Lampe befindet sich in seiner Mitte und ist an einem Charnier längs der optischen Axe beweglich. Sein grosser Diameter schützt den Arzt vor dem Angespucktwerden seitens des Patienten. Der Reflektor ist etwas schwerer wie die Stirnlampe, hat eine Fokaldistanz von 6 cm und giebt ein schönes, intensives Licht.

Konstruktionen stabiler Beleuchtungsapparate mit elektrischem Licht sind von Bresgen, B. Fränkel und A. Schmid in Reichenhall angegeben worden.

B. Fränkel's Beleuchtungsapparat ist an seinem Operationstische befestigt, er kann sowohl mit einem Stirnreflektor oder mit einem Reflektor, der fest mit der Lampe verbunden ist, benutzt werden. Die Linse hat einen Diameter von 7 cm und eine Brennweite von 8 cm.

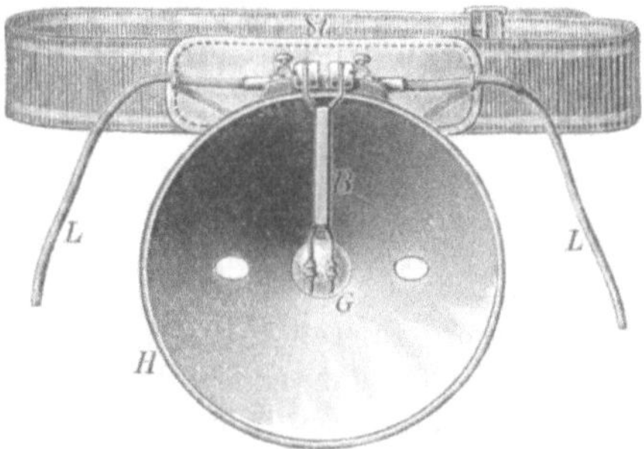

Fig. 12.
Clars elektrischer Hohlspiegel.

Die Edison'sche Lampe lässt sich mit dem hinteren Theil des Apparates ausziehen und einsetzen. Der Apparat kann auch an einem besonderen Stativ befestigt werden. Er giebt ein gutes Licht schon bei Benutzung einer Akkumulatorenbatterie von 6 Elementen.

Einen in Lichtintensität und Bequemlichkeit vorzüglichen Apparat[1]) hat A. Schmid konstruirt und von Katz in München ausführen lassen (Fig. 13). Er bildet eine Modifikation des Fränkel'schen Apparates und besitzt ein sehr grosses, intensiv beleuchtetes Sehfeld. In einem gusseisernen Stativ (S) ruht der vernickelte Träger (T) der Lampe (L). Die Lampe ist von einer Hülse umgeben, welche durch zwei gebogene Querbalken (Q) getragen wird. Sie ist an letzteren durch vier Klemmschrauben befestigt. In dem hinteren

---

[1]) Dieser Apparat ist bisher nicht beschrieben worden. Ich verdanke die Details und die Photographien der Freundlichkeit des H. Kollegen Schmid.

Theile der Hülse ist ein verschiebbarer, versilberter Reflektor (R) mit 7 Zoll Brennweite eingeführt, während in seinem vorderen Ende eine zweite Hülse (H₂) steckt, die eine Linse von 4 Zoll Brennweite trägt. Auf dieser Hülse ruhen die Träger für eine vernickelte, gebogene Stange (M), die vermittelst der Schraube (A) fixirt werden kann, der Reflektor (P) ist an dieser Stange durch ein Kugel-

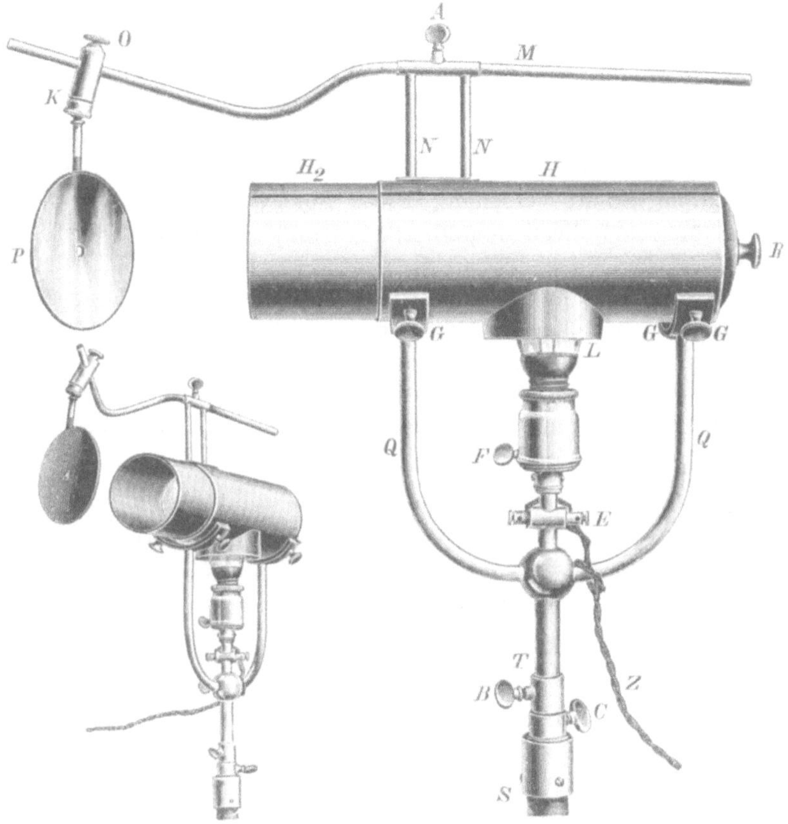

Fig. 13.
Elektrischer Beleuchtungsapparat nach A. Schmid.

gelenk befestigt, von der Linse 25 cm entfernt und nach allen Richtungen beweglich. Am Lampenträger (T) befindet sich der Einsatz zur Lichteinschaltung. Der Lampenträger wird durch die Schraube (C) am Stativ festgeschraubt. Die Schraube (B) dient zum Höher- oder Niedrigerstellen des Apparates. Die Lampe hat eine Stärke von 50 Normalkerzen und wird mit der Leitung einer Centralstation verbunden. (110 Volt.)

3*

4. Untersuchungsinstrumente.

a) Kehlkopfspiegel.

Die heutzutage allgemein gebrauchten runden Kehlkopfspiegel sind schon von Garcia bei seinen Untersuchungen an sich selbst benutzt worden. Auch Türck hat runde Spiegel angewandt, und zwar in vier verschiedenen Grössen. Seine ovalen Spiegel haben keine Verbreitung gefunden, obwohl sie bei starker Mandelhypertrophie manchmal mit Vortheil gebraucht werden können.

Czermak gab den Spiegeln eine viereckige Form mit abgerundeten Ecken. Sie waren aus Stahl, gut polirt und mit seitlich angebrachtem Stiele versehen. Diese Spiegel wurden bald blind, forderten öfteres Poliren der Oberfläche und sind deshalb verlassen worden.

Dasselbe Loos hatten auch die von V. v. Bruns angegebenen viereckigen Spiegel, deren oberer Rand bogenförmig abgeschliffen war.

Die runden Spiegel sind an einem 2 mm dicken, 15—20 cm langen Stiel aus rigidem Neusilberdraht unter einem Winkel von 120 Grad befestigt und werden in entsprechenden Hartkautschuk-, Holz- oder Metallgriffen fixirt.

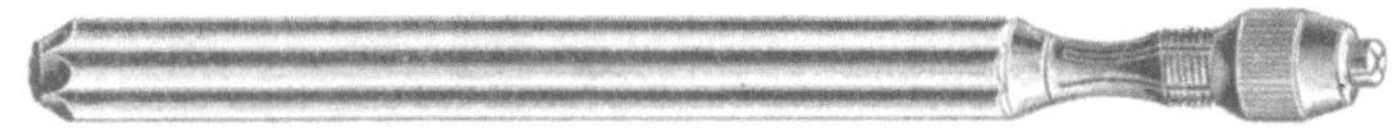

Fig. 14.
Verstellbarer Griff für Larynxspiegel.

Längere Stiele (bis 25 cm) sind bei Operationen deshalb vortheilhafter, weil der Patient gewöhnlich die Zunge mit der rechten Hand festhält und der vom Beobachter mit der linken Hand eingeführte Spiegel einen etwa 6 cm grösseren Abstand kompensiren muss.

Sehr praktisch sind die von Genisson & Vaast in Paris angegebenen Griffe. Sie bestehen aus einem runden, länglich gerifften Metallstabe und besitzen an ihrem Ende eine Schraubenvorrichtung, die es gestattet, die centrale Oeffnung beliebig zu erweitern oder zu verengern. Dadurch können Stiele oder auch Sonden, resp. Aetzstäbe verschiedener Dicke eingesetzt werden (Fig. 14).

Sechskantige hölzerne Griffe aus weissem, nicht polirtem Holz bieten den Vortheil, dass darauf der Name des Kranken mit Bleistift aufgeschrieben werden kann.

Die Intensität der Beleuchtung, ebensowohl wie die Ausdehnung des Gesichtsfeldes nimmt mit der Grösse des Spiegels zu. Es ist deshalb rathsam, immer den grössten Spiegel anzuwenden, den der Patient verträgt. Der Grundsatz, möglichst grosse Spiegel zu gebrauchen, findet aber manchmal in der Praxis Schwierigkeiten. Dieselben gipfeln in der Reizbarkeit mancher Kranken gegen grosse Spiegel, in der Konfiguration des Rachens und in der Lage des Kehlkopfs.

Die Reizbarkeit des Patienten wird durch Angewöhnung allmählich oder durch Cocain temporär vermindert. Bei dickem und starrem Velum ist der Widerstand sehr bedeutend und kann nur bei Gebrauch kleinerer Spiegel überwunden werden. Bei gesenkter Epiglottis und engem Rachen benutzen wir ebenfalls nur kleinere Spiegel.

Ist der Rachen sehr weit und der Abstand zwischen Uvula und der hinteren Rachenwand bedeutend, so leisten grosse Spiegel, die es gestatten die Uvula aufzuladen und zu heben, damit sie nicht vor den Spiegel fällt, die besten Dienste.

Bei Kranken, die den Spiegel absolut nicht zu vertragen glauben und auf eine Bepinselung mit Cocaïn nicht eingehen wollen, kann folgendes Verfahren, das mir in einigen Fällen gute Dienste geleistet hat, versucht werden.

Die Rückseite des Larynxspiegels wird mit einer koncentrirten 20%igen Cocainglycerinlösung, ohne dass der Kranke es bemerkt, bestrichen und der Spiegel sodann unter das Zäpfchen geschoben und rasch entfernt. Auf diese Weise werden gerade die Theile, die mit dem Spiegel in Berührung kommen, unempfindlich und die Kranken ertragen eine sofortige Spiegeleinführung ohne grosse Beschwerden.

Die Grösse der Kehlkopfspiegel ist sehr verschieden. Gewöhnlich gebraucht man 5—6 Nummern, die 1—3 cm Diameter besitzen und circa um $^1/_2$ cm differiren.

Ich habe mir die Mühe gegeben, die verschiedensten Grössen der Spiegel, die in den Lehrbüchern und Katalogen angegeben sind, zu messen und zu vergleichen. Die Numeration derselben ist eine ganz willkürliche und die Differenz zwischen Nummern und Grösse so bedeutend, dass eine Verständigung von fachmännischer Seite absolut durchgeführt werden muss[1]).

---

[1]) Hier einige Beispiele:

	13,	16,	20,	23 mm
Türck's Spiegel messen: . . .	No. 1	2	3	4
Tobold's - - . . .	15,	24,	28 -	
	No. 1	2	3	
Schrötter's - - . . .	20,	22,	25 -	
(nach Reiner)	No, 1	2	3	

Ich würde daher vorschlagen, 5 Nummern zu gebrauchen, und zwar Spiegel von 1—3 cm Diameter, die mit folgenden Nummern bezeichnet werden sollten:

No. 1 10 mm,
- 2 15 -
- 3 20 -
- 4 25 -
- 5 30 -

Diese Grössen entsprechen allen Anforderungen. In Ausnahmsfällen sind zur Rhinoskopie und Tracheoskopie kleinere Spiegel (etwa 8 mm) nöthig, die mit No. 0 bezeichnet werden könnten.

Der Spiegel muss vor der Einführung erwärmt werden. Es wäre zweckmässiger, ihn in heisses Wasser zu tauchen, als an der Lampe, resp. Gasflamme zu erwärmen, da im ersten Falle auch eine Reinigung der Spiegelfläche stattfindet.

Wird der Spiegel über einer Lampe erwärmt, so beweist das Verschwinden des Dunstanfluges seine genügende Erwärmung.

Das Prüfen des Wärmegrades an der Wange ist wegen Gefahr der Infektion absolut zu meiden.

B. Fränkel's Spiegel messen: . . .	11,	17,	23,	29 mm
	No. 1	2	3	4
Gottstein's - - . . .	19,	22,	26 -	
	No. 1	2	3	
Mackenzie's - - . . .	17,	22,	30 -	
	No. 1	2	3 -	

Ebenso willkürlich ist die Grösse und Zahl der von den Fabrikanten verfertigten Spiegel

Windler liefert 4 Spiegelgrössen .		14,	20,	22,	25 mm	
		No. 1	2	3	4	
Reiner - 5 - .		16,	18,	21,	25,	28 -
		No. 1	2	3	4	5
Leiter - 5 - .		14,	17,	21,	25,	27 -
		No. 1	2	3	4	5
Dörffel - 6 - .	15, 17,	18,	20,	23,	25	28 -
	No.0 1	2	3	4	5	6

Vergleichen wir ihre Dimensionen, so ist der Unterschied ganz frappant.

Leiter's   . No. 2 misst 17 mm
Windler's   - 2 - 20 -
Tobold's   - 2 - 24 -
Dörffel's   - 4 - 23 -
Windler's   - 4 - 25 -

Schlecht gefasste Spiegel erkennt man daran, dass sie, in Wasser getaucht und sodann abgetrocknet, bei der Erwärmung über der Lampe am Rande kleine Wassertröpfchen hervortreten lassen.

Gute Kehlkopfspiegel sollen folgenden Bedingungen entsprechen: die Dicke der Spiegel soll nicht mehr als 1 mm betragen. Der Stiel muss nicht zu dünn und nicht biegsam sein. Die Spiegel sollen aus weissem, fehlerfreien Glas verfertigt werden. Ihre Metallfassung soll hermetisch dem äusseren Rande des Spiegels anliegen und schmal sein. Die früheren Zinnamalgame werden heute durch galvanoplastisch erzeugte, versilberte Kupferplättchen ersetzt, die so dicht eingekittet sind, dass beim Eintauchen im Wasser dasselbe zwischen den Belag und das Glas nicht einzudringen vermag. Derartige Spiegel vertragen sogar das öftere Auskochen im siedenden Wasser, worauf schon Flatau, Zarniko und Körner die Aufmerksamkeit gelenkt haben.

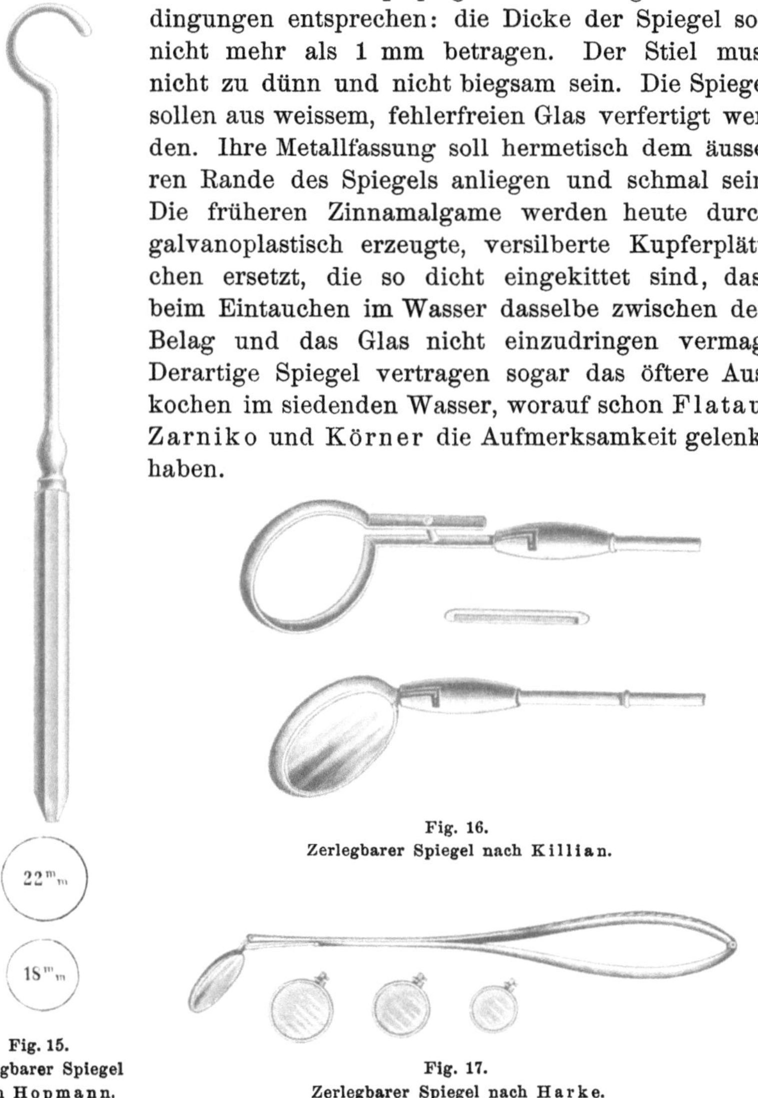

Fig. 16.
Zerlegbarer Spiegel nach Killian.

Fig. 15.
Zerlegbarer Spiegel
nach Hopmann.

Fig. 17.
Zerlegbarer Spiegel nach Harke.

Die von Dörffel in Berlin gelieferten Spiegel entsprechen allen Anforderungen der Reinlichkeit und Dauerhaftigkeit, da sie das Auskochen ausgezeichnet vertragen.

Jeder in den Hals eingeführte Larynxspiegel bedeckt sich mit Wasserdampf und erfordert deshalb ein leichtes Anwärmen der Spiegelfläche· Nach Kirstein lässt die Erwärmung sich in folgender Weise umgehen. Der sorgfältig geputzte Spiegel wird mit etwas Kaliseife bestrichen und dann mit einem weichen Lappen abgewischt. Die übriggebliebene minimale Seifenschicht genügt, um das Beschlagen mit Wasserdampf zu verhindern.

L. Vacher hat eine andere Methode angegeben. Er benutzt nasse Spiegel, die aber vorerst von jeder Spur von Fett befreit werden müssen. Zu diesem Zwecke werden dieselben in eine Sodalösung von 1:100 getaucht, sodann in einer Solution von Quecksilbercyanur (1—2:1000) abgespült und der Ueberfluss der Flüssigkeit abgeschüttelt. Der so angefeuchtete Spiegel kann bis 5 Minuten im Rachen verbleiben, ohne sich mit Dampf zu bedecken. Das Quecksilbercyanür bietet auch den Vortheil, die Spiegel binnen wenigen Minuten zu sterilisiren.

Winkler empfiehlt zur Desinfektion der Spiegel statt der 5%igen Karbolsäure eine Lysollösung von 2:100, weil dieselbe die Spiegel weniger als Karbolsäure angreift. Wir können trotzdem auch diese Art der Behandlung nicht als genügend bezeichnen.

Um eine richtige Aseptik der Kehlkopfspiegel zu erlangen, wurden von Hopmann (Fig. 15), Killian (Fig. 16) und Harke (Fig. 17) zerlegbare Spiegel konstruirt, welche die Desinfektion erleichtern sollten. Die verschiedenen Systeme dieser Spiegel sind aus den beigefügten Zeichnungen ersichtlich.

Die neueren, mit versilberten Kupferplättchen versehenen Spiegel, die das Auskochen vertragen, machen die zerlegbaren Spiegel überflüssig.

Syphilitische, tuberkulöse, mit Krebs oder Diphtherie behaftete Kranke sollten trotz der verbesserten Aseptik ihre eigenen Spiegel besitzen. Dieses Postulat lässt sich aber in der Privatpraxis, besonders in der Armenpraxis kaum durchführen, und halte ich daher das Eintauchen des Spiegels in kochende Sodalösung für die zweckmässigste Desinfektionsmethode.

b) Instrumente zur Vergrösserung des Larynxbildes.

Von allen bisher benutzten optischen Apparaten hat sich mir die Hirschberg'sche Larynxlupe als die beste erwiesen. Sie besteht aus einem rechtwinklig gleichseitigen Glasprisma, dessen untere Fläche konvex geschliffen, während die Hypotenusenfläche mit Folie überzogen und mit einer Metallplatte bedeckt ist, an welcher der Stiel befestigt wird.

Der Radius der Konvexität der unteren Fläche muss nach Fränkel um 4 cm grösser sein, als ihn Hirschberg angiebt, weil sonst eine Verzerrung des Bildes eintritt.

Die untere Fläche ist 1,3 cm breit, der Stiel seitlich befestigt. Dies Instrument wird von Dörffel in zwei Grössen geliefert, mit einem Radius von $2^1/_2$ und $3^1/_2$ Zoll.

Die Lupe giebt eine etwa viermalige Vergrösserung. Ihr Gebrauch erfordert etwas Uebung, sie giebt aber sehr instruktive Bilder.

c) Spatel.

Einer jeden laryngoskopischen Besichtigung muss eine Untersuchung des Pharynx vorausgehen.

Zur Racheninspektion dienen die gewöhnlichen Spatel, der Türck'sche Spatel, B. Fränkel's Zungendepressor oder Kirstein's Zungenspatel (Fig. 30).

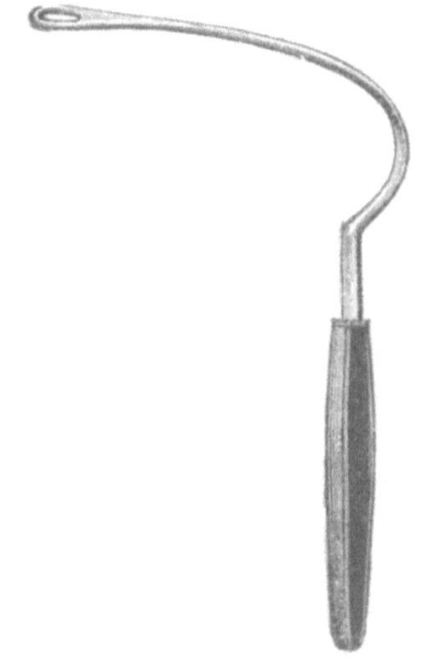

Fig. 18.
Zungendepressor nach B. Fränkel.

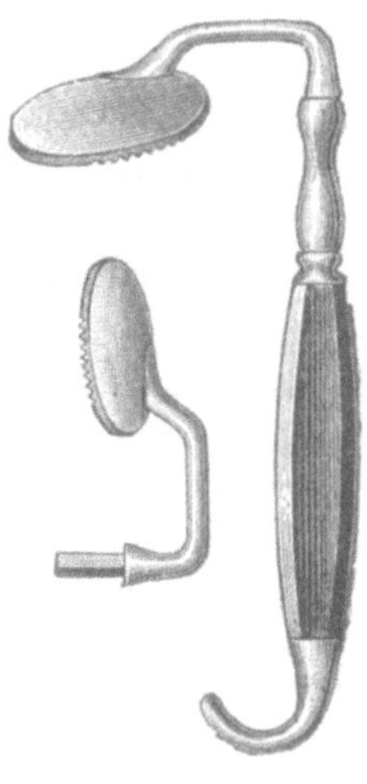

Fig. 19.
Zungenspatel nach Türck.

Sehr praktisch ist der von B. Fränkel angegebene Zungendepressor (Fig. 18). Er besitzt an seinem Ende ein ovales Fenster zur Hebung der Uvula und besteht aus einer etwa $1^1/_2$ cm breiten Metallspange mit gewölbter Fläche, die direkt in einen Metallgriff übergeht. Das Instrument nimmt wenig Platz ein, schmiegt sich der Zunge gut an und genügt in den meisten Fällen zur Erweiterung der Rachenhöhle. Seine Länge erlaubt es, den Zungengrund bequem niederzudrücken, da es fast bis zu den Valleculae dringt, ohne bei richtiger Applikation Würgbewegungen hervorzurufen.

Für rhinoskopische Zwecke, ebenso wie für Operationen in der Mund- und Rachenhöhle, bei widerspenstiger, dicker fleischiger Zunge ist der Türck'sche Spatel vorzuziehen (Fig. 19).

Derselbe besitzt drei auszuwechselnde Ansatztheile verschiedener Grösse und entspricht allen Anforderungen. Der breite, ovale Zungentheil ist auf seiner unteren Fläche grob gerifft, um das Ausgleiten zu vermeiden. Der im Winkel abgebogene, in den Handgriff übergehende Stiel wird seitlich gegen den Mundwinkel placirt, um das Licht nicht abzublenden.

Die verschiedensten Modifikationen dieses Instrumentes hatten den Zweck, ein automatisches Fixiren der Zunge zu ermöglichen. Hierher gehören die Instrumente von Ash, Voltolini und Schlesinger.

Das Instrument von Schlesinger, welches zur Fixirung des rhinoskopischen Spiegels bestimmt war, ist auch als Depressor sehr zu empfehlen. Die seitliche Schraube kann bei der gewöhnlichen Rachenuntersuchung entfernt werden. Beim Anlegen desselben vermeide man, die Unterlippe einzuzwängen.

Bei weicher, dünner, flexibler Zunge ist es vortheilhafter, breitere Spatel zu benutzen, weil bei schmalen Spateln die Zunge sich an den Seiten aufrollt.

Der Druck des Spatels soll anfangs sanft, bei rebellischer Zunge allmählich gesteigert werden, ohne aber schmerzhaftes Gefühl hervorzurufen.

Will man die Epiglottis zu Gesicht bekommen, so muss der Depressor tief in den Schlund, bis an das Lig. glossoepiglotticum medium vordringen und die Zunge mehr nach vorne und nach unten drängen. Am besten eignet sich dazu Kirstein's Spatel, dessen Gebrauch an anderer Stelle (Autoskopie) speciell besprochen werden soll.

d) Sonden.

Die Kehlkopfsonde ist ein unentbehrliches, obwohl heutzutage etwas vernachlässigtes Instrument.

Die grossen Schwierigkeiten, mit welchen endolaryngeale Eingriffe früher verbunden waren, die manuelle Dexterität des Operateurs sind etwas in den Hintergrund getreten. Laryngologen, die ihre Schule in der Zeitperiode vor Erfindung des Cocains durch-

gemacht, bereuen es nicht, dass sie, um die nöthige Gewandtheit und Sicherheit der Hand auszubilden, recht viel Mühe und
Zeit verwenden mussten, da ihre Technik sich dadurch vervollkommnet hat.

Die Sonde dient zur Prüfung, ob die durch Cocain, resp. Eucain
erlangte Anästhesie eine vollkommene ist, sie belehrt uns über die
Lage resp. Tiefe der zu operirenden Larynxtheile und zeigt uns
die Krümmung, welche endolaryngeale Instrumente im gegebenen
Falle besitzen sollen.

Die Sonde erfüllt ausserdem auch eine Vervollständigung der
mit dem Auge gestellten Diagnose. Sie belehrt uns über die Anheftung einer Neubildung, ihre Konsistenz und Beweglichkeit. Mit
einer am Ende leicht hakenförmig abgebogenen Sonde können wir
z. B. einen Larynxpolypen, der unter den Stimmbändern sich befindet, emporheben und seine untere Fläche betrachten, seine Grösse
sicherer bestimmen, die Dicke einer narbenförmigen Membran, einer
Synechie beurtheilen. Die Tiefe des erkrankten Morg. Ventrikels,
einen Prolapsus desselben können wir genau mit einer hakenförmig
abgebogenen Sonde eruiren, einen nekrotischen Knorpel, einen Fistel-
gang auffinden.

Aus diesen Gründen bleibt die Sonde für die Diagnose und die
Laryngochirurgie von grossem Werthe.

Auch bei der Untersuchung der subchordalen Partien der
Stimmbänder, zur Hebung der Epiglottis, besonders aber bei Ver-
engerungen der Trachea, ist die Sondenuntersuchung unentbehrlich.
Sie giebt uns Aufklärung über den oft unregelmässig verlaufenden,
verengten Kanal, sie leitet die Behandlung der Stenosen, die
Bougirung, den Katheterismus der Luftröhre, ja sogar der Bronchien ein.

In manchen Fällen wird dies einfache, explorative Instrument
zum aktiven, zur Operation bestimmten, z. B. bei Fremdkörpern
zwischen den Stimmbändern, die manchmal, mit einer entsprechend
gekrümmten, hakenförmigen Sonde emporgehoben und herausbefördert werden können.

Sehr richtig bemerkt Bruns, dass durch Einführung graduell
dickerer Sonden manche Kranke an die Verminderung der Luftmenge sich gewöhnen, die bei der Einführung eines jeden Instrumentes in den Kehlkopf um so grösser ausfällt, je dicker und
voluminöser das eingeführte Instrument ist.

Die Kehlkopfsonde besteht aus der eigentlichen Metallsonde
(Silber, Kupfer oder Packfong) und einem Handgriffe, in welchen
sie eingeschraubt wird (Fig. 20).

Sonden aus einem Stücke bieten den Vortheil der leichteren Desinfektion.

Die Sonde selber, am Ende mit einem Knopf versehen, etwa 20 cm lang, soll 1—2 mm dick sein und am besten aus reinem Silber bestehen, das durch Ausglühen, ohne Schaden, ohne brüchig zu werden, immer wieder desinficirt werden kann. Ein weiterer Vortheil der silbernen Sonden besteht darin, dass durch Hämmern der Silberdraht hart wird, nach Ausglühen aber seine frühere Biegsamkeit und Weichheit wieder erlangt.

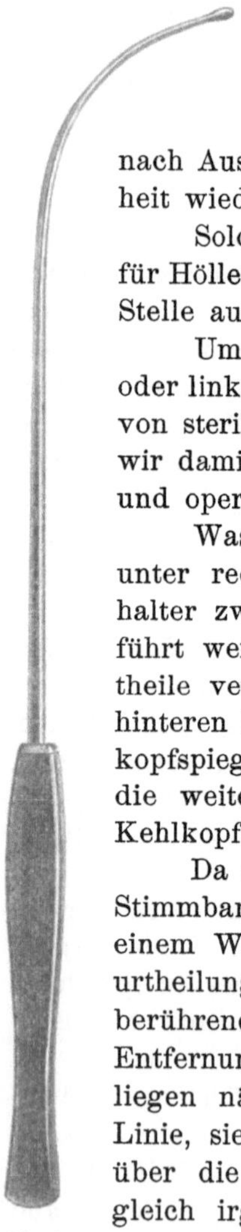

Solche Sonden können gleichzeitig als Aetzmittelträger für Höllenstein, Chromsäure etc. dienen, worüber an anderer Stelle ausführlicher berichtet werden soll.

Umwickelt man das geriffte, hakenförmig nach rechts oder links abgebogene Sondenende mit einer dünnen Schicht von sterilisirter Watte und taucht sie in Cocain, so können wir damit den Ventriculus Morgagni unempfindlich machen und operativ in demselben vorgehen.

Was die Technik des Sondirens anbetrifft, so soll die unter rechtem Winkel abgebogene Sonde wie ein Federhalter zwischen den drei ersten Fingern erfasst und eingeführt werden. Man schiebt sie, die Berührung der Weichtheile vermeidend, bis in die Gegend der Uvula, resp. der hinteren Rachenwand hinein, bis die Sondenspitze im Kehlkopfspiegel erscheint. Von diesem Augenblicke an steht die weitere Einführung unter beständiger Kontrolle des Kehlkopfspiegels.

Da der absteigende Arm der Sonde perpendikulär zur Stimmbandfläche steht, der Spiegel aber im Rachen in einem Winkel von 45 Grad sich befindet, so ist eine Beurtheilung der Entfernung der Sondenspitze von dem zu berührenden Punkte, d. h. eine genaue Abschätzung der Entfernung recht schwierig. Nach optischen Gesetzen liegen nämlich die beiden genannten Punkte in gerader Linie, sie decken sich. Wir müssen also zur Orientirung über die wirkliche Lage des Sondenknopfes zum Vergleich irgend einen im Niveau der Sondenspitze befindlichen und im Spiegel sichtbaren Punkt, dessen Entfernung von der zu berührenden Stelle bekannt ist, zu Hülfe nehmen, z. B. das Taschenband, die Santorinischen Knorpel etc. (v. Bruns).

Fig. 20.
Kehlkopf-
sonde.

Bessere Aufklärung giebt uns noch das Tastgefühl oder die Veränderung der Form oder Lage des berührten Theiles, die Entstehung eines Grübchens an der berührten Stelle. Auf diese Weise erfahren wir bald, welche Krümmung der absteigende Arm erhalten soll, um gewisse Punkte des Kehlkopfinnern zu berühren. Im allgemeinen stellt es sich heraus, dass zur Berührung der hinteren Wand die Sondenkrümmung etwas über einen rechten Winkel betragen soll, während beim Berühren der vorderen Stimmbandtheile und des vorderen Stimmbandwinkels die Krümmung etwas weniger als einen rechten Winkel mit dem horizontalen Sondentheile ausmacht.

5. Besondere Schwierigkeiten der Untersuchungs- und Behandlungsmethoden.

Dieselben Schwierigkeiten, welche sich bei der laryngoskopischen Untersuchung in manchen Fällen einstellen und dieselben momentan vereiteln, finden sich in noch viel höherem Grade bei der Vornahme endolaryngealer Eingriffe.

So viel ist sicher, dass ein Patient, der sehr schwer mit dem Spiegel zu besichtigen ist, nur mit Ueberwindung grosser Schwierigkeiten operirt werden kann.

Die Schwierigkeiten der Untersuchung sind theils psychischer, theils anatomischer Natur.

Zu den psychischen zählen wir vor Allem Befangenheit und Furcht des Patienten vor der Untersuchung. Das dunkle oder verdunkelte Untersuchungszimmer, die verschiedenen Operationsinstrumente und -Apparate, die Sterilisationskästen, das grelle, blendende Licht der modernen elektrischen Stirnlampe, alles das übt auf nervöse Personen einen deprimirenden, sie jeder Energie beraubenden Einfluss aus.

Ganz abgesehen von Damen, welche die Untersuchung manchmal aus kosmetischen Gründen verweigern (schlechte Zähne, falsche Gebisse) trifft man Personen, deren Aengstlichkeit oder angebliche Reizbarkeit so weit geht, dass eine Untersuchung unmöglich wird. Hier heisst es durch Geduld, Takt, nöthigenfalls energisches Zureden, diese Schwierigkeiten zu überwinden.

Sehr richtig bemerkt Avellis, dass das unbesiegbare Misstrauen bei manchen Patienten durch Ekel und die Furcht vor Ansteckung mit Instrumenten bedingt wird.

Leider muss man zugestehen, dass nicht alle Operateure in unserer Specialität die nöthige minutiöse Reinlichkeit der Untersuchungs- und Operationsinstrumente im Auge behalten. Sie vergessen, dass Patienten, besonders der besseren Stände, in dieser Hinsicht ungemein empfindlich sind und das Thun des Arztes, seine Hände, die Einrichtung des Operationszimmers mit misstrauischen Augen prüfen und manchmal mehr sehen, als es dem Arzte lieb wäre. Kein Detail der Einrichtung entgeht ihrem kritischen Blicke, und wenn sie auch ihre Beobachtungen nicht sofort äussern, so thun sie dies gewiss später ihrer Umgebung gegenüber.

Die Aerzte selber, wenn sie einmal genöthigt sind, sich vom Specialisten untersuchen zu lassen, bringen öfters ihre eigenen Kehlkopfspiegel mit, fordern wiederholte Desinfektion der Spatel und Sonden und bieten zum Zungehalten ihr eigenes Taschentuch.

Bei solchen, die Infektion fürchtenden Kranken, ist es am besten, Instrumente zur wiederholten Untersuchung von denselben anschaffen zu lassen, besonders Kehlkopfspiegel, Pinselhalter, Pulverisateure und Nasenspritzen. Bei tuberkulösen und syphilitischen Kranken ist diese Massregel einfach Gewissenssache.

Ueber Desinfektion der Instrumente wird an anderer Stelle gesprochen werden.

Manche Kranke besitzen derartig reizbare Rachengebilde, dass eine gründliche Untersuchung wenigstens in der ersten Sitzung fast unausführbar wird. Diese Hyperästhesie findet man vorwiegend bei nervösen, durch geschlechtliche Excesse geschwächten oder hysterischen Personen, bei Stauungshyperämien, durch Plethora oder Herzfehler bedingt, bei Alkoholikern, bei starken Rauchern, ferner bei Personen, die stark gewürzte oder zu heisse Speisen und Getränke geniessen.

Korpulente Individuen, Personen mit kurzem Hals, dicker, fleischiger Zunge, sind, ebenso wie stark dekrepide Menschen, gewöhnlich schwer zu untersuchen.

In den meisten Fällen gelingt es dem Geübten dennoch, die Schwierigkeiten der Untersuchung zu überwinden und den Kehlkopf zu besichtigen.

Um dies zu erreichen, muss der Patient vor allem genau instruirt werden, wie er athmen soll. Ist trotzdem die Reizbarkeit eine excessive, so muss Cocain resp. Eucain (10%, am besten in Spray oder Pulverform) applicirt werden, und zwar auf den weichen Gaumen und die hintere Pharynxwand. Weitere Details über die Ausführung der Anästhesie sind an anderer Stelle besprochen worden.

Manchmal beruht die sog. excessive Reizbarkeit gewisser Kranken in der Ungeschicklichkeit oder Unerfahrenheit des Untersuchenden. In diesen Fällen hilft kein Cocain!

Die anatomischen Schwierigkeiten bietet vor Allem die dicke, fleischige oder zu kurze Zunge, sehr scharfe Vorderzähne, an denen das Frenulum sich reibt und verletzt, zu langes, dickes Zäpfchen mit starrem Gaumen und hypertrophische Mandeln.

Die fleischige Zunge muss, falls sie nicht genügend vorgestreckt werden kann, mit dem Depressor linguae durch leichten, stetigen Druck nach unten und vorn gedrängt werden.

Auf scharfe oder schadhafte Vorderzähne wird am besten ein Streifen rothes Modellirwachs, wie es die Zahnärzte brauchen, angelegt und nach der Mundhöhle hin mit den Fingern angepresst.

Bei dickem, tief hängendem, vor den Spiegel ·vorfallendem Zäpfchen verwende man, ebenso wie bei excessiv grosser Entfernung des Zäpfchens von der hinteren Wand, möglichst grosse Spiegel, auf welche die Uvula aufgeladen und nach oben gedrängt wird.

Bei stark vergrösserten Mandeln muss ein kleiner Kehlkopfspiegel seitlich geschoben und dann an die hintere Wand regelrecht angelegt werden. Bei excessiv grossen Mandeln ist die Tonsillotomie indicirt. Man vergesse nicht, falsche, lose sitzende Gebisse vor der Untersuchung entfernen zu lassen.

Damit sind die für gewöhnlich auftretenden Schwierigkeiten der Untersuchung nicht erschöpft.

Gewisse Formen der Epiglottis erschweren die laryngoskopische Untersuchung in noch höherem Grade, als ihre anormale Stellung. Hierher gehört vor Allem die sogen. kindliche Form der Epiglottis. Wir verstehen darunter den von beiden Seiten zusammengedrückten Kehldeckel, wodurch seine innere Fläche eine muldenförmige Rinne bildet. Dabei ist der Kehldeckel gewöhnlich gesenkt, was die Besichtigung noch mehr erschwert.

In solchen Fällen ist es rathsam, kleinere Spiegel zu gebrauchen und durch seitliche Stellung derselben und Anlehnen an die hintere Wand durch partielle Besichtigung das gesammte Kehlkopfbild sich zu konstruiren. Derartige Untersuchungen erfordern eine sehr intensive Beleuchtung.

Bevor wir mittelst besonderer Instrumente den Kehldeckel aufzurichten versuchen, empfiehlt es sich, durch Anlauten hoher Falsettöne, durch seufzende Inspiration oder durch sehr starkes Hervorziehen der Zunge die Aufrichtung zu versuchen. Gelingt dies nicht, so müssen wir zu Instrumenten unsere Zuflucht nehmen.

Hierzu dient vor Allem eine kurz abgebogene, metallene, angewärmte, besser noch die mit Kautschuk überzogene Kehlkopfsonde, mit welcher der anästhesirte Kehldeckel emporgehoben wird.

Die früher von Türck, Bruns, Schrötter, Oertel, Volto-lini zum Zwecke der Emporrichtung des Kehldeckels angegebenen, komplicirten Instrumente bezweckten z. Th., einen Seidenfaden durch die Epiglottis durchzuführen und durch Traktion an demselben diese aufzurichten; Jurasz zog den Seidenfaden durch das Lig. glosso-epiglott. medium.

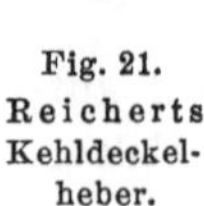

Reichert hat gefunden, dass durch Druck auf das Lig. glosso-epiglott. medium und den Zungengrund der Kehldeckel aufgerichtet werden kann. Zur Ausübung des sinnreichen Verfahrens dient der Reichert'sche Kehldeckelheber. (Fig. 21.)

Dieses Instrument wird in zwei verschiedenen Grössen angefertigt. Es wird unter Spiegelleitung mit der linken Hand eingeführt und so angelegt, dass seine Einkerbung über das Ligamentum medium zu liegen kommt.

Operationen unter Beihülfe des Reichert'schen Spatels fordern je nach dem Fall eine besondere Ein-übung der Assistenz. Nachdem der Kehldeckelhalter vom Operateur unter Spiegelleitung eingeführt und so fixirt worden ist, dass der Stiel im linken Mundwinkel des Kranken zu liegen kommt, wird er dem rechts vom Operateur stehenden Assistenten übergeben.

Will derselbe neben dem Operateur vorbei im Larynxspiegel die Lage der Epiglottis besichtigen und kontrolliren, so muss er den Stiel des Instrumentes mit der rechten Hand erfassen und einen stetigen Druck nach vorne und unten ausüben.

Eine Abbiegung des Stieles nach oben und das An-lehnen desselben an die Oberzähne erleichtert manchmal das Operiren.

Viel schwieriger gestaltet sich die Sache, wenn man ohne Kehldeckelheber, während der Phonation hoher Töne, oder bei seufzender Inspiration zu operiren ge-

Fig. 21.
Reicherts
Kehldeckel-
heber.

zwungen ist. Dies kommt z. B. vor bei kleinen Polypen im vordersten Theile der Stimmbänder oder im vorde-ren Stimmbandwinkel. Die kaum einige Sekunden be-tragende Zeit muss entsprechend ausgenutzt werden, was aller-dings eine besondere Uebung und Geschicklichkeit des Operateurs erfordert.

Die von Kirstein erfundene kombinirte Operationsmethode, welche an anderer Stelle (S. 62) ausführlicher besprochen wird, kann in solchen Fällen mit Vortheil angewandt werden.

Bei gehöriger Anästhesie der inneren Kehldeckelfläche gelingt es in manchen Fällen, während der Operation selber den gesenkten Kehldeckel durch den absteigenden Arm des im Larynx eingeführten Iustrumentes aufzurichten. Die Anlöthung eines dreieckigen Drahtansatzes an die Instrumente, z. B. Galvanokauteren, wie dies Voltolini vorgeschlagen, finde ich ganz entbehrlich. In den meisten Fällen genügt die forcirte seufzende Respiration, um den Kehldeckel aufzurichten. Nur wo sie versagt, greife man zur instrumentalen Beihilfe.

Ich möchte an dieser Stelle noch einige Worte über Kayser's Verfahren bei der Untersuchung, resp. Operation sehr reizbarer Individuen anführen. Es besteht in einer Reihe schnell aufeinander folgender, tiefer und lauter Athemzüge, die 10—20 mal wiederholt werden. Die eintretende Ermüdung der Respirationsmuskeln und eine Abstumpfung der Mucosa, sowie Ablenkung der Aufmerksamkeit des Patienten, gestatten es bei schnell eingeführtem Kehlkopfspiegel, in ein paar Sekunden das Innere des Larynx zu besichtigen, ja sogar mit einer Sonde schnell in die Tiefe zu dringen.

In Ermangelung des Reichert'schen Instrumentes kann dasselbe durch meinen Kehlkopfwattepinsel ersetzt werden. Man gebe demselben eine entsprechende Krümmung, bilde den Pinsel aus fest zusammengepresster Watte und theile sie sodann in zwei Hälften, sodass in der Mitte eine seichte Vertiefung entsteht, in welche das Lig. medium zu liegen kommt. Der Pinsel muss in eine 10% ige Cocainlösung getaucht werden, um eine länger dauernde Unempfindlichkeit zu erzielen.

Sehr gut, besonders bei Kindern, hat sich Mount Bleyer's Tractor linguae bewährt. Auf dieses Instrument werde ich an anderer Stelle noch zurückkommen.

Bei der gewöhnlichen laryngoskopischen Untersuchung ist es am besten, die Haltung der Zunge dem Patienten selber zu überlassen. Der Kranke soll die Zunge willkürlich hervorstrecken und mit zwei Fingern auf solche Weise fixiren, dass der Daumen der rechten Hand unter die Zunge und der gestreckte Zeigefinger quer über ihr vorderes Drittel zu liegen kommt. Die übrigen Finger werden gebeugt.

Um das Ausgleiten der Zunge zu verhindern, wird dieselbe mit einem Taschentuch, welches zwischen Daumen und Zeigefinger eingelegt wird, gefasst.

Soll die Zunge von einem Assistenten gehalten werden, so wird ihr vorderes Drittel mit dem Taschentuch umwickelt. Dasselbe muss der Zunge glatt anliegen und kann entweder von unten oder von oben umgelegt werden. Im ersten Falle soll es bis zum Frenulum reichen.

Nur beim willkürlichen Hervorstrecken der Zunge wird der Kehlkopf gehoben und die Epiglottis nach oben gerichtet. Manche Patienten sind nicht im Stande (wegen kurzen Frenulums oder scharfer Zähne), die Zunge genügend weit hervorzustrecken. Beim Hervorziehen der Zunge vermeide man einen zu starken Druck und Zug, weil dadurch das Frenulum verletzt wird und bei reizbaren Kranken der operative Eingriff auf einige Tage verschoben werden muss.

Hat man es mit wenig geübten Assistenten zu thun, so mache man sie darauf aufmerksam, bei Operationen von Zeit zu Zeit mit dem Zuge der Zunge nachzulassen. Bei längerer Operation ist es vortheilhaft, die untere Fläche der Zunge mit Cocain zu bestreichen.

Kranke, die operirt werden sollen, müssen an die Einführung des Spiegels, an Bepinselungen, Berührung mit der Sonde und vor Allem an ruhiges, gleichmässiges Athmen gewöhnt werden.

Intelligente Kranke behaupten mit Recht, dass sie den mit der linken Hand des Arztes eingeführten Spiegel schlechter vertragen. Dies hat den Grund in dem Umstande, dass die linke Hand überhaupt weniger Dexterität in der Führung des Spiegels besitzt, ferner dass die freie Bewegung der linken Hand des Arztes durch die rechte Hand des Patienten, mit der er seine Zunge hält, beeinträchtigt wird. Wir haben schon an anderer Stelle die Gründe erwähnt, warum der Stiel des mit der linken Hand geführten Spiegels einige cm länger sein muss, betonen dies aber absichtlich an dieser Stelle nochmals.

Die Haltung des Kranken muss sowohl bei der Untersuchung, wie bei den operativen Eingriffen eine ungezwungene und gerade sein. Das Einsinken des Kranken in den Stuhl, die schlotterige, energielose Position muss dem Kranken bei der Operation abgewöhnt werden. Durch Aufklärung, Zureden, Beruhigung sporne man ihn an, den Arzt in seinem schwierigen Vorhaben zu unterstützen. Der Patient muss begreifen, dass jede unnöthige Bewegung, jedes Stocken der Respiration, jede Schlingbewegung den grössten Einfluss auf den Gang der Operation ausübt und dieselbe vereiteln kann.

Vor dem Einführen des Instrumentes soll der Kranke den etwa im Halse angesammelten Schleim aushusten, resp. bei begonnener Operation das im Rachen und Larynx sich ansammelnde Blut expektoriren.

Man vergesse auch nicht, dass Ruhe des Operateurs das beste Mittel zur Beruhigung ängstlicher und nervöser Patienten ist.

Zur Untersuchung genügt jeder feste Holzstuhl mit gerader, niedriger Lehne. Sehr bequem sind die von Hyan (Berlin) angegebenen, sogen. Patent-Klavierstühle, die durch eine besondere Vorrichtung beliebig hoch gestellt und fixirt werden können. Sie eignen sich besonders zur Untersuchung der Kinder und sind bequemer als die Schraubenstühle.

Ich habe an diesem Stuhle einige Modifikationen, die mir praktisch schienen und aus der beigefügten Zeichnung (Fig. 22) ersichtlich sind, anbringen lassen. Die Lehne des Stuhles wurde erhöht und ihr eine konvexe Krümmung gegeben. Eine auf der rechten Seite angebrachte längliche, stellbare gepolsterte Stütze erlaubt es dem Kranken, seine die Zunge haltende rechte Hand anzulehnen. Auch die linke, den Spiegel führende Hand des Operateurs findet an der Lehne einen bequemen Haltepunkt[1]).

Bei ängstlichen Personen, die dem Spiegel oder dem Instrumente ausweichen, ist es manchmal nothwendig, den Kopf anzulehnen und zu fixiren. Das früher von V. von Bruns konstruirte

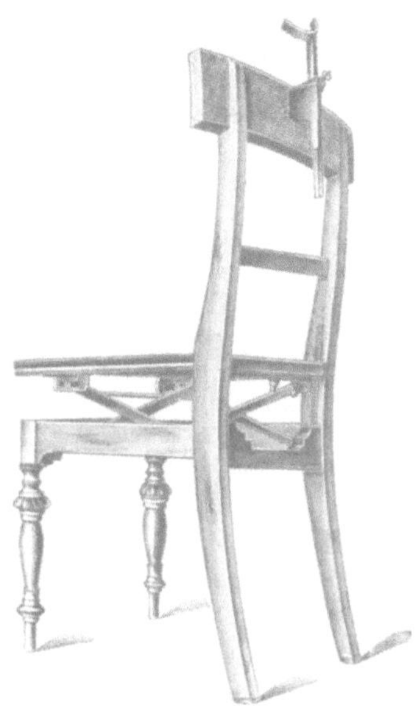

Fig. 22.
Verstellbarer Operationsstuhl
mit Kopflehne.

Stützbrettchen hat sich nicht bewährt. Ich habe dasselbe durch eine den Photographen entnommene Vorrichtung ersetzt. Sie gestattet durch automatische Haltung und Anbringung eines Charniers eine leichte und schnelle Verstellbarkeit.

6. Besondere Untersuchungsmethoden.

a) Die Killian'sche Methode.

Veränderungen an gewissen Larynxtheilen, zum Beispiel an der vorderen Fläche der hinteren Larynxwand, die sich im Spiegel im Profil als konkave Linie darstellt, lassen sich mit dem Kehlkopfspiegel nur theilweise ergründen. Bei der Wichtigkeit dieses Theiles, der einen Prädilektionssitz gewisser wichtiger Erkrankungen bildet und auch prognostische Aufschlüsse gestattet, war man seit langer

---

[1]) Diese Lehne ist auf Fig. 22 weggelassen.

Zeit bemüht Methoden zu finden, die es ermöglichten, die hintere Fläche in ihrer ganzen Ausdehnung übersehen zu können. Die Angaben von Türck, dieselbe bei gerader Kopfhaltung, stark horizontaler Stellung des Spiegels und bei horizontal einfallendem Lichte zu besichtigen, waren werthvolle Fingerzeige, deren weiterer Ausbau und Entwicklung erst durch Killian's zielbewusste und äusserst gewissenhafte Untersuchungen zum Abschlusse gebracht worden sind.

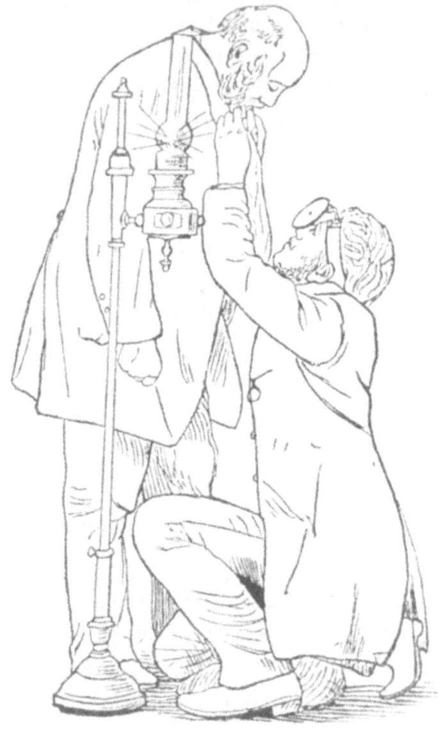

Fig. 23.
Situation bei der Untersuchung der hinteren Larynxwand bei starker Kopfbeuge (Killian).

Die Methode einer ausgiebigen Besichtigung der hinteren Larynxwand erfand Killian zufällig bei Ausführung der Tracheoskopie von Strumakranken. — Mit seltener Beharrlichkeit und grossem Scharfsinn hat er durch eine Reihe von anatomisch-topographischen Untersuchungen die optischen Verhältnisse der erfolgreichen Besichtigung eruirt und ausgebildet und durch eine Reihe instruktiver Bilder und Schemata klar und überzeugend nachgewiesen. Die Killian'sche Methode erfordert eine nach vorn geneigte Kopfhaltung, die uns zwingt, in entsprechender Weise von unten nach oben zu blicken (Fig. 23).

Am häufigsten kommt es vor, dass der Patient stehen, der Arzt knieen muss; doch kann, wenn der Patient steht, der Untersuchende seinen Sitz beibehalten. Was den Grad der Kopfbeugung anbetrifft, so kommt es öfters bis zur äussersten Grenze der Möglichkeit, wobei also das Kinn bei geöffnetem Munde auf dem Brustbein aufruhen muss. Man thut gut, den Patienten zum Lockern aller Kleidungsstücke, die seinen Hals beengen, aufzufordern. Der Mund wird weit geöffnet, die Zunge stark herausgezogen und dabei tief und gleichmässig geathmet. Bei reizbaren Kranken ist Cocain nothwendig. Für möglichst intensive Beleuchtung ist zu sorgen. Dem Reflektor mit 20 cm Brennweite ist ein solcher mit 25 cm vorzuziehen. Stative mit Hohlspiegeln mit und ohne Linsen sollen nach Killian das Untersuchen erschweren. Ich habe bei Gebrauch meines Beleuchtungsapparates mit freier Beweglichkeit des Reflektors und seiner ausgiebigen Tiefstellung diesen Umstand nicht als störend empfunden. Ich lasse den Kranken stehen und untersuche ihn sitzend. Man wähle recht grosse Kehlkopfspiegel, mit denen, wo es eben angeht, das Velum stark heraufgedrängt wird. Der Spiegel liegt nicht so weit nach hinten wie bei der gewöhnlichen Laryngoskopie. Die hintere Pharynxwand wird nicht berührt. Der Spiegel liegt mehr nach vorne. Forcirtes Athmen erleichtert die Untersuchung. Bei gesenktem Kehldeckel ist manchmal die Sonde von Nutzen. Kranke mit dickem, kurzem Hals sind schwer zu untersuchen, und müssen in solchen Fällen seitliche Spiegelstellungen und Rotationen des Kopfes angewandt werden.

„Bei bis auf die Brust gesenktem Kopfe gelingt es mit Hilfe dieser Methode, ein Bild von der Hinterfläche des Kehlkopfes, von der Incisura interarytaenoidea bis zum unteren Rand der Ringknorpelplatte Schritt für Schritt genau zu betrachten und die feinsten Nuancen an ihr zu erkennen" (Killian).

Ich theile Killian's Meinung, dass in Zukunft kein laryngoskopischer Befund bei Larynxphthise als vollständig betrachtet werden darf, bei welchem die Untersuchung bei vorwärts gebeugter Kopfhaltung des Patienten versäumt wurde.

Aber auch in Beziehung auf lokale Behandlung bedeutet die Killian'sche Methode einen Fortschritt. Sie gestattet das Operiren unter Spiegelleitung an der hinteren Larynxwand. Der Griff des Instrumentes wird dabei weniger gehoben als sonst. Die Wirkung der Kürette kann bei tuberkulösen Infiltraten mit dem Auge vom Moment des Anlegens in der Tiefe ab kontrolirt werden.

Einblasungen von Pulvern gelangen nach Killian bei gerader Kopfhaltung gar nicht an die hintere Wand, während sie, bei geneigtem Kopfe ausgeführt, die ganze Hinterfläche des Kehlkopfes bedecken. Von dieser Thatsache kann sich jeder leicht ad oculos überzeugen.

Um die seitlichen Theile des Kehlkopfes, den Sinus Morgagni, das Taschenband, die untere Stimmbandfläche genauer besichtigen zu können, muss dem Larynxspiegel eine seitliche Stellung (Schiefstellung) gegeben werden.

Gesteigert wird die Wirkung, wenn man bei nach rechts gewendetem Kopfe den Spiegel in die linke Mundhälfte, bei nach links rotirtem Kopfe denselben rechts seitlich anlegt. Auf diese Weise wird z. B. die innere Fläche des Processus vocalis dem Auge zugänglich.

Auch das Seitwärtsbeugen des Kopfes kann nach Avellis[1]) zur Untersuchung der seitlichen Larynxtheile benutzt werden, um die Stimm- und Taschenbänder von der Seite zu beleuchten. Die Seitwärtsbeugung des Kopfes hat zur Folge, dass sich die vertikale Axe des Rachentheils abknickt gegen die Axe des Kehlkopflumens, so dass die beiden Axen ungefähr in der Höhe des Epiglottisrandes einen stumpfen Winkel bilden.

„Es steht also z. B. das rechte Stimmband bei der Beugung des Kopfes nach rechts tiefer als das linke, und der ganze Kehlkopf läuft von rechts oben nach links unten. Lässt man nun von links oben nach rechts unten Licht einfallen, indem man den Kehlkopfspiegel in die linke Gaumenseite des Patienten legt, so fällt das Licht nicht mehr wie früher vertikal auf Taschenband und Stimmband, sondern etwa in einem Winkel von 45°“ (Avellis).

Es werden nicht nur die oberen Flächen dieser Bänder beleuchtet, sondern auch die Kanten. Besonders erleichtert wird die Besichtigung en face des Processus vocalis, was bei der Pachydermie dieser Theile sehr wichtig ist. Beim Anlauten kann im günstigsten Falle der Boden des Ventrikels beleuchtet werden, und es gelingt, Veränderungen der vom Taschenband verdeckten Stimmbandpartie zu diagnosticiren.

Diese Untersuchungsmethode wird wegen Anlegen des Spiegels an die empfindlichen Gaumenbögen nicht immer gut vertragen. — Der Spiegel muss mehr horizontal als gewöhnlich gehalten werden, was den Lichteinwurf erschwert.

Die Besichtigung des Sinus Morgagni und der Stimmbandkante wird erleichtert, wenn man den Patienten stehend untersucht.

---

[1]) Kursus der laryngo- und rhinoskopischen Technik, Berlin 1891.

b) **Autoskopie.**

Als „Autoskopie" der Luftwege bezeichnet Kirstein (1895) die „geradlinige Besichtigung der tiefen Rachentheile, des Kehlkopfes, der Luftröhre und der Bronchialeingänge von der Mundöffnung aus".

Zu einer solchen vollständigen Besichtigung muss dem Körper eine Haltung gegeben werden, bei der das Lumen des tracheo-laryngealen Rohres in seiner geradlinig gedachten Verlängerung

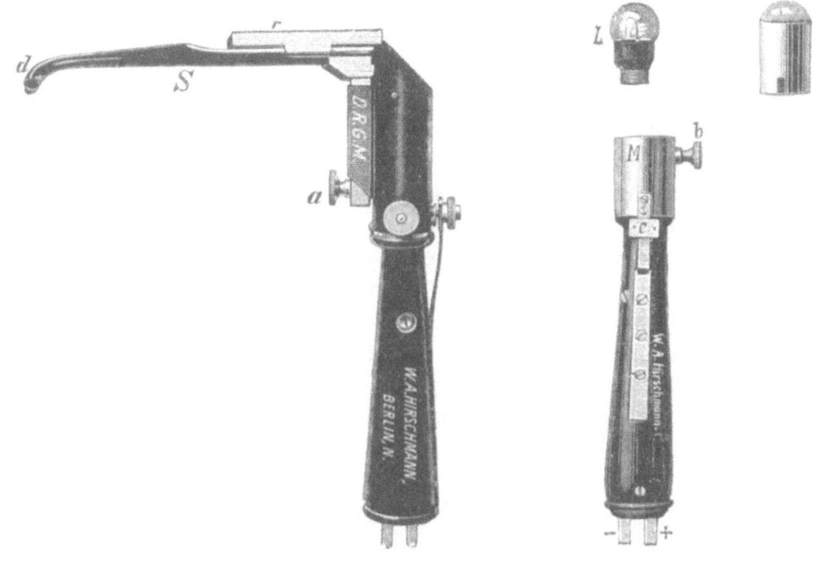

Fig. 24.
Autoskop von Kirstein.

Fig. 26.
Elektroskop nach Casper.

nach oben hin in den Bereich der Mundöffnung fallen würde; diese „Autoskopirhaltung" ist, wie Kirstein fand, durch leichtes Anheben des Kopfes zu erzielen. Diejenigen Körpertheile (Kehldeckel und Zungengrund), welche in die Ver-

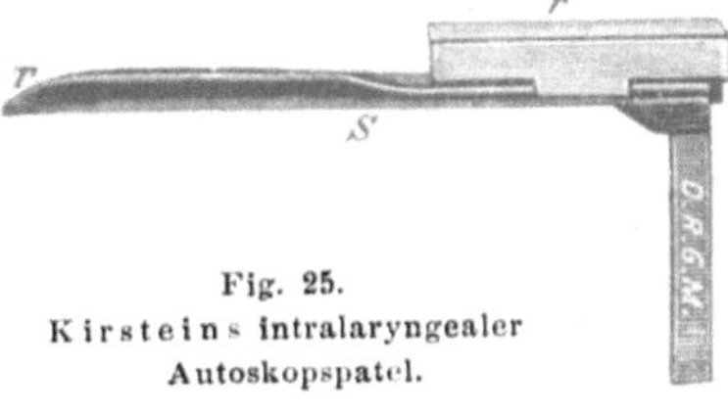

Fig. 25.
Kirsteins intralaryngealer Autoskopspatel.

längerung des tracheolaryngealen Lumens hineinragen, müssen aus dem Wege geräumt werden. Der Zungengrund kann naturgemäss aus dem Bereiche des verlängerten Trachealrohres nur in der Richtung nach vorn und unten hin ausweichen. Zur Herbeiführung der erforderlichen Lage der Zunge bedarf man eines für den Zungendruck geeigneten Spatels, der aber nicht vor den Papillae circumvallatae bleiben darf, sondern gerade den dahinter liegenden Zungentheil anpacken und nach vorn drängen soll; durch diesen Druck wird dann gleichzeitig, dem Reichert'schen Princip (S. 48) entsprechend, die Epiglottis aufgerichtet. Zur Ausübung der Autoskopie nach den dargelegten Principien genügt ein einfacher, knieförmiger Spatel (Fig. 30). Anfangs schien es freilich erforderlich, sich eines besonderen Instrumentariums zu bedienen, das von Kirstein angegeben und beschrieben worden ist.

Sein „Autoskop" bestand aus 3 Theilen: dem Autoskopspatel, dem Aufsatzkasten, dem Handgriff. Der Autoskopspatel bildet eine flache Rinne, welche geradlinig verläuft (Fig. 24). Nur am Ende, da wo er die Konvexität der Zunge bereits überschritten hat, bekommt der gewöhnliche Autoskopspatel eine abwärts gerichtete Krümmung, um den zur Aufrichtung der Epiglottis erforderlichen Druck auf die Zungenwurzel und das Ligamentum glosso-epiglotticum medium, eventuell auch den Zungenbeinkörper auszuüben. Das Spatelende muss verdickt und sehr sorgsam abgerundet sein, um Verletzungen der Schleimhaut zu vermeiden. Die Länge des Spatels beträgt für Erwachsene 14 cm, die Breite am Endstücke ca. 2, im Uebrigen ca. 1,6 cm. Der Spatel besteht aus vernickeltem Neusilber und wird in kochendem Wasser desinficirt. Bei cocainisirten Patienten (zu operativen Eingriffen) gebrauchte Kirstein öfters den intralaryngealen Autoskopspatel (Fig. 25), der, hinter den Kehldeckel eingeführt, diesen an die Zunge andrückte. Er besteht aus einer vollständig geraden Rinne, die vorne mit dünnem, konvexem Rande endet. (Seine Anlegung war bei meinen Patienten fast immer unangenehm und trotz Cocain recht peinlich.) Der Aufsatzkasten, ebenfalls aus vernickeltem Metall, dient dazu, dem Einblicke des Arztes sowie etwa erforderlichen Operationsinstrumenten Raum zu geben, der sonst durch dichtes Aufliegen der oberen Zähne, der Oberlippe, eventuell des Schnurrbarts versperrt sein würde. Für Anfänger ist der Aufsatzkasten sehr nützlich, für Geübte oft entbehrlich.

Als Handgriff benutzte Kirstein meistens einen Apparat, welcher gleichzeitig die Beleuchtung des Gesichtsfeldes besorgte, nämlich ein sogenanntes Elektroskop (nach dem Casper'schen System) (Fig. 26). Es besteht aus einer elektrischen Handlampe, deren Licht durch eine Linse gesammelt und durch ein Prisma um 90° abgelenkt wird. An dieses Elektroskop wird der Autoskopspatel rechtwinklig angeschraubt. Das Licht streicht dann immer über den Spatel hinweg und an ihm entlang in die Tiefe.

Die Einführung des Autoskopes soll nach Kirstein in folgender Weise vorgenommen werden.

Wir geben gewöhnlich dem ganzen Oberkörper des Patienten eine leichte Neigung nach vorne. Zur Untersuchung bleibt der Patient in voller Bekleidung, höchstens das Halstuch oder ein allzu enger Kragen wird gelockert. Künstliche Gebisse werden herausgenommen. Der Arzt steht vor dem sitzenden Patienten, das Autoskop wird in die volle Faust genommen und unter Leitung des Auges eingeführt. Benutzt man den elektrischen Beleuchtungsapparat, so wird der Stromkontakt vor der Einführung geschlossen. Man bringt nun den Spatel in den Mund, so dass sein umgebogenes Ende in die Grube zwischen Zunge und Kehldeckel einhakt (Fig. 27), hebt den Griff, bis der Aufsatzkasten die oberen Zähne berührt, giebt Acht, dass die Oberlippe nicht eingeklemmt wird, und zieht gleichzeitig den Zungengrund nach vorn und unten, soweit es ohne Forcirung gelingt. Bei

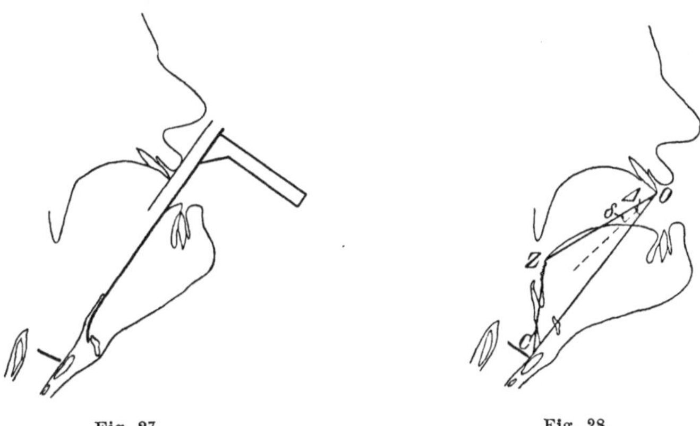

Fig. 27.   Fig. 28.

richtiger Lage des Autoskops kann man, während der Patient athmet oder phonirt, in voller Ruhe besichtigen. Um die Hinterwand des Larynx genauer zu überblicken, wird der Kopf des Untersuchten allmählich nach vorne zur Brust geneigt. Durch die entgegengesetzte Bewegung gelangt man zur Einstellung der Stimmbandcommissur, falls dieselbe überhaupt sichtbar sein sollte. Bei Entfernung des Autoskopes muss das hakenförmige Ende erst durch Senken des Griffes gehoben und erst dann das Instrument entfernt werden.

In welchem Umfange die Luftwege einer bestimmten Person autoskopirbar sind, lässt sich nur durch Versuch entscheiden. Die individuell verschiedene Autoskopirbarkeit erklärt Kirstein durch anatomische Gründe (Fig. 28). Sie hängt hauptsächlich ab von der Dislocationsfähigkeit der Zunge, d. h. ihrer Dicke und Konsistenz und der Straffheit ihrer seitlichen Fixation, ferner von der Lage und Beweglichkeit der Epiglottis, deren Aufrichtung nicht immer

gut gelingt. Nur bei einem Theile der Menschen ist nach Kirstein
der Kehlkopf und die Luftröhre in voller Ausdehnung direkt sichtbar zu machen, bei der Mehrzahl bleibt die vorderste Partie des
Larynxinnern verdeckt. Ja es giebt Individuen, bei denen man
sich mit dem Anblick der tiefen Rachentheile begnügen muss und
höchstens ein Stück Epiglottis zu sehen bekommt.

Wir müssen Kirstein vollständig beipflichten, dass die Autoskopie grosse Uebung fordert und eine Kunst ist, die erlernt werden muss.

Um ein unparteiisches Urtheil über diese Methode abzugeben,
muss man sich zuerst die nöthige Dexterität aneignen und nicht
etwa ihr Misslingen dem Kranken, respektive seiner übergrossen
Reizbarkeit zuschreiben. Nach meiner persönlichen Erfahrung ist
trotzdem das Autoskop für viele Kranke peinlicher als der Kehlkopfspiegel. Sie klagen über unangenehme Druckempfindung, die
manchmal noch einige Minuten nach der Untersuchung andauert.
Ich nahm aus diesem Grunde öfters, besonders im Anfang, zum
Cocain Zuflucht. Entzündliche Processe an der Zungenwurzel erschweren die Untersuchung und machen sie manchmal unmöglich.

In der Kinderpraxis wird, falls die Untersuchung in Chloroformnarkose angewandt werden soll, das Kind auf einem recht hohen
Tisch chloroformirt, der Kopf über den Tischrand gezogen und von
einem Assistenten fixirt. Das Autoskop nehme man verkehrt, den
Spatel nach unten, in die linke Faust und hake über den Zungengrund ein. Den Kopf lasse man so weit heben oder senken, bis die
richtige Einstellung erlangt ist.

Kirstein's autoskopische Instrumente haben die Form der
Naseninstrumente, sie messen vom Knie bis zur Spitze 20 cm, für
die Luftröhre entsprechend mehr.

Für zerlegbare Instrumente, z. B. Doppelküretten, lässt Kirstein
zwei Zwischenstücke anfertigen, sodass man mit denselben Küretten
und demselben Handgriff (Krause) sowohl im Autoskop wie unter
Spiegelleitung zu operiren vermag. Angewandt werden Zangen,
Messer, Küretten, Schlingen, je nach dem Fall (Fig. 29).

Das Autoskop wird mit der linken Hand eingeführt, die Rechte
dirigirt das Operationsinstrument innerhalb der rechten Hälfte des
Aufsatzkastens. Bei Patienten, die sich leicht autoskopiren lassen,
bieten Operationen auch keine besonderen Schwierigkeiten, jedenfalls übe man sich vorerst in der Betastung der zu operirenden
Theile mit der Kehlkopfsonde.

Das autoskopische Operiren nach Kirstein ist durch die Angabe von Solis-Cohen, dass mit den gewöhnlich gekrümmten In-

strumenten autoskopisch operirt werden kann, vereinfacht und zugänglicher gemacht worden. Natürlich können die gewöhnlichen Kehlkopfinstrumente den Aufsatzkasten nicht passiren, sondern müssen rechts von demselben eingeführt werden, wobei die Kontrole leicht durch den Aufsatzkasten ausgeübt werden kann.

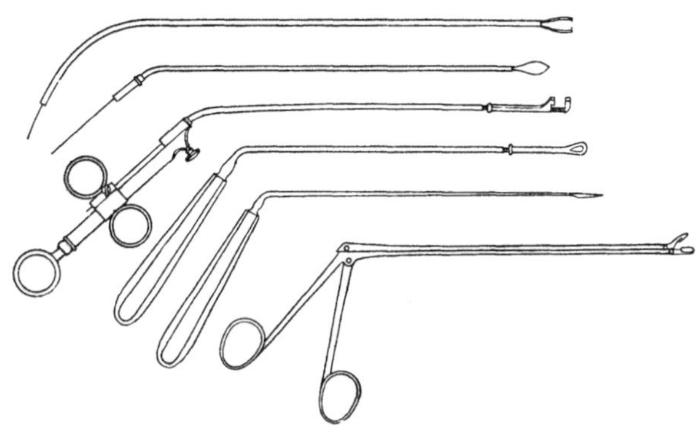

Fig. 29.
Autoskopische Instrumente nach Kirstein.

Die nüchterne Beurtheilung der Tragweite seiner Methode ersieht man am besten aus Kirstein's eigenen Worten. Er sagt: „Somit hat meine Erfindung nicht die Kraft, an der dominirenden Stellung der Spiegelmethode zu rütteln, sie macht keine einzige der überlieferten laryngologischen Manipulationen entbehrlich, aber sie gewinnt der Diagnostik und Therapie neue mächtige Hilfsmittel. Die Autoskopie verschafft uns in zahlreichen Fällen eine genauere Kenntniss der Zustände im Respirationstraktus als der Spiegel; dies gilt in allererster Reihe für die sehr häufig sich flächenhaft präsentirende Hinterwand der Kehlkopfhöhle, ferner für die Luftröhre und die Bifurcation, schliesslich noch ganz besonders bei der Untersuchung von Kindern. Die Autoskopie gestattet eine Reihe von Operationen leichter und exakter zu vollziehen als die Spiegelmethode."

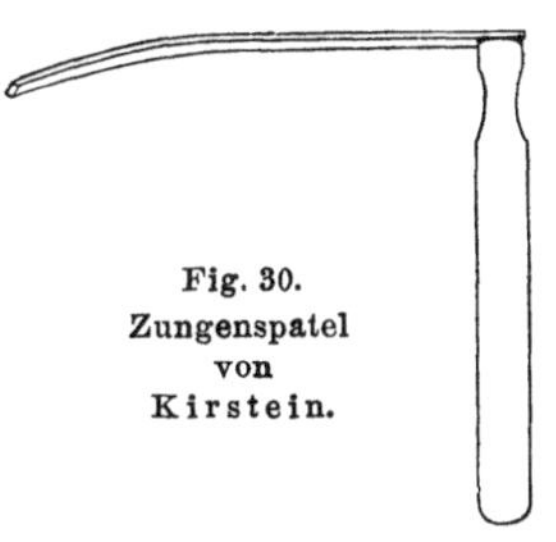

Fig. 30.
Zungenspatel
von
Kirstein.

Die hier angegebene Untersuchungsmethode erfuhr 1896 durch die weiteren Bemühungen Kirstein's eine bedeutende Vereinfachung. Sie ist zur reinen Spateltechnik geworden. Das komplicirte und theure Autoskop ersetzte er durch einen sehr einfachen und billigen Spatel. Dieser Spatel ist flach, nicht rinnenförmig, und besteht aus einem Zungentheil und einem Griff (Fig. 30). Ich lasse hier Kirstein's Beschreibung folgen. „Der Zungentheil des Spatels muss in seinem vorderen Abschnitte nach abwärts über die Fläche gebogen sein. Die empirisch ermittelte Normalkurve ist so beschaffen, dass die Biegung auf 5 cm Länge vertheilt ist und der Höhenabfall 1 cm beträgt. Das vordere Spatelende ist mit einer seichten Delle versehen. Der Grifftheil des Spatels stehe zu dem Zungentheil unter einem Winkel von höchstens 90⁰. Er soll am besten so kurz wie möglich gemacht werden, das heisst, er werde bei richtiger Haltung von der Faust ganz umspannt. Zweckmässig ist eine am oberen Ende des Grifftheiles anzubringende Vertiefung für das Endglied des Daumens."

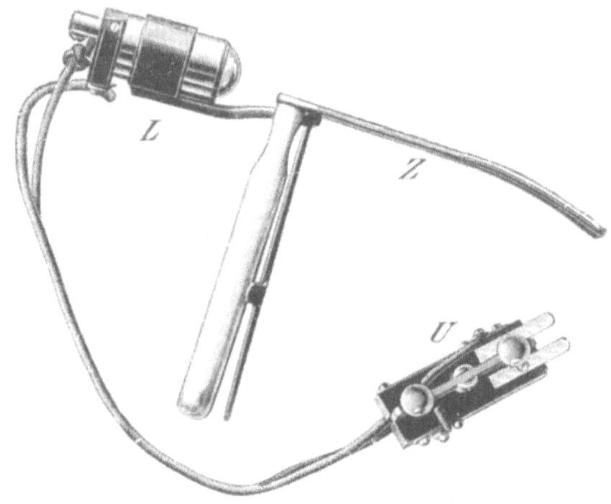

Fig. 31.
Zungenspatel mit elektrischer Spatellampe nach Kirstein.

Der Kranke muss die Autoskopirhaltung einnehmen. Zur Beleuchtung kann der Reflektor und Gaslicht benutzt werden, Kirstein's elektrische Stirnlampe ist jedoch vorzuziehen. Das Spatelende wird zwischen Zungengrund und Kehldeckel eingesetzt, der Griff des Instrumentes stark angehoben, sodass die obere Spatelfläche sich dem Oberkiefer nähert und dazwischen nur der zum Hindurchsehen nöthige Abstand gewahrt bleibt. Zur Demonstration empfiehlt Kirstein noch seinen früheren Apparat mit Aufsatzkasten. In letzter Zeit hat Hirschmann zur Demonstration mit dem neueren Spatel eine elektrische Spatellampe konstruirt (Fig. 31).

Die Autoskopie bezeichnet Kirstein heute als „die Kunst, in die Zunge mit dem Spatel, unter möglichst reizloser Hantirung, eine möglichst weit nach hinten unten reichende Rinne einzudrücken, deren Richtung sich der des Trachealrohres möglichst annähert" (Fig. 32).

Die Autoskopie hat sich relativ sehr schnell einen Platz in der Reihe der Untersuchungsmethoden errungen und viele Anhänger erworben. Der Name wurde jedenfalls mehr als die Sache selber angegriffen und kritisirt. Trotzdem scheint er sich eingebürgert zu haben und wird wohl eher Anklang finden als die für ihn vorgeschlagenen anderen Benennungen. Bruns benutzt statt des Wortes Autoskop die Bezeichnung: Kirstein'sches Kehlkopfspeculum. Mit der Zeit wird man sich wohl gewöhnen, unter dem Namen Autoskopie die geradlinige Besichtigung des Larynx und der Trachea und nicht etwa die Besichtigung des eigenen Kehlkopfes zu verstehen.

Ueber autoskopische Operationen sind bisher nur wenige Arbeiten publicirt worden, sie genügen aber vollkommen um die Möglichkeit eines solchen Verfahrens zu begründen. Die erste Operation eines vom Stimmband entspringenden kleinen Polypen ist von Kirstein ausgeführt worden.

Paul v. Bruns berichtet über zwei Fälle von Neubildungen, die er mit Beihilfe des Autoskops operirt hatte. Im ersten Falle waren es Papillome bei einem erwachsenen Manne. Der Tumor wurde mit einer geraden Schlinge entfernt. Im zweiten Falle handelte es sich um ein siebenjähriges Mädchen, das mit dem Spiegel sehr schwer zu untersuchen war. Das Papillom wurde autoskopisch in Narkose, bei hängendem

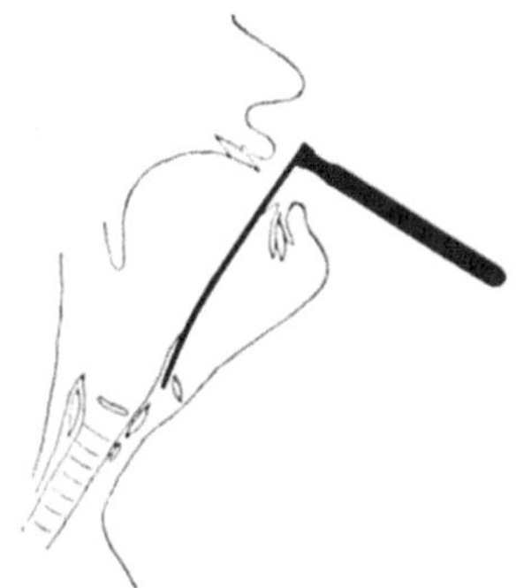

Fig. 32.
Autoskopie mit dem Spatel.

Kopfe, mit der Drahtschlinge entfernt. P. v. Bruns betrachtet diese Methode als ein unentbehrliches Hilfsmittel bei Operationen von Neubildungen des kindlichen Alters, da ohne grössere Uebung sogar umfängliche Tumoren in einer Sitzung entfernt werden können.

Die Ergebnisse meiner eigenen Erfahrungen über die Kirstein'sche Methode stimmen im Grossen und Ganzen mit den Angaben dieses Autors überein. Nachdem ich die Methode von ihrem Erfinder selbst ausführen sah, nahm ich weitere Versuche im Spital wie in der Privatpraxis vor und hatte bald Gelegenheit, dieselbe diagnostisch wie auch operativ zu erproben.

Der erste Eindruck ist wirklich überraschend. Wir sehen die tiefen Larynxtheile in natürlicher Lage und natürlichem Kolorit. Das Bild ist aber vom gewohnten Spiegelbilde ganz verschieden. Die hintere Larynxwand ist eben so wohl wie der hintere Abschnitt (d. h. manchmal $^2/_3$) leicht zu überblicken.

Die Indikationen für autoskopische Eingriffe sind abhängig von der Autoskopirbarkeit des Patienten. Einblasungen, Einspritzungen, Aetzungen, Entfernung von Neubildungen, Kürettement sind ebensowohl im Kehlkopf, besonders in seinem hinteren Abschnitte, wie auch in der Trachea ohne grosse Schwierigkeit ausführbar.

Die Entfernung der infiltrirten und tuberkulös entarteten Epiglottis in toto konnte ich mit der galvanokaustischen Schlinge mit Leichtigkeit ausführen. Die beigefügte Zeichnung (Fig. 33) zeigt uns das entfernte Stück in natürlicher Grösse.

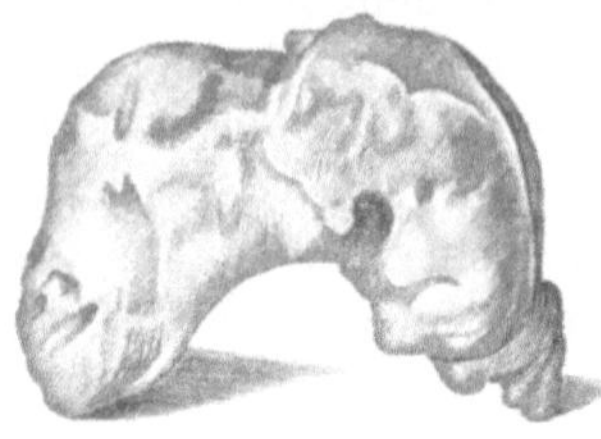

Fig. 33.

Bei einem wegen Aktinomykosis des Halses mehrfach operirten Patienten konnte ich mittelst des Autoskops eine in der seitlichen Pharynxwand in der Höhe der Epiglottis sich öffnende Fistel diagnosticiren und durch Kauterisation des etwa 4 cm langen horizontal verlaufenden Kanals dieselbe zur Heilung bringen. Die Aetzung wurde im Autoskop mit einer unter rechtem Winkel gekrümmten Silbersonde mit Höllenstein ausgeführt[1]).

c) Kirstein's kombinirte Laryngoskopie

basirt auf der Verlegung des optisch zu überwindenden Winkels von der Zäpfchengegend weit nach abwärts, in die Tiefe des Rachens. Sie gestattet einen günstigen Ueberblick über die Rückfläche des Kehldeckels und den vorderen Glottiswinkel und erleichtert die endolaryngealen Spiegeloperationen im vordersten Kehlkopfabschnitte. Die Technik des Verfahrens beruht auf der Einstellung des Zungenspatels wie zur Autoskopie und der Einführung des Spiegels hinter die Epiglottis (Fig. 34). Die Anwendbarkeit dieses Verfahrens ist beschränkt. Die Methode hat sich dem Autor in zwei Fällen von Neubildungen im vordersten Kehlkopfabschnitte vortrefflich bewährt.

Die kombinirte Laryngoskopie ist nach Kirstein eine Hilfsmethode

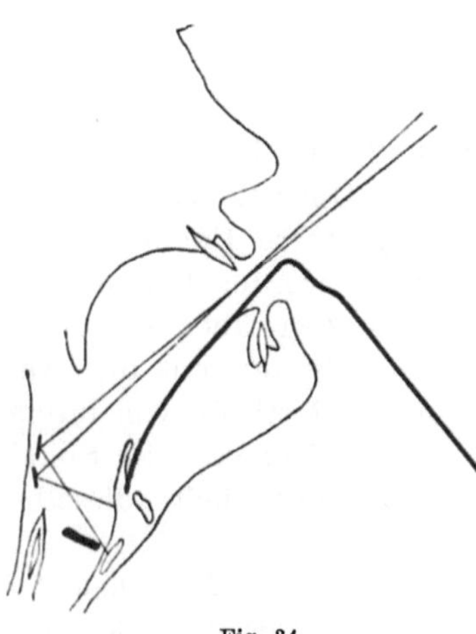

Fig. 34.
Kombinirte Laryngoskopie
nach Kirstein.

---

[1]) Der Fall ist in dem Kapitel über Aktinomykosis ausführlicher beschrieben.

für bestimmte, leicht ersichtliche Zwecke. Ihre Ausführbarkeit ist
an gewisse anatomische Bedingungen geknüpft, sie fordert Raum
zum Einführen des Spiegels hinter die Epiglottis[1]). Starke Reizbarkeit des Rachens erfordert Cocainbepinselungen. In den Fällen, die
Kirstein operirte, wurde der Spatel während der Operation von
den Patienten selbst gehalten.

7. Erlernung der endolaryngealen Technik an Phantomen, Modellen und Atlanten.

Seit der Einführung des Cocains zur Anästhesie des Kehlkopfes
sind die Schwierigkeiten chirurgischer Eingriffe bedeutend vermindert,
dem Patienten die Unannehmlichkeiten der Operation, das lästige
Einüben, der Schmerz, fast vollkommen erspart worden.

Die Unempfindlichkeit der operirten Partieen, die Aufhebung
der Reflexe, die Verlängerung der zur Ausführung der Eingriffe
günstigen Momente erlaubten es, verschiedene Modifikationen und
Verbesserungen in der Konstruktion scharfer Larynxinstrumente einzuführen und auf diese Weise die Eingriffe selber nicht nur genauer
sondern auch energischer zu gestalten.

Das Cocain brachte aber in die Laryngo- und Rhinochirurgie
zwei grosse Nachtheile, nämlich: die Vernachlässigung der Technik
sowie den Missbrauch mancher operativer Eingriffe, speciell in der
Rhinologie.

Wir haben es schon zu wiederholten Malen erwähnt, dass die
Erlernung der Technik endolaryngealer Operationen dem Arzte heute
ebenso obliegt wie in der Periode vor Einführung des Cocains.
Diese Ansicht wird besonders von Kollegen getheilt, die sich mit
dem laryngologischen Unterricht befassen.

Das Cocain, schrieb mir Prof. Oertel, hat die angehenden
Specialisten vollends verdorben. „Ihr Thun kommt mir gerade so
vor, als wenn ein Mediciner nicht mehr chirurgische Operationslehre
hören und Uebungen machen wollte, weil man den Kranken chloroformiren, also darauf losschneiden kann."

Die Uebungen an Phantomen wurden in letzter Zeit stark vernachlässigt. Sie werden zwar in neueren guten Lehrbüchern als

---

[1]) Zerlegt man, sagt Kirstein, die gesammte Laryngoskopie in eine in-
direkte (Garcia, Türck, Czermak) und eine direkte (Kirstein), so bildet die
kombinirte Laryngoskopie eine Abart der ersteren Methode, der indirekten. Der
Spiegel ist das eigentliche Untersuchungsinstrument, der Spatel bloss Platzmacher.
Die kombinirte Laryngoskopie ist das Gegenstück des Killian'schen Verfahrens.

absolut nothwendig bezeichnet, trotzdem selten in den Kursen geführt. Der Patient selber wird als Phantom betrachtet und bildet das Kaninchen des angehenden Specialisten, ähnelt ihm auch insofern, als beide nicht wissen, was mit ihnen vorgenommen wird, und beide ihre pädagogische Rolle mit gleicher Geduld ertragen.

Die Qual beginnt mit dem Moment der Behandlung, der Einübung auf das Einführen von Instrumenten. Der Kehlkopf des Leidenden wird als Versuchsstation für den Schüler betrachtet.

Ganz anders gestaltet sich ein operativer Versuch von einem schon am Phantome gut eingeübten Laryngoskopiker, anders, wenn ohne jede Vorstudien chirurgische Eingriffe im Larynx versucht werden.

Die Phantome sind zur Einübung operativer Eingriffe heute ebenso wie früher unersetzlich. Sie werden eingetheilt: in Phantome zur Erlernung der Diagnose und in solche, die zur Einübung endolaryngealer Eingriffe bestimmt sind.

Zu den ersten zählen wir die von Oertel, Schech und Isenschmid angegebenen Phantome.

Das Phantom von Schech ist sehr praktisch und billig (6 M.). Es besteht aus einer Pappdeckelröhre, die oben zwei Einschnitte zum Einschieben der Kehlkopfbilder hat und auf einem Kästchen ruht, in welchem die Bilder aufbewahrt werden. Ein gewölbter Ansatz mit künstlichem Gaumen, Nasenrachenhöhle und Zunge dient zum Auffangen des Lichtes (Fig. 35). Verschiedene von Isenschmid verfertigte chromolithographirte Krankheitsbilder, sowohl die gewöhnlichen wie auch seltenere Fälle, sind numerirt und entsprechen einem zum Selbststudium angegebenen erläuternden Verzeichnisse.

Das Phantom von Oertel (Fig. 36) besteht aus einer schwarzen Gesichtsmaske mit geöffnetem Mund und ruht auf einem entsprechenden Gestelle. In eine rechtwinklig gebogene Röhre werden die Larynxbilder resp. die rhinoskopischen Bilder eingesetzt.

Zur Einübung auf den Gebrauch des Spiegels, des Reflektors, ebensowohl wie für Uebungen mit der Sonde, kann ein Stück Papprohr von etwa 10—12 cm Länge und $2^{1}/_{2}$ cm Breite, das mit einem Deckel abgeschlossen ist, benutzt werden. Man stelle dasselbe in entsprechender Höhe auf oder befestige es an einem verstellbaren Stativ. — Eine konkav gebogene Spielkarte wird mit Siegellack am oberen Rande des Rohres angeklebt und dient zur Einstellung des Lichtes.

Man übe sich anfangs darin, mit dem Larynxspiegel den Boden des Cylinders zu beleuchten. Die Lampe wird rechts aufgestellt in der Höhe des Kartenschirmes. Zum weiteren Studium benutze man das Tobold'sche Gipsphantom, welches am besten an einem Schädel

mittelst Gummibändern befestigt wird, oder einen ausgeschnittenen
menschlichen, in Spiritus gehärteten Kehlkopf. Hierzu sind die von
Waldenburg, Tobold, Oertel angegebenen Halter von Vortheil.
Die letzteren dienen auch zur Befestigung des Kehlkopfes von
Schweinen.

Am Gipsphantom wird die Einführung von Pincetten und
Röhrenzangen geübt durch Fassen von kleinen Gegenständen, wie
Erbsen, Wachskugeln, kurzen Nadeln. Man benutze den Kehlkopf
von Schweinen zur Erlernung des Gebrauches der Messer, der

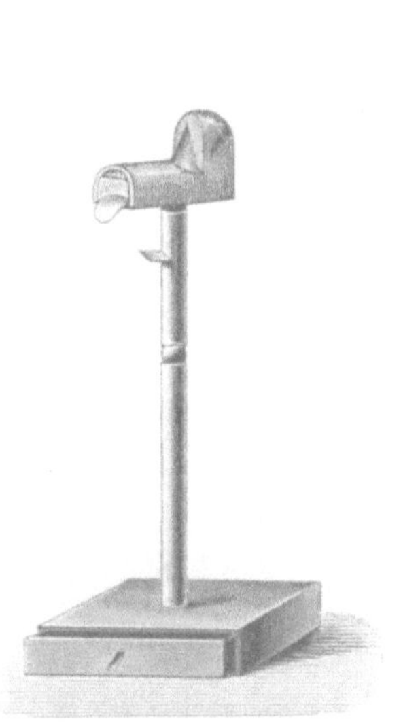

Fig. 35.
Phantom nach Schech.

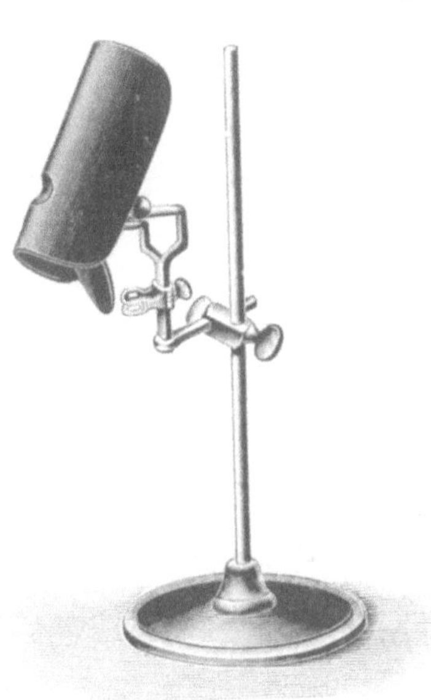

Fig. 36.
Phantom nach Oertel.

scharfen Zange. Schleimhautlappen, die mit dem Messer zugeschnitten
werden, von verschiedener Form, mit verschiedener Implantation,
können Polypen simuliren. Nach wochenlang fortgesetzten Uebungen
gehe man an die Einführung der Sonde am Lebenden, später an
die Einführung des Pinsels, des Pulverbläsers, der Spritze, der
Schrötter'schen Röhren, der O'Dwyer'schen Intubationsröhren, erst
dann an den Gebrauch der einfachen und der Doppelkürette. Allmählich wird durch fortgesetztes Studium die Hand und das Auge
entsprechend eingeübt, die Sicherheit der Bewegung erlangt, die
Ueberwindung gewisser Schwierigkeiten der Untersuchung erlernt,
endlich die nöthige Dexterität der linken den Spiegel einführenden
Hand angeeignet.

Zur Einübung im Gebrauch des scharfen Löffels empfehle ich Gipsphantome, an deren hinterer Wand Segmente von Paraffinkugeln befestigt sind, deren Entfernung mit dem Löffel versucht werden soll. Kleine, an den Stimmbandrändern angeheftete gestielte Wachskügelchen dienen zur Einübung des Gebrauchs der Schlinge.

Auf diese Weise wird der Schüler allmählich in den Gebrauch der Instrumente und ihre Konstruktion eingeweiht und zu Operationen am menschlichen Larynx vorbereitet.

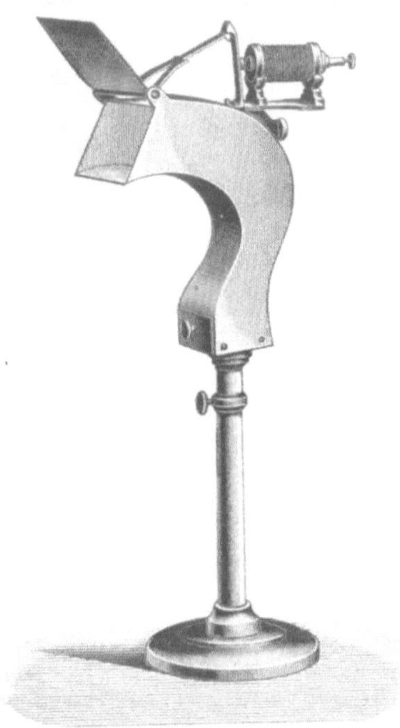

Fig. 37.
Phantom nach Labus.

Zur Kontrolle der richtigen Einführung von Instrumenten dienen mechanische, mit elektrischer automatischer Schlussvorrichtung versehene, von Labus angegebene Phantome, die später von Garrel etwas modificirt worden sind (Fig. 37). Jede unabsichtliche Berührung der Wände wird an Garrel's Phantom durch das elektrische Glockensignal verrathen.

Schech lässt die Einführung der Sonde am cocainisirten Patienten erlernen.

In den Wiener laryngologischen Kursen wurde früher an lebenden Phantomen, d. h. an Personen, die durch Angewöhnung eine vollständige Abstumpfung der Mucosa gegen Berührung mit Instrumenten sich angeeignet hatten, die Einführung der Instrumente erlernt.

Zur Einübung der Intubation sind Phantome von Heubner und Schlossarek angegeben worden.

Von den speciellen Atlanten verdienen diejenigen von Türck, Burow, Schnitzler und Krieg besondere Anerkennung.

Krieg's Atlas ist, was Naturtreue und Reichhaltigkeit anbetrifft, ausserordentlich lehrreich.

Tobold's Sammlung von in Wachs modellirten Präparaten der verschiedensten Affektionen ist sehr instruktiv.

Dr. Berliner in Berlin hat Wachsmodelle von pathologischen Zuständen des Kehlkopfes verfertigt, die durch künstlerische Ausführung, Colorit und Genauigkeit in der Wiedergabe aller Details unübertrefflich dastehen und grösste Verbreitung verdienen.

———

Nichtoperative Behandlungs-
methoden.

A. Chemische Behandlungsmethoden.

1. Inhalationen.

Bei der Ausführung der respiratorischen Therapie werden die Arzneimittel dem Luftstrom übergeben, welchem die Aufgabe zukommt, sie an ihren Bestimmungsort zu bringen, wobei ebensowohl gesunde wie kranke Theile mit denselben in Kontakt kommen. — Die Frage, ob sie wirklich in die tieferen Luftwege gelangen, ist vielfach diskutirt und experimentell im günstigen Sinne gelöst worden. Trotzdem wird sie immer von Neuem angezweifelt, weil die ihr zu Grunde liegenden Untersuchungen und Experimente vergessen oder unberücksichtigt gelassen werden.

Obwohl dieses Thema nicht direkt in den Rahmen dieses Buches hineingehört, will ich dasselbe wegen der engen Beziehungen zwischen den Erkrankungen des Larynx und der tieferen Luftwege berühren und an folgende Thatsachen erinnern.

Dämpfe und Gase finden ihren Weg bis in die Alveolen, wenn sie nicht irrespirabel sind, das heisst, nicht irritirend auf den Larynx wirken und ihn zu reflektorischem Schluss bringen. In einer mit zerstäubten Wassertheilchen angefüllten Atmosphäre athmen wir ruhig, sogar wenn ein irrespirables Gas in kleinen Quantitäten derselben beigemischt ist. Strömt aber die Luft unter einem zu hohen Druck ein, ist sie zu heiss oder zu abgekühlt, so entsteht sofort Husten und krampfhafter Glottisverschluss.

Um das Eindringen der zerstäubten Wasserpartikel zu erleichtern, müssen gewisse anatomische das Eindringen erschwerende Momente zweckentsprechend geändert werden. Zu diesen gehören in erster Linie die Zunge, sodann die Epiglottis, ferner der fast rechte Winkel zwischen Mund- und Larynxhöhle. Sie werden überwunden durch weites Oeffnen des Mundes und Hervorstreckung der Zunge, wodurch die Epiglottis aufgerichtet wird. Bei richtiger Stellung des Kopfes wird der rechte Winkel zu einem stumpfen umgestaltet und die Mund- und Larynxhöhle in eine Art von Trichter verwandelt (Fig. 38). Durch seitliches Anlegen der Stimmbänder und Hebung der Epiglottis wird eine Erweiterung des Larynx erzielt und dem zerstäubten Medikament das Eindringen erleichtert (Oertel).

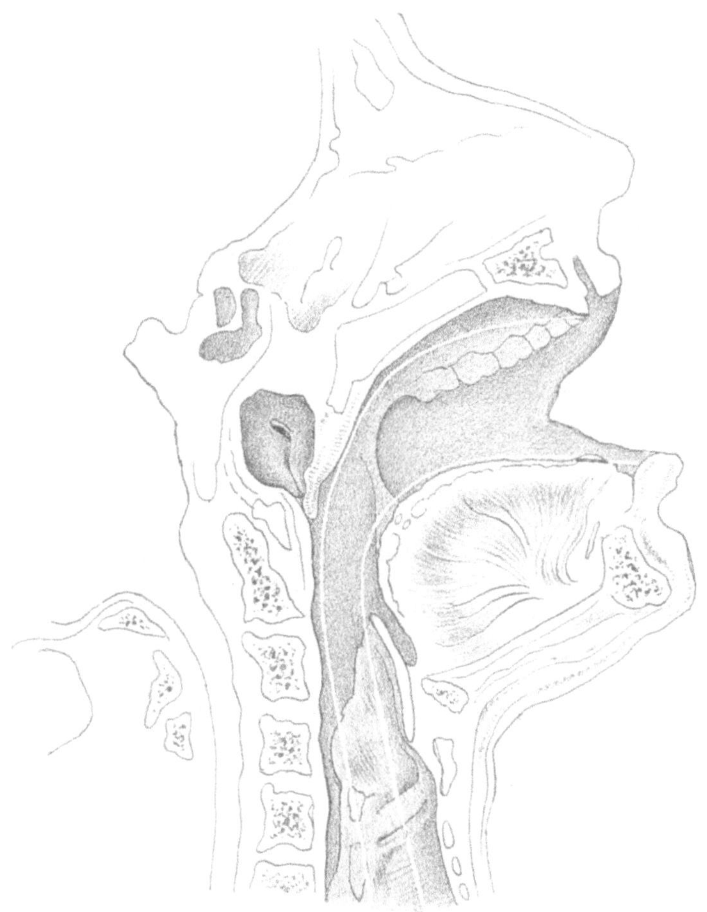

Fig. 38.

Die durch einen Pulverisateur zerstäubte Flüssigkeit wird mechanisch in eine grosse Anzahl von Tröpfchen aufgelöst, die in der von Wasserdampf gesättigten Luft frei schweben. Während die grösseren vermöge ihrer Schwere langsam zu Boden sinken, bilden die feinsten einen Nebelstaub, werden vom Luftstrom überall hingetragen und können, wie dies Waldenburg nachgewiesen, enge, lange, gewundene, ja sogar geknickte Röhren passiren. Je nach der Kondensation der aspirirten Luft und der Enge des Raumes fliessen viele dieser Staubtheile zusammen, während andere sich an den Wänden niederschlagen und nur die feinsten weiter nach unten aspirirt werden. Diese Frage ist durch Tavernier's Experimente, die er an sich selbst durch Inhalationen von Eisenchlorid und Ferrocyankalium angestellt hatte, gelöst worden. Bei der unmittelbar darauf vorgenommenen laryngoskopischen Untersuchung zeigte sich der Kehlkopf ober- und unterhalb der Stimmbänder mit einer dunklen Schicht von Berlinerblau bedeckt. Aehnliche Versuche von Moura-Bourouillou und Gratiolet führten zu demselben Resultate.

Ein weiterer Nachweis ist von Demarquay bei Larynxstenose durch die Trachealfistel geliefert worden.

In die Trachealöffnung einer Kranken wurde ein Streifen mit Eisenchloridlösung getränkten Papiers eingelegt, die Oeffnung mit Heftpflaster verklebt und eine Tanninlösung inhalirt. Der Streifen wurde in grosser Ausdehnung schwarz gefärbt.

Dieser Versuch ist noch mehr überzeugend, denn er beweist, dass sogar durch so enge Oeffnungen, durch welche nicht einmal die zum Leben nöthige atmosphärische Luft in genügender Menge eindringen kann, fein pulverisirte Wassertröpfchen noch fortgerissen werden und bis in die Trachea gelangen.

Das Eindringen von flüssigem Staub in die Lungen ist in zwei Fällen von Hämoptoe an der Leiche konstatirt worden. Nachdem die Kranken kurz vor ihrem Tode eine starke Solution von Liq. ferri eingeathmet hatten, fand Lewin Eisen im Inhalt der Kavernen.

Die Anwesenheit von Kohlenstaub in den Lungen von Kohlenarbeitern bildet ebenfalls einen strikten Beweis, dass feine Partikel bis in die Lungenalveolen dringen können, eine Thatsache, die durch Zenker's Untersuchungen über Staubinhalationskrankheiten unwiderleglich feststeht.

Die Empfindlichkeit der Glottis bildet kein physiologisches Hinderniss für das Eindringen fester oder flüssiger Staubtheile, wenn sie nur wenig zum Husten reizen. Mangel an Husten ist kein Gegenbeweis des Eindringens zerstäubter Flüssigkeiten, sondern ein Zeichen, dass das benutzte Medikament die Glottis nicht reizt.

Ueberhaupt giebt es für die Lunge nur respirable oder irrespirable Gase, aber keine Schwierigkeiten seitens des Aggregatzustandes der zur Einathmung gelangten Körper. — Wasserdampf und atmosphärische Luft bilden eine dichte, innige Mischung, den Schwaden, der als weisse Wölkchen erscheint und zur Einathmung gelangt.

Der Gehalt des Schwadens an Wasserdampf ist direkt seiner Temperatur proportional. — Wie viel von der zerstäubten Flüssigkeit in die Luftwege eindringt, ist ebenfalls durch Experimente an Thieren und Menschen erforscht worden. In der Mund- und Rachenhöhle condensirt sich der grösste Theil und berieselt sie gleichsam. In die tieferen Theile kommt etwa der vierte Theil, doch unterliegt das grossen Schwankungen, die theils von dem Bau der Mund-, Rachen- und Larynxhöhle, theils von der Tiefe der Inspiration abhängen.

Um auf die Schleimhaut der Respirationswege einen heilenden Einfluss auszuüben, werden flüchtige Stoffe, Dämpfe, Gase, resp. mittels specieller Apparate fein zerstäubte medikamentöse Lösungen der atmosphärischen Luft beigefügt oder der Heileffekt durch künstliche Veränderung der Temperatur angestrebt.

Die Veränderungen der Lufttemperatur finden bei Rachen- und Larynxerkrankungen keine rationelle Anwendung. Die Einathmungen fein zerstäubter Medikamente in speciellen geschlossenen Räumen oder nach dem Wachsmuth'schen Princip werden wir an dieser Stelle auch unberücksichtigt lassen und nur die Gasinhalationen in Kürze berühren. Sie eignen sich vor Allem zur Behandlung der tieferen Luftwege, sind aber auch in manchen Fällen von diffusen Larynx- und Trachealkatarrhen indizirt.

Wir benutzen zu diesem Zwecke flüchtige Stoffe, die sich schon in der Zimmertemperatur verflüchtigen, also die Luft damit schwängern. Hierher gehören das Ol. terebinthinae, das Ol. pini silvestr., das Menthol, der Perubalsam, etc.

Die einfachen Inhalationen flüchtiger Stoffe, Dämpfe oder Gase bieten den Vortheil, dass durch eine innige Vermischung der betreffenden Medikamente mit atmosphärischen Luft, die ersteren durch den ganzen Respirationstraktus hindurch bis zu den Alveolen gelangen müssen, ferner dass bei der Imprägnirung der ganzen Zimmerluft mit dem Medikament die Athmung keinerlei Anstrengung verursacht und darum viele Stunden fortgesetzt werden kann (A. Schmid).

Den Gasen am nächsten stehen die ätherischen Oele und Substanzen, die schon bei niedriger Temperatur Dämpfe entwickeln und von der Mucosa der Athmungsorgane ohne Reizerscheinungen ertragen werden. Zu diesen gehören auch das in letzter Zeit von P. Rosenberg empfohlene Holzinol und Steriform. Sein „Verdunstungsbrenner" bezweckt das im Holzinol enthaltene Menthol und Formaldehyd in gasförmigen Zustand überzuführen und die Zimmerluft damit zu schwängern. Der Apparat wird am Abend unmittelbar vor dem Zubettgehen in Thätigkeit gesetzt, so dass der im Zimmer Schlafende die mit Holzinol gemischte Luft ohne Belästigung während des Schlafes einathmet.

Die Verdunstung dieser Stoffe wird ausgiebiger, wenn dieselben
in einem speciellen Gefäss oder Apparat erwärmt werden. Den ein-
fachsten bildet ein mit heissem Wasser gefüllter Topf, dem das
entsprechende Medikament beigefügt wird. So lässt M. Schmidt
Kamillenthee mit Zusatz einer alkoholischen
Perubalsamlösung durch eine lange Papier-
düte inhaliren und empfiehlt diese Art der
Inhalation bei Larynxphthise. Um eine aus-
giebigere und längere Verdunstung zu erhalten, wird unter das betreffende Gefäss
eine Spirituslampe gestellt. Praktischer sind
die speciell zu diesem Zweck konstruirten
Apparate, von denen der Schreiber'sche
den Vorzug verdient. (Fig. 39).

Von den Siemon'schen Inhalationsfläschchen, ebensowohl wie von verschiedenen
Inhalationsmasken von Curschmann und
Hausmann, dem Feldbausch'schen Nasen-
respirator können wir hier absehen und zu

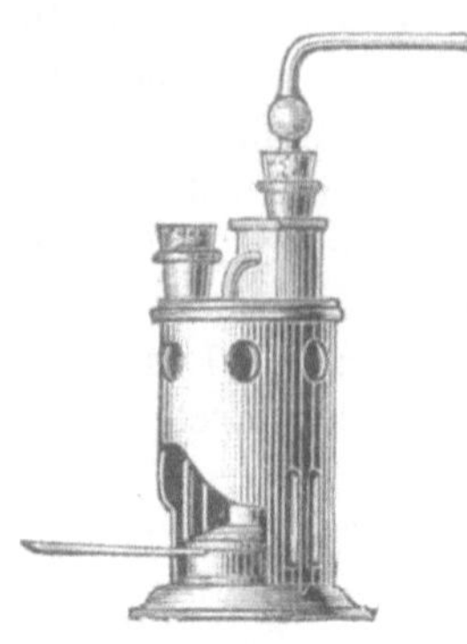

Fig. 39.
Schreibers Inhalator für
flüchtige Stoffe.

den uns speciell interessirenden Einathmungen zerstäubter, medikamentöser Flüssigkeiten übergehen.

Die zur Pulverisation von flüssigen Medikamenten benutzten
Apparate unterscheiden sich, je nach der Konstruktion des Motors,
der zur Zerstäubung benutzt wird, in Wasserdruck-, komprimirte Luft-
und Dampfapparate. Wir wollen dieselben mit dem Namen ihrer
Erfinder bezeichnen und ihre Konstruktion näher beschreiben.

a) Inhalationsapparate.

Apparate nach Sales Girons. Hier geschieht die Zerstäubung
durch Anprallen eines feinen Strahles der Arzneiflüssigkeit gegen
eine Metallscheibe. Als Motor dient eine Kompressionspumpe, die
mit der Hand betrieben, die Flüssigkeit in einen feinen Nebel zerstäubt.

Dieser kostspielige und komplicirte Apparat gab Anlass zu
verschiedenen Modifikationen, die speciell in Kurorten wie Meran,
Arco, Reichenhall, Ems in Anwendung kommen. Einen sehr leistungs-
fähigen Apparat für Einzelkabinen hat v. Hössle in München angegeben. Die zur Zerstäubung nöthige komprimirte Luft wird durch
eine Dampfluftpumpe erzeugt, welche sie durch einen Filtrirapparat
hindurchsaugt. Der Patient wird durch einen Gummimantel vor dem
Durchnässen geschützt. Es wird vorwiegend Soole, mit oder ohne

Latschenextrakt, kalt inhalirt. Die Dauer einer Sitzung beträgt 15 bis 30 Minuten.

Apparate nach Matthieu. Sie beruhen auf dem Princip, dass die gleichzeitig mit der Flüssigkeit unter vermehrtem Druck durch eine enge Oeffnung ausströmende Luft eine Zerstäubung der Flüssigkeit bewirkt. Der erste derartige Apparat von Matthieu, Nephogène genannt, wurde durch die in einem Heronsball komprimirte Luft betrieben. Er war theuer und unbequem, da er die Flüssigkeit mit grosser Gewalt fortschleuderte.

Zu dieser Gruppe gehört ***der Richardson'sche,*** zur lokalen Anästhesie benutzte Pulverisateur.

Eine winklig gekrümmte Metall- oder Kautschukröhre, von entsprechender Dimension, ist mit ihrem Ende in einen Kautschukkork eingepasst, der die zur Zerstäubung bestimmte Flüssigkeit verschliesst. Das andere Ende läuft in eine konische stumpfe Spitze aus, die abschraubbar und mit einer feinen Oeffnung versehen ist. Etwas oberhalb des Korkes besitzt die Röhre einen horizontalen kurzen Ansatz für das Doppelgebläse. In der Achse der Hauptröhre befindet sich das Steigrohr, ein langes, dünnes Röhrchen, so eingesetzt, dass ein Ende bis an den Boden der Flasche reicht, während die zweite fein ausgezogene Spitze unmittelbar hinter der Oeffnung der äusseren Röhre mündet. Sobald mittels des Gebläses die Luft eingetrieben wird, strömt ein Theil derselben nach abwärts, drückt auf die Oberfläche der Flüssigkeit und treibt sie durch die dünne, central gelegene Röhre nach oben. Ein anderer Theil der Luft dringt sofort zwischen den beiden Röhren nach aufwärts, strömt durch die capillare Oeffnung der äusseren Röhre zugleich mit der herausspritzenden Flüssigkeit und zerstäubt sie zu einem feinen Nebel.

Diese Apparate sind vielfach, je nach dem Zweck und Geschmack verschiedener Autoren, modificirt, resp. verbessert worden. Sie werden ausschliesslich aus Metall verfertigt. Für die Nase, den Rachen, den Nasenrachenraum eignet sich am besten ***der Tröltschsche Zerstäuber,*** mit zwei Ansätzen, einem mit gerader Oeffnung für Nase und Rachen und einem zweiten mit seitlicher Oeffnung, der für Larynx und Nasenrachenraum dient. Durch eine specielle am hinteren Theile angebrachte drehbare Scheibe wird dem seitlichen perforirten Ansatz jede beliebige Stellung gegeben, rechts oder links, nach oben oder unten, so dass z. B. bei seitlicher Stellung die Mandeln direkt bespritzt werden können. Dieser Apparat genügt also für alle Zwecke und leistet in den Händen des Arztes vortreffliche Dienste. Er ist etwas theurer als der gewöhnliche Zerstäuber, aber praktisch und sehr solid gebaut (Fig. 40).

Sollen Inhalationsapparate dem Patienten selber überlassen werden, so empfiehlt sich für den Kehlkopf der *Reichert'sche Zerstäuber.* Das lange horizontale Rohr hat einen nach unten abgebogenen 5 cm langen, Schenkel, einen Sperrhahn und einen kleinen Behälter für die Flüssigkeit. Er eignet sich vorzüglich für Cocainzerstäubungen bei Larynxphthise (Fig. 41).

Diese Modifikation, welche die Zerstäubung der Flüssigkeit in die Mundhöhle verlegt, ist zuerst von Frey angegeben worden.

Trautmann's gläserner Pulverisateur hat den Nachtheil, dass beim Reinigen der Ausflussröhren dieselben leicht schadhaft werden.

Zur Zerstäubung von Cocainlösungen ist für den Rachen eine etwa 25,0 fassende, dickwandige, graduirte Eprouvette sehr zweckmässig, da sie eine Erwärmung der Flüssigkeit gestattet.

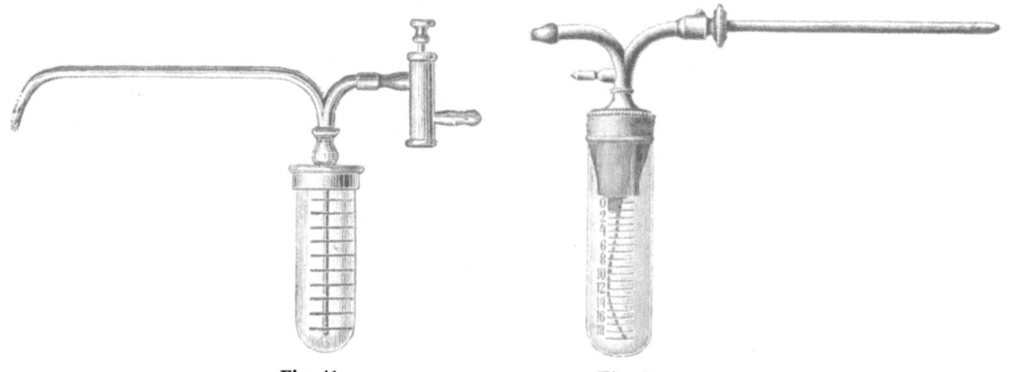

Fig. 41.   Fig. 40.
Pulverisator nach **Reichert**   Pulverisator von **Tröltsch** mit
mit Ventil.   verstellbarer Ausflussöffnung.

Die Menge der zerstäubten Flüssigkeit hängt ab vom Druck des Ballons, von dem Durchmesser der Ausflussöffnung, von dem richtigen Verhältniss zwischen den beiden Röhren, d. h. der richtigen Entfernung der inneren Saugröhre von der Ausflussöffnung. Je kleiner dieselbe ist, desto feiner der Strahl, je stärker der Druck, desto reichlicher die Pulverisation.

Eine Hauptbedingung richtig gebauter Pulverisateure bildet die centrale Stellung des inneren Rohres und die richtige Entfernung beider Oeffnungen von einander.

Die Krümmung der Metallröhren im Reichert'schen Zerstäuber darf nicht beliebig geändert werden u. z. weder am horizontalen noch am vertikalen Schenkel, weil dadurch eine Verschiebung ihrer gegenseitigen Lage eintritt, und der Apparat zu wirken aufhört. Ich habe deshalb in meinem, dem Reichert'schen Pulverisateur

nachgebildetem Zerstäuber das innere Rohr durch eine einfache Vorrichtung so centriren lassen, dass jede beliebige Biegung vorgenommen werden kann, ohne die gegenseitige Lage der Oeffnungen
zu verändern.

Bei mangelhafter Pulverisation muss das Ansatzstück abgeschraubt, die Lage des centralen Rohres und die Durchgängigkeit
des Ansatzes geprüft werden. Feine verstopfende Partikel werden
mit einem dünnen Stahldraht entfernt.

Ein guter Zerstäuber muss binnen einer Minute etwa 10.0—15.0
Flüssigkeit pulverisiren.

Beim Ankauf der Apparate nehme man nicht zu kleine Doppelgebläse, prüfe das Ventil auf seine Dichtigkeit, wähle engmaschige
Seidennetze und untersuche die Leistungsfähigkeit des Apparates,
sowohl auf Feinheit wie auf die Quantität des zerstäubten Nebels. —

·Für den Rachen und für die Nase sind gröber pulverisirende,
für den Larynx feiner zerstäubende Apparate zu empfehlen. ·

Grosse Glasgefässe erlauben keine ausgiebige Pulverisation, erfordern zu häufige Kompression des Gebläses, das bald schadhaft
wird. Der mit dem Netz überzogene Ballon soll nicht dünnwandig
sein. Er dehnt sich alsdann zu schnell aus, giebt keinen genügenden
Druck und wird bald unbrauchbar.

Die Temperatur des im Pulverisateur erzeugten Nebels ist
stets etwa 3 Grad kühler als die der umgebenden Luft, sogar wenn
die angewandte Flüssigkeit heiss oder bedeutend abgekühlt ist. Dies
wird bedingt durch die Wärmeausgleichung mit der Umgebung, durch
die Wasserverdampfung und die dadurch entstandene Abkühlung,
endlich durch Aenderung des Expansionszustandes der Luft selber.

Zu den Apparaten, in welchen die Hebung der Flüssigkeit durch Aspiration erfolgt, gehört der *von Bergson* (nach
Angaben von Nathanson) angegebene *Hydrokonion.* Er wurde
mit einem Doppelgebläse getrieben und hat durch seine einfache
Konstruktion, Feinheit der Zerstäubung und Billigkeit die grösste
Verbreitung gefunden. — Fast alle heute benutzten Apparate sind
als Modifikationen des Bergson'schen Pulverisateurs zu betrachten.
— Zwei Glas- oder Metallröhren, die in eine feine Spitze ausgezogen
sind, werden rechtwinklig zu einander gestellt und mit einem
Doppelgebläse verbunden. Die vertikale dünnere Röhre steht in
einem mit Wasser gefülltem, durch einen durchbohrten Pfropfen geschlossenen Gefässe. Beim Druck des Doppelgebläses wird die Luft
in der vertikalen Röhre verdünnt, die Flüssigkeit ·steigt durch Aspiration in die Höhe und wird durch die gewaltsame Mischung mit
der entgegenströmenden Luft zerstäubt.

Die Nachtheile des Bergson'schen Zerstäubers bestanden in der Nothwendigkeit unablässiger Compression des Gebläses und der Abkühlung des Sprays. Diese beiden Uebelstände sind durch den mit Dampf betriebenen *Siegle'schen Apparat* vollständig beseitigt worden.

Derselbe hat bald alle anderen Apparate verdrängt. Er eignet sich ebensowohl zur Behandlung des Rachens, des Larynx, wie der Erkrankungen der tieferen Luftwege (Fig. 42).

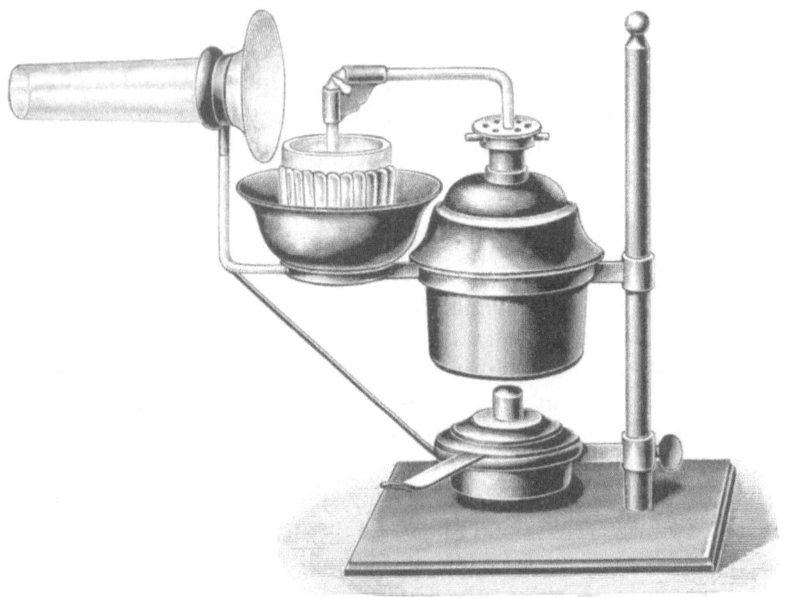

Fig. 42.
Inhalationsapparat nach Siegle, mit verstellbarem Gestell.

Der Siegle'sche Apparat besteht aus einem Dampfkessel, dessen Oeffnung zum Einfüllen des Wassers mit einem Kautschukkork oder Metallstöpsel verschlossen und mit einer horizontalen, in eine feine Spitze ausgezogenen Röhre versehen ist. — An ihrem Ende befindet sich die zweite im rechten Winkel gestellte Saugröhre, die in das mit dem Medikament gefüllte Glasgefäss hineinreicht. Die Dampfröhre wird in verschiedener Weise befestigt. Sie ist gewöhnlich mit einem Sicherheitsventil versehen. Der Dampfkessel wird mit einer Spiritus- oder Gaslampe geheizt und bis zu zwei Dritteln mit heissem Wasser gefüllt. — Der unter einem gewissen Druck aus der Röhre ausströmende Dampf bewirkt im Saugrohr eine Mitbewegung der Luft und Aspiration der Flüssigkeit, die an der Austrittsöffnung fein zerstäubt wird und einen Dampfkegel bildet.

Die Temperatur des Dampfes schwankt zwischen 18—30° R., je nach der Entfernung von der Oeffnung. Nach Mikulicz beträgt die Menge des im Dampfkessel während einer Stunde verbrauchten Wassers 600 Gramm, die Menge der zerstäubten Flüssigkeit etwa 1900, stellt sich also im Verhältniss von 4 : 12. — Dieses Mengenverhältniss ist aber nicht in allen Theilen des Zerstäubungskegels gleich. Sein Gehalt an medicinischer Flüssigkeit ist in der Nähe des Apparates am stärksten und nimmt in weiterer Entfernung allmählich ab. Die gewöhnlichen Siegle'schen Apparate pulvererisiren etwa 25,0 — in der Minute.

Die Temperatur pulverisirter Flüssigkeiten hat einen wesentlichen Einfluss bei der Wirkung der Inhalationen, die heiss, warm, kühl oder kalt zur Anwendung kommen und je nach ihrer Erwärmung eine verschiedene Wirkung auf die Mucosa ausüben.

Die gebräuchlichen Siegle'schen Apparate erzielen durchschnittlich nur einen Inhalationsstrom von etwa 20° C., da die von allen Seiten hinzutretende Luft den grössten Theil der im Wasserkessel producirte Wärme sofort absorbirt.

Die durch den Siegle'schen Apparat zerstäubten Medikamente gelangen selten in grösserer Menge in die tieferen Luftwege, und zwar aus folgenden Gründen. Ohne Prüfung von Seiten des Arztes, öfters ohne genügende Instruktion erhält der Patient seinen Dampfkessel mit der Anweisung, 2—3 mal täglich 5 Minuten zu inhaliren. Die Mehrzahl dieser billigen Dampfzerstäuber zeigt folgende Fehler in der Konstruktion: Die Röhren sind nicht unter richtigen Winkeln gestellt, zerstäuben schwach, verstopfen sich leicht, lassen sich nicht verstellen, (da ihre Verbindung eine fixe ist). Die Spirituslampe besitzt keine Cremaillère zum Herausschieben des Dochtes, der regulirt werden muss, um nach Belieben mehr oder weniger Dampfdruck zu erzeugen. Der Glastrichter ist gewöhnlich zu eng, zu nahe dem Behälter der medikamentösen Flüssigkeit angebracht. Der Dampf prallt seitlich an, kondensirt sich zu Wasser, fliesst in das Arzneiglas und verdünnt das Medikament. Dampfinhalatoren, die ihren Zweck ausfüllen sollen, müssen von den hier angegebenen Uebelständen frei sein und ausserdem eine Vorrichtung besitzen, um sie entsprechend der Statur des Patienten höher oder tiefer stellen zu können. Jeder Apparat muss mit einem Sicherheitsventil versehen sein, das ausprobirt ist und bei einem gewissen Ueberdruck sich öffnet. Dieser Punkt ist sehr selten berücksichtigt. Auf 10 Apparate ist kaum in einem die Spiralfeder in dieser Hinsicht geprüft worden, daher die nicht so seltenen Explosionen, die dem Publikum mehr als den Aerzten bekannt sind.

Gebrauchsanweisung. Der Kessel braucht nicht mehr als 120,0 Wasser zu fassen. Man giesse in denselben heisses Wasser etwa zur Hälfte, also 60,0, welches zur Inhalation von 20 Minuten ausreicht. Vor Beginn jeder Inhalation muss das Wasser im Kessel erneuert werden. Ist nämlich zu viel Wasser im Kessel, so wird es mit dem Dampf herausgeschleudert und kann das Gesicht verbrühen.

Die Röhren werden so gestellt, dass ihr Kreuzungspunkt in die Mitte des Glastrichters falle. Man achte, dass das abfliessende Kondensationswasser nicht wieder in das Glasgefäss zurückfliesse. — Eine kleine Metallschüssel wird besseren Apparaten gewöhnlich beigefügt. Nachdem man die Durchgängigkeit beider Metallröhren durch Durchpressen von Luft geprüft, wird der ganze Apparat so gestellt, dass bei gerader Körperhaltung die Oeffnung des Glastrichters in gerader Linie die weit geöffnete Mundhöhle trifft. Der Kranke schützt sich vor dem Durchnässen durch eine Vixatinvorlage resp. ein Handtuch. Die Entfernung des Mundes vom Glastrichter ist gewöhnlich auf 10 bis 15 cm zu stellen. Das Einführen desselben in die Mundhöhle ist nicht nothwendig, wegen zu starker Erhitzung. Die Lage der Zunge ist je nachdem die Inhalation für den Rachen oder Larynx bestimmt ist, eine verschiedene. Ein Niederdrücken derselben mit dem Spatel ist unpraktisch. Soll der Rachen vorwiegend durch die Inhalation beeinflusst werden, so lasse man die Zunge abgeflacht in der Mundhöhle liegen. Bei Larynx und Lungenerkrankungen wird die Zunge mit einem Tuche gefasst wie bei der Laryngoskopie, herausgestreckt und fixirt. Das Zuschliessen der Nase mit den Fingern ist überflüssig. Die Athmung soll dem gewöhnlichen Typus entsprechen, nicht zu rasch, hastig oder oberflächlich sein. Bei Erkrankungen des Nasenrachenraumes und der Nase wird durch den Mund inspirirt, durch die Nase expirirt. Bei eintretender Ermüdung soll der Patient ausruhen, sodann nach einigen Minuten wieder inhaliren. Beengende Kleidungsstücke werden gelüftet, enge Halskragen gelockert. Die Haltung sei eine gerade, ungezwungene. Man vermeide die Inhalation bei vollem Magen, ebenso bei Indisposition, bei Kongestionen zum Kopfe, Migräne, nach Erhitzung, starker Ermüdung, heftigen Gemüthsaffekten, bei Herzklopfen. Nach der warmen Inhalation soll Patient eine halbe Stunde ausruhen, Temperaturveränderungen, kalten Wind, staubige Luft meiden und nicht sprechen. Man benutze anfangs keine scharfen Medikamente, die sofort Husten, Ermüdung, Oppression hervorrufen. Erst nach Angewöhnung kann 10—15 Minuten (mit Pausen) inhalirt werden.

Bei reizbaren Kranken müssen Puls und Athemfrequenz kontrolirt werden. Der Kranke erhalte den Apparat erst nach gehöriger

Instruktion und Prüfung, wie sich sein Zustand nach der Inhalation gestaltet. Leider werden die hier angegebenen Regeln zu wenig beobachtet, die Apparate den Kranken ohne Anweisung überlassen, daher die mangelhaften oder manchmal ungünstigen Erfolge.

Es ist daher absolut nothwendig, den Kranken gedruckte Vorschriften über die Technik der Inhalationen und die nöthigen Kautelen in die Hände zu geben. Leider wird dieser Punkt auch in den grösseren Inhalationsanstalten nicht immer berücksichtigt.

Wie viel Flüssigkeit ungefähr in einer bestimmten Zeit zerstäubt wird, ist leichter zu bestimmen, als auch nur annähernd die Menge des in die tieferen Luftwege hineingelangenden medikamentösen Nebels zu eruiren. Bei Anwendung länger dauernder stärkerer, salziger Inhalationen oder stärkerer antiseptischer Medikamente sah ich einige Male die vorderen Kieferdrüsen anschwellen.

Einen besonderen Typus bildet *der Jahr'sche Inhalationsapparat.* Er wird entweder durch komprimirte Luft oder Dampf betrieben, gestattet das Vorwärmen des Inhalationsstromes, ermöglicht eine Steigerung der Temperatur bis über Blutwärme und eine vollständige Sättigung der mit dem Dampf eingeathmeten Luft, die sich erst in den Athmungsorganen niederschlägt. — Jahr benutzt für seinen Apparat Stoffe, die leicht verdampfen, bei 40—50° in bedeutenden Mengen in die Luft übergehen, weil nur Luftgemenge von über 37° C., die vollständig mit Dampf gesättigt sind, Bedingungen liefern, die eine Aspiration auch in die tieferen Theile ermöglichen. Nach Jahr's Untersuchungen entzieht eine warme, trockene Luft der Mucosa die grösste, dagegen eine warme feuchte Luft die geringste Menge Wasser.

Sollen z. B. erkrankte Schleimhäute desinficirt werden, so kann dies nur durch Sistirung der Verdunstung ihrer Oberflächen geschehen. Das lässt sich aber nur erreichen durch Einbringung eines Dampfstromes von mehr als Körpertemperatur, dem ein desinfizirendes Medikament beigemengt ist, welches letztere sich dann nothwendigerweise auf den nun kühleren Schleimhäuten kondensiren und dort seine Wirkung entfalten muss. — Nach Jahr ist die bisherige Konstruktion der Inhalations-Apparate vor Allem deshalb mangelhaft und den Zwecken nicht entsprechend, weil der Dampfstrom von der umgebenden Luft beeinflusst wird und weder der beabsichtigte Wärmegrad noch auch die nothwendige Koncentration des Medikamentes zur Geltung kommen können.

Bezüglich der Konstruktion des Apparates rekapituliren wir aus Jahr's Berichten Folgendes: Zwei Kessel (Fig. 43) sind so ineinander gebracht, dass ihre Wandungen sich nicht berühren, sondern ein überall

1¹/₂ cm betragender Raum entsteht, der nur oben, wo die Kessel luft- und
wasserdicht verlöthet sind (neben dem Thermometer auf der Abbildung),
zugänglich ist durch eine mittels Stöpsel zu schliessende Oeffnung.

Von hier aus wird der Zwischenraum mit heissem Wasser gefüllt,
das durch eine unter dem Doppelkessel befindliche Lampe in regulirbarer
Wärme gehalten wird und nach dem Gebrauche durch einen (auf dem
Bilde nicht sichtbaren) Hahn abgelassen werden kann. Das heisse Wasser

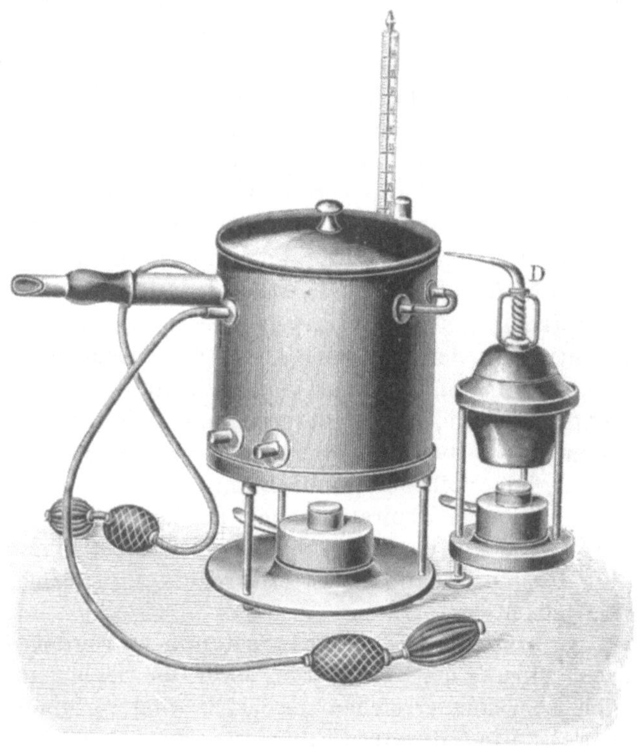

Fig. 43.
Der Jahr'sche Inhalationsapparat.

erhält die in dem inneren Kessel befindliche Luft auf einem bestimmten
Wärmegrade, dessen Höhe das in dem dicht schliessenden Deckel in Gummidichtung eingelassene Thermometer anzeigt. Den gleichen Wärmegrad
behält aber auch die Luft bis zum Mundstück an dem Ausführungsrohr,
weil dies letztere ebenfalls doppelwandig ist und mit dem Kesselmantel-
wasser kommunicirt. Die Einführung der atmosphärischen Luft in den
inneren Kessel geschieht durch ein Rohr, das unten aus dem Apparat hervorragt (Abb. unten rechts), in mehrfachen Windungen im Wasserraum
den inneren Kessel umkreist und in diesen oben einmündet. Ein zweites

kurzes Rohr läuft über dem ersteren her und tritt an zwei Punkten aus dem Apparate heraus, einmal für die Verbindung mit dem Doppelgebläse, das zweite Mal zur Verbindung mit dem im inneren Kessel befindlichen Zerstäubungswinkel. Es tritt also in die gesammte in den inneren Kessel gelangende Luft in Folge dieser im warmen Wasser laufenden Rohrleitung schon vorgewärmt in den Kessel ein.

Gebrauchsanweisung. Das Medikament gelangt zur Aspiration durch das absteigende und bis auf den Boden reichende Rohr des Zerstäubungswinkels entweder mittels des Gummigebläses oder mittels Wasserdampfes, der in dem aussen angehängten kleinen Kessel erzeugt wird. Für letzteren Fall wird mit dem Deckel ein Ventilator verbunden, den der eintretende Dampf in Rotation versetzt, wodurch die im Innern des Kessels

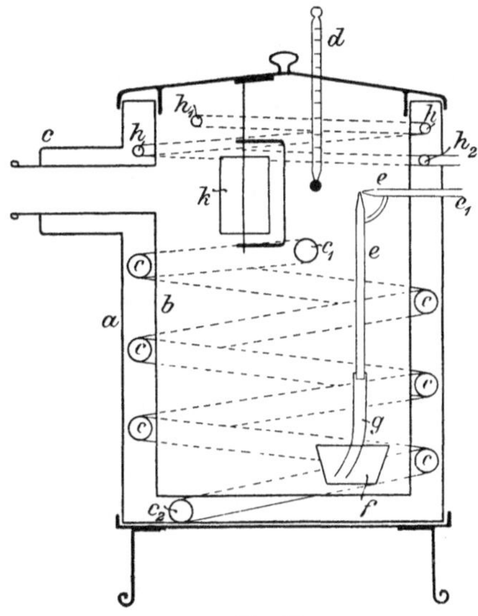

Fig. 44.
Der Jahr'sche Inhalationsapparat im Durchschnitt.

befindliche Luft in steter Bewegung erhalten wird. Die während der Inhalation im inneren Kessel etwa sich kondensirenden Theile des Medikamentes sammeln sich auf dem abgeschrägten Boden und gelangen wieder zur Zerstäubung, während der Rest des Medikamentes durch eine mit Stöpsel oder Hahn verschlossene Oeffnung abgelassen werden kann, wenn die Inhalation beendet ist.

Bei Verwendung flüchtiger Arzneistoffe, wie Terpentinöl, Thymol, Eucalyptol, Phenol, Menthol etc. wird das Medikament in ungemischtem Zustande nach Abnahme des oberen Deckels einfach auf den Boden des inneren Kessels geschüttet oder in ein auf den Boden zu stellendes kleines Gefäss gegossen, in welches das Zerstäubungsrohr hinein reicht; alsdann wird der Kessel mit heissem Wasser gefüllt (resp. mit kaltem Wasser, das mittels unterzustellender Spiritusflamme auf ca. 60° C. erwärmt wird). Ist der

Deckel mit dem in ihm fixirten Thermometer wieder aufgestülpt, so kann an letzterem die im Luftkessel entstehende Wärme abgelesen werden. — Der Patient befestigt mittels angebrachter Gummidichtung sein Glasmundstück am Inhalationsrohr, verbindet das Ende der oben seitlich austretenden Luftschlange mit dem inneren Zerstäubungswinkel (welche Verbindung unsere Abbildung zeigt), setzt das angehängte Doppelgebläse in Bewegung und empfängt nun, indem er durch das mit den Lippen fest umschlossene Mundstück einathmet, vollständig mit Dämpfen des Medikamentes gesättigte Luft von mehr als 37⁰ C., wobei infolge der in dem Wassermantel kreisenden Luftschlange eine fortdauernde Erneuerung vorgewärmter Luft, also auch eine fortwährend erneuerte Produktion medikamentöser Inhalationsluft stattfindet, und zwar so lange, als das Gebläse in Bewegung gesetzt wird (was möglichst ruhig geschehen soll) und das Thermometer mehr als 37⁰ C. zeigt. — Die Inhalation ist zu unterbrechen, sobald das Thermometer nur noch 37⁰ C. anzeigt, weil dann von einer genügenden medikamentösen Luftmischung ebensowenig die Rede sein kann, wie von einer Kondensirung innerhalb der Luftwege.

Ich habe an dieser Stelle die Konstruktion und die Wirkung des Jahr'schen Inhalationsapparates eingehender besprochen, weil derselbe relativ noch wenig bekannt ist und bisher fast ausschliesslich in grösseren Inhalatorien, wie in Reichenhall, Ems, Meran u. a. benutzt wird. Sein richtiger Betrieb fordert specielle, ziemlich kostspielige Einrichtungen, Dampfkessel, Kompressionspumpen, Desinfektionsvorrichtungen, fachmännische Ueberwachung und Dienstpersonal.

Aus diesen Gründen, sowie seines Preises wegen, der Umständlichkeit des Arrangements ist er weniger für die Privatpraxis geeignet. Sein Betrieb mit Doppelgebläse ist für die Hand ermüdend und gestattet keine regelmässige Wirkung.

Die Glasröhren verstopfen sich leicht bei Benutzung von Soolelösungen, werden auch nicht immer in richtiger, guter Ausführung geliefert.

Der Ventilator versagt nicht selten, besonders bei Gebrauch des Gummigebläses. Der Preis von 30 M. (samt Masken, Reserveröhren) ist für wenig Bemittelte zu hoch. Nach meinen persönlichen Erfahrungen ist aber seine Wirkung eine kräftigere, länger andauernde, wie bei den gewöhnlichen Inhalationsapparaten. Leider existiren nur wenig strikte Angaben über den Werth dieser Inhalationen, da dieselben gewöhnlich von nichtfachmännischer Seite betrieben werden.

Dies bietet aber bedeutende Nachtheile, führt zur Schablone, bedingt sogar gewisse Gefahren wegen Mangels an ärztlicher Ueberwachung. Die Aufsicht führt der Diener resp. Mechaniker, nicht der Arzt. An striktem Beobachtungsmaterial fehlt es bisher, da die Angaben der Patienten nicht als maassgebend betrachtet werden können.

Nach A. Schmidt wird der Jahr'sche Apparat mit Vortheil bei Rachen-, und chronischen Nasenkrankheiten angewandt, Für die Nase wird ein besonderes Ansatzstück aus Hartgummi benutzt, welches das Eindringen des Dampfes erleichtert. Seine Temperatur muss nicht zu hoch sein, um Erschlaffung des Schwellgewebes zu meiden. Die Dauer der Einathmung durch die Nase soll 8—10 Minuten nicht übersteigen.

Am besten hat sich die 2% Reichenhaller Soole bewährt, von 36° C., die bei Rachen-, Kehlkopf- und Luftröhrenkatarrhen bis 30 Minuten (mit Pausen) inhalirt wird. Die Temperatur des Dampfes kann am Ende der Sitzung bis auf 25° C. erniedrigt werden.

Die Latschenölinhalationen sind wegen' der Austrocknung der Mucosa bei Pharynxerkrankungen weniger geeignet (A. Schmidt).

Eine Kontraindikation für diese Methode bildet Neigung zu Blutungen.

Fortgesetzte Tiefathmung ist überhaupt bei Gebrauch dieses Apparates schädlich ermüdend. Die Kranken sollen nach diesen länger dauernden Inhalationen ausruhen, nicht sofort die Anstalt verlassen, jähe Temperaturwechsel und jede Ermüdung meiden, nicht sprechen. Gegen diese so wichtigen Grundsätze wird leider sehr oft gesündigt.

Wir haben schon an anderer Stelle die verschiedenen bei Inhalationen ins Spiel kommenden Punkte berücksichtigt und wollen jetzt die Aspirationskraft der Lunge etwas näher besprechen. Sie differirt bei Gesunden in nicht unbeträchtlichem Grade und wird durch verschiedene pathologische Verhältnisse bedeutend beeinträchtigt. Wir verdanken Schreiber eine Reihe von experimentellen Untersuchungen, die ihrer Tragweite wegen betont werden sollen. Schreiber stellte als Ziel seiner Forschung die Frage auf, ob in eine kranke Lunge, d. h. eine Lunge, deren Elasticitätsverlust soweit vorgeschritten ist, dass sie die Luft nicht mehr zu aspiriren vermag, zerstäubte medikamentöse Flüssigkeiten einzudringen vermögen. Die Versuche wurden zusammen mit Korn an Kaninchen angestellt, bei denen artificiell, akute und chronische, einseitige und doppelseitige Infiltrationen, Abscesse, Atelektase, Miliartuberkulose, Pleuraexsudate hervorgerufen wurden.

Die kranken Thiere wurden einer Kohlenstaubatmosphäre ausgesetzt oder gezwungen aus einem Siegle'schen Apparate in Flüssigkeit suspendirten Farbstoff zu inhaliren.

Die erste Methode wurde als die bequemere in der Mehrzahl der Fälle angewandt und ergab vor Allem die Thatsache, dass der Kohlenstaub bei gesunden Thieren über die kleinen und grossen Bronchien hinaus bis in das Lungengewebe aspirirt wird, woselbst er schon nach 15—20 Minuten in gleichmässiger Vertheilung in mikroskopischen Schnitten nachgewiesen werden konnte. Ganz anders fiel das Resultat bei kranken Thieren aus. Während in den gesund gebliebenen Lungenpartien die Kohle in grösseren Klumpen angehäuft erschien, waren die Krankheitsherde von derselben vollständig frei. Weitere Untersuchungen ergaben eine ganz eigenthümliche Thatsache, dass nämlich bei ein und demselben anatomischen Process, wenn er einseitig ist, die Inhalation für die erkrankte Stelle absolut erfolglos bleibt, wenn er aber diffus über beide Lungen sich verbreitet, eine beiderseits gleichmässige Aspiration der Luftbeimengungen stattfindet.

Auf Grund dieser Untersuchungen hat Schreiber, um die Einwirkung bei einseitiger Lungenerkrankung zu ermöglichen, ein Kompressorium angegeben, welches die Aspirationskraft der gesunden Lunge aufheben und den Inhalationsstrom der kranken zuführen sollte. Diese Methode hat sich aber bisher nicht eingebürgert, weil sie den Vortheil der Inhalationsmethode, nämlich ihre selbständige Ausführung durch den Patienten, aufhebt und ihn zwingt, die Einathmungen unter ärztlicher Mitwirkung vorzunehmen und komplicirte Apparate anzukaufen.

Ueber den Werth der Inhalationstherapie sind die Meinungen sehr getheilt. A. Schmid betrachtet sie als Unterstützungsmittel, das bei Erkrankungen des Respirationstraktus günstig auf ihre Heilung einzuwirken vermag. „Innerhalb dieses bescheidenen Rahmens sind sie ein mit Recht angewandtes und schwer entbehrliches Glied unseres therapeutischen Handelns."

Gottstein's Ansicht, dass in den Inhalationen der Dampf, nicht das Medikament das Wirksame bilde, erfordert Einschränkungen, da gewisse Medikamente bald nach der Inhalation im Harn nachgewiesen werden können.

Eine genaue Dosirung ist bei den bisherigen Apparaten kaum zu erwarten, und erfordern daher narkotische Stoffe eine gewisse Vorsicht.

Der pharmakologische Effekt der inhalirten Stoffe äussert sich in zwei Richtungen: 1. als eine lokale, auf die Gewebe beschränkte und 2. als eine allgemeine, durch Resorption bedingte Wirkung.

Nicht ohne Bedeutung ist der Einfluss des zerstäubten Wassers, des Dampfes, des Schwadens auf die Lunge, deren ausserordentliche Resorptionsfähigkeit die Aufsaugung der fein suspendirten Theile erleichtert. Auch das eingeathmete Wasser verhält sich den Zellen und Geweben gegenüber nicht indifferent. Durch die mit Wasserdampf vollständig gesättigte Inspirationsluft wird die Wasserver-

dunstung von der Oberfläche der Athmungsorgane zurückgehalten
Die Oberfläche der Luftwege wird andauernd mit Wasser berieselt,
der zähe Schleim wird verflüssigt, die Expektoration angeregt und
erleichtert, Reizzustände werden gelindert, Hyperämien ausgeglichen,
die entzündliche Spannung der Mucosa vermindert. (Oertel.)

Durch die verschieden modificirte Temperatur, die nach dem
benutzten Motor zwischen 5—45⁰ schwankt, kommt je nach dem
Zweck die Kälte oder Wärme in Anwendung.

Nach Waldenburg und Oertel wirken bei manchen akuten
entzündlichen Processen Einathmungen von kaltem Wasser sehr be-
ruhigend, erfrischend und schmerzlindernd, während erethische Zustände kalte Einathmungen nicht vertragen und höhere Temperaturgrade verlangen.

Warme, besonders feuchtwarme Inhalationen sind von reellem
Nutzen, sowohl bei katarrhalischen, wie tieferen Rachen- und Larynx-
processen durch Anregung der Eiterbildung, Beschleunigung der
Abstossung von faserstoffreichen Exsudaten, Erleichterung der Expektoration, abgesehen von ihrer medikamentösen und desinficirenden Wirkung.

Hierzu kommt noch der mechanische Effekt des Sprays, der
bald als Berieselung, bald als kräftiges Anprallen die Mucosa, je
nach der Temperatur, therapeutisch beeinflusst und die Endosmose
und die Resorption anregt.

b) Pharmakologie.

Bei der grossen Anzahl der für Inhalationen empfohlenen und
angeblich wirksamen Mittel ist eine specielle Berücksichtigung derselben für unsere Zwecke weder nothwendig noch möglich. Nur
die wichtigsten sollen in gedrängter Kürze besprochen werden. Eine
ausführliche Bearbeitung der Inhalationsmittel findet der Leser u. a.
in Oertel's „Respirationstherapie“.

Die übliche Eintheilung in Emollientia, Adstringentia, Resolventia, Excitantia, Desinficientia, Narcotica und Mineralwässer wollen
wir der leichteren Gruppirung wegen mit einigen Einschränkungen
beibehalten.

Emollientia verdanken ihre Hauptwirkung dem Wasserdampf
und der Wärme. Die schleimigen Infuse und Dekokte sind bei
Larynx- und Rachenkrankheiten ganz entbehrlich. Sie besitzen den
Nachtheil einer leichten Verstopfung der Glas- und Metallröhren,
sowohl der Sprays wie der Nebeldampfapparate.

Resolventia. Ihre Aufgabe besteht in der Verflüssigung der
Sekrete, der Vermehrung der sekretorischen Thätigkeit der Drüsen

und dadurch bezweckter Erleichterung der Expektoration. Die Hypersekretion geschieht auf dem Wege der Hyperämie und Anregung der
sekretorischen Nerven.

Die Resolventia sind angezeigt: bei trockenen, chronischen
Katarrhen der ersten Luftwege, bei subakuten und akuten Processen,
bei Trockenheit der Schleimhaut und zur Lösung fest anhaftender
Schleim- und Eitermassen. Die Hauptwirkung ist auch hier dem
Wasser und dem Dampfe zuzuschreiben. Gesteigert wird allerdings
die Wirkung durch Zufügung von gewissen Arzneistoffen.

Zu dieser Gruppe gehören:

Das Kochsalz, welches in verschiedener Verdünnung zum Einathmen benutzt wird. Stärkere Lösungen reizen die Mucosa, entziehen ihr Wasser, führen deshalb eine relative Hyperämie herbei.
Sehr verdünnte Lösungen vermehren die Wasserzufuhr und wirken
hustenlindernd, indem durch Anregung der Thätigkeit der Flimmer-
zellen die Fortschaffung des Sekretes beschleunigt wird. Das Kochsalz wird zu Inhalationen in 0,2—5,5 % Lösung, gewöhnlich warm,
angewandt, gerade wie der Salmiak, der früher auch intern, trotz
seines abscheulichen Geschmackes, als Lösungsmittel verschrieben
wurde. Von seinen Anhängern auch als Gasinhalationen, in statu
nascendi, verschrieben, gab er Anlass zur Konstruktion mancher
ganz überflüssiger Apparate.

Das Kali chloricum wurde früher als Inhalationsmittel gegen
geschwürige, oberflächliche, speciell syphilitische Processe der Mundhöhle angewandt. Man glaubte damit in dieser Form mehr als mit
den gewöhnlichen Gurgelungen zu erreichen. Wegen seiner toxischen Wirkung auf das Blut (Methämoglobinbildung) wird es jetzt
seltener benutzt.

Inhalationen mit *Kalkwasser* hatten dank Küchenmeister's
Empfehlung eine glanzvolle aber kurze Lebensdauer. Es wurde
ihm die Eigenschaft nachgesagt, Croup- und Diphtheriemembranen
zu lösen. In der That thut es dies in der Eprouvette binnen 10 bis
15 Minuten. Es löst aber nur die Fibringerinnsel. Gewebsreste,
Zellen und Epithelien bleiben ungelöst und sinken zu Boden. In
der Rachenhöhle geht dieser Lösungsprocess viel langsamer vor
sich, erstens weil die Kohlensäure der Luft einen grossen Theil des
Calciumoxyds in unlöslichen kohlensauren Kalk verwandelt, ferner,
weil die Lockerung der Membranen und ihre Abstossung noch
keinen Einfluss auf den Krankheitsprocess selbst ausüben, die Regeneration, die Ausbreitung des Processes nicht verhindern, die
Mischinfektionen nicht im geringsten beeinflussen, die Toxine des
Diphtheriebacillus unbeeinflusst lassen. Die antiseptische Wirkung

des Kalkwassers hat sich auf Grund bakteriologischer Forschungen gleich Null erwiesen, und zwar ebensowohl der officinellen wie der verdünnten Aqua calcis.

Bei Bronchitis fibrinosa hat A. Schmid damit Erfolge beobachtet, die nach ihm zu weiteren Versuchen ermuthigen. Er empfiehlt es in einer Verdünnung von 1 : 2 Aq. dest.

Zu derselben Gruppe ist noch **das Kali und Natrium bicarbonicum** zu zählen, von denen dem zweiten eine günstige Wirkung bei chronischen, trockenen Rachen-, Larynx- und Bronchialkatarrhen zugestanden werden muss. Mit Natrium biboracicum oder Borsäure verbunden, in einer Koncentration von 0,2 — 2,0 : 100 wird es gut vertragen und übt einen wohlthuenden, beruhigenden Einfluss bei subakuten, katarrhalischen, mit Stagnation des Sekretes einhergehenden Processen.

Verdünnte Lösungen sind hier mehr zu empfehlen, stärkere besonders bei der sog. Pharyngitis sicca.

Mineralwässer sind ihrer therapeutischen Wirkung nach den Resolventien zuzuzählen, da die gebräuchlichsten durch ihre Temperatur, ihren Gehalt an Alkalien, Kochsalz, Kohlensäure resp. Schwefelwasserstoff eine schleimlösende, zum Theil anregende Wirkung auf die Mucosa ausüben.

Von den alkalischen Wässern ist Ems am meisten zu Einathmungen benutzt worden und erfreut sich unter dem Publikum eines grossen Rufes. Von ärztlicher Seite wird der Glaube an seinen besonderen therapeutischen Werth nicht allgemein getheilt, von Manchen sogar, trotz der Angaben, dass ein Zusatz von Emser Wasser die Flimmerbewegung der Epithelzellen anregt, absolut negirt. Der Einfluss der Kohlensäure kann wohl nur, wie Oertel mit Recht betont, für das an Ort und Stelle inhalirte Wasser in Rechnung gezogen werden. In Flaschen versandt, verliert es, bis auf geringe Spuren, den Kohlensäuregehalt.

Das Emser Wasser wird vielfach als Inhalation bei chronischen Katarrhen der oberen Respirationswege zur Unterstützung anderer zugleich benutzter therapeutischer Vornahmen, deren Würdigung überhaupt schwer durchzuführen ist, angewandt.

Aehnlich wie Ems wirken Inhalationen von Vichy, Obersalzbrunn, Bilin etc.

Die Ansicht, dass durch zu häufiges Trinken und Ausspülen mit kohlensäurehaltigem Wasser bei sehr empfindlichen Leuten die epithelialen· Schichten gelockert werden, ist nach meiner Erfahrung nicht stichhaltig.

Die Schwefelwässer geniessen besonders in Frankreich einen grossen Ruf, sowohl beim internen Gebrauch wie auch zu Inhalationen, bei allen Krankheiten der Respirationsorgane, die Phthise nicht ausgenommen. Die ausgezeichnet eingerichteten Inhalationsanstalten, wie auch die darüber publicirten Arbeiten haben nicht wenig zu dieser Meinung beigetragen.

In Eaux-Bonnes, Pierre Fonds, Schinznach, Weilbach, Baden, werden Schwefelquellen zu Inhalationen benutzt.

Kochsalzwässer finden in Rheme, Ischl, Reichenhall zur Inhalation auf verschiedene Weise Anwendung, bald in Einzelkabinen (System Sales-Girons) oder als warme, mittels des Jahr'schen Apparates zerstäubte Einathmungen. Die Reichenhaller Inhalatorien sind als mustergültig zu betrachten.

Die Narcotica wirken, je nach ihrer chemischen Komposition, betäubend, lähmend, schmerzstillend auf die erkrankten Gewebe oder durch Einfluss auf die Centren als Sedativa, Hypnotica, Antispasmodica, Anaesthetica. Sie sind vorwiegend indicirt bei quälendem Husten, besonders bei Tussis convulsiva, bei spastischem Larynxhusten, schmerzhaften Geschwüren im Larynx, sowohl tuberkulöser wie syphilitischer Natur, und bei gesteigerter Reflexerregbarkeit der Luftwege.

Opium und Morphium bilden hier die Hauptmittel, erfordern Vorsicht sowohl in der Dosis wie in der Häufigkeit der Anwendung. Dasselbe gilt von Cocain, worüber schon an anderer Stelle berichtet worden ist. Ein Zusatz von Morphin zu allen Inhalationen, wie dies Stoerk empfiehlt, ist nicht gerechtfertigt.

Wird Tct. opii simpl. benutzt, so fange man mit schwachen Dosen an und steige vorsichtig auf 0,2—2,0 %; wässeriges Opiumextrakt wird 0,02—0,4 % pro Dosis verschrieben. Der Zusatz von Morphium muriaticum soll nicht mehr als 0,02 bis 0,1 % betragen. Manche Personen haben eine Idiosynkrasie für Morphin, erbrechen danach.

Zu den am häufigsten verordneten kalmirenden, antispasmodischen Mitteln gehört *das Kali und Natrium bromatum*. Letzteres ist schon des Geschmackes wegen vorzuziehen. Dosis 0,2—2,0 auf 100, mit Zusatz von Opiumtinktur, Morphium, Aq. laurocerasi etc.

Excitantia rufen eingeathmet eine Hyperämie, erhöhte Wärme in den mit ihnen behandelten Theilen hervor. Ihr folgt eine seröse Transsudation, Erhöhung des Stoffwechsels, Kräftigung der Ernährung und Beschleunigung des Abflusses der Blut- und Lymphgefässe. Diese, bei chronischen Zuständen erwünschte Wirkung wird aber vernichtet, wenn der Entzündungsreiz des auf die Mucosa angewandten Mittels zu gross wird. Alsdann kann die Sekretion stocken, und die eigentlichen Entzündungserscheinungen treten zu stark hervor (Oertel). — Die Indikation für diese Mittel bilden chronische Katarrhe bei torpiden, anämischen, skrophulösen Kranken, Bronchorrhoe der Schleimhäute, Zersetzungsvorgänge in der Rachen- und Mundhöhle, atonische schmutzige Geschwüre, Lungenbrand, Bronchiektasien und Kavernen mit putridem Inhalt. Zur Gruppe dieser Mittel gehören: *Der Theer* (Aqua picea) 5,0—10,0—50,0 : 100 mit Wasser vermischt. Seine austrocknende, antiputride, die Sekretion beschränkende Wirkung ist wohlbekannt.

Oleum terebinthinae (0,1 — 4,0 % in Wasser) als Inhalation gehört zu den wirksamsten Mitteln dieser Gruppe, besonders das Ol. pini pumilionis (Macks), das in höheren Dosen als das reine Terpentinöl zur Anwendung kommt. — Diese Präparate sollen nach Schmid nicht mittelst Dampfsprays, sondern mit dem Schreiber'- schen Inhalator oder dem Siemon'schen Inhalationsfläschchen benutzt werden. Länger dauernde Einathmungen von Terpentindämpfen können Vergiftungserscheinungen hervorrufen. Dies beweist der von Reinhard publicirte Fall.

Ein Böttcher, der 2 Tage lang mit Fässern zu thun hatte, die früher mit Terpentin gefüllt waren, erkrankte an Harnverhaltung, Mattigkeit, Schmerzen in der Lendengegend. Der nur tropfenweise abfliessende, mit Blut vermischte Harn wurde mit dem Katheter entleert und roch stark nach Veilchen. — Diese Symptome, die bei innerer Darreichung von Terpentin erst bei 8,0 eintreten, entstanden hier durch prolongirte Einathmungen von Terpentindämpfen, können also auch durch Missbrauch dieser Inhalationen verursacht werden.

Während bei Bronchorrhoe und Bronchitis mit fötidem Auswurf, bei Bronchiektasie, die Inhalationen mit Terpentin anregend auf die Expektoration wirken, bei längerer Dauer dieselbe vermindern, reizen sie den Larynx bei allen akuten Processen und sind daher kontraindicirt.

Balsamum peruvianum scheint durch seinen Gehalt an Benzoësäure desinficirend und sekretionsbeschränkend zu wirken. Es hat durch M. Schmidt's Empfehlung eine häufigere Anwendung bei Larynxphthise gefunden (8,0 Balsam auf 4,0 Alkohol, davon 10 bis 20 Tropfen auf ein halbes Quart kochendes Wasser oder Kamillenthee).

Adstringentia, von Köbner als Häutchenbildner bezeichnet, sind schon an anderer Stelle, was ihre pharmakologische Wirkung anbetrifft, besprochen worden; je nach ihrer chemischen Zusammensetzung und Koncentration wirken sie bald nur zusammenziehend, bald styptisch. Durch ihre wasserentziehende Einwirkung und die

Fähigkeit, mit dem Eiweiss unlösliche Verbindungen einzugehen, wird nach Abstossung der debilen, verquollenen Epithelzellen die Mucosa zur kräftigen Zellenneubildung angeregt und durch Gefässkontraktion der Auswanderung von weissen Blutkörperchen Einhalt gethan (Oertel). Durch Gerinnung der coagulirbaren Blutelemente kommt es bei Blutungen zur Thrombenbildung in den verletzten Gefässen und nach Verengerung ihres Lumens zum Verschluss. — Die Adstringentia sind indicirt bei chronischen katarrhalischen Zuständen der Mund-, Rachen- und Larynxhöhle, bei subakuten und akuten Tracheal- und Bronchialkatarrhen.

Gerbsäurepräparate. Das Acidum tannicum wird zu Inhalationen als Adstringens in 0,2—3,0 % Lösung, als Stypticum in 1,0 bis 10,0 Solution verschrieben. Bei akuten Katarrhen ist es wie schon an anderer Stelle erwähnt wurde, kontraindicirt. — Nach meinen Erfahrungen wirken Tannininhalationen bei Blutungen wegen ihres Reizes ungünstig, vergrössern den Husten und sind meist entbehrlich. — Schon die tieferen Inspirationen, die mechanische Arbeit der Lunge kann die Blutung geradezu unterhalten.

Alaun entfaltet, fein zerstäubt, eine schwächere Wirkung als Tannin. Er wird leicht resorbirt und soll daher mehr in die Tiefe wirken, besonders als Stypticum bei Bronchialblutungen (Tobold). Wegen seines verderblichen Einflusses auf die Zähne muss nach seiner Benutzung der Mund mit lauwarmem Wasser gespült werden. Dosis als Adstringens in 0,2—2 % Lösung, als Stypticum 1,0—5,0.

Argentum nitricum ist zu Inhalationen ganz entbehrlich.

Liquor ferri sesquichl. wirkt auch in schwachen Lösungen 0,2 : 100 schädlich auf die Zähne, in etwas stärkerer Lösung ätzend auf Zunge und Mundschleimhaut.

Nach Oertel sollen bei bedenklichen Lungenblutungen stärkere Lösungen (1,0—2,5 %) angewandt werden, eine Behandlung, die heute fast keine Anhänger findet.

Zinkpräparate, besonders Zincum sulphuricum werden noch viel gebraucht in Lösungen von 0,5—4,0 %.

Es soll die Blutgefässe zusammenziehen, austrocknend wirken. Seine desinficirenden Eigenschaften sind sehr gering. Es wird öfters mit Zusatz von Opiumtinktur oder Morphin verschrieben. Stärkere Lösungen rufen Erbrechen hervor, ebenso wie Bleipräparate.

Antiseptica, antimikrobische Mittel. Sie haben Beziehungen zu den Adstringentien insofern, als durch den Process der Häutchenbildung und der Eiweissfällung etwa vorhandene Mikroben fest in den Niederschlag eingepackt und dadurch unschädlich gemacht werden.

Bei der Beurtheilung jeder antiseptischen Behandlungsmethode muss die Frage berührt werden, was wir damit bezwecken wollen, eine Abtödtung der Mikroorganismen, oder eine Erhöhung der Widerstandsfähigkeit der befallenen Theile.

Bei der Lungentuberkulose handelt es sich vor Allem um die Frage, ob die mit dem pulverisirten Medikament gesättigten Wasserdämpfe bis an den Krankheitsherd dringen. — Die Antwort fällt verneinend aus. Der mit Bacillen durchsetzte Krankheitsherd ist von dem Athmungsprocess ausgeschlossen durch Vermehrung des Sekretes in den Bronchien und Bronchiolen. — Die Luft streift an den Herden vorbei. Die Wirkung der verdünnten Medikamente kann direkt nur auf das relativ gesunde Lungengewebe durch Resorption auf die Nachbartheile stattfinden. — Dagegen wirken flüchtige desinficirende Mittel wie Karbolsäure sehr günstig bei putrider Bronchitis, Lungengangrän, da sie ins Blut gelangen und auch lokal den Zerfall verhindern. Hierher gehören vor Allem Karbolsäure, das Thymol, die Salicylsäure, die Benzoësäure und das Eucalyptol.

Die Karbolsäure, das Phenol, welches als die letzte aller Säuren angeführt werden muss, da es sehr geringe saure Eigenschaften besitzt und von den Chemikern gar nicht als Säure bezeichnet wird, verdient vor allen zur Inhalation angewandten antiseptischen Mitteln den Vorzug wegen seiner energischen antiputriden, desinficirenden Wirkung. Die Karbolsäure ist indicirt bei eitrigen und infektiösen Erkrankungen des Rachens, des Larynx und der Lunge. Sie wird in wässrigen Lösungen 0,5—4 % nur als Acid. carbol. crystallisat., sowohl als Spray wie mittels Dampfapparate zerstäubter Nebel benutzt. Stärkere Lösungen über 5 % wirken anästhetisch nur bei Bepinselungen. Die Karbolsäure wird rasch mit dem Harn, dem sie durch Bildung von Phenolätherschwefelsäure eine anfangs grünliche, später dunkelgrüne Farbe verleiht, ausgeschieden. Eine kumulative Wirkung ist nach Salkowski ausgeschlossen.

Karbolsäureinhalationen verursachen schon in 2 % Lösung ein leichtes Brennen im Rachen. Stärkere Lösungen rufen Husten hervor und wirken bei längerer Dauer schädlich auf die Nieren. Der grünliche Harn enthält danach hyaline Cylinder, neben Eiweiss. — Unter den Symptomen sind vor Allem Kollaps, profuse Schweisse, Schwindel, Ohrensausen, Pupillenverengerung, Lähmung der Gehirncentren, doch ohne Krämpfe zu notiren. Als Antidot wird Glaubersalz subkutan injicirt, in leichteren Fällen intern gereicht, wodurch die Umwandlung des freien Phenols in gepaarte Schwefelsäure begünstigt wird (Kobert). Auch Zuckerkalk ist von guter Wirkung, in schweren Fällen sind Analeptica und künstliche Respiration indicirt.

Von ganz frappanter Wirkung haben sich mir in schweren Fällen von Diphtherie bei Kindern die 5 % Karbolsäureinhalationen erwiesen. — Nach dem Beispiele von Oertel liess ich in einem möglichst kleinen Zimmer zwei gut zerstäubende Siegle'sche Apparate fortwährend in der Nähe des Patienten wirken, bis die Luft vollständig mit Karboldämpfen gesättigt war. Der Harn wurde alle paar Stunden untersucht und die Zerstäubungen mit dem Auftreten von leichter grüner Färbung ausgesetzt. Cognac wurde in Milch in grossen Dosen gereicht. Bei diesem Verfahren sah ich sogar bei sehr schwerem, auf den Larynx und die Trachea fortschreitendem Process unverhoffte Heilungen, aber nur bei älteren Kindern nicht unter 4—5 Jahren. Da Karbolsäureinhalationen die Lippen reizen und entzünden, sind dieselben mit einer Mischung von Lanolin und Vaselin zu bestreichen. Diese Behandlungsmethode ist heute durch Behring's Serum überflüssig geworden.

Wo dasselbe nicht angewandt werden kann, würde ich die Inhalationen bei älteren Kindern empfehlen, aber nur da, wo gewissenhafte Beaufsichtigung des Patienten und fortwährende Harnuntersuchung durchgeführt werden kann. Ohne diese ist eine Intoxikation schwer zu vermeiden.

Die zur Inhalation benutzte Lösung muss absolut klar sein, keine öligen Tropfen enthalten, sie muss daher bei der Zubereitung stark geschüttelt und gemischt werden.

Die Salicylsäure besitzt ebenso wie das Phenol Fäulniss und Gährung verhindernde Eigenschaften, die aber ihren Verbindungen abgehen. — Letztere wirken nur dann antiseptisch, wenn ein Ueberschuss von freier Salicylsäure vorhanden ist. Im Blute wird die Salicylsäure vollständig in salicylsaures Natron umgewandelt und ist daher jede Wirkung auf die in ihm vorhandenen Spaltpilze oder ihre Keime ausgeschlossen. Wässrige Lösungen von 0,1—0,2 werden ohne zu reizen vertragen; alkoholische Lösungen irritiren die Mucosa, doch in geringerem Grade als das Acidum carbolicum.

Thymol wird in letzter Zeit häufig zu Inhalationen angewandt bei infektiösen und putriden Processen, u. z. in 0,5—1,0 Lösung von Alkohol und Wasser ($\overline{aa}$). Ein Zusatz von Oleum Menthae pip. wirkt erfrischend und kühlend bei Reizzuständen. Es besitzt stärkere antiseptische Eigenschaften als die Karbolsäure und ist bei denselben krankhaften Zuständen indicirt.

Ol. Eucalypti, Eucalyptol, ein ätherisches sauerstoffhaltiges Oel, besitzt in Dampfform einen angenehmen Geruch, ist in kaltem Wasser wenig, in Alkohol leicht löslich. Es wirkt antiseptisch und fäulnisswidrig, ähnlich wie das Terpentinöl, vermindert die Expektoration, geht auch in den Harn über und verleiht ihm einen veilchenartigen Geruch. — Grössere Mengen verursachen Kopfweh und geistige Abspannung.

Mosler empfiehlt eine Mischung von Ol. Eucalypti e foliis ($\overline{\mathrm{aa}}$) mit Alkohol, anfangs 10 Tropfen bis 1 Theelöffel in das etwa 30,0 haltende Glasgefäss des Dampfapparates zu schütten und 20 Minuten einathmen zu lassen.

2. Gurgelungen.

a) Rachen- und Kehlkopfgurgeln.

Man bezeichnet als Gurgeln die Bewegung der Mund- und Rachenmuskeln, mittels deren medicinische Flüssigkeiten in Kontakt mit der Schleimhaut dieser Höhlen gebracht werden. Verweilt das flüssige Medikament einige Zeit ruhig in der Mund- oder Rachenhöhle, so kann dieser Vorgang mit dem Namen des Mund- oder Rachenbades belegt werden.

Die Aufgabe der Mund- und Gurgelwässer beschränkt sich nicht ausschliesslich auf das Benetzen erkrankter Stellen mit medikamentösen Flüssigkeiten. Sie haben den Zweck, der Ansammlung krankhafter Sekrete vorzubeugen und ihre Elimination durch willkürliche und unwillkürliche Bewegungen der Rachen- und der Kehlkopfmuskulatur zu begünstigen.

Wir können die Gurgelungen eintheilen: in das Mund-, Rachen-, Kehlkopf- und Nasengurgeln. Die ersten beiden werden gewöhnlich successive verbunden und bilden die als Halsgurgeln benannte Procedur. Das eigentliche Kehlkopfgurgeln, von den Franzosen Glouglourisme genannt, hat seine eigene Mechanik und Technik und dient als Vorakt zum Nasengurgeln. Beim Mundgurgeln wird der Zungengrund gehoben, der weiche Gaumen erschlafft und gesenkt, so dass das Zäpfchen den Zungengrund berührt. Jede Verbindung zwischen Mund- und Rachenhöhle ist aufgehoben. Die Respiration findet nur durch die Nase statt. Beim Rachengurgeln wird der Zungengrund abgeflacht und die Flüssigkeit dringt in den Schlund hinein. Um ein Herausfliessen des Medikamentes zu verhindern, wird der Kopf etwas nach hinten geneigt. Sobald in dieser Stellung eine Inspiration versucht wird, dringt ein Theil der Flüssigkeit in den Kehlkopf hinein und erregt starke Hustenanfälle, während der Ueberschuss unwillkürlich verschluckt wird. Wird langsam exspirirt, so streicht die Luft durch die Flüssigkeit und erzeugt, zusammen mit der Vibration des Zäpfchens, das bekannte gutturale Geräusch. Bei dieser Art des Gurgelns benetzt die Flüssigkeit ebensowohl die

Gaumenbögen, die Mandeln und die hintere Rachenwand, Theile, die beim Mundgurgeln ˙gar nicht mit der Flüssigkeit in Berührung kommen.

Die dritte Art des Gurgelns, das eigentliche Kehlkopfgurgeln (Glouglourisme), ist so wenig bekannt, dass es eine besondere Besprechung erfordert.

Wir verdanken die Anwendung der Kehlkopfausspülungen dem französischen Arzte Guinier in Cauteret, der im Jahre 1881 in einem kleinen Büchlein unter dem Titel „Méthode et pratique du Gargarisme laryngo-nasal" seine Erfahrungen über diese interessante und einfache Behandlungsweise der Larynxkrankheiten publicirte. Als im Jahre 1889 in der Sitzung der französischen laryngologischen Gesellschaft in Paris die Frage der Wirksamkeit und der Technik des Kehlkopfgurgelns berührt wurde, besprach Moura die Technik dieser Methode und demonstrirte an sich selber die Thatsache, dass die Flüssigkeit den Larynx bis zum Aditus ausfüllt und dass aus der Trachea Luftblasen aufsteigen, die mit einem Glouglougeräusch platzen.

Im Jahre 1896, während meines Aufenthaltes in Cannes, consultirte mich Dr. Langenhagen wegen einer Ulceration am linken Stimmbande und zeigte mir bei dieser Gelegenheit das Kehlkopfgurgeln an sich selber. Dr. L. hatte durch Uebung und eine angeborene Toleranz des Rachens es in dieser Hinsicht zu einer wahren Virtuosität gebracht. Nachdem er einen kleinen Schluck Wasser in den Mund genommen, liess er dasselbe langsam, bei grader Haltung des Kopfes, in den Larynx fliessen. Ich hörte deutlich das Plätschern der Flüssigkeit und hatte den Beweis, dass dieselbe in den geschlossenen Kehlkopf wirklich hineinlangte, schon dadurch erhalten, dass mein Patient den Oberkörper rechtwinklig beugen konnte, ohne dass ein Tropfen Wasser aus dem Munde herausfloss. Nun bat ich meinen Kollegen, mir die Untersuchung mit dem Larynxspiegel während des Gurgelns zu gestatten. Er nahm einen Schluck Wasser, legte die Zunge flach und neigte den Kopf etwas nach hinten. Nachdem er den Athem angehalten, konnte ich durch die Wasserschicht folgende Details konstatiren: Die wahren Stimmbänder lagen dicht aneinander gepresst; sie waren bis zur Hälfte ihrer Breite durch die gesenkten Taschenbänder bedeckt. Im vorderen Drittel war die Ulceration des linken Stimmbandes deutlich zu sehen. Es kam also nicht zur innigen Berührung der Taschenbänder. Sie näherten sich zwar einander, liessen aber noch etwa die Hälfte der Stimmbänder unbedeckt. Bei der Exspiration sah ich die Luft in Blasen aus der Trachea durch die Flüssigkeit aufsteigen.

Schon im Jahre 1860 theilte Guinier der Académie des Sciences et Lettres in Montpellier seine Erfahrungen über das Kehlkopfgurgeln mit. Fünf Jahre später vervollständigte er diese Untersuchungen in einer Arbeit „Expériences sur le Gargarisme" (Gazette des Hôpitaux, 1865). Eine weitere Reihe von Publikationen, seine Studien über das Schlingen betreffend, enthalten u. A. interessante physiologische Aufklärungen, die bisher sehr wenig bekannt wurden. Guinier beobachtete die Mechanik des Kehlkopfgurgelns an sich selber. Er benutzte anfangs Wasser, später Tinte, um durch Färbung der Schleimhaut die Theile, welche mit der Flüssigkeit in Berührung kamen, genau zu erkennen. Auf diese Weise erbrachte er den Beweis, dass auch die wahren Stimmbänder beim Kehlkopfgurgeln benetzt werden. Seine Untersuchungen sind um so werthvoller, wenn wir berücksichtigen, dass noch im Jahre 1862 in einer Diskussion, die in der Académie des Sciences in Paris stattgefunden, die Ansicht hartnäckig aufrecht erhalten wurde, dass die Gurgelungen bis zu den vorderen Gaumenbögen und dem Zäpfchen dringen, dagegen den Rachen gar nicht erreichen. Diese Ansicht wird übrigens auch noch bis zum heutigen Tage von vielen Kollegen getheilt.

Ueber den Mechanismus des Gurgelns finden wir sogar in den neuesten Arbeiten widersprechende Angaben.

Chiari[1]) sagt über Gurgelungen folgendes: „Auch bei Verordnung dieser Form von Heilmitteln hat man den Patienten genau zu instruiren, wie er die Gurgelung vorzunehmen hat. Er hat den Kopf stark nach rückwärts zu neigen, dann die Zunge herauszustrecken und nun die Flüssigkeit ruhig nach rückwärts fliessen zu lassen. Bei der gewöhnlichen Art des Gurgelns werden nämlich nur sehr selten die Gebilde des Isthmus Faucium, dagegen nie die hintere Rachenwand bespült. Man darf sich übrigens keine zu grossen Erwartungen von der Wirkung dieser Medikation machen, da eben die hintere Rachenwand nur selten von den Medikamenten berührt wird."

M. Mackenzie äussert sich über Gurgelungen (Band 1, S. 775, Jahr 1880) in folgender Weise: „Die Anwendung von Gurgelwässern ist zu bekannt, um weiterer Erklärungen zu bedürfen. Der Autor möchte nur erwähnen, dass er niemals Nutzen gesehen hat, wenn die Affektion, um die es sich handelte, ihren Sitz hinter den Gaumenbögen hatte."

In der Bibliothek der gesammten medicinischen Wissenschaften finden wir im Artikel „Gurgelungen" folgenden Passus: „Der Ge-

---

[1]) Therapie der chronischen Entzündung des Rachens. Handbuch der Laryngologie und Rhinologie von Heymann (1896, Bd. 2, Lieferung 3, S. 286).

brauch des Gurgelwassers besteht in einem Auf- und Abwärtstreiben der Flüssigkeit durch das Rückwärtsbeugen resp. nach vorne Neigen des Kopfes, wobei das Gaumensegel den treibenden Motor darstellt. Bei Lähmungen des Velum ist eine Gurgelung unmöglich. Das Gurgeln wird in zweierlei Form ausgeführt, entweder unter gleichzeitiger Angabe eines tiefen Tones, wodurch eine Senkung des Kehlkopfes eintritt und die tiefer gelegenen Partien des Rachens der Bespülung zugänglich werden, oder durch Ansagen eines hohen nasalirten Tones, wodurch die höher gelegene Pharynxregion bespült wird. Eine dritte Art der Gurgelung ist die bei hervorgedrängter Zunge, wobei die Arzneiflüssigkeit bei weit geöffnetem Munde über die Zunge hinabfliesst. Hierdurch wird hauptsächlich der Zungengrund und die angrenzenden äusseren Kehlkopfpartien betroffen."

Eine Analyse der hier citirten Anschauungen finde ich überflüssig. Aus meinen Erörterungen wird der Leser selber sich ein Urtheil über den Mechanismus des Gurgelns bilden können und bald herausfinden, dass ein Gurgeln des Halses bei ausgestreckter Zunge der Mehrzahl der Kranken nicht gelingt. Hier nur die Bemerkung, dass beim Gurgeln das Velum sich passiv, nicht aktiv verhält.

b) Technik des Kehlkopfgurgelns.

Wir wollen, der Beschreibung Guinier's folgend, den Mechanismus dieser Gurgelungen näher erörtern und die Grundsätze derselben angeben.

Vor Allem muss der Patient es lernen, Rachen und Kehlkopf so weit wie möglich zu öffnen. Als Vorübung gelte das Beobachten des Gähnens vor dem Spiegel, ebensowohl wie das Anschlagen des Lautes a a a. Bei dem Anlauten des Tones a a a erhebt sich das Zäpfchen und berührt die hintere Rachenwand oder nähert sich ihr. Wird nun statt a a a in einer Exspiration das e e e längere Zeit wiederholt, so sieht man das Zäpfchen unverrückt an der hinteren Pharynxwand emporgehoben, während sich gleichzeitig die Mundhöhle allmählich erweitert. Der Zungengrund flacht sich dabei ab und bildet durch Einrollen der Ränder eine Rinne, wodurch Mund- und Rachenhöhle eine Trichterform annehmen. Hat der Patient durch fleissiges Einüben es erlernt, trotz emporgehobenen Zäpfchens die Zunge abzuflachen und dabei die Luft einige Zeit anzuhalten, so nehme er einen Kaffeelöffel lauwarmer Flüssigkeit in den Mund, erhebe leicht den Kopf und lasse, ohne zu athmen, das Wasser langsam, wie durch seine Schwere, in den Schlund fliessen. Im Spiegel sieht er sodann das Wasser aus dem Munde verschwinden. Es füllt jetzt den Eingang zum Kehlkopf und Schlund aus, befindet sich also im Vestibulum laryngis.

Nach einer Weile soll das Wasser aus dem Larynx geschleudert, tief eingeathmet und die Procedur einige Male wiederholt werden. Der Kranke fühlt genau das Eindringen der Flüssigkeit in den Kehlkopf, soll aber dabei keine Inspiration versuchen, weil dadurch die Flüssigkeit in die Trachea dringt und Husten hervorruft. Gerade die Unmöglichkeit des Einathmens während des Kehlkopfgurgelns ist ein Beweis, dass die Methode richtig ausgeführt war. Auch müssen etwaige Schlingbewegungen während der Procedur vermieden werden.

Die Methode ist nicht Allen sofort zugänglich. Kranke mit engem Rachen stossen dabei auf gewisse Schwierigkeiten. Das starke Rückwärtsneigen des Kopfes ist ein Fehler, den Viele begehen. Es werden nämlich durch Anspannen der Halsmuskeln auch die Schlundmuskeln kontrahirt und dadurch die Tiefe des Kehlkopftrichters verkürzt.

Hier sei noch bemerkt, dass die erste Bedingung zum Gelingen des Kehlkopfgurgelns darin besteht, dass nicht mehr als ein Kaffeelöffel Flüssigkeit in den Mund genommen werde, d. h. nur so viel, um das Vestibulum laryngis damit auszufüllen. Nimmt man mehr, so ergiesst sich der Ueberschuss in den Schlund, ruft reflektorische Schlingbewegungen hervor und unterbricht das beabsichtigte Larynxgurgeln.

Diese Thatsache war schon Merkel bekannt. Er empfahl, nicht mehr als einen halben Löffel über die Zunge fliessen zu lassen und dann einige Seitenbewegungen vorzunehmen, damit die Flüssigkeit überall eindringe. Merkel wies nach, dass dabei der Zungengrund, die vordere Fläche des Kehldeckels mit seinen Buchten, ja sogar die hintere Larynxwand von der Flüssigkeit benetzt werden.

c) Das Kehlkopfnasengurgeln.

Das Kehlkopfgurgeln dient, wie gesagt, als Vorbereitung zum „Gargarisme laryngo-nasal" oder Kehlkopf-Nasengurgeln. Dieser Vorgang hat als Ziel, die im Kehlkopfeingang befindliche Flüssigkeit durch die Nase herauszuschleudern.

Guinier giebt folgende Rathschläge zur Erlernung dieser Procedur:

Vor Allem wird tief inspirirt, sodann eine kleine Menge Flüssigkeit in den Mund genommen und das Gurgeln ausgeführt. Der Kopf soll nicht nach hinten geneigt werden. Nun versuche man, bei leicht geschlossenen Lippen, das verhaltene Gähnen, sodann das gutturale Grunzen. Dadurch wird das Velum erschlafft und das

Ausathmen durch die Nase ermöglicht. Wird nun der Kopf schnell nach vorne gesenkt und eine Bewegung wie zum Brechakt intendirt, so fliesst ein Theil des Medikamentes in die Nase, erst in Tropfen, sodann im Strahle (vorausgesetzt, dass die Nasengänge nicht verlegt sind).

Die hier von Guinier angegebenen Vorschriften müssen sehr schnell nach einander ohne vieles Ueberlegen ganz instinktiv ausgeführt werden. Wird die Aufmerksamkeit zu sehr auf das Gelingen dieser Procedur gerichtet, so schlägt sie gewöhnlich fehl. Auch soll das Herausschleudern durch die Nase anfangs ohne grossen Kraftaufwand geschehen. Der brüske Kontakt der Flüssigkeit mit der empfindlichen Nasenschleimhaut führt nämlich zur raschen Schwellung der Nasenmuscheln könnte den Druck im Nasenrachenraume steigern und ein Hineindringen in die Tuba Eustachii mit allen schlimmen Folgen begünstigen.

Ich möchte rathen, den Kranken früher an das Ausspritzen der Nase mit Wasser zu gewöhnen, damit das unangenehme Gefühl, welches der Kontakt der Flüssigkeit mit der Mucosa der Nase verursacht, erst etwas abgestumpft werde. Als Princip gelte, nur lauwarme Flüssigkeiten, durch Abkochen sterilisirt, zum Nasengurgeln zu benutzen.

Die Vortheile dieser Methode bestehen darin, dass Theile des Nasenrachenraumes mit Medikamenten in Berührung kommen, die bei der gewöhnlichen Nasenausspülung von vorne gar nicht benetzt werden. Ohne jede instrumentelle Beihülfe können festhaftende Sekrete, Schleimkrusten durch Wiederholung dieser Procedur erweicht und auf dem natürlichen Wege entfernt werden.

Mosler[1]) beschreibt eine ähnliche Methode des Nasenrachengurgelns auf folgende Weise:

Man lässt die Kranken eine grosse Portion des Gurgelwassers in den Mund nehmen, alsdann wird der Kopf bei angehaltenem Athem nach rückwärts gebogen, damit das Gurgelwasser in den Schlundraum sich ergiesst. Danach werden Schluckbewegungen und stossweise Exspirationen vorgenommen, als deren Effekt man beim Beugen nach vorn einen Theil des Gurgelwassers durch die Nasenlöcher auslaufen sieht.

Eigene Versuche.

Meine eigenen Untersuchungen über die Wirkung des Mund- und Rachengurgelns wurden auf folgende Weise ausgeführt:

---

[1]) „Zur lokalen Behandlung chronischer Rachen- und Nasenkatarrhe mittelst Spülungen vom Nasenrachenraume aus." Deutsche med. Woch. 1881, No. 1.

Mittels eines mit leicht abgebogenem Rohr versehenen Insufflators bestreute ich mit Aristol oder Bismutum subnitricum bald die Mandeln, bald den Zungengrund in der Gegend der Valleculae, bald die hintere Rachenwand. Sodann liess ich die Kranken gurgeln, ohne jede specielle Instruktion. Es zeigte sich, dass mehr als die Hälfte der Patienten nur die vorderen Gaumenbögen mit der Flüssigkeit in Berührung brachten. Das Pulver blieb ruhig an den Mandeln und an der hinteren Rachenwand haften. Expektorirte der Kranke gleich nach der Insufflation, so wurde das Pulver von der hinteren Rachenwand mit dem Schleim herausbefördert. Tiefes Rachengurgeln hatte aber denselben Effekt zur Folge.

d) Allgemeine Betrachtungen über den Werth des Rachen- und Kehlkopfgurgelns.

Bei der Betrachtung der Wirksamkeit der Gurgelungen verdienen folgende Punkte eine specielle Erörterung:

1. Die mechanische Wirkung des Gurgelns.
2. Sein abhärtender Einfluss auf die Mucosa der oberen Luftwege.
3. Seine prophylaktische Wirkung.
4. Die pharmako-dynamische Wirkung der zum Gurgeln benutzten Medikamente.

Betrachten wir vorerst die als Gurgeln bezeichnete mechanische Thätigkeit.

Nach Wendt („Krankheiten der Nasenrachenhöhle") besteht dasselbe in oft wiederholten, forcirten Schlingbewegungen, ausgeführt mit indifferenter Flüssigkeit. Dieselbe soll dabei nicht verschluckt, sondern im letzten Moment wieder nach oben befördert werden. Es findet hierbei eine beträchtliche Verengerung des Schlundkopfes, eine starke Verschiebung seiner Oberflächentheile statt. „In Folge des Druckes, welchen die Schleimhaut von Seiten der Muskulatur erfährt, wird der in den Drüsen angehäufte Schleim ausgedrückt und das an den Schleimhautflächen haftende Sekret gelockert und abgestreift." Aus dieser Auseinandersetzung ist es für uns ersichtlich, dass auch Wendt die Mechanik des Kehlkopfgurgelns richtig errathen hatte.

Die Anwendung der Gurgelwässer hat ihre Indikation je nach der Form und der Chronicität des Leidens. Akute Entzündungen des Velums, der Mandeln, der hinteren Rachenwand (Angina tonsillaris, Pharyngitis acuta, Pharyngitis und Tonsillitis phlegmonosa, akuter Retropharyngealabscess) werden mit Erfolg mittels eiskalter öfters wiederholter Ausspülungen behandelt. Aber schon nach 24 bis 48 Stunden vom Beginn der Erkrankung wird die Kälte ebensowohl

in der Form von eiskalten Gurgelungen wie Eispillen schlecht vertragen und durch lauwarme oder warme Ausspülungen erfolgreich
ersetzt. Wenn eiskaltes Wasser benutzt werden soll, so gilt als
erste Bedingung, dass die Erniedrigung der Temperatur erzielt
werde durch Hineinstellen der Flüssigkeit in klein gehacktes Eis
oder in den Eisschrank. Das Hineinwerfen von Eisstücken in die
Flüssigkeit ist absolut zu verbieten, da das Eis Mikroorganismen
enthalten kann, die bekanntlich trotz niedriger Temperatur lebensfähig bleiben*).

---

*) Nach Koeppe (Reines Wasser, seine Giftwirkung und sein Vor-
kommen in der Natur. Deutsche med. Wochenschr. No. 39 Jahrg. 1888) ist
die schädliche Wirkung des Eises, resp. des schmelzenden Eiswassers nicht
den in ihm enthaltenen Bakterien, sondern dem Umstande zuzuschreiben,
dass Eiswasser chemisch reines Wasser darstellt. Chemisch reines Wasser
wirkt aber auf den Organismus giftig. Es ist ein Protoplasmagift. Es entzieht den Geweben Salze und führt ihre Quellung herbei. Isolirte, lebende
Organelemente, einzellige Organismen, Zellen sterben ab, da sie durch
Wasseraufnahme die Fähigkeit verlieren, die zum Leben nothwendigen
Salze und sonstigen löslichen Zellbestandtheile festzuhalten. Eine gleiche
Giftwirkung wie auf Zellen tritt ein beim Trinken destillirten Wassers.
Die oberflächlichen Schichten des Epithels quellen auf, werden ausge-
laugt, sterben ab und werden abgestossen. Abgesehen von seinem ab-
scheulichen Geschmack, dokumentirt sich seine Wirkung klinisch durch
Uebelsein und Erbrechen, bis zum ausgesprochenen Bilde eines Magen-
katarrhs.

Dies ist durch die Schädlichkeiten der häufigen Magenausspülungen
mit destillirtem Wasser nachgewiesen worden und führte zur Anwendung
der sog. physiologischen Kochsalzlösung. Das gewöhnliche, käufliche, destillirte Wasser ist kein chemisch reines Wasser.

Der Grad des chemisch reinen Wassers wird nach Kohlrausch
und Heydweiler bestimmt durch seine elektrische Leitfähigkeit, welche
ein direktes Maass für den Grad seiner Verunreinigungen mit Gasen,
Salzen etc., abgiebt. Die Leitfähigkeit des absolut reinen Wassers ist auf
0,038 berechnet worden. Nun zeigt Wasser aus geschmolzenem Natureis
2,13, gewöhnliches destillirtes Wasser, gekocht 10,0, ungekocht 49,2, Wasser
aus der Wiener Hochquellenleitung 220—239,0, natürliches Selterwasser
5700,0 elektrische Leitfähigkeit. — Diese Zahlen erklären den Grad der
Verunreinigung auf das evidenteste. — Durch Schmelzen von klarem
Natureis erhält man nach Koeppe Schmelzwasser, welches 8,0 Leitfähigkeit besitzt, also reiner ist als durch Kochen gereinigtes destillirtes Wasser.
Dies wird dadurch erklärt, dass bei langsamem Gefrieren die kleinen Krystalle Zeit finden, sich von den Salzen, Gasen und allen Verunreinigungen
durch Ausscheidung zu befreien. Sie bleiben unter dem Eis gelöst und
sinken zu Boden. — Im Kunsteis findet dies nicht statt. Das Kunsteis

Natürlich muss, um irgend einen Erfolg zu erzielen, die Procedur in zweckmässiger, schon angedeuteter Weise ausgeführt werden. Wir müssen von vornherein bemerken, dass die bisher übliche schablonenartige Anwendung des Gurgelns eine zwecklose und unwirksame ist. Um irgend einen Erfolg von den Halsausspülungen zu erhalten, muss die Technik eine rationelle sein, die Schleimhaut der Mund-, Rachen- und Kehlkopfhöhle muss eine gewisse Zeit in Kontakt mit dem Medikamente verbleiben.

Eine richtige Benutzung der Gurgelwässer soll 3 bis 5 Minuten andauern und müssen dazu 100 bis 150 Gramm Flüssigkeit verwendet werden. Eine längere Dauer ist unstatthaft und ermüdend.

Wird nach der Gurgelung statt Erleichterung ein Gefühl von Hitze, Brennen, Hustenreiz, vermehrte Schmerzen im Halse verspürt, so ist diese Behandlungsweise überhaupt nicht am Platze.

Karmel's unter Vogel's Anleitung angestellten Untersuchungen verdienen an dieser Stelle Berücksichtigung.

Karmel suchte zu erfahren, wie viel Flüssigkeit bei medikamentösen Mundgurgelungen von der Mundschleimhaut allein resorbirt würde, bei sorgfältiger Vermeidung aller Schlingbewegungen. Es galt zu erfahren, ob den Gurgelungen überhaupt nicht nur eine lokale, sondern auch eine allgemeine Wirkung zukäme. Seine Untersuchungen erstreckten sich auf folgende Stoffe: Alkohol, Natrium carbonicum, Weinsäure, Kali nitricum, Kali chloricum, Magnesia sulfurica, Traubenzucker.

Es stellte sich heraus, dass die Resorptionsfähigkeit dieser Stoffe in obiger Reihenfolge abnahm. Karmel stellte diese Versuche an sich selbst an. Nachdem er den Mund sorgfältig mit destillirtem Wasser gespült hatte, nahm er von der zu untersuchenden Flüssigkeit eine Portion und hielt sie 2 bis 4 Minuten lang im Munde. Hierauf entleerte er den Inhalt der Mundhöhle in ein Becherglas, spülte mit destillirtem Wasser nach und fuhr sodann mit einer zweiten Portion fort, bis die ganze Quantität (200 ccm der Flüssigkeit) verbraucht war.

---

enthält Salze, Luft, ist deshalb nie klar wie Natureis, sondern milchig, schneeartig. Sein Schmelzwasser besitzt eine Leitfähigkeit von 137,0.

Das klare durchsichtige Flusseis wird aber vorwiegend in der Krankenpflege gebraucht und soll nach K. als reines Wasser schädlich wirken, Erbrechen und Magenkatarrhe hervorrufen. Koeppe empfiehlt daher den Genuss vom künstlichen Eis und erklärt die bekannten Gefahren des Genusses von Schnee und Gletscherwasser durch seine besondere Reinheit, welche das destillirte Wasser bedeutend übertrifft. Die Häufigkeit der akuten Magenkatarrhe im Sommer während sehr heisser Tage findet vielleicht ihre Erklärung im übermässigen Genuss von eiskalten Getränken, die aus schmelzendem Roheis, mit Zusatz von Fruchtsäften, ungemein viel genossen werden.

Quantitativ genaue chemische Bestimmungen vor und nach der Procedur ergaben nun regelmässig, dass eine nicht unbeträchtliche Menge der im Gurgelwasser gelösten Stoffe nicht mehr zum Vorschein kam, also offenbar von der Schleimhaut resorbirt wurde.

Die Resultate seiner Arbeit zeigten:

1. Die Mundschleimhaut resorbirt in einem beträchtlichen Grade.
2. Die Resorption verhält sich verschieden, je nach der Natur des Stoffes.
3. Je koncentrirter die Lösung, um so stärker die Resorption.
4. Dieselbe wächst nicht im gleichen Verhältniss mit der Zeit.

Wir wollen nun die therapeutische Bedeutung der Gurgelungen im Allgemeinen besprechen. Den mechanischen Einfluss haben wir schon erwähnt. Es erübrigt uns also, diese Methode vom Standpunkte der Abhärtung und der Prophylaxe zu analysiren.

Es ist befremdend, dass bei der Anerkennung und Verbreitung, welche die Abhärtung der Haut gefunden hat, der Idee einer methodischen, successiven Abhärtung der Schleimhäute des Rachens so wenig Werth beigelegt wurde. Die Principien der Thermotherapie (Hydrotherapie), welche Winternitz für die Haut statuirt und erklärt hat, sollten auch für die Schleimhäute Anwendung finden. Es spielen hier zwei Momente eine gewisse Rolle: die Temperatur des Wassers und die Zeit der Einwirkung, ferner die mechanische Entfernung von Schleim, Sekret, Speiseresten und Mikroorganismen. Die abhärtenden Gurgelungen sind zugleich prophylaktische, indem sie die Empfindlichkeit der Mucosa gegen thermische, chemische und infektiöse Noxen erniedrigen oder aufheben.

Zur Abhärtung der Schleimhäute soll abgekochtes, sodann entsprechend temperirtes Wasser benutzt werden. Die Flüssigkeit muss Mund, Rachen und Kehlkopf benetzen und bei chronischem Nasenrachenkatarrh auch in die Nasenrachenhöhle sich ergiessen. Man spüle vor Allem sorgfältig die Mundhöhle aus, ehe man den Rachen und Kehlkopf gurgelt. Diese Vorschrift hat den Zweck, zu verhindern, dass die in der Mundhöhle angesammelten pathogenen Sekrete und Mikroorganismen nicht in die tieferen Halstheile übertragen werden.

Für eine Reihe von Erkrankungen ist es sehr wahrscheinlich, dass die Erreger der Infektion durch die Rachenschleimhaut Eingang finden, von hier aus die Lymphdrüsen am Halse befallen, oder durch Vermittelung der lymphatischen Rachenapparate in die Blutbahn übertreten *).

---

*) Um die Frage zu lösen, ob durch lokale Infektion mit pyogenen Mikroorganismen eine allgemeine Infektion zu Stande kommen kann, inficirte Lexer Kaninchen mit hochvirulenten Streptokokken-Kulturen.

Im menschlichen Rachen sind die günstigen Bedingungen für die Resorption virulenter Bakterien an zahlreichen Stellen vorhanden. Die Krypten der Gaumen- und Pharynxmandeln, die Zungenbalgdrüsen bilden wahre Fanggruben für pathogene Keime. Wir ersehen daraus die Nothwendigkeit einer sorgfältigen Reinigung der Mund- und Rachenhöhle in viel höherem Grade, als dies bisher geschieht. Dies gilt vor Allem nach dem Genuss fester Nahrungsmittel. Vom prophylaktischen Standpunkte sind Mund- und Rachenausspülungen indicirt bei Hausepidemieen von Scharlach, bei Diphtheritis und Tonsillitis lacunaris. Diese Gurgelungen müssen wenigstens 4 mal täglich wiederholt werden.

Das Gurgeln ist kontraindicirt bei Personen, deren Sensibilität durch Cocaïnisirung temporär aufgehoben ist; ferner ist es kontraindicirt oder erschwert bei Lähmungen des Velums nach Diphtheritis, bei Paralysis glosso-labio-pharyngea, bei Recurrenslähmungen, bei Perforation des harten Gaumens, Verwachsung des Palatum molle mit der hinteren Pharynxwand, Perichondritis cricoidea posterior, Anchylosis cricoarytaenoidea, also bei Motilitätsstörungen des weichen Gaumens und mangelhaftem Glottisschluss. Bei den letztgenannten Erkrankungen ist das Kehlkopfgurgeln wegen Eindringens der Flüssigkeit in die Trachea nicht ausführbar. Erkrankungen der Halswirbel, Exostosen der hinteren Rachenwand, Retropharyngealabscess, Neubildungen der seitlichen Pharynxwand erschweren das Gurgeln in hohem Grade. Manche Personen sind trotz anscheinend normaler Rachentheile nicht im Stande, ihren Hals zu gurgeln, bekommen Würgen, Erbrechen. Hier wird das Gurgeln mit Vortheil durch den Spray ersetzt.

e) Pharmakologie.

Bei der oft mangelhaften Kenntniss der pharmakodynamischen und physiologischen Wirkung gewisser Medikamente ist eine präcise und rationelle Eintheilung der Gurgelwässer schwer durchzuführen. Aus praktischen Gründen möchte ich jedoch die heut zu Tage am meisten gebräuchlichen Gurgelwässer in folgende Gruppen eintheilen:

Er überzeugte sich, dass nach der Infektion der Mund- und Rachenhöhle mit einer geringen Menge Impfmaterials auch ohne Verletzung und Reizung der Mundhöhlenschleimhaut eine tödtliche Infektion zu Stande kommt. Schon kurze Zeit nach Einträufelung der Kulturen in die Mundhöhle finden sich Kokken, zuerst in den inneren Organen, später massenhaft im Blute. Lexer betrachtet die lymphatischen Apparate des Rachens, vor Allem die Tonsillen, als die Eingangspforte des Virus.

1. Antiseptische Gurgelungen.
2. Adstringirende Gurgelungen.
3. Antispasmodische und narkotische Gurgelungen.
4. Resolvirende Gurgelungen.

Die Grundsätze der Antiseptik und die Wirkungsweise der Desinfektionsmittel, wie sie Robert Koch und Behring durch eine Reihe wissenschaftlicher experimenteller Arbeiten entwickelt und begründet haben, sollen ausführlicher an anderer Stelle besprochen werden. Von der grossen Gruppe der antiseptischen Mittel sind hier nur diejenigen etwas eingehender berücksichtigt worden, die am meisten Anwendung finden und sich als wirksam erwiesen haben. Als Maassstab ihrer Wirkung soll uns die pilztödtende Fähigkeit dieser Mittel dienen, nicht ihre entwickelungshemmenden Eigenschaften.

Um diese Wirkung näher zu ergründen, ist es nothwendig, die gewissenhaften Untersuchungen W. D. Miller's über Bekämpfung der Zahncaries durch pilztödtende Mittel eingehender zu betrachten, und zwar aus folgenden Gründen:

Die von Miller erprobten Substanzen erwiesen die Möglichkeit einer Desinfektion resp. Sterilisation der Mundhöhle durch Abtödtung der sie bewohnenden Mikroorganismen. Dieselben Mittel, welche sich als Mundwässer in dieser Hinsicht wirksam erwiesen haben, sind nun zweifellos im Stande, etwaige pathogene Keime in den tieferen Rachentheilen zu vernichten.

Die grosse Schwierigkeit, Mundwässer mit ausgesprochen antiseptischen Eigenschaften zu finden, liegt nach Miller in dem Umstande, dass sie nur im verdünnten Zustande anwendbar sind. Da diese Mittel in der Mundhöhle gewöhnlich eine Minute mit der Mundschleimhaut in Berührung kommen, so brauchen wir zum Zweck der Sterilisation dieser Höhle Substanzen, die im Stande sind, die Pilze innerhalb einer Minute zu tödten.

Miller hat nun in folgender Tabelle die Wirksamkeit verschiedener Antiseptica, was die Zeit ihrer Wirkung anbetrifft, zusammengestellt. Ich entnehme derselben nur die gebräuchlichsten Substanzen.

Miller's Tabelle.

Antisepticum	Koncentration	Zeit der Wirkung zur Sterilisation
Listerin		$\frac{1}{4}$—$\frac{1}{2}$ Minute
Salicylsäure	1 : 200	$\frac{1}{2}$ „
Sublimat	1 : 2500	$\frac{1}{2}$—$\frac{3}{4}$ „
Benzoesäure	1 : 200	1—2 „

Antisepticum	Koncentration	Zeit der Wirkung zur Sterilisation	
Natrium benzoicum	1 : 175	1—2	Minuten
Thymol	1 : 1500	2—4	„
Karbolsäure	1 : 100	10—15	„
Pfefferminzöl (In angenehmer Stärke zum Mundspülen.)		5—10	„
Uebermangans. Kali	1 : 4000	über 15	„
Borsäure	1 : 50	„ 15	„
Kalkwasser		wirkungslos	

Die gebräuchlichsten aromatischen Substanzen, welche die wichtigen Bestandtheile der käuflichen Mundwässer bilden, haben, nach Miller, in entsprechender Koncentration, wenig antiseptische Wirkung. Eine Ausnahme bildet das Pfefferminzöl.

Auf eine Thatsache macht nun Miller aufmerksam, nämlich, dass bei Durchsicht seiner Tabellen, scheinbar grosse Widersprüche auffallen. So tödtet das Listerin, welches 40 mal schwächer ist als eine 10 % Lösung des Wasserstoffsuperoxyds, die Pilze 30 mal schneller als letzteres. Dieser Widerspruch wird dadurch erklärt, dass die Schnelligkeit, mit der ein Mittel wirkt, durchaus nicht seiner Kraft proportional ist. Damit ein Mittel auf Pilze einwirke, muss es ihre Zellhaut durchdringen. Daraus folgt, dass ein schwaches Antisepticum, das leicht diffundirt, rascher sterilisiren wird als ein starkes, aber langsam diffundirendes Mittel.

Als antiseptische Gurgelwässer können nur solche Lösungen mit Vortheil angewandt werden, welche schnell wirken und während der kurzen Zeit ihrer Einwirkung die Pilze vernichten. An anderer Stelle habe ich schon erwähnt, dass, um einen vollen antiseptischen Erfolg zu erzielen, der Rachen, resp. der Larynx 3—5 Minuten mit dem Medikament in Kontakt bleiben soll. Zu den Mitteln, welche während dieser Zeit noch eine volle Wirkung entfalten können, gehören Sublimat, Benzoesäure, Salicylsäure, Tymol. Karbolsäure in 1 % Lösung fordert zur Sterilisation 10—15 Minuten, Pfefferminzöl (in angenehmer Stärke) 5—10 Minuten, übermangansaures Kali 1 : 4000 über 15 Minuten. Ebensoviel Zeit fordert die Borsäure (1 : 50). Kalkwasser zeigte sich wirkungslos. Borax verhindert die Spaltpilzentwickelung erst bei 1 : 350, kohlensaures Natrium erst bei 1 : 100, Alkohol bei 1 : 10, chlorsaures Kali bei 1 : 8. Aus diesem Grunde können die letzten 6 Mittel nicht als Antiseptica in dem früher gedeuteten Sinne betrachtet werden, trotzdem sie gerade am häufigsten in der Praxis Anwendung finden und sich sogar wie die Borsäure, das Kali chloricum und das Kalkwasser eines gewissen Rufes erfreuen. Bei Kali chloricum und besonders bei hypermangansaurem Kali dürfen wir aber nicht vergessen, dass beide Substanzen, ebenso wie das Wasserstoffsuperoxyd der grossen Klasse der Sauerstoffüberträger angehören, also gewisse Infektionsstoffe desinficiren, d. h. **Bakteriengifte unschädlich machen** (Behring).

Antiseptische Gurgelungen.

Sublimat. Ueber seine sporentödtenden und desinficirenden Eigenschaften haben sich die Ansichten verändert. Die von Koch, in seinen früheren Arbeiten über die Wirkung des Sublimats als Antisepticum angegebenen Zahlen bedürfen einer Reduktion. Nach Behring's letzten Untersuchungen über Sporentödtung sollen Bacillen, die im Wasser vertheilt sind, schon in wenigen Minuten durch einen Sublimatgehalt von 1 : 500,000, in Bouillon bei 1 : 40,000 getödtet werden. Im Blutserum wird aber ein Sublimatgehalt von 1 : 2000 nicht immer ausreichen, um die Desinfektion in wenigen Minuten zu erzielen. Die Sublimatwirkung wird umsomehr beeinträchtigt, je mehr organische Substanzen, besonders koagulirbare Eiweisskörper, im Desinfektionsobjekt vorhanden sind.

Zum Rachengurgeln kann mit Vortheil das **Miller'sche Mundwasser benutzt werden.** Dasselbe soll die Kraft besitzen, innerhalb einer Minute alle die Mundhöhle bewohnenden Pilzarten abzutödten. Nur die Sporen widerstehen längere Zeit. Ich empfehle dasselbe vorwiegend als antiseptisches Mittel bei Mandelentzündungen mit verdächtigem Belag, bei Angina tonsillaris mit Retention der Sekrete und bei beginnender Peritonsillitis.

Hier die Vorschrift:

Acid. thymic. . . .	0,15
Acid. benzoic. . . .	3,00
Tinct. Eucalypti . .	15,00
Hydrarg bichlor. . .	0,80
Alkohol	100,00
Ol. Menth. pip. . . .	0,75

S. . . . . 15—20 Tropfen (bis zur leichten Trübung) auf ein Glas lauwarmes Wasser.

Stärkere Lösungen (30—40 Tropfen) haben einen metallischen, zusammenziehenden, unangenehmen Geschmack und reizen die Mucosa des Mundes. Ein Nachspülen mit lauwarmem Wasser ist deshalb von Nutzen.

Die giftigen Eigenschaften des Sublimats, welches beim Mund- und Rachenspülen verschluckt oder absorbirt werden kann, haben viele Aerzte von der Anwendung dieses Mittels abgeschreckt. Dagegen behauptet Miller, dass wenn bei jedesmaliger Ausspülung der Mundhöhle, bei täglicher Anwendung, 0,5 der Lösung verschluckt oder absorbirt würden, es doch 500 Tage dauern müsste, ehe die toxische Maximaldosis von 0,1 erreicht wäre*).

Thymol wird gegenwärtig aus den Früchten einer indischen Umbellifere (Carum Agoran) gewonnen. Es bildet weisse fettige Krystalle, von aromatischem Geruch und scharfem, brennendem Geschmack. Im Verhältniss 1 : 2000 Wasser verhindert Thymol die Entwicklung der Schimmel- und Spaltpilze, im Verhältniss von 1 : 200 ihr Fortpflanzungsvermögen.

Im Wasser schwer löslich, löst sich Thymol leicht im Alkohol und Aether. Es besitzt bedeutend stärkere antiseptische Eigenschaften wie die Karbolsäure. Als Mund- und Gurgelwasser wird Thymol 1 : 1500 benutzt. Der Anschauung, dass aetherische Oele absolut ungiftig seien und deswegen mehr als andere Mittel zu Gurgelwässern benutzt werden dürfen, widerspricht Behring auf Grund eigener Versuche.

Menthol. Ein Stearopten, das farblose Krystalle bildet, vom Geschmack und Geruch des Pfefferminzöls, aus dem es sich an kühlen Orten ausscheidet. Das Pfefferminzöl gehört zu den Kampherarten, daher wird es auch Menthakampher genannt. Es löst sich in Alkohol, Aether, Chloroform und fetten Oelen. Im Wasser unlöslich, ertheilt es ihm nur sein Aroma. Das Menthol besitzt antibakterielle Eigenschaften. Die Zahlen für seinen entwicklungshemmenden Werth liegen nach Behring unter 1 : 500. Menthol besitzt einen angenehmen, kühlenden Geschmack. Auf Haut und Schleimhäuten ruft es Kälteempfindung und Analgesie hervor, aber von kurzer Dauer. Alkoholische Lösung 1,0 : 30,0 dient als Zusatz zu Inhalationen und Gurgelungen. Oelige Menthollösungen sind von Rosenberg gegen tuberkulöse Geschwüre empfohlen worden. Es reinigt dieselben und regt die Heilung an. Gegen tiefere Rachengeschwüre und Infiltrationen ist es wirkungslos.

Das *Eukalyptol* (Cineol) ist ein minderwerthiger Körper. Trotzdem werden Kombinationen von Menthol und Eukalyptol mit Vorliebe als Gurgelwasser angewandt.

---

*) Einem Privatschreiben Prof. Miller's entnehme ich, dass er in letzter Zeit den Zusatz von Sublimat zu seinem Mundwasser wegen des schlechten Geschmacks aufgegeben hat.

Meine Patienten haben sich nie darüber beklagt. Aus diesem Grunde benutze ich bei verdächtigen Belegen im Rachen noch immer die frühere Formel.

Das *Kalium hypermanganicum* bildet in leichter Lösung ein sehr beliebtes Mund- und Gurgelwasser, welches vorwiegend bei schlechtem Geruch aus dem Munde Anwendung findet. Seine Wirkung ist von sehr kurzer Dauer. Seine stark oxydirende Action tritt sehr rasch ein. Sobald dieses Präparat die ganze Menge Sauerstoff, über die es zu verfügen vermag, abgegeben hat, besitzt es keine antiseptische Wirkung mehr. Es wird in Lösungen von 1—2 : 1000 angewandt. Auf den Schleimhäuten wirkt es in mässiger Verdünnung entzündungserregend und bewirkt lang anhaltende, brennende Schmerzen. Nach Kobert schädigt es bei längerem Gebrauch die Zähne. In stärkerer Koncentration wirkt dies Mittel ätzend. Auf brandigen, jauchigen Geschwüren vernichtet es nicht nur die Zersetzung und verbessert den Geruch, es beschleunigt auch ihre Heilung. Eine Erklärung seiner Wirkung als Sauerstoffüberträger haben wir bereits erwähnt.

Kalium chloricum. Seine desinficirende und antiparasitäre Wirkung ist eine äusserst geringe. Noch vor wenigen Jahren war dieses Mittel, besonders bei Erkrankungen der Mundschleimhaut und speciell bei Stomatitis mercurialis ebenso beliebt und gebraucht wie die Tanninpinselung bei chronischem Rachenkatarrh. Diese Glanzperiode scheint sich ihrem Ende zu nähern. Bei Kindern und Personen, die das Gurgeln nicht verstehen, ist dieses Mittel wegen seiner toxischen Eigenschaften streng kontraindicirt.

Von den Syphilidologen wird noch immer bei Anfang jeder merkuriellen Kur Kali chloricum dem Patienten verschrieben, um Mund und Rachen damit auszuspülen. Im Einklang mit Oertel, Nothnagel und Rossbach müssen wir seine Wirkungslosigkeit bei der Angina catarrhalis, tonsillaris, bei Stomatitis aphtosa und bei Soor ganz besonders betonen. Es bleibt, wie gesagt, nur die Stomatitis mercurialis, mit oder ohne Geschwüre, in welchen ein Erfolg beobachtet werden kann.

Dosis: 1—2 Kaffeelöffel auf 300,0 Wasser.

Acidum boricum und *borsaures Natrium* haben fast identische Eigenschaften. Sie lösen sich in 25 Theilen Wasser und in 10 Theilen Glycerin. Von sehr schwach antiseptischer Wirkung, hemmen sie nur die Entwickelung der Mikroorganismen, besitzen aber den Vortheil, die Schleimhäute nicht zu reizen. Sie können in jeder Koncentration applicirt werden. Die gebräuchliche Dosis ist die 2—4 % Lösung. Schwache Lösungen wirken ähnlich wie die Alkalien. Ihre Wirkung wird jedenfalls durch Erwärmung bedeutend erhöht, gerade so wie die kohlensauren Alkalien, welche zu sehr energischen Desinfektionsmitteln werden, wenn wir sie bei höherer Temperatur einwirken lassen. Weitere Details über Acidum boricum bringe ich im Kapitel über Insufflationen.

Salicylsäure. Sie wird zu Mundwässern, mit Zusatz von anderen aromatischen Stoffen, sehr oft benutzt. Eine Lösung von 2 : 1000 hemmt die Entwickelung der meisten Mikroorganismen. Sie verliert aber ihre antiseptischen Eigenschaften in starkem Alkohol und Glycerin. Behring bemerkt, dass der antibakterielle Werth der Salcylsäure sehr verringert wird, wenn man sie als salicylsaures Natrium benutzt. Nach Buchholtz sollen 0,4 % salicylsaures Natrium genügen, um die Entwickelung der Mikroorganismen zu hindern. Zu Gurgelungen können Lösungen von 1—2 : 1000 ohne Reizwirkung angewandt werden. Stärkere, namentlich alkoholhaltige Koncentrationen irritiren die Schleimhaut, sollen vorübergehende erythematöse Zustände hervorrufen und die Zähne schädigen.

<pre>
Rp. Acidi salicylici
    Acidi benzoici aa   5,0
    Thymoli   0,5
    Alcoholi   120,0
    Ol. Anisi stellati
    Ol. Menthae pip. aa   1,0
    S. 1 Kaffeelöffel auf ein Glas Wasser.
</pre>

Der *Theer* und seine Derivate liefern für unsere Zwecke keine entsprechenden Medikamente. Die Aqua Picis wird nur zu Inhalationen benutzt, ihr schlechter Geschmack verhindert, dieselbe als Mund- und Gurgelwasser anzuwenden.

Die aus Steinkohlentheer erhaltenen Produkte (Benzolderivate) besitzen zum grössten Theil antiseptische Eigenschaften. Unter ihnen ist vor Allem das *Acidum carbolicum* als Gurgelwasser zu nennen. obwohl sein schlechter Geschmack einer allgemeinen Anwendung im Wege steht. Korrigirt kann derselbe werden durch Zusatz von Oleum Menthae pip. und Spiritus Lavandulae.

Das *Acidum benzoicum* besitzt stark antiseptische Eigenschaften. Es wird wegen seiner irritirenden Wirkung als Gurgelwasser seltener benutzt. Im Organismus bildet es sich in Hippursäure um, die keine antiseptischen Eigenschaften mehr besitzt.

Als *Natrium benzoicum* wurde das Präparat vor Jahren auf Grund spekulativer Deduktionen, eine Zeitlang fast als Panacee gegen Lungentuberkulose gepriesen. Heutzutage ist es obsolet geworden. Es kann in entsprechender Dosis 50,0 : 1000 als Gurgelwasser benutzt werden.

Salol. Salicylsäure-Phenylester, wurde von Nencki im Jahre 1886 dargestellt und von Sahli in die Praxis eingeführt. Salol ist ein weisses, krystallinisches, schwach aromatisch riechendes Pulver, fast unlöslich in Wasser, löslich in 10 Theilen Weingeist, in Chloroform, Aether und Fetten. Als Mundwasser wird es verschrieben: 2,0—3,0 : 100,0 Alkohol. Davon ein Theelöffel auf ein Glas Wasser. Es bildet einen Hauptbestandtheil des theuren, mit so starker Reklame angepriesenen Odols.

Nach Neisser sollen wässrige Odollösungen Lippenekzeme hervorrufen, und zwar durch den Zusatz der im Odol enthaltenen aetherischen Oele: Ol. Menthae, Anisi, Foeniculi, Caryophyllorum, Cinnamomi.

Adstringirende Gurgelungen.

Wir wollen in Kürze einige pharmakologische Details über die Wirkungsweise dieser Substanzen vorausgehen lassen.

Acidum tannicum und *gallicum* gehören zu derselben Gruppe von Substanzen, die aus Gallusäpfeln durch ein Gemisch von Alkohol und Aether extrahirt werden. Die Gerbsäure erzeugt, wie bekannt, in Eiweisslösung Niederschläge und besitzt schwache antiseptische Eigenschaften. Ihre zusammenziehende Wirkung sollte darauf basirt sein, dass sie Eiweiss zur Gerinnung bringt und sich gierig mit dem Wasser der Gewebszellen verbindet. Durch Rosenstirn und Rossbach ist experimentell nachgewiesen worden, dass die Gerbsäure die Gefässe nicht zusammenzieht, sondern erweitert. Sowohl Arterien wie Venen, sogar die Kapillargefässe des Mesenteriums bei Fröschen, werden auf das Doppelte dilatirt und hyperämisch. Die Erweiterung entsteht nicht unter dem Einflusse einer reflektorischen Reizung der Vasomotoren, sondern ist als ein direkter Einfluss der Gerbsäure auf die Gefässwandungen zu betrachten. Diese Wirkung ist aber verschieden und abhängig von dem Koncentrationsgrade der benutzten Flüssigkeit. Es ist dies leicht erklärlich, da die Adstringentien im koncentrirten Zustande reizend, ja sogar ätzend wirken, während in Verdünnung ihre Wirkung nur noch an dem Zellprotoplasma bemerkbar wird. Letzteres zieht sich zusammen, und diese Zusammenziehung führt eine Verengerung der Gefässe herbei. Nach Kobert wirken Adstringentia nur auf die oberflächlichen Gefässe verengend ein, während die entfernter liegenden erweitert werden. Bei der Applikation dieser Mittel vergesse man nicht, dass, um eine adstringirende und zusammenziehende Wirkung auf die Gewebe auszuüben, sehr verdünnte Lösungen reichlich und häufig angewandt werden müssen.

Bei entzündlichen Zuständen der Rachenschleimhaut wird nach Tannin keine Abblassung beobachtet. Eine Zusammenziehung der Blutgefässe, wie dies bei Gebrauch von schwachen Höllensteinlösungen sofort konstatirt werden kann, tritt nicht hervor. Dagegen muss die anästhetische Wirkung wässriger Lösungen speciell hervorgehoben werden, da derselben bisher zu wenig Aufmerksamkeit zugewandt wurde. Die Gerbsäure beeinträchtigt und vermindert die Geschmacksempfindung, sie hemmt und vermindert auch die Reflexerregbarkeit der Mucosa und übt einen günstigen Einfluss auf die Hypersecretion der katarrhalisch afficirten Schleimhäute.

Fügen wir noch die von manchen Seiten gepriesene günstige Wirkung der Gerbsäure auf Ulcerationen der Schleimhäute hinzu, so werden wir, trotz der scheinbaren Kontroverse über die physiologische Wirkung dieses Mittels, das Tannin in gewissen Fällen nicht entbehren können. Um eine richtige, adstringirende Wirkung auf die Schleimhäute zu erlangen, muss die Oberfläche derselben vorher von Schleim, durch Gurgelungen mit lauwarmem Wasser, mit Zusatz von etwas Soda, gereinigt werden.

Nach Oertel ist bei akuten Katarrhen die Gerbsäure, wie auch alle übrigen Adstringentien zu vermeiden. Sie erhöht die bestehenden Reizzustände, ruft mitunter eine Steigerung der subjektiven und objectiven Symptome hervor. Ein Koupiren des entzündlichen Processes wird damit niemals erreicht. Von v. Lange ist ein Fall von Idiosynkrasie gegen Tannin bei äusserlichem Gebrauch publicirt worden. Nach Bepinselung des Rachens mit einer Lösung von 1:15 entstand eine starke Anschwellung der Schleimhaut, Oedem des Gaumens und der Uvula und eine riesige wässrige Sekretion; eine Stunde später war der ganze Körper von einem Urticaria-Exanthem bedeckt, das am nächsten Tage wieder verschwand. Der Kranke behauptete, schon zweimal nach Tanninbepinselung derartige Anfälle durchgemacht zu haben.

Zincum sulphuricum soll in schwachen Lösungen (0,10 : 200,0) adstringirend wirken. Ob dies auf Kontraktion der Gefässe beruht, ist nicht sicher nachgewiesen. Auf die Mukosa des Larynx und des Raches wirkt es austrocknend, bei Hypersektion der katarrhalisch afficirten Schleimhaut, wie auch bei Ulcerationen. Wo Reizzustände vorhanden sind, wird es vortheilhaft mit Tinct. Opii simpt. verbunden.

Alaun, eine Verbindung von schwefelsaurer Thonerde mit schwefelsaurem Kali, ist schwer löslich im kalten, leicht löslich im warmen Wasser. Es hat einen zusammenziehenden Geschmack. Im Munde erzeugen schon schwache Lösungen ein Trockenheitsgefühl. Auf blutreichen Schleimhäuten ruft es eine Erblassung hervor und beschränkt die Sekretion. Diese Wirkung ist aber eine vorübergehende. Es besitzt antiseptische Eigenschaften in schwachem Grade.

Als Gurgelwasser werden 2,0—4,0 : 200,0 mit verschiedenen korrigi-
renden Zusätzen verordnet.

Alumnol, eine Verbindung von Alaun und Naphthol, ist im
Wasser und in Glycerin löslich. Es soll adstringirende und antiseptische Eigenschaften besitzen und kann in 1—2 % Lösung angewandt werden.

Folia Salviae enthalten antiseptische und aromatische Stoffe.
Früher als Volksmittel sehr beliebt. Es wird als Mund- und Gurgelwasser angewandt. Dosis 10,0—20,0 : 200,0 als Infusum.

Antispasmodica.

Als Gurgelungen finden am häufigsten Verwendung:

Kalium und Natrium bromatum. Die Kontroverse über die
Wirkungsweise dieser zwei Salze rührte hauptsächlich von der Art
des Experimentirens her. Für die Kliniker, welche das Kalium bromatum per Os verabreichten, war die Wirkung dieses Salzes durch
das Brom bedingt. Die Physiologen, die mit intravenösen oder subkutanen Injektionen an Thieren experimentirten, schrieben die toxischen und lähmenden Eigenschaften dem Kaliumsalze zu. Und in
der That tödten 4,0—5,0 Bromkali, in das Blut eines grossen Hundes
injicirt, das Thier durch Herzlähmung. Dieselbe Dosis Bromnatrium
bedingt dagegen nur eine deprimirende Wirkung auf das Nervensystem und allgemeine Parese. Das Thier bleibt aber am Leben.
Die Kaliumsalze wirken nämlich 5 mal stärker toxisch als die Brom-
natriumpräparate. Für unsere Zwecke hat das Natrium bromatum
auch den Vortheil, dass sein Geschmack weniger unangenehm ist
als der des Bromkalis. Die anästhetischen Eigenschaften des Natrium
bromatum treten nur bei innerer Darreichung koncentrirter Lösungen
hervor (1,0—2,0). Die Wirkung auf das Nervensystem steigert sich
mit der Dosis. Nach 10,0—15,0 entwickeln sich Benommenheit und
Neigung zum Schlaf, was aber für uns wichtiger ist, die Empfindlichkeit für Schmerzeindrücke wird bedeutend abgestumpft. Bei der
Berührung des Pharynx oder der Cornea werden keine Reflexe ausgelöst, obgleich die Berührungsempfindung intakt geblieben ist. (Rabow und Bourget.) Als Gurgelwässer müssen zur Verminderung
der Reflexerregbarkeit koncentrirte Lösungen angewandt werden. Es
ist daher vortheilhafter, dieses Mittel als Pinselung zu verwenden.

Als Sedativum bei entzündlichen, schmerzhaften Rachenaffektionen ist folgende Formel zu empfehlen:

Natri bromati 10,0 : 200,0 mit Zusatz von 5,0 Tinct. opii croc.

Opiumpräparate. Ein Zusatz von Opiumtinktur ist bei allen
entzündlichen Rachen- und Mandelaffektionen, die mit Schmerzhaftigkeit verbunden sind, indicirt. Die gewöhnliche Dosis ist: 5,0 : 200,0.

Grössere Gaben sind unstatthaft und können, bei öfterem Gebrauch, leicht Vergiftungsfälle hervorrufen, wie mir dies aus eigener Erfahrung bekannt ist. Ich beobachtete in einem Falle, wo der Kranke beim Gurgeln einen Theil des Medikamentes verschluckt hatte, stundenlang andauernde Somnolenz. Bei Geisteskranken, bei Kindern und Personen, die das Gurgeln nicht verstehen, ist das Opium kontraindicirt.

Entzündliche Larynxaffektionen, besonders der vorderen Epiglottisfläche oder der hinteren Larynxwand, welche mit Dysphagie einhergehen, werden durch Gurgelungen, zu denen Opiumtinktur zugesetzt wird, recht günstig beeinflusst. Die Tinctura Opii kann zu den verschiedensten Gurgelmitteln beigefügt werden, z. B. zu Borsäure, Borax, Natrium salicylicum, Kali chloricum, schwachen Sublimatlösungen, Thymol, Phenol etc.

In der Armenpraxis, besonders bei Landbewohnern, empfiehlt es sich, statt Opiumpräparate ein Dekokt zu verordnen, welches durch Abkochung von getrockneten Mohnköpfen bereitet wird. Dieses Präparat wurde früher oft angewandt und war beliebt. In letzter Zeit ist es fast in Vergessenheit gerathen. Wir wollen es als *„Gargarisma pauperum"* bezeichnen und etwas specieller berücksichtigen.

In manchen Lehrbüchern der Pharmakologie finden wir u. A. die Angabe, dass die s. g. Capita s. Capsulae Papaveris, ebensowohl intern als äusserlich angewandt, überflüssig wären, da ihr Gehalt an Opium ein ganz unbeständiger und minimaler sei. Trotzdem ist der Sirupus Papaveris s. Diacodii wieder in die officinelle Pharmakopoe aufgenommen worden. Nach meinen persönlichen, jahrelang gesammelten Erfahrungen ist das Decoctum Papaveris ein schmerzlinderndes und die Entzündung beschwichtigendes Mittel.

In Husemann's Handbuch der gesammten Arzeneimittellehre finden wir die Angabe, dass im wässrigen Dekokt getrockneter Mohnköpfe folgende Substanzen enthalten sind: Rhöadin, Narkotin, Narcein, Kodein und kleine Mengen von Morphin.

Die Mohnköpfe, von Papaver somniferum stammend, werden bei uns gewöhnlich gereift gesammelt, und zwar ohne Mohnkerne. Sie müssen aber, um eine Wirkung auszuüben, unreif gesammelt werden. Der Mohn selber enthält keine narkotischen Substanzen, nur ein fettes Oel. Ein richtiges Infusum muss aus 100,0 getrocknete Mohnköpfe auf ein Liter Wasser zubereitet werden.

Herr Mutnianski, Apotheker in Warschau, hat in einem Dekokt von 100,0 Mohnköpfen 15,0 flüssige narkotische Extraktivstoffe gefunden. In 100,0 getrockneter Mohnköpfe finden wir nach Hager 0,05—0,1 Morphium und Narkotin. (Hager's Handbuch der pharmaceutischen Praxis 1880.)

Um die Zersetzung dieses Infusums zu verhindern, ist es rathsam, auf ein Liter Dekokt etwa 30,0 Spiritus und einen Kaffeelöffel pulverisirter Borsäure zuzufügen. Der Preis eines Liters dieses Gurgelmittels übersteigt kaum 10 Pfg. Auch bei tuberkulöser Larynxphthise, bei heftiger Dysphagie, sei es durch Infiltrationen, sei es durch Geschwüre bedingt, kann durch dieses Mittel eine ganz bedeutende, wenn auch nur kurze Zeit andauernde Erleichterung erzielt werden.

Morphin, als Zusatz zu Gurgelwässern, ist wegen seiner in grösserer Dosis leicht eintretenden Intoxikationserscheinungen nicht zu empfehlen, besonders bei Personen, die unwillkürliche Schlingbewegungen ausführen.

Aus demselben Grunde ist *Kokain* und *Eukain* als Zusatz zu Gurgelungen kontraindicirt. Schwache Lösungen erzeugen keine Anästhesie, stärkere Lösungen werden durch Spray oder Pinselungen mit grösserem Vortheile angewandt. Ausführlicheres darüber bringe ich an entsprechender Stelle.

Resolventia.

Aus dieser Gruppe sollen nur diejenigen alkalinischen Salze berücksichtigt werden, denen die Eigenschaft zukommt, die Sekretion der Schleimhäute zu vermehren und dicken, zähen Schleim aufzulösen. Diese Eigenschaft kommt allen Alkalien zu, welche das im Wasser unlösliche Muscin auflösen. Die Erleichterung der Expektoration stagnirender Sekrete in den Respirationsorganen beruht auch auf der Anregung und Beschleunigung der Bewegungen des Flimmerepithels (wie dies durch Virchow's Untersuchungen nachgewiesen worden ist).

Zu den Resolventien gehören das Natrium bicarbonicum, das Kochsalz, die alkalinischen Mineralwässer und das Ammonium muriaticum.

Alle diese Mittel werden zu Gurgelungen gebraucht, theils rein, theils mit anderen antiseptischen Substanzen verbunden, z. B. mit Natrium salicylicum, Natrium biboracicum, Borsäure etc. Warme Lösungen sind empfehlenswerther und wirksamer als kalte.

Alkalien. Ueber die physiologische Wirkung der Alkalien wissen wir durch Rossbach's und Aschenbach's Experimente, dass dieselben, je nach der Anwendungsart, in doppelter Weise ihre Wirkung ausüben. Wird Natrium bicarbonicum oder Salmiak in die Blutbahn von Thieren eingespritzt, so erblasst die Trachealschleimhaut und die Sekretion hört auf. Bringt man dagegen Alkalien in wässriger Lösung direkt auf die Schleimhaut, so wird sie geröthet und die Sekretion nimmt zu. Am stärksten tritt dies hervor unter Einwirkung verdünnten Liquors Ammonii caust. Hier können stärkere Lösungen sogar zur Bildung von Kroupmembranen führen.

Schwache alkalische Flüssigkeiten werden wegen ihrer schleim-
lösenden Wirkung mit Vorliebe als Gurgelwässer benutzt, rein oder in
Verbindung mit Borax, Natrium bromatum oder Natrium salicylicum.

Alkalische Mineralwässer. Die von den Badeärzten hervorge-
hobenen günstigen Resultate der alkalischen Quellen bei Erkrankungen
der oberen Luftwege werden von vielen Seiten bezweifelt oder als
Reklame betrachtet. Befragen wir aber die Kranken selber über die
Wirkung der Gurgelungen in Ems, Soden, Vichy oder Mon Dor, so
hören wir oft die grössten Lobeserhebungen über die damit erzielten
Erfolge. Natürlich ist diese Besserung resp. Heilung chronischer
Rachen- und Kehlkopfkatarrhe nicht ausschliesslich den Gurgelungen
zuzuschreiben. Der innerliche Gebrauch der alkalischen Mineralwässer, ihr günstiger Einfluss auf die Schleimhäute wird bedeutend
unterstützt durch die Veränderung des Klimas, die Diät, die Bewegung in freier Luft, die Hebung der Ernährung und der Kräfte.
Die Temperatur des Wassers, das abundante Gurgeln, während
dessen die Mucosa längere Zeit mit der Flüssigkeit in Kontakt verbleibt, ebenso wie die anästhesirende Wirkung der Kohlensäure,
welche reichlich in manchen alkalischen Quellen enthalten ist, beeinflussen vortheilhaft die Schleimhäute der Rachenorgane, die
Sekretion und Expektoration. Die chronischen, öfters durch Stauung
der Cirkulation bedingten entzündlichen Zustände und Exsudate
werden ausgeglichen und einer schnellen Heilung zugeführt.

Ueber die Wirkung der Schwefelwässer fehlt es mir an eigener
Erfahrung.

Künstliches Soda- und Selterwasser, die viel Kohlensäure
enthalten, sind zum Gurgeln besonders nach Pinselungen im Rachen
und Kehlkopf, wegen ihrer kalmirenden Wirkung zu empfehlen,
ebenfalls bei akuten Rachen- und Mandelentzündungen. Sie vermindern auch das so lästige Trockenheitsgefühl.

3. Pinselungen.

Wir verstehen darunter die Anwendung flüssiger Medikamente
auf die zugänglichen Schleimhäute der Respirationsorgane, speciell
des Rachens und des Kehlkopfes.

Bei der Einführung dieser Medikamente muss der Einfluss der
mechanischen Wirkung, die Reaktion der auf diesen Reiz entsprechend
reagirenden Schleimhaut und die Osmose resp. die chemische Wirkung der angewandten Flüssigkeiten berücksichtigt werden.

Jedes Instrument, welches in den Larynx eingeführt wird, übt
einen mechanischen Reiz auf die sensible Schleimhaut aus. Es ruft

das Gefühl eines Fremdkörpers und eine reflektorische Kontraktion der Rachen- und Kehlkopfmuskeln hervor. Dieselbe ist bei diversen Individuen verschieden, manchmal ganz excessiv, in Ausnahmsfällen unbedeutend. — Während bei manchen Kranken nur ein Kitzelgefühl erregt wird, sehen wir bei anderen Uebelkeit, Erbrechen, Husten oder Salvivation auftreten. Zuweilen steigert sich der Husten bis zum krampfhaften Kehlkopfschlusse. Die eingeführten Medikamente rufen, je nach ihrer Temperatur und ihren physikalischen Eigenschaften, eine bestimmte physiologische Wirkung hervor. Dieselbe kann sich auf die Geschmacksnerven, ebensowohl wie auf die Funktion des Kehlkopfes erstrecken und eine gewisse Erregung des Cirkulations- und Nervensystems hervorrufen. Um den erwünschten therapeutischen Erfolg zu erzielen, müssen die Medikamente in entsprechender Dosis, am richtigen Ort und während einer gewissen Zeit ihre Wirkung entfalten, d. h. zur Resorption gelangen. Je schonender und genauer die Applikation der Medikamente erfolgt, je weniger Nebeneffekte bei der Einführung verursacht werden, je besser die Technik beherrscht wird, desto günstiger gestalten sich die erstrebten Resultate.

Das richtige Einpinseln im Larynx fordert Dexterität, und halte ich diesen Eingriff für schwieriger zu erlernen als es Manchem erscheinen könnte. Das Einführen des Pinsels muss schnell und sicher, ohne irgendwo anzustreifen, geschehen. Man muss es durch Uebung so weit bringen, auch ohne Spiegel genau beurtheilen zu können, an welchen Stellen der in den Larynx eingeführte Pinsel sich befindet. Abgesehen davon ist es nothwendig den Grad des Druckes, den man ausüben will, genau zu präcisiren.

Der Pinsel soll, so zu sagen, die verlängerte Hand des Operateurs und mit ihr ein Ganzes bilden.

Gewisse Medikamente erfordern ein ordentliches Einreiben. Wir müssen manchmal an den Stimmbändern entlang, manchmal am freien Stimmbandrande, mit dem Pinsel eine Reihe von möglichst schnellen Bewegungen ausführen.

Die knappe Zeit von einigen Sekunden, während welcher der Kranke den Pinsel im Larynx überhaupt verträgt, muss vollkommen ausgenutzt werden, um genau dasjenige auszuführen resp. diejenigen Partien zu berühren, wie es der gegebene Fall erfordert. Jede unnöthige Reizung, jede unabsichtliche Berührung bei Anwendung stärkerer Medikamente ist direkt schädlich.

Was ich hier vom Bepinseln des Larynx gesagt, gilt noch im höheren Maasse bei Anwendung kaustisch wirkender Medikamente. Wie oft gegen diese Grundsätze gesündigt wird, ist zur Genüge bekannt.

Aus dem Vorhergesagten ergiebt es sich, dass der nach dem Pinseln auftretende Larynxkrampf öfters durch Ungeschicklichkeit oder Unerfahrenheit des Arztes hervorgerufen wird. In letzter Zeit sind zwei Fälle von tödtlichem Larynxkrampf nach Einpinseln mit Cocain publicirt worden[1]). Wodurch dieselben verschuldet waren, ist schwer zu entscheiden. Jedenfalls nicht durch die toxische Wirkung des Cocains, da es sich um akute, ödematöse Zustände im Larynx handelte. In solchen Fällen erfordert die Einführung eines jeden Instrumentes in den Kehlkopf die höchste Vorsicht.

Ich habe einige Male nach dem Einpinseln, sogar mit schwach wirkenden Medikamenten, akute Schwellung der Aryknorpel beobachtet und zwar schon nach einigen Minuten. Noch vorsichtiger sei man mit den Einpinselungen bei leichten stenotischen Erscheinungen seitens des Larynx.

Die physiologischen Veränderungen, welche sich nach Pinselungen in der Schleimhaut abspielen, sind nicht genügend bekannt und erforscht worden. Von den adstringirenden Mitteln wurde bisher angenommen, dass sie eine Kontraktion der Blutgefässe verursachen, also ein Abblassen der Mucosa hervorrufen. Bei Anwendung stärkerer Lösungen entsteht eine weissliche Verfärbung des Epithels und Gerinnung der Sekrete. Der nächste Effekt ist Austrocknung der Schleimhaut. Sodann tritt eine reflektorische Hyperämie und eine leichte reaktive, katarrhalische Entzündung hervor, mit vermehrter Sekretion und successiver Abstossung der nekrotischen Epithelschicht. Später erfolgt eine rasche Regeneration der Epithelzellen, zugleich mit einem Abschwellen der Mucosa und einer Verminderung der Hyperämie. Die Abschwellung der Schleimhaut ist von einer Entleerung des Inhalts der Schleimdrüsen begleitet. Das vermehrte Sekret wird durch Husten und Würgen aus den Drüsen herausgepresst und mit dem Sekret zugleich die verschiedensten pathogenen Kokken.

Die Resorption der entzündlichen, in der Submucosa aufgespeicherten Exsudate wird angeregt. Wir sehen die Lymphfollikel, welche früher prominirend und geschwollen waren, abblassen und sich verkleinern. Da dieselben gewöhnlich die Ausführungsgänge der Schleimdrüsen umgeben, so wird zu gleicher Zeit mit dem Verschwinden der entzündlichen, kleinzelligen Infiltration ihr zusammengedrücktes Lumen wieder durchgängig und der Inhalt der ektatischen Drüse leichter entleert. Die im entzündlichen Stadium glänzende, gespannte Mucosa wird succulent, feucht und kehrt nach

---

[1]) Referirt in den „Annales des Maladies de l'oreille, du larynx etc." 1896, 2.

einer gewissen Zeit zur Norm wieder. Auch die Granulationen, das beliebte Kampfobjekt mancher Specialisten, bei deren Anblick ein reflektorisches Greifen nach dem Galvanokauter nicht immer erfolgreich bekämpft wurde, verschwinden von selbst bei dieser Behandlungsweise.

a) **Instrumente.**

Zur Applikation medikamentöser Flüssigkeiten benutzte man früher vorwiegend Schwämmchen, die eine gewisse Menge des Mittels in sich aufnahmen und beim Andrücken an die Schleimhaut des Kehlkopfes von sich abgaben. Selbstverständlich zog sich der Larynx krampfhaft zusammen und wurde dadurch die Mucosa auf grössere Ausdehnung touchirt. Beim Zurückziehen des Schwämmchens wurden, falls dies nicht schon beim Einführen geschah, auch die Rachentheile mit der Lösung benetzt.

V. von Bruns will davon keine Nachtheile beobachtet haben. Er zog sogar das Schwämmchen dem Haarpinsel vor, da derselbe nicht nur weniger Flüssigkeit aufzunehmen vermag, sondern diese zu leicht und zu bald wieder abgiebt, sobald er beim Einführen an irgend einer Stelle anstösst oder wenn er recht reichlich gefüllt ist, Tropfen fallen lässt.

Lange Jahre hindurch wurde das Schwämmchen fast ausschliesslich zum Touchiren des Kehlkopfes gebraucht.

Die Wiener Schule benutzte vorwiegend Haarpinsel. Der sog. Störk'sche Pinsel mit zwei unbequemen Drahtringen, wurde von Türck und Schrötter durch kleinere, aus Iltishaaren verfertigte, an einen unbiegsamen Stiel befestigte Pinsel ersetzt.

Der Nachtheil der Schwämmchen sowohl wie des Störk'schen Pinsels besteht vor Allem darin, dass eine richtige Einwirkung auf cirkumskripte Stellen der Mucosa damit nicht zu erreichen ist.

Der Schrötter'sche Pinsel in Hartgummifassung, in verschiedenen Grössen verfertigt und an einen Metallstiel anschraubbar, war gewiss eine erwünschte Verbesserung unseres Instrumentariums. Beide Instrumente, sowohl Schwämmchen wie Pinsel, hatten aber den Nachtheil, dass die Reinigung ungenügend war und eine Infektion, wegen Haftenbleibens des Sekrets, nicht ausschloss.

Diese Uebelstände wurden erst behoben durch Einführung hygroskopischer Watte als Flüssigkeitsträger. Sie gestattet erstens, die Grösse des Pinsels durch beliebiges Zuschneiden mit der Scheere dem gegebenen Falle anzupassen, sodann wird der Pinsel für jeden Kranken neu hergestellt, kann also nie Träger der Infektion werden, da auch der Halter leicht zu desinficiren ist.

Der Wattepinsel findet für gewöhnlich seine Anwendung zum Touchiren der Taschenbänder, der Epiglottis, der oberen Fläche der hinteren Larynxwand und der Stimmbänder.

Für die Pars interarytaenoidea, für die freien Stimmbandränder, den vorderen Stimmbandwinkel und zum Betupfen kleiner Stellen der Stimmbänder gebrauche ich, so wie die meisten Kollegen, entpsrechend gekrümmte, am Ende geriefte 2 — 3 mm dicke Kupferstäbe, die nach Bedarf seitlich abgeplattet, oder in runder Form verfertigt werden (Fig. 45). Ein Stückchen hygroskopische entfettete Verbandwatte wird um das geriefte Ende sorgfältig umwickelt und bildet nun das zweckentsprechendste Instrument.

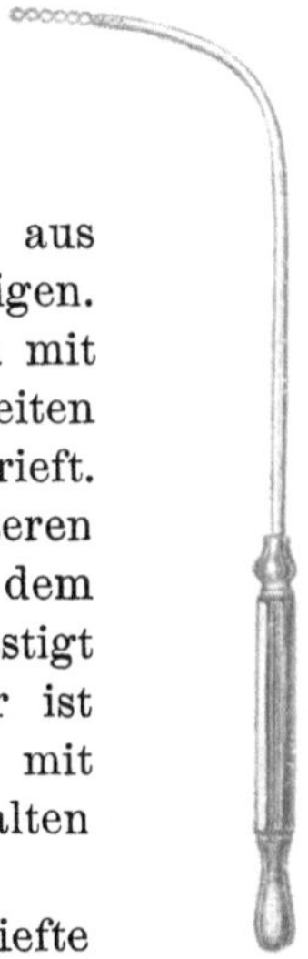

Diese Stäbe kann man sich leicht selber aus entsprechend dickem (3 mm) Kupferdraht anfertigen. Derselbe wird am Ende in einer Länge von 2 cm mit dem Hammer platt geklopft und von beiden Seiten mit einer dünnen dreieckigen Feile länglich gerieft. (Fig. 46.) Dies hat den Zweck, der Watte festeren Halt zu geben. Der Stab wird nun entweder in dem gewöhnlichem Spiegelgriff mit weiter Bohrung befestigt oder in speciellen Griff eingeschraubt. Letzterer ist deshalb vorzuziehen, weil man ihn ebenso wohl mit seiner schmalen wie auch seiner breiten Fläche halten und benutzen kann.

Für die hintere Larynxwand sind runde geriefte Stäbe, für die Stimm- und Taschenbänder länglich gestellte Stäbe empfehlenswerther.

Fig. 45.
Geriefter
Watteträger für
den Larynx.

Sowohl der Pinsel, wie der stabartige Watteträger müssen vor dem Gebrauch desinficirt werden.

Dies geschieht nach Lermoyez am schnellsten durch Eintauchen in absoluten Alkohol und Anbrennen. Sobald sich die Watte an den Rändern dunkler färbt, wird der Alkohol ausgelöscht, sein Rest verdunstet und der Pinsel ist zum Gebrauch fertig.

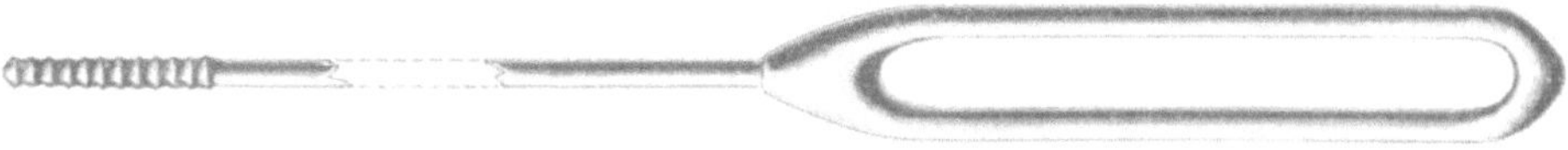

Fig. 46.

Je nach dem Ort, an dem eine lokale Wirkung ausgeübt werden soll, müssen sowohl die Pinsel, wie auch die gerieften Stäbe eine entsprechende Krümmung und Länge erhalten. Für die hintere Larynxwand soll die Krümmung etwas mehr wie einen rechten Winkel,

für die vorderen Stimmbandtheile etwas weniger als einen rechten
Winkel betragen.

Die Stellung der Epiglottis erfordert auch Berücksichtigung
und zwar vor Allem der gesenkte Kehldeckel.

Näheres darüber brachte ich bei der Besprechung der Schwierigkeiten der laryngoskopischen Untersuchung.

Mein Wattepinselträger (Fig. 47) besteht aus einem 22 cm langen
Neusilberdrahte, der 2—3 mm dick ist und dessen Endstück von
Silber verfertigt, mit einem Schraubengewinde versehen ist und in
eine Oese übergeht. Dieselbe kann, nach Belieben, 6—8 mm lang,
4—6 mm breit sein und muss aus dickem Draht und aus einem Stück
mit dem oberen Theile bestehen, was ihre Haltbarkeit vergrössert.
Eine 2—$2^1/_2$ mm lange silberne, innen mit grober Schraubenwindung
versehene Hülse von konischer Form, deren unterer Theil ca. 5—6 mm
breit ist, lässt sich bis zum Ende der Oese herunterschrauben, um
die Watte fest zusammendrücken zu können.

Zur leichteren Anfertigung des Wattepinsels mögen folgende
Bemerkungen dienen.

Ein Stück reiner entfetteter Verbandwatte von ca. 1 Zoll Länge,
das zusammengeknetet in der Mitte etwa 1 cm dick ausfallen muss,
wird an beiden Enden zugespitzt und durch die Oese bis zur Hälfte
mit einer gewissen Kraft durchgezogen. Sodann werden beide
Wattezipfel nach unten gestreift, fest geknetet, die Hülse, so tief es
geht, herunter geschraubt und mit der Scheere, nach Bedarf, mehr
oder weniger Watte entfernt, damit die Länge des Pinsels $^1/_2$—1 cm
beträgt. Sollte man die Oese durch die Watte mit dem Finger
durchfühlen, so muss die Hülse tiefer geschraubt werden, oder man
hat zu wenig Watte genommen, was auch zu beachten ist.

Dieser Pinselhalter, der in einem gewöhnlichen Larynxspiegel-
griff befestigt wird, behält eine gerade Form für den Pharynx; für
den Larynx wird ihm die nöthige Krümmung gegeben. Man kann
ihn auch, entsprechend gebogen, für den Nasenrachenraum benutzen.

Beim Bepinseln der Seitentheile des Larynx (falsche Stimmbänder) muss die Oese gerade zur Achse stehen. Bei Bepinselung
der Innenfläche der Epiglottis oder der hinteren Larynxwand ist es
vortheilhafter, die Oese parallel mit diesen Theilen zu stellen, weil
dadurch eine grössere Kraft ausgeübt werden kann und die Watte
nicht ausweicht.

Bei Bepinselung der freien Stimmbandränder zwischen den
Processus vocales, resp. der hinteren Larynxwand, ist es bequemer,
die Hülse ganz zu entfernen, einen dünnen Wattestreifen mit einem
Ende in der Oese zu befestigen und ihn dann auf dem Gewinde

festzuwickeln. Damit erhàlten wir ein fest mit Watte umwundenes Stäbchen, welches eine Bewegung zwischen den Stimmbändern gestattet. Die schon erwähnten gerieften Stäbe leisten dasselbe.

Diese Wattepinsel fassen, je nach ihrer Grösse, 4—6 Tropfen Flüssigkeit, was vollkommen genügt.

Nach dem Gebrauch wird die Hülse hochgeschraubt, die Watte mit einer Kornzange entfernt und der Halter desinficirt.

Die Wattepinselträger lasse ich in 2 Grössen anfertigen. Der grosse Pinsel wird für die äussere Umrandung des Larynx angewandt, also für die Epiglottis, die obere Fläche der hinteren Larynxwand und

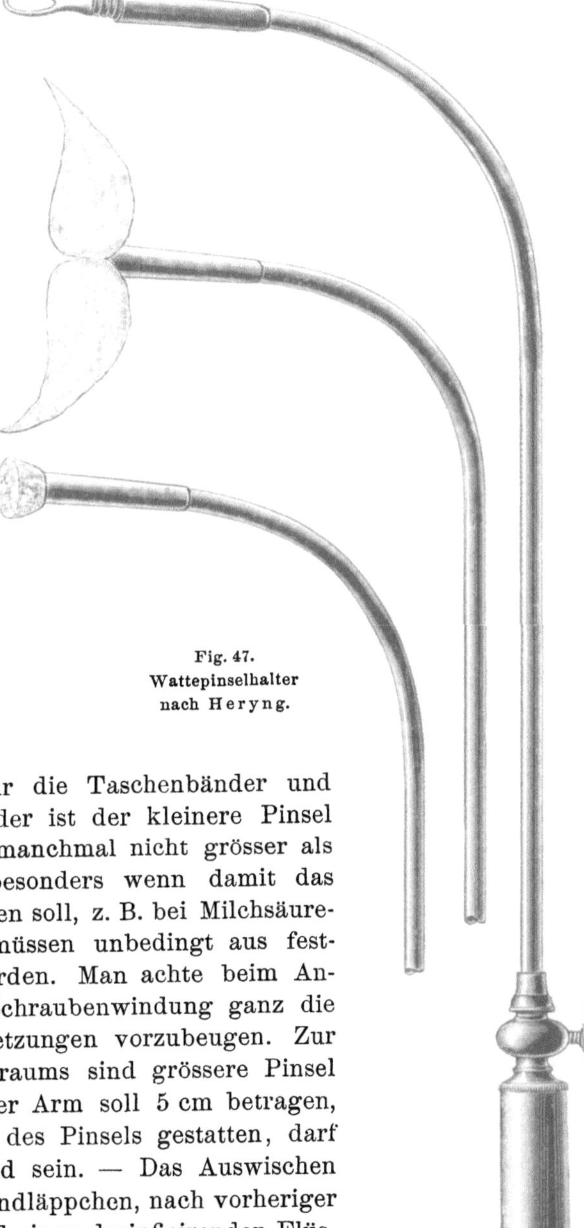

Fig. 47.
Wattepinselhalter
nach Heryng.

die Lig. ary-epiglottica. Für die Taschenbänder und besonders für die Stimmbänder ist der kleinere Pinsel vorzuziehen. Derselbe wird manchmal nicht grösser als erbsengross zugeschnitten, besonders wenn damit das Medikament eingerieben werden soll, z. B. bei Milchsäureapplikation. Solche Pinsel müssen unbedingt aus festgepresster Watte bereitet werden. Man achte beim Ankauf des Pinsels, dass die Schraubenwindung ganz die Metallöse verdeckt, um Verletzungen vorzubeugen. Zur Touchirung des Nasenrachenraums sind grössere Pinsel anzuwenden. Ihr absteigender Arm soll 5 cm betragen, der Stiel muss eine Biegung des Pinsels gestatten, darf daher nicht zu dick, zu rigid sein. — Das Auswischen der Haarpinsel in ein Leinwandläppchen, nach vorheriger Reinigung derselben in irgend einer desinficirenden Flüssigkeit, bietet keinen Schutz vor Infektion. — Schleim, Eiter, Blut dringen zwischen die Haare des Pinsels, besonders an seine Gummifassung, trocknen ein und sind sogar durch Auskochen in Sodalösung schwer zu entfernen. Ich habe in solchen als gereinigt geltenden bei Larynxphthisikern benutzten und zur Seite gelegten Pinseln sogar nach 3 Monaten Tuberkelbacillen nachweisen können. —

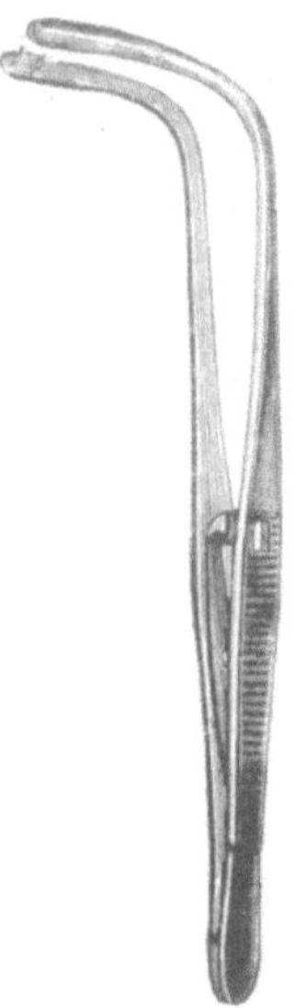

Die Haare wurden dicht am Schaft abgeschnitten, in 1 %-iger warmer Sodalösung 24 Stunden macerirt und die kleinen, zwischen den Haaren klebenden weisslichen Partikel im Spitzglas gesammelt, sodann auf Deckgläschen verrieben und mit der Ziehl'schen Lösung gefärbt. Ausser Tuberkelbacillen fanden sich zahlreiche Staphylo- und Streptokokken.

Ausser dem von mir beschriebenen Pinselträger bestehen noch Modifikationen dieses Instruments von Steiner und von Jurasz, welche die Anfertigung des Pinsels erleichtern sollen.

Mir will es aber scheinen, dass es sich nicht nur um Schnelligkeit, sondern um Sicherheit der Befestigung der Watte handelt, die in dem von mir angegebenen Instrumente nach der Ansicht der Fachgenossen vollkommener ist.

Der Krause'sche Watteträger erlaubt es, einen Wattebausch schneller in seine Branchen zu befestigen, hat aber den Nachtheil, unbiegsam zu sein (Fig. 48). Handelt es sich nach Operationen darum, blutende Partien schnell abzutupfen und die Wattetampons rasch zu wechseln, so leistet er geradezu vortreffliche Dienste.

Fig. 48.
Wattetamponpincette nach
H. Krause.

b) Technik.

Die *Indikationen* für den Gebrauch verschiedener Mittel haben wir im speciellen Theile näher besprochen.

Ob im gegebenen Falle Einpinselungen indicirt sind, ist von verschiedenen Umständen abhängig, die eine genauere Berücksichtigung verdienen. Kranke, die schon bei Einführung des Spiegels Zeichen von Furcht und Erregung verrathen und durch Hineinziehen der Zunge, Ausweichen vor dem Spiegel und Anhalten der Respiration ihre Willenlosigkeit demonstriren, müssen überhaupt an Bepinselungen gewöhnt und vorbereitet werden. Eine strikte Wirkung ist bei solchen Kranken fast nie zu erlangen. Ist man nämlich nach langem Zureden so weit gekommen, dass der Patient die Einführung des Pinsels gestattet, so findet das Instrument fast immer einen bedeutenden Widerstand in der spasmatischen Kontraktion der Kehlkopfmuskeln. Wir müssen entschieden abrathen, dieselbe durch Kraft überwinden zu wollen, weil dadurch der Kehlkopfkrampf bedeutend gesteigert und Verletzungen der Schleimhaut nicht ausgeschlossen werden. Bei derartigen Kranken fange man zuerst mit Touchirungen des Rachens an, am besten mit destillirtem Wasser oder schwachen Lapislösungen. Werden diese gut vertragen, so ist es rathsam, die erste Bepinselung ohne Kontrole des Spiegels vorzunehmen. Der Kehlkopfpinsel gleite längs der hinteren Rachenwand bis zur oberen Fläche der Pars arytaenoidea, an welche er leicht angedrückt wird. Das Medikament fliesst die hintere Larynxwand herunter und berieselt einen Theil der Stimmbänder. Das Uebermaass wird gewöhnlich durch Husten herausgeschleudert. Der Pinsel soll während des Tonanschlages in den Larynx eingeführt werden. Wird diese Procedur ohne bedeutende Reaktion vom Kranken ertragen, so schreite man zur Bepinselung der tieferen Kehlkopftheile mittels eines am Ende gerieften, mit Watte armirten, gebogenen Metallstabes. Um die Stimmbänder zu touchiren, ist es rathsam, einen ganz kleinen Wattepinsel während des Phonirens gegen dieselben zu drücken. Die Technik ist dieselbe wie bei Einführung der gewöhnlichen Kehlkopfsonden. Zeigt sich nach richtig ausgeführter Einpinselung des Kehlkopfs etwas Blut am Pinsel, so ist es rathsam, die lokale Behandlung auf einige Tage zu unterbrechen. Findet man nach der Pinselung Blutextravasate auf den Stimmbändern, so ist eine weitere Wiederholung dieser Eingriffe nur mit grösster Vorsicht und Schonung vorzunehmen. Ueberhaupt gelte als Regel nach jeder Pinselung, den Effekt mit dem Spiegel zu kontroliren. Je stärker die Reaktion, desto grösser sollen die Pausen zwischen den einzelnen Eingriffen ausfallen.

Bepinselungen des Larynx ohne Anwendung des Kehlkopfspiegels. Die Besichtigung der tieferen Rachentheile, der Zungenwurzel, der Epiglottis, der Spitzen der Aryknorpel wird manchmal ermöglicht, wenn mit den schmalen Spateln, dem B. Fränkel'schen oder dem Kirstein'schen, der Zungengrund herabgedrückt wird. Sie wird erleichtert, wenn bei hervorgestreckter, mit einem Tuch gehaltener Zunge durch Berührung und Reizung des Zungengrundes mit dem Spatelende Würgbewegung ausgelöst werden. Dieselben entstehen bei reizbaren Individuen öfters spontan, wobei die Seitentheile des Pharynx, speciell die hintere Mandelfläche zum Vorschein kommt. Dieser Moment kann zur Einführung des Pinsels ausgenutzt werden.

Man fährt rasch hinter die zu Gesicht kommende Epiglottis an ihrer laryngealen Fläche mit dem Pinsel entlang in die Tiefe bis zum Introitus laryngis. — Das Ellenbogengelenk soll dabei gehoben und das Ende des Pinsels gegen den vorderen Stimmbandwinkel dirigirt werden. In diesem Moment lasse man phoniren und bringe erst dann den Pinsel bis an die Stimmbänder. Die ganze Procedur wird von Geübten in ein paar Sekunden vollbracht ohne besondere Unbequemlichkeiten für den Patienten.

Jede Kraftanstrengung soll vermieden werden. Ein Heben des Kehlkopfes von aussen her, wie dies Voltolini, der diese Methode genau beschrieben, angiebt, ist überflüssig. Voltolini hat mit Hülfe dieses Verfahrens eine Fischgräte aus dem Pharynx entfernt.

Als *Kontraindikationen* gelten, ausser einer excessiven Hyperästhesie des Kehlkopfs und des Pharynx, starke diffuse Hyperämie der ganzen Mucosa. Die Pinselungen sind kontraindicirt bei akuten heftigen Entzündungen des Kehlkopfs, die mit Röthung, Schwellung, starkem Hustenreiz einhergehen. Man vermeide sie bei akuten ödematösen Schwellungen der hinteren Larynxwand, bei Perichondritis arytaenoidea oder cricoidea, bei Kehlkopfabscess, also bei Processen, die gewöhnlich mit stenotischen Erscheinungen einhergehen, besonders wenn schon Zeichen der Cyanose eintreten. Dasselbe gilt von Fremdkörpern, die locker über der Rima glottidis liegen und durch den Druck des Pinsels in die Trachea fallen könnten.

Man vermeide jede Einführung von Instrumenten in den Kehlkopf bei akuten Bronchial- und Lungenblutungen, bei stenokardischen Anfällen, bei schlecht kompensirten Herzfehlern, bei Aortenaneurysmen, bei hysterischem Stimmritzenkrampf, spastischer Aphonie, bei sehr grossen, das Lumen des Kehlkopfs verlegenden Neubildungen, besonders aber bei stark mit Blut gefüllten Angiomen.

Zu Hirnblutungen neigende, mit Arteriosklerose behaftete, kurzhalsige, plethorische Individuen fordern bei der lokalen Behandlung eine gewisse Vorsicht.

c) Pharmakologie.

Wir wollen von den zur Pinselung gebrauchten Medikamenten nur diejenigen eingehender besprechen, die wir selber durch eine Reihe von Jahren als wirksam bei gewissen Affektionen erprobt haben. Ihre Zahl ist nicht sehr bedeutend. Ich habe mich immer von einer Polypragmasie ferngehalten und war bemüht, mit wenigen, aber gut beobachteten Mitteln ebenso in der allgemeinen wie in der lokalen Therapie auszukommen. Von den neueren Mitteln, wie Milchsäure, Phenolum sulphoricinicum, Chromsäure, die ich in früheren speciellen Arbeiten berücksichtigt habe, gebe ich hier die nothwendigsten Daten und verweise, was nähere Details anbetrifft, auf die schon erwähnten Publikationen.

Als Vehiculum für die zur Pinselung benutzten Medikamente gebraucht man vorwiegend Wasser, seltener Glycerin, ausnahmsweise Alkohol.

Das Glycerin besitzt, ebenso wie koncentrirte Zuckerlösung, die Eigenschaft, Wasser den Geweben zu entziehen. Es regt also die Cirkulation der Gefässsäfte in der Mucoca an und übt einen aufweichenden Einfluss auf die Schleimhäute, besonders im akuten hyperämischen Entzündungsstadium.

Alkohol (resp. Tinkturen) erzeugt zuerst eine Kontraktion der Kapillargefässe, sodann eine reaktive Hyperämie mit allen ihren Konsequenzen.

Starker Alkohol wirkt durch Wasserentziehung verschorfend auf das Epithel und ruft zugleich ein Gefühl des Brennens und der Hitze im Halse hervor.

Nach Lingelsheim's Untersuchungen, die von Behring in seiner Arbeit in der Tabelle 24 citirt worden sind, ergiebt sich, dass Streptococcuskulturen bei 15 Minuten dauernder Einwirkung abgetödtet werden in folgenden Verhältnissen:

durch	Malachitgrün	im Verhältniss von		1 : 1800
-	Sublimat	-	-	-	1 : 1500
-	Pyoktanin	-	-	-	1 : 450
-	Eisenchlorid	-	-	-	1 : 350
-	Karbolsäure	-	-	-	1 : 200

Die flüssigen zur Bepinselung angewandten Medikamente können wir, je nach ihrer pharmakologischen Wirkung, eintheilen in:

Caustica, Antiseptica, Adstringentia, Narcotica, Anaesthetica.

Flüssige Caustica.

Milchsäure. Eine farblose syrupähnliche Flüssigkeit, die durch Gährung des Milchzuckers durch den Bacillus Acidi lactici bei einer Temperatur von 35—40° C. gebildet wird.

Das Acidum lacticum der Pharmakopoe enthält etwa 75 % Milchsäure und 25 % Wasser, wirkt speciell ätzend auf erkranktes Gewebe, während die normale Schleimhaut weniger beeinflusst wird. (Mosetig-Moorhof). Die günstigen Resultate, welche dieser Forscher bei der Behandlung der Caries fungosa und des Lupus mit Milchsäure erzielte, brachten H. Krause auf die glückliche Idee, dieses Mittel auch bei Larynxphthise anzuwenden.

Seine Angaben wurden zuerst durch Jellinek auf der Schrötter'schen Klinik, sodann durch den Verfasser bestätigt.

Die Applikationsmethode dieses Mittels fordert eine specielle Technik, die erlernt werden muss. Die Milchsäure muss nämlich in die erkrankten Teile mittels eines Wattepinsels mit einer gewissen Kraft eingerieben werden. Wegen der Schmerzhaftigkeit dieser Methode ist eine Cocaïnisirung der Schleimhaut absolut nothwendig.

Die Milchsäure ist vorwiegend bei tuberkulösen, oberflächlichen Geschwüren und bei Granulationsbildung am Boden der Geschwüre indicirt. Sie reinigt dieselben und befördert die Vernarbung. Tuberkulöse Infiltrate, besonders Formen, die wenig zum Zerfall neigen, werden durch Milchsäure nicht beeinflusst. Es ist rathsam, mit schwächeren Lösungen (20 %) anzufangen, um die Toleranz des Patienten gegen dieses Mittel zu erproben.

Die Milchsäure lässt sich nicht bei allen Kranken anwenden. Sie ruft manchmal sehr starke empfindliche Reaktion hervor, die obwohl später nachlassend, reizbare Patienten stark deprimirt.

Ein günstiges Resultat bei ihrer Anwendung werden wir erst dann erzielen, wenn eine Besserung der Ernährung und der Kräfte des Patienten die Produktion gesunder und starker Granulationen anregt und erleichtert. Das Acidum lacticum ist kontraindicirt bei dekrepiden, hektischen Kranken und bei Ausbreitung des Processes auf den ganzen Larynx, ferner bei beginnender Larynxstenose.

Die Milchsäure ist keine Panacee gegen tuberkulöse Processe. Sie schützt nicht vor der weiteren Ausbreitung des Processes, ebensowenig vor Recidiven.

Nähere Angaben nebst kasuistischen Beiträgen findet der Leser in meiner Arbeit „Ueber die Heilbarkeit der Larynxphthise"[1]).

Antiseptica.
Diese Gruppe besteht aus vier Unterabtheilungen:

Zur ersten gehören: die Steinkohlentheere, Phenol und seine Derivate, die ätherischen Oele.

Zur zweiten: die Holztheere (Kreosot).

Zur dritten: die mineralischen Antiseptica (Jod, Sublimat, Silberpräparate (Argentum nitricum)).

Zur vierten: die Farbstoffe, Malachitgrün, Methylviolett.

---

[1]) Ferner in den: Annales des maladies de l'oreille etc. 1886. L'acide lactique comme moyen curatif des ulcérations tuberc. du larynx.

Zu Pinselungen benutzt man *Phenol-Glycerin* in 5—15 % Lösung. Dieses Mittel muss, je nach der Stärke der Lösung als Causticum betrachtet werden und fordert gewisse schon besprochene Kautelen.

Phenolum sulphoricinicum, von Ruault und Berlioz in die Praxis eingeführt, bildet eine schätzbare Bereicherung unseres pharmakologischen Materials.

Ueber dieses Mittel habe ich eine ausführliche Arbeit publicirt, deren wichtigste Punkte ich hier wiedergebe. (Therap. Monatshefte, 1896, Heft 4, 5, 7.)

Dieses Präparat ist auch unter den Namen Polysolve, Acidum sulfo-oleinicum, Sulfooleine, Dissolvant universel, Huile pour la teinture, Türkischrothöl etc. bekannt.

Das Phenol sulforicinicum bildet eine gelbliche Flüssigkeit, die von syrupartiger Konsistenz, der rohen flüssigen Zuckermelasse ähnlich ist. Sein fader Geruch und sein schlechter Geschmack erinnern lebhaft an Ricinusöl.

Wird das Präparat tropfenweise in ein Gefäss mit Wasser gegossen, so sinkt der Tropfen langsam nieder, eine weisse fadenartige Spur zurücklassend.

Das Acidum sulforicinicum besitzt, nach Berlioz' Untersuchungen, antiseptische und desinficirende Eigenschaften. Wird das Präparat auf die Haut oder die normale Schleimhaut der Luftwege applicirt, so bewirkt es keinen Reiz, keine unangenehmen Empfindungen. Dieses Mittel kann weder innerlich noch subkutan angewandt werden. Dagegen ist seine Applikation auf Schleimhäute der Nase, des Rachens und des Larynx vollständig ungefährlich. Natürlich muss der Wattepinsel, mit dem es applicirt wird, kein Uebermaass desselben enthalten. Das Medikament soll in dünner Schicht aufgetragen werden. Durch seinen Kontakt mit dem wässrigen Schleim der Mund- oder Rachenhöhle nehmen die bepinselten Stellen eine weisse, opake Färbung an.

Das Acidum sulforicinicum besitzt die Eigenschaft verschiedene schwerlösliche Substanzen zu lösen.

Ist man im Besitz von reinem Acidum sulforicinicum, so ist es ein Leichtes, das Phenolum sulforicinicum zu bereiten. Es werden, je nach Bedarf 20, 30—50 g chemisch reinen (synthetisch dargestellten) Phenols im Wasserbade gelöst.

Ueber die Bereitung des Phenolum sulforicinicum findet der Leser genaue Angaben in meiner schon citirten Arbeit.

Das Präparat muss vollständig klar sein, ohne die geringste Trübung und als solches bei einer Temperatur von 15 ° C. sich rein erhalten. Alle Präparate, die dunkelbraun sind oder einen Bodensatz bilden, sollen als unrein verworfen werden. Sie enthalten Wasser und sind daher, im Gegensatz zum Berlioz'schen Präparate[1]), schmerzhaft bei der Applikation auf Schleimhäute.

Das Phenolum sulforicinicum ist keine chemische Verbindung, sondern ein Gemisch. Seine physikalischen Eigenschaften sind denen des Acidum sulforicinicum sehr ähnlich. Es ist etwas flüssiger und heller.

Das 40%-ige Phenolum sulforicinicum wirkt sogar auf die Schleimhäute der oberen Luftwege nicht ätzend. Als die beste Lösung hat sich nach Ruault die 30%-ige bewährt. Bei sehr empfindlichen Patienten ist es aber rathsam, mit einer 20%-igen Phenollösung anzufangen. Applicirt wird das Mittel mit dem Wattepinsel.

Wird die Mucosa mit Phenol bepinselt, so zeigt sich an verschiedenen Stellen der oberen Luftwege verschiedene Wirkung. In der Mundhöhle, im Pharynx tritt nur eine leichte Röthung hervor, während im Kehlkopf die Röthung stärker ausgeprägt wird. Sie ist auch hier von kurzer Dauer, und es folgt bald ein Erblassen der Gewebe. Ist die Schleimhaut überhaupt hyperämisch, so ist natürlich die Reaktion stärker ausgesprochen und länger andauernd. (Nach Ruault sogar 24—48 Stunden.)

Je stärker nach der Pinselung mit Phenol die Röthung auftritt, desto grösser müssen die Pausen zwischen jeder Wiederholung des Mittels ausfallen. Während also in Ausnahmefällen das Phenol sogar zweimal täglich angewandt werden darf, ist es in anderen absolut schädlich, die Pinselung mehr als zweimal in der Woche zu wiederholen. Dasselbe gilt auch für den Grad der Schmerzhaftigkeit, die nach der Anwendung zu Tage tritt. Je mehr der Kranke über Schmerzen nach der Einpinselung klagt, desto seltener soll das Medikament gebraucht werden.

Bei richtiger Applikation des Phenols nehmen die berührten Theile eine weissliche Färbung an, die gewöhnlich 24 Stunden andauert. Blutende Flächen, Wunden oder frische Granulationen, mit Phenol behandelt, färben durch Gerinnung des Blutes und seine Mischung mit dem Medikament den Pinsel braunroth. Die sofort nach der Touchirung mit Phenol expektorirten Sputa sind zähe, rahmartig, opak, von weisser Farbe.

Aus meinen Erfahrungen ergiebt sich der günstige Einfluss des

---

[1]) Zu beziehen durch die Apotheke Yvon & Berlioz in Paris, rue de la Feuillade.

neuen Mittels bei gewissen Erkrankungen der Nase, des Rachens und des Kehlkopfes, und zwar sowohl bei chronischen entzündlichen Affektionen wie auch bei specifischen Erkrankungen, wie Tuberkulose, Rhinosklerom und Lues. Diese günstigen Resultate, die durch Podgórski, Magenau und Mink bestätigt worden sind, werden aber noch übertroffen bei Neubildungen im Kehlkopf, und zwar bei Papilloma laryngis.

Das Phenol. sulforicinicum erwies sich bei Papillomen an gewissen Larynxstellen als ein schätzbares Mittel, da schon nach einigen Bepinselungen die Papillome ohne Operation in kürzester Zeit verschwanden. Bei Larynxphthise sei man in seiner Anwendung vorsichtig, da es von manchen Kranken absolut nicht vertragen wird.

Para- und Orthochlorphenol gehören zu der Gruppe der Chlorphenole und besitzen ausgesprochene desinficirende Eigenschaften. Das Parachlorphenol bildet bei gewöhnlicher Temperatur eine krystallisirende, bei 27 ⁰ Celsius schmelzende Substanz von scharfem, dem Phenol ähnlichen Geruch, die sich im Wasser schwer, in Alkohol und Aether leicht löst und Eiweiss zur Gerinnung bringt.

Nach Karpows Untersuchungen ist Parachlorphenol, was seinen desinficirenden Werth anbetrifft, schwächer als Sublimat und Argentum nitricum.

Das von Nencki hergestellte Präparat wurde von Simanowski bei Erkrankungen der oberen Luftwege versucht, besonders bei Larynxphthise, und zwar mit günstigem Erfolg. Auch Spengler will damit, im Gegensatz zu Szmurto gute Resultate erzielt haben.

Das Para- und Orthochlorphenol wird nach Simanowski in 5-, 10-, 20%-iger Glycerinlösung angewandt. Dieselben sollen wenig reizen und keine Schorfbildung veranlassen. Hypertrophische Schleimhautaffektionen sollen günstig beeinflusst werden.

Nach Spengler's letzten Untersuchungen eignet sich Parachlorphenol hauptsächlich bei tuberkulösen Affektionen des Kehlkopfes, bei bösartigen, nicht operirbaren Neubildungen der oberen Luftwege, in Fällen von chronischem hypertrophischen Katarrh der Nasenhöhle, bei syphilitischen Geschwüren und Infiltraten des Kehlkopfes.

Bei Anwendung dieses Mittels muss streng individualisirt werden.

Spengler sah tuberkulöse Infiltrate, die weder von Milchsäure noch von anderen Mitteln beeinflusst wurden, nach Einpinselungen mit Parachlorphenol sich resorbiren, manchmal schon nach Anwendung einer 5%-Lösung.

Ebenso günstig soll dies Mittel auf tuberkulöse Geschwüre wirken. Bei Perichondritis müssen schwächere Lösungen benutzt

werden, und zwar mit grosser Vorsicht. Auch nach Curettement
soll Parachlorphenol mit bestem Erfolg benutzt werden in 10—20%
Lösung.

Meine wenig zahlreichen Erfahrungen erlauben mir noch nicht,
über den Werth dieses Mittels mich auszusprechen. Alle Kranken
klagten über den lästigen Geruch und Schmerzen nach der Applikation und zwangen mich, von dieser Behandlungsmethode Abstand
zu nehmen.

Kreosotglycerin. Die günstige Wirkung des Kreosots auf den
Verlauf der Lungenphthise, welche von Bouchard, Gimbert und
Anderen publicirt worden ist, hat Cadier auch bei tuberkulösen
Larynxgeschwüren bestätigt. Er verordnete das Mittel nach folgen-
der Formel:

Rp.:   Kreosoti puri   1,0
Alkoholi   4,0
Glycerini   60,0.

Cadier's Beobachtungen sind auch von Pelan und Borde-
nave bestätigt worden. Trotzdem wird dieses Mittel wegen seines
unangenehmen Geschmacks und ziemlich starken Brennens nur
ausnahmsweise angewandt.

Jodpräparate. Zur Anwendung kommen vorwiegend die
Tinct. Jodi (1:10 Alkohol), die Lugol'sche Lösung (1,0 Jod, 2,0
Jodkali, 30,0 Wasser) und Jodglycerin (Jodi puri 0,4, Kali jodati 0,6,
Glycerini 50,0).

Bresgen empfiehlt das Jodglycerin in drei verschiedenen
Mischungen:

	No. 1	No. 2	No. 3
Jodi puri	0,50	0,75	1,0
Kali jodati . . .	0,50	0,75	1,0
Glycerin	25,0	25,0	25,0.

Die Jodtinktur wirkt schneller und energischer auf die Schleimhäute der Respirationsorgane als Jodglycerin und Lugol'sche
Lösung. Letztere ist daher bei empfindlichen Personen, im Nasenrachenraum und im Kehlkopf der Jodtinktur, wegen ihrer geringeren
Schmerzhaftigkeit, vorzuziehen.

Jodlösungen verursachen auf Schleimhäuten zuerst ein Gefühl
von Hitze und Brennen und vermehrte Salivation. Das Blut wird
koagulirt, ebenso die Albumine der Sekrete. Jodpinselungen rufen
eine gelbliche bis bräunliche Verfärbung der Mucosa hervor. Bei

stärkerer Lösung kommt es zur Verschorfung, speciell der Epithelschicht. Bei richtiger längerer Anwendung wird die krankhafte Sekretion der Mucosa vermindert. Putride Geschwüre, besonders syphilitische, reinigen sich schnell und bedecken sich mit kräftigen Granulationen.

Jod tödtet leicht Gährungskeime und Fäulnisserreger. Nach Behring's Untersuchungen (l. c. Tab. 25) wirkt Jodglycerin auf Milzbrandbacillen im Rinderblutserum entwicklungshemmend schon in einem Verhältniss von 1 : 500.

Volkmann und Schede haben durch ihre Untersuchungen nachgewiesen, dass nach Bepinselung der Haut mit Jodtinktur schon nach wenigen Stunden eine Auswanderung weisser Blutkörperchen eintritt, die so enorm sein kann, dass man auf mikroskopischen Schnitten meinen könnte, eine Eiterung des Bindegewebes vor sich zu sehen. Dabei bleiben aber die Bindegewebszellen ganz unverändert.

Ein ähnlicher Vorgang tritt wahrscheinlich auf Schleimhäuten nach Applikation von Jodtinktur ein. Natürlich wird die dünne Epithelschicht viel leichter vernichtet, sodann in Folge der Entzündung abgestossen und eine entzündliche Infiltration der Mucosa, mit Austritt reichlicher Rundzellen, hervorgerufen.

Verstopfte Drüsengänge werden durch seröse Durchtränkung der Mucosa und Anregung der Schleimsekretion von ihrem pathologischen Inhalt leicht befreit. Die Resorption der entzündlichen Produkte, die Cirkulation der Gewebssäfte in der Mucosa werden günstig beeinflusst.

Höchst wahrscheinlich wird das Jod durch Schleimhäute schnell resorbirt ebenso wie dies von der unversehrten Haut beobachtet worden ist. Schon nach einigen Minuten ist es im Harne nachzuweisen.

Meine eigenen Untersuchungen belehrten mich, dass bei Einspritzung einer halbprocentigen Lösung von Jodkali (10 cm) in die Trachea schon nach 5 Minuten Jod im Harne erschien. Ich benutzte als Reagens Stärke mit Zusatz von 5 Tropfen rauchender Salpetersäure. Das sich ausscheidende Jod färbte die Stärke sofort violett.

Bepinselungen mit reiner Jodtinktur sollen nach Wróblewski (bei sog. trockenen Nasenrachenkatarrh) sehr gute Dienste leisten. Ruault empfiehlt die Lugol'sche Lösung bei Pharyngitis granulosa. Er reibt das Medikament mit einem harten kurzen Pinsel so stark ein, dass Verschorfung eintritt. Dieses Verfahren hat wenig Anklang gefunden.

Jodpinselungen leisten bei chronischen torpiden Rachenkatarrhen (Pharyngitis sicca) sehr gute Dienste. Leider wird auch hier durch zu oft wiederholte Applikation stark gesündigt.

Bei der Anwendung stärker ätzender Mittel soll eine Wiederholung der Pinselung erst dann vorgenommen werden, wenn die durch den ersten Eingriff bedingte lokale Reaktion abgelaufen ist.

Jodglycerin wurde früher viel zur Behandlung hypertrophischer Mandeln benutzt, manchmal monatelang fortgesetzt, besonders bei furchtsamen Patienten und von messerscheuen Aerzten. Ein Erfolg von dieser chronischen Behandlung einer chronischen Erkrankung ist selten zu konstatiren.

Vasogen-Präparate. Die sog. Vasogene sind einfache Kohlenwasserstoffe, welche mit Sauerstoff imprägnirt sind, also oxygenirte Vaseline.

Das Klewer'sche Vasogen ist eine schwach alkalisch reagirende, gelbbraune Masse von specifischem Geruch und Geschmack, die mit Wasser eine Emulsion bildet.

Die oxygenirte Vaseline besitzt die Eigenschaft, mit verschiedenen Substanzen in eine innige Verbindung zu treten.

Nach Bayer soll das Mittel in ganz merkwürdiger Weise die Epithelschicht der Haut und Schleimhaut imbibiren und bis an die Kapillaren und Nervenendigungen vordringen, um sodann zur Resorption zu gelangen. Dabei sollen keine Entzündungserscheinungen hervorgerufen werden, wie z. B. nach Jodtinktur.

Nach Laaser wirkt 6 % Jodvasogen sehr günstig bei Erkrankungen des Nasenrachenraumes und zur Nachbehandlung nach Operationen. Die Applikation ist schmerzlos. Das Mittel bewährte sich ebenfalls bei Entzündungen des Larynx, bei luetischen Erkrankungen des Rachens und des Kehlkopfes. Bei eitrigen Nasenerkrankungen benutzte Laaser, ebenso wie bei Ohreneiterungen, Jodoformvasogen.

Laaser's Behauptungen ermuthigen zur Prüfung, ob mit Jodoformvasogen auch eine günstige Wirkung bei tuberkulösen Kehlkopfaffektionen erzielt werden könnten, um so mehr, als Ostermayer über sehr aufmunternde Resultate bei Behandlung tuberkulöser Abscesse berichtet hat.

Das Jodoformvasogen lässt sich vermöge seiner leichten Emulgirbarkeit in Eiterhöhlen appliciren und soll als Antisepticum die Sekretion beschränken und die Wundheilung beschleunigen.

Weitere Erfahrungen sind jedenfalls nöthig, um ein sicheres Urtheil über dieses Mittel zu gewinnen

Sublimat. Man benutzt dasselbe fast ausschliesslich bei syphilitischen Rachen-, seltener bei Kehlkopferkrankungen, und zwar in ziemlich koncentrirter Lösung.

Die Formel, die ich vorwiegend in Anwendung ziehe, ist

Rp. Hydrg. subl. corr. 0,5
  Glycerini
  Alkoholi   aa 10,0
  Aq. destill.
 S. Aeusserlich.

Dieser Lösung, die ihrer Wirkung nach als kaustisches Mittel betrachtet werden muss, wird Anfangs Tinct. opii simplex, im Verhältniss von 1—2—3 : 1 beigefügt. Bei sensiblen Personen ist eine Cocainisirung mit 10%-iger Lösung vorauszuschicken. Die benetzten Theile nehmen eine weisse Färbung an. Der Schmerz ist manchmal recht empfindlich. Man vermeide den Ueberschuss des Medikamentes wegen seiner ätzenden Wirkung. Applicirt wird die Lösung mittels geriefter, mit Watte umwickelter Stäbe. Dieses Medikament darf nur bei Patienten benutzt werden, die überhaupt an Pinselungen gewöhnt sind. Obige Regel gelte für alle mehr oder weniger kaustischen, also schmerzerzeugenden Mittel. Zur Linderung des Schmerzes nach der Bepinselung empfehle ich Gurgelungen mit lauwarmer Milch, Fruchteis, Eispillen.

Man vergesse nicht den Kranken zu avisiren, dass diese Pinselungen eine vermehrte Heiserkeit resp. leichte Dysphagie zur Folge haben, die aber nach einigen Tagen von selber verschwindet.

Bei entzündlichen Rachenaffektionen habe ich in letzter Zeit von Sublimatpinselungen 1 : 500—1000 abgesehen und dieselben durch Pyoktaninlösung ersetzt.

Argentum nitricum. Ueber die Anwendung dieses Mittels als Causticum habe ich schon an anderer Stelle gesprochen. Hier wollen wir nur die Wirkung schwächerer Lösungen und deren adstringirende Eigenschaften näher in Betracht ziehen.

Das Argentum nitricum in schwacher Koncentration besitzt nämlich par excellence die Fähigkeit, die Blutgefässe zu kontrahiren. Experimentelle Untersuchungen, sowohl am Mesenterium des Frosches wie an den Schleimhäuten der Säugethiere, haben zur Evidenz nachgewiesen, dass Arterien, Venen und Kapillargefässe unter dem Einflusse schwacher Höllensteinlösung sich so bedeutend zusammenziehen, dass der Blutstrom verlangsamt wird, ja sogar Stockung eintreten kann. Diese Kontraktion tritt schon nach 15—50 Sekunden ein. Eine Erweiterung der Gefässe geht ihr nicht voran und wird

auch nach der Applikation nicht beobachtet. Hervorgerufen wird
dieselbe durch direkten Einfluss auf die Vasomotoren (Rosenstirn-
Rossbach).

Unter dem Einfluss der Höllensteinlösung bilden sich weisse
Anflüge, die durch Gerinnung von Eiweiss und Schleim entstehen.

An der Schleimhaut der Zunge sind dazu 2—3 % Lösungen erforderlich.

Argentum nitricum besitzt eine bedeutende Affinität zu Eiweiss;
selbst in Gegenwart von Natrium chloratum, mit dem es eine unlösliche Verbindung (das Chlorsilber) bildet, sehen wir zuerst Silberalbuminat entstehen. Die weisse Verfärbung nach der Aetzung besteht aus Silberalbuminat und Chlorsilber, sie zersetzt sich rasch und
wird durch Reduktion zu metallischem Silber schwarz.

Die Wirkung des Höllensteins greift niemals in die Tiefe, die
zerstörten morphologischen Elemente stossen sich schnell ab und
heilen rasch.

Dieses Mittel besitzt hohe antiseptische Eigenschaften, die aber
bei Gegenwart organischer Stoffe wegen der raschen Reduktion des
Silbernitrats nicht lange andauern.

Argentum nitricum ist unstreitig das beste antiseptische Adstringens. Mit koncentrirten Lösungen kann auch oberflächlich ein-
gewirkt werden, wenn sofort nach der Aetzung eine Bepinselung mit
Kochsalzlösung vorgenommen wird. Letztere neutralisirt die Wirkung
durch Bildung von unwirksamem Chlorsilber.

Die adstringirenden Lösungen werden mit 0,1—0,5 % Silbernitrat bereitet. Als leicht kaustisch wirken 2—4 % Solutionen.
Stärkere Lösungen verursachen Anätzung der Mucosa und Erosionen,
die aber rasch heilen. Die Sekretion ulcerirter Flächen gerinnt unter
dem Einflusse des Höllensteins und bedeckt sich mit einem schützenden Schorfe. Entzündliche Schleimhäute blassen ab, der Schmerz
und die Trockenheit werden vermindert.

Bepinselungen mit Höllenstein in verschieden starker Koncentration bilden bei Behandlung katarrhalischer Affektionen des Rachens
und des Kehlkopfes ein unersetzliches Mittel. Akute Entzündungen,
die bei entsprechender Hygiene gewöhnlich auch ohne Lokalbehand-
lung rasch ablaufen, sollen, solange Schmerz und Reiz im Halse
bestehen, nicht mit Aetzungen behandelt werden. Chronische Zustände fordern, je nach der Betheiligung der morphologischen Elemente der Mucosa, bald schwächere, bald stärkere Lösungen. Die
ersten sind mehr bei Hypersekretion der Mucosa, bei leichten Trübungen, indicirt. Die zweiten sind bei Granulationsbildung, entzündlichen Wülsten, Schwellungen der lymphatischen Elemente, bei

pachydermischen Verdickungen am Platze. Erosive Geschwüre bilden ebenfalls ein günstiges Objekt für diese Behandlung.

Um einen richtigen therapeutischen Erfolg bei hyperplastischen Entzündungsformen zu erlangen, müssen 8—10%-ige Lösungen benutzt werden.

Je nach dem Grade der erzielten Wirkung und der Schmerzhaftigkeit welche sie begleitet, ist zu bestimmen, wann die Bepinselung wiederholt werden soll. Bei empfindlichen Kranken genügen 1—2 Bepinselungen in der Woche. Bei Schorfbildung soll eine neue Applikation erst dann erfolgen, wenn die Mucosa sich vom Belag frei zeigt. Viel hängt hier von der persönlichen Erfahrung des Arztes ab. Nebenbei sei bemerkt, dass bei infektiösen Mandelerkrankungen starke Höllensteinlösung den Zustand verschlimmern, ja sogar die Entstehung peritonsillärer Abscesse begünstigen kann. Excessive Schmerzhaftigkeit nach der Anwendung dieses Mittels fordert Cocainbepinselung. Narkotische Gargarismen mit Bromzusatz sind hier zu empfehlen.

Die blutstillende Eigenschaft des Höllensteins tritt nur bei parenchymatösen Hämorrhagien ein. Diese Wirkung kommt aber nur koncentrirten Lösungen zu.

Bei Diphtheritis hat sich Argentum nitricum nicht bewährt.

Längere Zeit fortgesetzte Bepinselungen der Rachenschleimhaut mit Höllensteinlösungen führen zur Argyria, wie dies von Duguet und Neumann beobachtet worden ist. Letzterer berichtet über einen Fall von Argyria, die durch 26 Jahre lang fortgesetzte Höllensteinätzungen der Zungenpapillen hervorgerufen war. Ob die Aetzungen von einem geduldigen Kollegen oder vom Patienten selbst applicirt waren, ist nicht beigefügt.

Ich habe bei einem von chronischem Rachenkatarrh belästigten Kranken eine graublaue, gefleckte Färbung der hinteren Rachenwand beobachtet. Sie entstand in Folge einer 2 Jahre lang fortgesetzten Höllensteinbepinselung, die vom Patienten selbst, nach Verordnung eines Feldscheerers, täglich durchgeführt wurde. Die Mucosa war ganz unempfindlich, atrophisch, trocken, sehnenartig. Der Patient litt am chronischen Magenkatarrh, war abgemagert, nervös und in hohem Grade hypochondrisch.

Liq. ferri sesquichlor. wird zu den Adstringentien gezählt, falls er in schwacher Lösung benutzt wird. Sogar 10%-ige Lösungen bewirken keine Kontraktion der Gefässe. Erst 50%-ige Lösungen rufen Zusammenziehen der Arterien und Venen hervor, während die Kapillaren erweitert werden und Blutgerinnung in denselben eintritt. Die blutstillende Wirkung dieses Mittels beruht also nicht auf einer Kontraktion der Gefässe, sondern auf direkter Gerinnung des Blutes, Diese styptische Wirkung greift bei koncentrirten Lösungen in die Tiefe, kann daher gefährliche Thrombosen und Embolien zu Folge haben. Die Gerinnung des Blutes wird durch Bildung unlöslicher Eisenalbuminate bewirkt.

Im Rachen und im Kehlkopf hat das Mittel, nach meinen Erfahrungen, keinerlei Vortheile aufzuweisen, ebenso bei Nasenblutungen. Es bildet mit dem Blut schwarze, festhaftende Gerinnsel, die durch ihr wachsendes Volumen die Rima glottidis verlegen, stenotische Erscheinungen hervorrufen, Würgen und Husten erzeugen. Unter dem Schorfe sickert das Blut gewöhnlich weiter, wie ich das oft nach Curettement zu beobachten Gelegenheit hatte. Der Schorf ist sogar mit dem Pinsel schwer zu entfernen.

Die Technik der Blutstillung wird an anderer Stelle ausführlich besprochen werden. Hier sei nur bemerkt, dass ein Zusatz koncentrirter Milchsäure zum Eisenchlorid (āā) die nachtheilige Wirkung der Adhäsion des Schorfes aufhebt. Die Gerinnsel sind weniger voluminös, die hämostatische Wirkung tritt schneller und energischer zu Tage.

Man vergesse nicht, dass mit reinem Eisenchlorid bepinselte Schleimhäute stets angeätzt werden, einer entzündlichen Reaktion unterliegen, anschwellen, geröthet erscheinen und später durch Eiterung sich vom Schorfe befreien.

Aus dem Vorhergesagten ergiebt sich die Indikation für die Anwendung dieses Mittels bei leicht blutenden Granulationen, leichten parenchymatösen Blutungen, ferner zur Anregung torpider, mit unreinem Belag bedeckter Geschwüre.

Ferropyrin. Eine Verbindung von Eisenchlorid und Antipyrin, enthält 12% Eisen und 64% Antipyrin. Das orangerothe Pulver ist in Wasser leicht löslich, wird als Haemostaticum in 18—20% Lösung angewandt.

Die überraschende desinficirende Leistungsfähigkeit organischer Farbstoffe ist von Robert Koch im Jahre 1880 entdeckt und von Behring im Jahre 1889 weiter verfolgt worden. Letzterer wies nach, dass die Wirkung von Cyanin, Dahliablau und Safranin die Wirkung des Quecksilbersublimats auf Milzbrandbacillen (im Blutserum) um ein Mehrfaches übertrifft.

Im Jahre 1890 wurde von Stilling das Methylviolett (Hexamethylviolett) unter dem Namen Pyoktanin in die ärztliche Praxis eingeführt.

Das Pyoktanin besitzt die Eigenschaft, Eiterung zu beseitigen und zu verhindern, ohne bedeutende Reizerscheinungen zu verur-

sachen. Es ist das Verdienst Bresgen's, durch längere Zeit fortgesetzte, gewissenhafte Beobachtungen die Vortheile dieser Behandlungsmethode hervorgehoben zu haben. Meine eigenen Untersuchungen erlauben mir, die Angaben Bresgen's in allen Punkten zu bestätigen. Durch richtige Anwendung des Pyoktanins sind wir im
Stande, nicht nur infektiöse entzündliche Rachen- und Mandelaffektionen aufs günstigste zu beeinflussen, ja sogar manchmal zu
koupiren, sondern was wichtiger, wir vermögen nach blutigen oder
galvanokaustischen Operationen in der Nase, im Rachen und im Kehlkopf einer entzündlichen Reaktion, mit allen ihren Folgen, als Schwellung, Schmerz und Eiterung, vorzubeugen. Diese eminenten Vortheile
werden leider, trotz Bresgen's und Scheinmann's Publikationen,
viel zu wenig gewürdigt.

Die Vorwürfe, welche man dieser Behandlungsmethode ent-
gegengebracht hat, basiren in folgenden Punkten: Das Pyoktanin
beschmutzt sowohl Arzt wie Patienten und bleibt an den Händen
und der Wäsche als schwer zu tilgende blaue Flecke heften. Es
verursacht im Kehlkopf ein Gefühl von Brennen und Trockenheit
und besitzt einen widerlichen, für Manche unerträglichen Geschmack.

Alle hier erwähnten, als lästig bezeichneten Eigenschaften des
Pyoktanins sind aber Angesichts seiner Entzündung verhindernden
Wirkung von untergeordneter Bedeutung, so dass es verwundern
muss, wenn damit die Abneigung gegen dieses Medikament ihre
Erklärung finden sollte.

Gestehen wir aufrichtig, dass der Grund einfach darin liegt, dass
das Pyoktanin Hände und Wäsche des Arztes beschmutzt. Die
Kontraindikation ist also eine rein persönliche Abneigung gegen
das zeitraubende Reinigen der befleckten Theile.

Jeder der längere Zeit Pyoktanin in richtiger Weise, also in
frischer Lösung und entsprechender Dosis, nach Operationen auf den
Schleimhäuten der oberen Respirationsorgane angewandt hat, wird
Angesichts seiner ganz eminenten Vortheile die Unbequemlichkeit
der Applikation in den Hintergrund stellen. Bei Beobachtung gewisser Kautelen lassen sich die Uebelstände leicht vermeiden. Aus
eigener Erfahrung möchte ich bei der Benutzung dieses Mittels folgendes Verfahren anrathen:

Das Pyoktanin soll nur mittels Wattepinsels aufgetragen werden.
Man vermeide sorgfältig jeden Ueberschuss des Medikamentes und
tauche deshalb den Pinsel in eine kleine, nur so viel Farbstoff enthaltende Schaale, dass der Wattepinsel die ganze Flüssigkeit in sich
aufsaugt. Nach dem Bepinseln soll der Kranke sich bemühen
weder zu husten noch zu expektoriren. Erst nach einer Weile darf

ein Schluck Wasser nachgetrunken werden. Manche Kranke spucken aber, des schlechten Geschmacks wegen, den gefärbten Speichel sofort heraus und beschmutzen sich Lippen und Kinn. In Alkohol getränkte Watte beseitigt die blaue Färbung. Man mache die Kranken darauf aufmerksam, nicht ins Taschentuch zu expektoriren. Im eigenen Interesse ersuche man auch die Kranken, während des Pinselns nicht zu husten, und bleibe, sollte dies dennoch intendirt werden, vorsichtshalber ausserhalb der Schusslinie.

Die bekannten Tintenflecktilger (Weinsteinstäbchen) beseitigen die blaue Färbung der Haut in ein paar Sekunden, ebenso Ammoniak und alkoholische Kalilösung.

Die Lösungen müssen womöglich frisch bereitet, in kleinen Quantitäten, in dunklen Gläsern, vor Licht geschützt, aufbewahrt werden.

Als wohlgelungen kann nur eine Applikation des Pyoktanins betrachtet werden, wenn die dunkelblaue Färbung der Gewebe 3—5 Stunden anhält.

Das Pyoktanin wird angewandt in Lösung, in Pulverform (Insufflation) und nach der von Scheinmann angegebenen Methode, die ich hier mit des Autors eigenen Worten wiedergebe[1]):

„Der Sondenknopf einer biegsamen Kupfersonde wird erhitzt und in das pulverisirte Pyoktanin caerul. getaucht. Hierbei bildet sich eine festhaftende, halbverkohlte Schicht um denselben, in deren weiterer Umgebung das Pyoktanin in feinen Körnchen sich ablagert. Mit der so armirten Sonde geht man in den Larynx oder die Nase und reibt das Pyoktanin in den Geschwürsgrund mit Energie ein, genügende Cocainisirung vorausgesetzt. Die zurückkehrende Sonde wird in die Flamme gehalten, wo das Pyoktanin unter Lichtentwickelung verkohlt und seine Färbekraft verliert. Auf diese Weise gelingt es, streng lokalisirt vorzugehen.“

Die Reaktion der mit Pyoktanin behandelten Partien ist nach Scheinmann gleich Null. Die Schmerzhaftigkeit soll nach diesem Eingriffe wesentlich vermindert sein.

Ich habe schon bemerkt, dass die letzten beiden Punkte nicht immer zutreffen, besonders bei empfindlichen Personen.

Nach meinen Erfahrungen sind zur wirksamen Nachbehandlung von Schnittwunden im Rachen, ebenso wie nach galvanokaustischen Operationen, 3%-ige Lösungen indicirt. Im Kehlkopf genügen 1—2%-ige Lösungen. Da dieselben aber bei reizbaren Patienten eine oberflächliche Verschorfung und Schmerzhaftigkeit

---

[1]) Pyoktanin gegen tuberkulöse Ulceration. (Berl. klin. Wochenschr. 1890, 33.)

hervorrufen können, so ist es rathsam, mit 1 %-igen Lösungen anzufangen und Cocainanästhesie vorangehen zu lassen. Die Reizung
tritt besonders bei Gebrauch stärkerer Lösungen an der hinteren
Larynxwand auf.

Chemisch reines Pyoktanin enthält weder Arsen noch Phenol.
Es ist also ungiftig.

Das Pyoktanin ist kein Aetzmittel. Es wirkt nach Stilling
vermöge seiner antiseptischen Eigenschaften derivatorisch auf ent-
zündete, eiternde Flächen und bringt geschwürige Stellen narbenlos
glatt zur Heilung.

Nach Bresgen wirkt es schmerzlindernd, vermindert zwar
die Eiterung, ist aber nicht im Stande dieselbe vollständig zu beseitigen.

Bei malignen Neubildungen sowohl des Rachens wie des Kehlkopfes sind nach meinen Erfahrungen Pinselungen mit starker
Pyoktaninlösung unwirksam, im Kehlkopf manchmal geradezu
schädlich.

Das Malachitgrün übertrifft, was antibakterielle Eigenschaften anbetrifft, das Pyoktanin um das dreifache (Behring). Meine
klinischen Erfahrungen bestätigen die ausserordentlich
starke antibakterielle und entzündungswidrige Wirkung
dieses Mittels. Vor dem Dahliablau und dem Cyanin besitzt
das Malachitgrün den Vorzug grösserer Haltbarkeit.

Für die richtige Beurtheilung der desinficirenden Fähigkeit
organischer Farbstoffe ist es wichtig, daran zu erinnern, dass dieselben nicht wie die Metallsalze als allgemeine antibakterielle
Mittel anzusehen sind. Nach Behring „tritt bei jenen hoch kon-
stituirten Körpern eine fast specifische, sehr energische Wirkung
auf einzelne Bakterienarten zu Tage, während andere Bakterienarten sehr wenig beeinflusst werden. Beispielsweise leistet das
Malachitgrün gegenüber Milzbrandbacillen und den Kommabacillen
der asiatischen Cholera etwa 100 mal mehr als gegenüber den
Typhusbacillen." Nach Lingelsheim tritt eine Entwickelungs-
hemmung der Streptococcus-Kulturen für Pyoktanin schon bei einem
Verhältniss von 1:40000 ein, eine Abtödtung bei zweistündiger Einwirkung, bei einem Verhältniss von 1:700. Dies ist also im Einklang mit der klinischen Erfahrung, die seinen fast specifischen
Einfluss auf eitererregende Kokken bestätigt.

Adstringentia.

Tannin. Die pharmakologischen Eigenschaften dieses Mittels,
seine Indikation und Kontraindikation sind im Kapitel über Gurgelungen ausführlich besprochen worden. Zur Bepinselung des Rachens

und des Kehlkopfes werden 12—20 %-ige Lösungen in Glycerin benutzt. Sie bilden die beliebte Formel, die von Internisten beim chronischen Rachenkatarrh den Kranken verschrieben wird und die Monate lang meistens ohne jeden Erfolg Anwendung findet. Jedenfalls besitzt das Tannin vor anderen schablonenartig empfohlenen Rachenpinselungen den Vortheil seiner therapeutischen Unschädlichkeit. Wie lange es als Panacee gegen Rachenentzündung seine unverdient bevorzugte Stellung beibehalten wird, ist, da es zum Modemittel geworden, schwer vorauszusehen.

Wird die Pinselung der Mucosa mit einem Wattepinsel energisch vorgenommen, d. h. eine Art von Bestreichungsmassage ausgeübt, so soll damit nach der Erfahrung einiger Autoren (u. A. Schwidop) eine günstige Wirkung, besonders bei chronischem Katarrh, zu Stande kommen.

Zincum sulfuricum. Farblose, durchsichtige, in Wasser leicht lösliche Krystalle, unlöslich in Alkohol, von scharfem Geschmack. Verdünnte Lösungen (0,5 : 100) wirken sekretionsbeschränkend, zusammenziehend und desinficirend, coaguliren Eiweiss.

Zincum chloratum. Weisses, an der Luft zerfliessendes Pulver, löst sich in Wasser und Alkohol mit saurer Reaktion. Beim Erhitzen schmilzt es und erstarrt nach dem Erkalten zu einer grauweissen Masse. Koncentrirte Lösungen wirken stark ätzend, dringen in die Tiefe, sind sehr schmerzhaft. Verdünnte Lösungen (0,05 : 100) wirken adstringirend und leicht desinficirend.

Narcotica.

Von den narkotischen Mitteln verdient nur Opium, und zwar *Tct. Opii simpl.* und *Tct. Opii croc.* an dieser Stelle Erwähnung.

Die Tinctura Opii simplex enthält in 20 Tropfen 0,1, die Tct. Opii croc. in 26 Tropfen 0,1 Opium.

Zur Linderung der schmerzhaften Wirkung stärkerer Medikamente wird ein Zusatz von gleichen Theilen Opiumtinktur mit Vortheil benutzt.

Opium zu Tanninlösungen beizufügen ist ganz zwecklos. Tct. Opii croc. pur. kann mit Nutzen zur Reinigung tuberkulöser Larynxgeschwüre angewandt werden, besonders wenn dieselben mit leicht blutenden, schwammigen, atonischen Granulationen umgeben sind. Ob in diesen Fällen die günstige Wirkung dem Opium oder dem Alkohol zuzuschreiben ist, vermag ich nicht zu entscheiden.

Der Applikation von Opiumtinktur im Larynx folgt ein Gefühl leichten Brennens, das aber bald verschwindet.

Bei Atonie der Stimmbänder in Folge chronischen Katarrhs kann ich Einreibungen mit Opiumtinktur bestens empfehlen. Sie verursachen eine leichte Hyperämie und vermehrte Schleimproduktion, sollen aber nicht öfter als jeden zweiten Tag wiederholt werden.

Das Opium als lokal schmerzlinderndes Mittel ist ganz entbehrlich.

4. Einspritzungen und Einträuflungen.

Zu Einträuflungen von Flüssigkeiten in den Kehlkopf sind zuerst von Bruns, sodann von Türck, Tobold und Stoerk Tropfapparate konstruirt worden, die heutzutage wenig gebraucht werden.

Die früheren Kehlkopfspritzen von Türck und Tobold können durch Sprayapparate ersetzt werden, besonders wenn es sich um ausgebreitete Erkrankung der Stimm- und Taschenbänder handelt.

M. Schmidt benutzt für Cocainlösungen und andere flüssige Medikamente eine Glasspritze, die den Vortheil hat, dass die Flüssigkeit nicht mit einem Stempel in Berührung kommt (Fig. 49). Die Füllung geschieht auf folgende Weise. Die Spitze des Instrumentes wird in die Flüssigkeit getaucht, sodann der Ballon komprimirt. Aus der Zahl der aufsteigenden Luftblasen bemisst man die Quantität der einzuspritzenden Flüssigkeit. Schmidt sagt: „Es lernt sich sehr schnell, dass man ziemlich genau jedes Mal etwa 0,1 der Lösung fasst, entsprechend 0,01 oder 0,02 Cocain, je nach der 10—20 % Lösung. Die Anwendung in Tropfen empfiehlt sich besonders zur vollständigen Anästhesirung der Kehlkopfschleimhaut und der Stimmbänder während der Kranke „Hä“ sagt.“

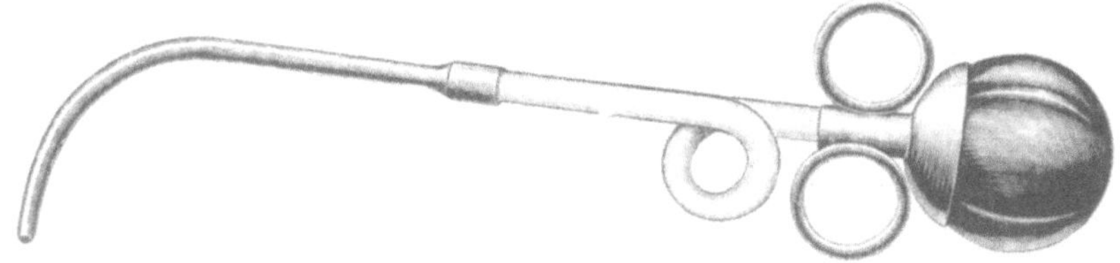

Fig. 49.

Der Stoerk'sche Tropfapparat besteht aus einer entsprechend gebogenen Hartkautschukröhre mit feiner Oeffnung, die im vorderen Drittel einen napfartigen, mit einer elastischen Gummiplatte geschlossenen Behälter enthält. Er ist unpraktisch, da die Gummiplatte bald ihre Elasticität verliert und eine präcise Wirkung nicht gestattet.

Eine gut gearbeitete Spritze mit silbernem gebogenem Ansatzrohr, mit leicht regulirbarem Asbeststempel ist entschieden allen diesen Instrumenten vorzuziehen. Bei einiger Uebung kann man die Flüssigkeit sowohl in Tropfen wie im Strahl in den Larynx spritzen.

In den seltenen Fällen, in welchen ich Flüssigkeiten in den Larynx behufs der Anästhesie einspritze, benutze ich meine Spritze für submucöse Injektionen, deren abgebogene Kanüle mit einem entsprechenden Ansatz mit kleiner Oeffnung versehen wird. Die Menge der Flüssigkeit wird durch die am Stempel befindliche Metallscheibe regulirt. Einer Umdrehung entsprechen 2—3 Tropfen.

Einträuflungen haben mit Pulvereinstäubungen das gemein, dass auch hier eine Lokalisation schwer zu erreichen ist und deshalb nur schwächere Medikamente benutzt werden können. Kalte Flüssigkeiten rufen, falls der Kranke während derselben einathmet, durch Hinabfliessen in die Trachea heftige Hustenanfälle, manchmal sogar Kehlkopfkrampf hervor.

Kehlkopfausspritzungen, im wahren Sinne des Wortes, sind von Ludwig Löwe in gewissen Fällen von Larynxphthise zur Entfernung festhaftender Sekrete und Beläge vorgeschlagen worden[1].

Der Apparat von Löwe bestand aus einem gekrümmten Pulverbläser aus Glas und Hartgummi, der mit einer Spritzflasche mittels Gummirohrs mit Hahn verbunden war. Die Flasche kommunicirte mit einem kräftigen Doppelgebläse, welches vor der Ausspritzung ad maximum aufgeblasen wurde. Durch Oeffnung des Hahnes füllte sich das Kehlkopfrohr mit Wasser. Sodann wurde der Hahn geschlossen, das gekrümmte Rohr in den Larynx eingeführt, der Hahn geöffnet und ein kräftiger Strahl durch fortwährenden Druck des Doppelgebläses unterhalten. Während der Ausspritzung war die Respiration, wegen reflektorischen Larynxschlusses unterbrochen, so dass die Flüssigkeit nicht in die Trachea floss. Mit diesem Apparate injicirte Löwe in Pausen ganz bedeutende Mengen von Flüssigkeiten in den Kehlkopf hinein. (100,0—150,0). Zur Einspritzung wurde lauwarmes Wasser, rein oder mit Zusatz von 0,5 % Kochsalz, ja sogar Sublimat 1:4000 benutzt. Die Erfolge dieser Methode entsprachen nicht den Erwartungen des Erfinders und hat dieselbe keine Verbreitung gefunden.

Jedenfalls muss es Löwe als Verdienst angesehen werden, nachgewiesen zu haben, dass der Larynx einer solchen Behandlung überhaupt zugänglich ist.

---

[1] Löwe, Ueber die Entfernung patholog. Sekrete aus dem Kehlkopf vermittels forcirter Wasserinjektionen. (Monatschrift für Ohrenheilkunde etc. 1888, No. 5.)

5. Einspritzungen in die Trachea und in die oberen Luftwege.

Die Idee, Flüssigkeiten behufs therapeutischer Einwirkung direkt in die Luftwege zu spritzen, ist der Thierheilkunde entnommen.

Im Jahre 1816 berichtete Gohier, dass zwei Studenten der Thierarzneischule, die sich vorgenommen hatten, ein Pferd durch Eingiessung von Wasser in die Lunge zu tödten, diesen Zweck erst nach Eingiessen von 32 Liter Wasser erreichten.

Im Jahre 1883 publicirte Lewi in Pizza seine Versuche über Injektionen von flüssigen Medikamenten an Pferden bei Lungenentzündung, Coryza contagiosa und Petechialfieber. Er benutzte verschiedene Medikamente, wie Morphin, Apomorphin, Liq. Lugoli, Karbolsäure, Terpentinöl, und erhielt bei dieser Behandlung sehr günstige Resultate, die später auch von anderen Thierärzten bestätigt wurden.

Versuche an Menschen mit Injektionen in die Trachea wurden später von Sehrwald vorgenommen und sehr sorgfältig nach allen Richtungen geprüft und erweitert. Die Einspritzungen wurden durch die Haut hindurch direkt in die Trachea mit einer Pravaz'schen Spritze ausgeführt. Sie ergaben vor Allem die interessante Thatsache, dass die Luftwege verschiedene flüssige Medikamente ohne bedeutende Reaktion, sogar in grossen Quantitäten ertragen. — Weitere Versuche über diese Methode sind von Botey an Kaninchen, Kranken, endlich an sich selbst ausgeführt worden. Botey spritzte sich 15—50,0 sterilisirtes Wasser in die Trachea, ohne alle Beschwerden. Derselbe Autor benutzte später die intratrachealen Injektionen und zwar 15,0 Jodkalilösung (1 : 100) bei syphilitischen Kehlkopf- und Trachealgeschwüren. Er erzielte in einem Falle vollständige Heilung der Affektion.

Die Lunge der Thiere verträgt kolossale Quantitäten von Flüssigkeit ohne Schaden. Sie werden ungemein schnell resorbirt wegen der grossen Ausdehnung der Mucosa und der grossen Fläche der Blut- und Lymphkapillaren. Nach Bouchard resorbirt die menschliche Lunge 500,0 Flüssigkeit in sehr kurzer Zeit. Experimente an Hunden zeigen, dass erstaunliche Mengen von Wasser eingespritzt werden können, ohne besondere Beschwerden zu erzeugen.

Im Jahre 1888 hat Reichert durch eine Reihe von Versuchen mit zerstäubten Medikamenten, welche direkt in die Trachea eingeführt wurden, den Nutzen dieser Behandlung bei Tracheal- und Bronchialkatarrhen nachgewiesen. Er ging auch später zu den intratrachealen Injektionen über und benutzte dazu Lösungen von Salicylsäure nach folgender Vorschrift:

Rp.:　Acid. salicyl.　　　1,0
　　　Oleum Menth. pip.　2,5—3,0
　　　Aquae destill.　　　200,0.

Von dieser Lösung wurden bis 200 g pro die in die Lungen
eingespritzt. Sehr gut vertragen wurden 5 % wässrige Lösungen
von Ol. Eucalypti.

Eigene Versuche.

Meine im Jahre 1894 angestellten Versuche bezweckten vor
allem die Frage der Lokalisation der in die Luftwege eingespritzten
Flüssigkeiten weiter zu verfolgen. Wir wussten schon aus den
früheren Untersuchungen von Sehrwald, welche Mittel und in
welcher Dosis benutzt werden konnten. Am wenigsten erforscht
war die Frage der Ausbreitung der in die Luftwege injicirten Flüssigkeiten. Bei der Ausführung meiner Experimente wurden daher
folgende Fragen berücksichtigt:

1. In welche Theile der Luftwege dringen bei Hunden und
Kaninchen die in den Larynx eingespritzten gefärbten Flüssigkeiten
hinein?

2. Welchen Einfluss übt die Injektion auf den allgemeinen
Zustand der Thiere und das mit dem Farbstoff imprägnirte Lungengewebe?

3. Wird die Lokalisation der in die Respirationsorgane eingeführten Flüssigkeit durch verschiedene Lagerung der Thiere beeinflusst?

Diese Experimente wurden in meinem Laboratorium an 18
Kaninchen und 4 Hunden ausgeführt.

Die Thiere wurden an ein Brett befestigt, die Trachea freigelegt und die Flüssigkeit in der Medianlinie eingespritzt.

Werden Pyoktaninlösungen von 38 ⁰ C. langsam, tropfenweise
in die Trachea eines auf dem Rücken gelagerten Thieres eingeführt,
so dringen sie in beide Lungen in verschiedener, der Menge der
eingespritzten Flüssigkeit entsprechender Ausdehnung bis in die
Lungenspitzen hinein. Ich überzeugte mich von dieser Thatsache sowohl an frischen, wie an aufgeblähten, unter der Bunsen'
schen Luftglocke getrockneten Lungen. Man sah auf dem Durchschnitte grössere und kleinere blaue Flecke, die manchmal konfluirten
und das Lumen der kleinen Bronchen umgaben. Die dickeren Bronchen
waren stärker gefärbt, die Verästelungen blässer. Pyoktaninherde
fanden sich in den Lungenspitzen und in den unteren Partien der

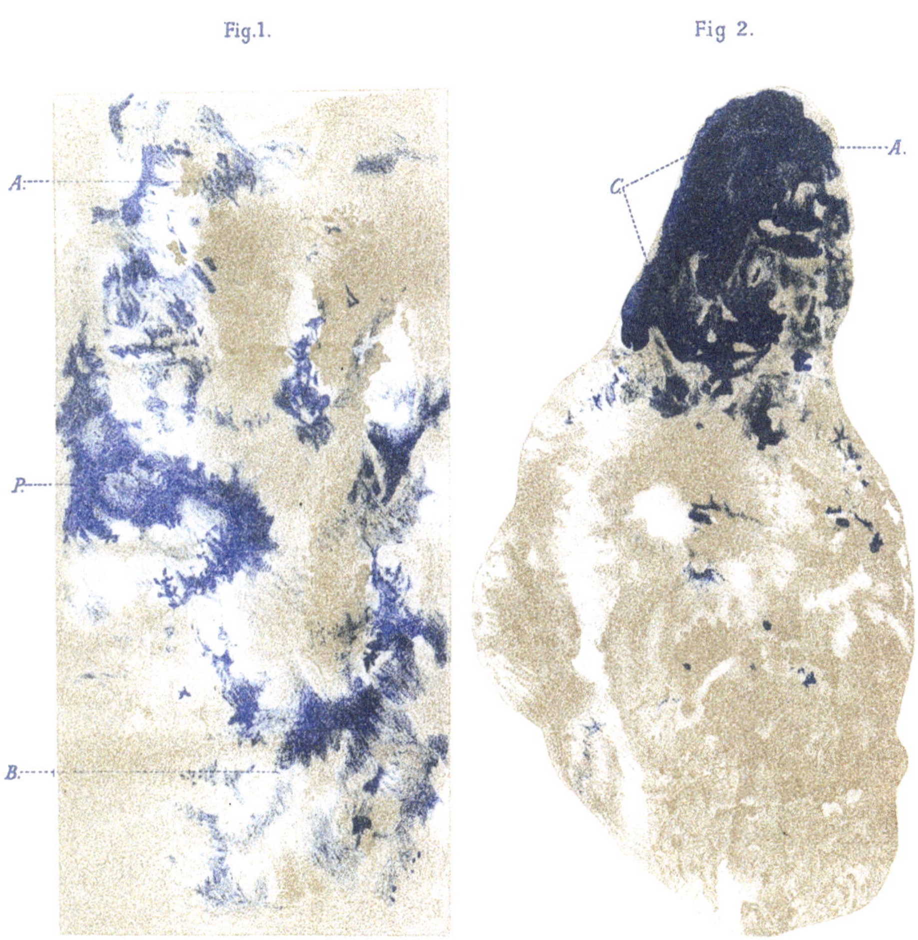

Durchschnitte menschlicher Lungen,
mit Pyoktanin injicirt.

Verlag von Julius Springer in Berlin.

Lungenpleura. Wurden die Thiere auf die rechte oder linke Seite gelagert und die Flüssigkeit in Tropfen an der lateralen Wand der Trachea eingeführt, so drang sie ausschliesslich, falls die Thiere die Stellung nicht veränderten, in die rechte oder linke Lunge. Bei vertikaler Haltung floss weniger Flüssigkeit in die Lungenspitzen als bei Thieren, die horizontal gelagert waren oder deren Thorax während der Injektion niedriger als ihr Becken lag.

Eine zweite Reihe von Versuchen hatte als Ziel, Aufschluss zu erhalten, auf welche Weise das Lungengewebe der Thiere auf gewisse, durch die Thoraxwand in die Lunge eingeführte Farbstoffe reagirt und in welchem Umfange diese Flüssigkeiten das Lungenparenchym infiltriren. Eine strikte Lokalisation der Einspritzungen konnte bei diesem Verfahren nicht erzielt werden. Sie erzeugten fast immer ziemlich starke Hämorrhagien im Lungenparenchym, was durch die Sektion mit nachfolgender mikroskopischer Untersuchung nachgewiesen werden konnte.

Eine dritte Reihe von Experimenten, die an Kadavern ausgeführt war, bezweckte Aufklärung zu erhalten, wie sich gefärbte Flüssigkeiten in phthisischen Lungen vertheilen.

Ich injicirte die Flüssigkeit durch eine unter der Cartilago cricoidea angebrachte Incision. Die Einspritzungen wurden abwechselnd in der horizontalen, in der Seitenlage oder auch bei angelehnten, also sitzenden Leichen ausgeführt. Bei horizontaler Lage drang die Flüssigkeit in alle Lungentheile, sogar in die Lungenspitzen, resp. in die in ihnen gelagerten Kavernen und Bronchiektasien (siehe umstehende Tafel). Die Farbstoffe bahnten sich ihren Weg auch durch katarrhalisch afficirte Lungentheile, in peribronchitische tuberkulöse Entzündungsherde. Fibröse und verkäste Partien boten dem Eindringen der Flüssigkeit grösseren Widerstand.

Um ein Bild der Ausbreitung der injicirten Farbstoffe zu erhalten, legte ich auf die frisch durchschnittene Lungenfläche ein Blatt weisses Löschpapier und bekam auf diese Weise einen exakten Abklatsch der mit Pyoktanin gefärbten Partien, welchen die umstehende Tafel wiedergiebt.

Figur I. Durchschnitt der rechten tuberkulös entarteten Lunge. Die Leiche wurde auf die rechte Seite gelagert und durch eine Oeffnung in der Trachea 60 ccm Pyoktaninlösung eingespritzt. Nach Eröffnung des Thorax findet man: die rechte Lunge fest mit der Costalpleura verwachsen im oberen Lappen eine nussgrosse, von peribronchitischen Heerden umgebene Kaverne. Die ganze Lunge ist mit knotigen tuberkulösen Infiltraten durchsetzt. A oberer Lappen. B unterer Lappen. P mit Pyoktanin blau gefärbte Stellen.

Figur II. Durchschnitt der rechten Lunge eines an Lungentuberkulose verstorbenen Kranken.

Klinische Diagnose: Tuberculosis pulmonis utriusque. Pneumothorax acutus. Kaverne im rechten Apex.

Sektion: Die Leiche wird auf die rechte Seite gelagert und durch die Trachea langsam 60 ccm Pyoktaninlösung eingespritzt. Nach einer Viertelstunde wird der Thorax eröffnet.

Die linke Pleurahöhle enthält Luft und circa 50 ccm einer milchigen, trüben, eitrigen Flüssigkeit. Die Lunge ist kollabirt, komprimirt, nach oben und hinten gedrängt. Im Apex eine eigrosse Kaverne mit ausgenagten zottigen Rändern, neben kleineren Bronchiektasien, die bis zur Pleura reichen. Dieselbe ist verdickt und mit Fibringerinnseln bedeckt. Zahlreiche tuberkulöse Herde im oberen Lappen. In der linken Lunge sind nirgends blau gefärbte Stellen sichtbar. Rechte Lunge mit der Costalpleura durch dicke Schwarten verwachsen, voluminös, lufthaltig, der obere Lappen infiltrirt. Auf dem Durchschnitt eine apfelgrosse Kaverne, deren ziemlich glatte Wände mit Pyoktanin tiefblau gefärbt erscheinen, ebenso wie die dickeren Bronchen. Zahlreiche knotige Infiltrate umgeben die Höhle. Sie sind käsig auf dem Durchschnitt, manche mit erweichter bröckliger Masse gefüllt. Der untere Lappen ist stark hyperämisch und enthält spärliche kleine, blau tingirte peribronchitische Knoten.

Die Menge der eingespritzten Flüssigkeit betrug gewöhnlich 60 ccm, d. h. ein Quantum, welches nach Botey's und meinen Experimenten die normale menschliche Lunge gut verträgt. Natürlich würde die Ausbreitung der gefärbten Lungenpartien bei Benutzung grösserer Flüssigkeitsmengen eine beträchtlichere sein. Es handelte sich aber um die Entscheidung der Frage, in welche Theile auch geringere Quantitäten einzudringen vermögen.

Ueber die Resultate der Einspritzungen medikamentöser Flüssigkeiten bei Lungenkranken kann ich mich kurz fassen. Indifferente, sterilisirte Flüssigkeiten von 38° C. wurden von den meisten Patienten gut ertragen. Die von mir benutzte Spritze ist eine Modifikation meines zu submucösen Cocaïninjektionen bestimmten und im Kapitel „Anaesthesie" abgebildeten Instrumentes. Sie fasst 10 ccm, ist mit einer Stellschraube versehen, die Kanüle entsprechend gebogen und besitzt an ihrem Ende einen drehbaren mit seitlicher Oeffnung versehenen Ansatz. Die Einspritzungen wurden, nachdem die Kanüle unter die Stimmbänder geführt, während der Inspiration langsam, tropfenweise ausgeführt. Die einmalige Dosis schwankte zwischen 5 und 10 cm. Das Maximum betrug 50 ccm während einer halben Stunde. Bei Ausführung tiefer Inspirationen drang fast das ganze Quantum in die Luftwege. Oefters konnte die Stelle, wo sie hineingeflossen, durch das Auftreten reichlicher Rasselgeräusche erkannt werden. Der Auswurf wurde etwa eine halbe Stunde nach der Injektion sehr kopiös. Er war anfangs flüssig, sodann wurden sehr beträchtliche schleimig-eitrige Massen ausgehustet.

Schwache Pyoktaninlösungen (1 : 500) wurden in der Quantität von 5,0—10,0 ohne Reaktion seitens der Lunge ertragen. Der Auswurf war noch nach einigen Stunden blau gefärbt.

. Solveollösungen (1 : 400) reizten das Lungenparenchym so wenig, dass 50,0 in einer Sitzung bei Patienten mit chronischer Bronchitis eingespritzt werden konnten. Manche Patienten fühlten, in welche Lungenpartien die Flüssigkeit hinabfloss. Eine sofortige Auskultation bestätigte ihre Angaben. Wenn diese Injektionen bedeutende Hustenanfälle oder Brennen im Halse bedingten, so wurde zuerst 5 % Cocainspray angewandt, wodurch sofortige Linderung erzielt werden konnte.

Ein ausführliches Referat über diesen Gegenstand ist in den Akten des X. internationalen Kongresses (Rom 1894) publicirt worden.

6. Einblasungen (Insufflationen).

Die Einblasungen pulverförmiger Substanzen sind in der vorlaryngoskopischen Zeit von Trousseau in Frankreich und von Skoda in Wien eingeführt worden. Ihre Methode bestand darin, dass die Pulver vom Kranken selber, mittels einer in den Mund gehaltenen Röhre, aspirirt wurden. Diese Art der Einführung ist wegen der Ungenauigkeit ihrer Wirkung ganz verlassen. Sie wurde in letzter Zeit von Leduc enthusiastisch empfohlen. (Siehe: Dijodoform, S. 160.) Die heut zu Tage angewandte Insufflation, mittels einer gekrümmten Röhre, stammt von Dr. Rob. Gilewski aus Krakau. Sein Instrument bestand aus einem Metallrohr, welches an seinem abgebogenen Ende in einen dicken, vielfach durchlöcherten Knopf überging. Mittels eines Schlauches wurde das Pulver in den Mund des Patienten geblasen.

Unter allen Behandlungsmethoden ist die Insufflation wegen der Leichtigkeit ihrer Ausführung die am meisten benutzte, aber am wenigsten genaue Methode. Eine präcise Wirkung ist schwer zu erreichen. Auch bei einer unter Spiegelleitung vorgenommenen Einblasung finden wir unabsichtliche Bestreuung der Nebentheile. Die Anwendung stärker wirkender Mittel ist daher kontraindicirt. Sie rufen heftige Hustenanfälle (manchmal sogar Krampfhusten) und Kongestionen hervor.

Da keine genaueren Angaben über das Verhalten verschiedener pulverförmiger Substanzen im Larynx vorlagen, sah ich mich genöthigt, eine Reihe von Untersuchungen vorzunehmen, sowohl über die Ausbreitung des Pulvers mit den gebräuchlichen Insufflatoren, wie auch über die Art ihrer Wirkung bei verschiedenen krankhaften Zuständen der Kehlkopfmucosa.

Vor Allem prüfte ich eingehend die zur Insufflation benutzten Instrumente. Sodann wurden Versuche angestellt, um die Dosis zu bestimmen, welche ungefähr genügt, um die ganze Larynxschleimhaut zu bestreuen. In dritter Linie wurde die Einzeldosis der Medikamente und ihre Löslichkeit in Wasser berücksichtigt. Für Kranke, die genöthigt sind die Insufflationen selber an sich vorzunehmen, habe ich eine specielle Instruktion beigefügt und die Technik durch entsprechende Schemata erläutert.

a) Instrumente.

Der von Gilewski angegebene Pulverbläser wurde bald verlassen, weil er das Pulver nach allen Richtungen stäubte. Ausserdem besass er noch den Nachtheil aller derartigen Instrumente, welche durch den Athem des Arztes in Betrieb gesetzt werden, nämlich dass beim Husten das Pulver, statt in den Hals des Patienten, manchmal in den Mund des Arztes hineingelangte.

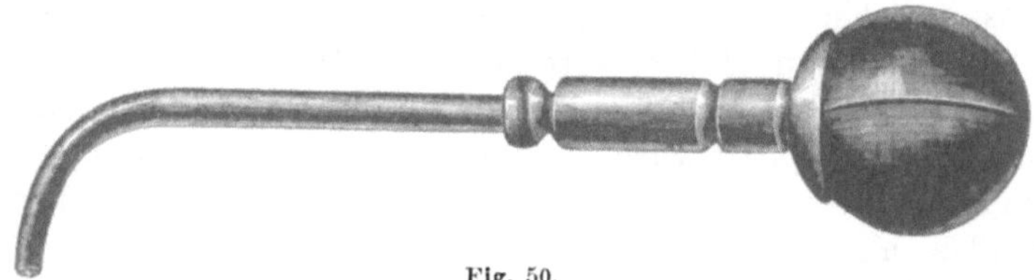

Fig. 50.

Pulverbläser nach Rauchfuss.

Diesem Uebelstande suchte Rauchfuss dadurch abzuhelfen, dass er den Schlauch durch einen kleinen Ballon ersetzte. Das Pulver wird im vorderen Drittel der Röhre durch ein oblonges Fenster eingeschüttet und durch einen cylinderförmigen Ansatz abgeschlossen (Fig. 50).

Bergeat hat sich durch eigene Versuche überzeugt, dass beim Gebrauch des Rauchfuss'schen Insufflators fast immer der linke Aryknorpel statt der Stimmbänder getroffen wird. Beim Druck des Ballons wird nämlich die Spitze des Instrumentes unwillkürlich nach rechts und oben hinbewegt. Bergeat nimmt an, dass diese Deviation durch eine koordinirte Bewegung des Zeigefingers entsteht, der zugleich mit dem Daumen den Ballon komprimirt. Um diesem Uebelstande abzuhelfen, ist von ihm ein modificirtes Ansatzstück angegeben worden, welches eine Rinne zum Anlehnen des Zeigefingers enthält und dadurch die Deviation beseitigen soll.

Aus demselben Grunde hat Lefferts den Gummiballon im hinteren Drittel der Röhre an ihrer oberen Fläche befestigt (Fig. 51).

Vereinfacht wurde dies Instrument von Schrötter. Er benutzte statt Hartkautschukröhren Glasröhren mit doppelter Krümmung.

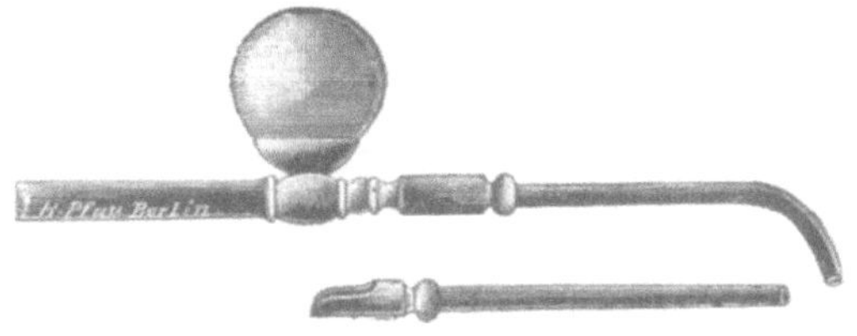

Fig. 51.
Pulverbläser nach Lefferts.

Ihr kurzes Ende wurde in den Rachen eingeführt. Die seitliche (von Türck angegebene) Abbiegung hatte den Zweck, das Licht unbehindert in den Mund einfallen zu lassen. Das Instrument wird entweder mit einem Kautschukschlauche mit Mundansatz, oder mit einer Blasebalgvorrichtung, die der Operateur mit dem Fusse tritt, verbunden.

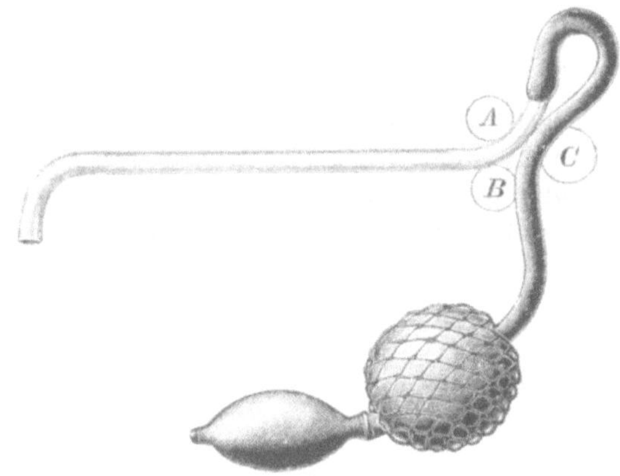

Fig. 52.
Pulverbläser nach Labus.

Ein einfaches Instrument, ebenfalls aus Glas, ist von Labus angegeben worden. Es besteht aus einer 25 cm langen Röhre und besitzt zwei in entgegengesetzter Richtung abgebogene kurze Schenkel. Der eine ist für den Kehlkopf bestimmt, der vordere zur Aufnahme des Pulvers. Nach der Füllung wird ein Doppelgebläse an den vorderen Theil angesetzt. Die Benutzung dieses Rohres und die Stellung der Finger ist aus der beigefügten Zeichnung leicht ersichtlich (Fig. 52). *A* und *B* bedeuten den zweiten und dritten Finger,

C den Daumen, welcher das Kautschukrohr an das Glasrohr andrückt und den Sperrhahn ersetzt, der zu demselben Zwecke in den Pulverbläsern von Fournier und Gottstein beigefügt ist.

Der Pulverbläser von Fournier besitzt eine Glasröhre als Ansatzstück und ist ebenfalls mit einem Doppelgebläse verbunden. Dieses Instrument wird von M. Schmidt warm empfohlen. (Fig. 53.)

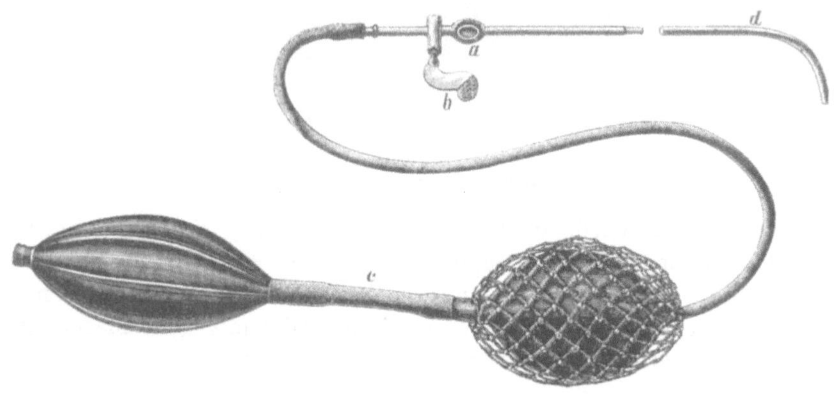

Fig. 53.
Pulverbläser nach Fournier.

Eine wesentliche Verbesserung in der Konstruktion der Pulverbläser finden wir in dem von Schötz angegebenem Instrumente. Die gläserne Ansatzröhre ist in einer Hartkautschukfassung montirt, die schaufelartig endigt. Ein stöpselartiges Ventil lässt durch Druck mit dem Zeigefinger die Luft aus dem Doppelgebläse entweichen. (Fig. 54.)

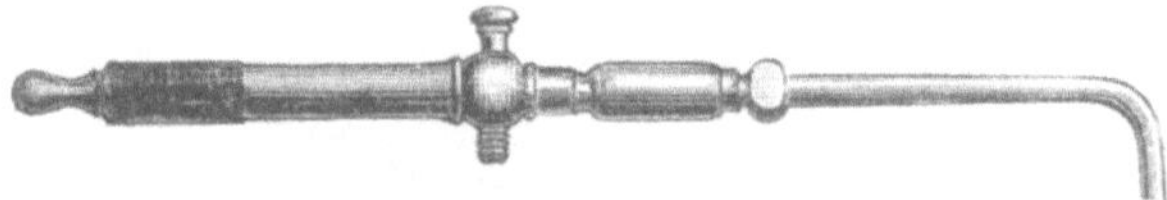

Fig. 54.
Pulverbläser nach Schötz.

Um das zeitraubende Füllen der gewöhnlichen röhrenförmigen Insufflatoren zu vermeiden, sind Instrumente angegeben worden mit gläsernen Pulverreservoiren, deren Inhalt für eine grosse Zahl von Insufflationen ausreicht. Dies ist nicht der einzige Vortheil derartiger Apparate. Viel wichtiger ist ihre Eigenschaft, durch Aufwirbeln des Pulvers nur die feinsten Partikel durch die Röhre auszutreiben. Der Gummiballon kommunicirt nämlich mit einer dünnen, an ihrem Ende mehrfach durchlöcherten Ebonitröhre. Die eingetriebene Luft setzt das Pulver in wirbelartige Bewegung und nimmt, wie gesagt, vorerst die feineren Partikel mit, während die gröberen am Boden des Gefässes zurückbleiben. Die Schattenseiten dieses Insufflators für den Kehlkopf gipfelten in zwei Punkten: der Deviation seines Endes während der Einblasung und der Schwierigkeit einer genügenden Reinigung und Sterilisirung der röhrenförmigen Hartkautschukansätze. Ich habe deshalb dieselben aus Glas anfertigen lassen, um jede Infektion auszuschliesen (Fig. 55).

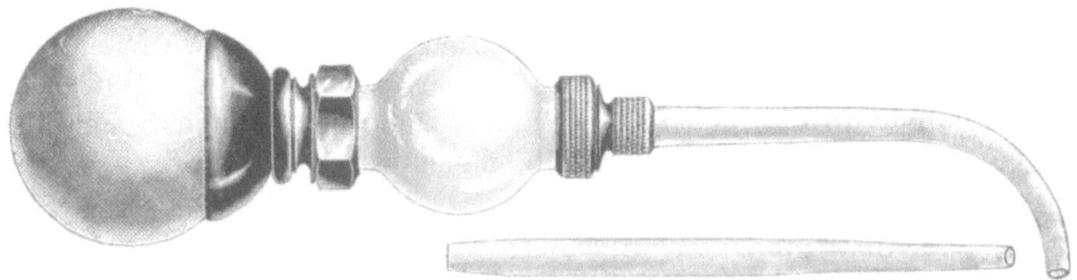

Fig. 55.
Pulverbläser nach Heryng mit 2 Ansätzen.

Ihr hinteres Ende wurde konisch geschliffen und der Oeffnung des Ansatzes angepasst. Der horizontale Arm ist 14 cm, der absteigende Arm 4 cm lang. Die Oeffnung der Röhre beträgt 3—4 mm. Die Glasröhren werden nach jedem Gebrauch mit Wasser gereinigt, an der Luft getrocknet und sodann sterilisirt. Stark beschmutzte Röhren werden mittels einer kleinen, an biegsamem Drahte befestigten Borstenbürste gereinigt. Dem gläsernen Pulverbehälter gab ich eine kugelförmige Gestalt, um das Anhaften des Pulvers an den Ecken zu vermeiden und die Reinigung zu erleichtern. Die Hartkautschukansätze sind an den 1,5 weiten Enden des Glasbehälters nicht eingeschraubt, sondern angelegt, und halten sich gut, da sie eingeschliffen sind. Das centrale perforirte Röhrchen wurde, da es sich leicht verstopft, weggelassen und durch ein im Ansatz des Ballons angebrachtes,

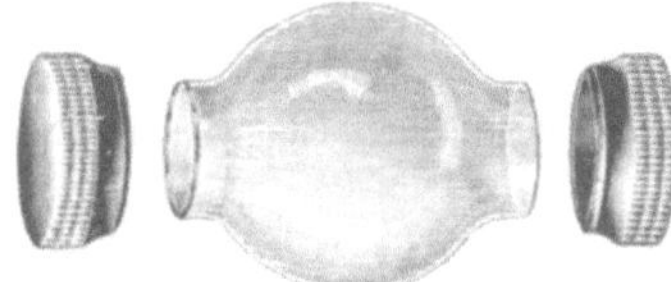

Fig. 56.

nur nach vorn sich öffnendes Ventil ersetzt. Der Gummiballon ist sehr elastisch, etwas grösser als die Glaskugel, mit einem seitlichen Ventil versehen. Er ruht auf einer grösseren, schalenartigen Platte und gestattet keine seitliche Abbiegung, so dass der Gummiballon sich in der Richtung der Achse einstülpt. Das Glasreservoir besitzt eine Reservekappe aus Hartkautschuk, um das Ausschütten des Pulvers zu vermeiden. Diese Vorrichtung erlaubt es, mehrere Glasreservoire mit verschiedenen Pulvern einem Pulverbläser anzupassen, so dass ein Ballon und eine Glasröhre für mehrere Pulverbehälter ausreichen (Fig. 56).

Die Quantität des Pulvers soll nie mehr als die Hälfte der Glaskugel betragen. Der Pulverbläser funktionirt sehr leicht und liefert
je nach dem Druck eine genügende Menge von Pulver.

Um der Deviation des Insufflators vorzubeugen, empfehle ich,
das Instrument auf folgende Weise zu halten: Der dritte und vierte
Finger umfassen gabelförmig das vordere Ansatzstück des Glasbehälters, während der zweite und fünfte Finger den Glascylinder
von vorne umschliessen. Der Daumen wird genau in der Mitte des
Ballons angelegt und soll in der Richtung seiner Achse wirken. Bei
dieser Haltung, die durch die beigefügte Zeichnung (Fig. 57) leicht
verständlich wird, erhält das Instrument eine feste Stellung, wodurch
eine Deviation des Endes fast vollkommen vermieden wird.

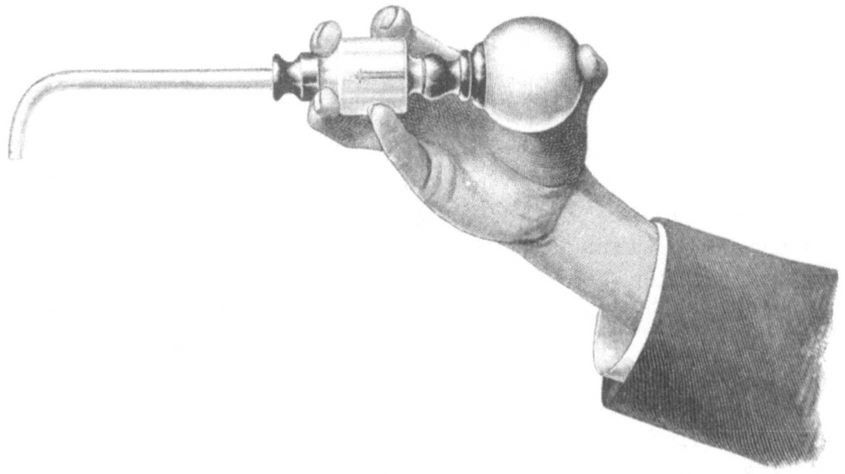

Fig. 57.
Handstellung beim Gebrauch der Pulverbläser von Bardeleben und Heryng.

Ein guter Ballon muss ziemlich gross, elastisch sein und einen
grösseren Hartgummiteller zur Stütze besitzen. Nur solche Ballons
lassen sich beim Druck des oberen Segmentes in der Richtung des
Ansatzes einstülpen, ohne dem drückenden Daumen seitwärts aus-
zuweichen.

Bei Ermangelung eines guten Ballons im Pulverbläser von
Bardeleben kann derselbe durch einen Doppelballon ersetzt werden. Ich empfehle dazu folgende einfache Einrichtung.

Der Gummiball wird vor Allem abgeschraubt. Sodann wird
auf ein zolllanges, entsprechend dickes, an beiden Enden abgerun-
detes Glasrohr ein Stückchen weiches Kautschukrohr angesetzt und
in die Gewindeöffnung des Glasgefässes genau eingeführt. Der

Schlauch des Doppelgebläses wird nun über das andere Ende des Glasrohrs geschoben.

Schmidt und Jarnutowski lassen die Doppelballons über das Handgelenk umlegen und an der inneren Seite des Armes hängen.

Um das Ausschütten der Pulver zu verhüten, benutze ich Gummihütchen, die auf die Glasröhren geschoben werden.

Pulverbläser aus Hartkautschuk sind unpraktisch, weil an der inneren rauhen Fläche das Pulver haften bleibt und allmählich die Röhre verstopft. Solche Röhren müssen zuerst mit warmem Wasser, sodann mit Sublimatlösung 1:1000 ausgespritzt werden. Die Trocknung geschehe an der Luft oder an mässig warmen Orten.

Die für den Larynx bestimmten kurzen Ansätze des Bardeleben'schen Insufflators haben sehr oft eine fehlerhafte Krümmung, d. h. sie sind unter stumpfem statt unter rechtem Winkel abgebogen. Dadurch gelangt das Pulver vorwiegend auf die hintere Larynxwand. Es ist daher rathsam, die Krümmung durch vorsichtiges Anwärmen über einer gewöhnlichen Petrollampe zu verbessern. Der Ansatz muss vor dem Anwärmen mit Vaselin bestrichen werden. Das Anwärmen geschehe unter leichter Wendung. Sobald das Rohr nachgiebt, muss die richtige Krümmung durch Eintauchen in kaltes Wasser fixirt werden.

b) Technik.

Die Technik der Einblasungen erfordert folgende Bemerkungen:

Um das Pulver auf die Epiglottis resp. den Zungengrund zu dirigiren, muss das Ende des Instrumentes etwa in einer Linie mit der Uvula sich befinden (Fig. 58).

Bei Bestäubungen der Taschen- und Stimmbänder lassen wir den Kranken zuerst tief inspiriren, sodann einen Ton, ganz leicht, ohne jede Anstrengung, anschlagen. Manche Kranke sind nicht im Stande, bei eingeführtem Spiegel einen leichten Ton anzuschlagen. Sie thun dies mit zu grosser Vehemenz und pusten einen Theil des Pulvers aus dem Larynx heraus. In diesem Falle lasse man nach tiefer Inspiration den Athem ein paar Sekunden einhalten und insufflire das Medikament während dieser Pause. Das Ende des Rohres muss über dem Introitus laryngis sich befinden, ohne den Kehldeckel zu berühren. Dieser Lage entspricht ein Punkt, welcher eine horizontale Linie zwischen der Uvula und der hinteren Pharynxwand halbirt (Fig. 59).

Was die Einblasungen auf die hintere Larynxwand anbetrifft, so ist es rathsam, das Rohr einfach an die hintere Pharynxwand anzulehnen (Fig. 59).

Für Kranke, die genöthigt sind Insufflationen selber vorzunehmen (was ja bei Larynxphthisikern wegen Dysphagie oft geschieht),
mögen folgende Rathschläge dienen:

Zur Einblasung empfehle ich den von mir modificirten Bardeleben'schen Pulverbläser. Der Kranke stelle sich vor einen gut
erhellten Toilettenspiegel und reflektire das Licht, durch entsprechende
Neigung des Spiegels, in den Rachen. Der Pulverbläser wird mit
der rechten Hand in den Mund geschoben, so dass der Anfang der

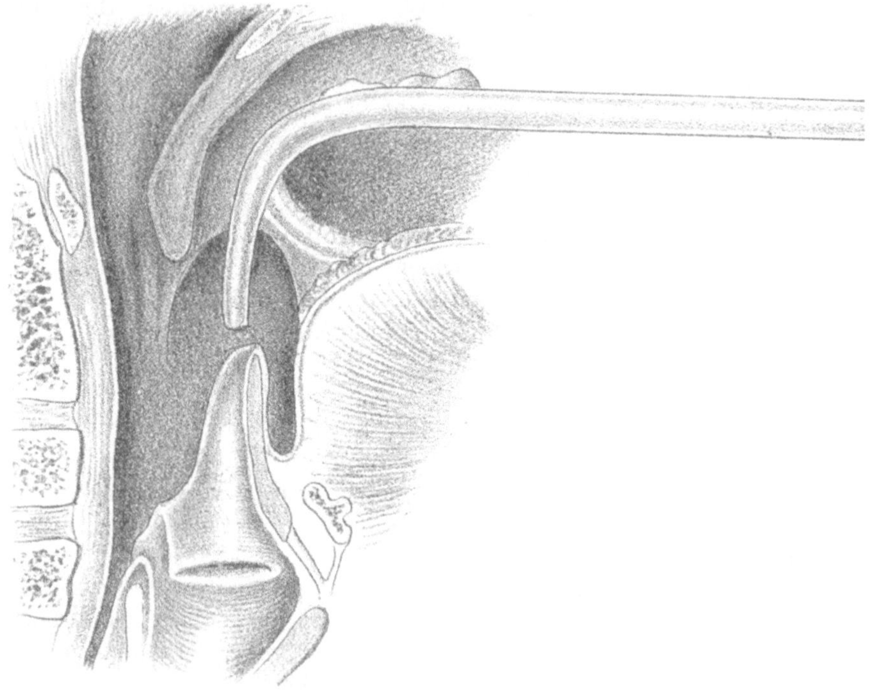

Fig. 58.
Stellung des Insufflators bei Einblasungen auf die Epiglottis.

Krümmung die Uvula berührt. Der horizontale Arm der Glasröhre
soll an den oberen Schneidezähnen eine Stütze finden.

Während eines leichten Tonanschlagens wird der Ballon komprimirt und dadurch, je nach der Stärke des Druckes, eine mehr
oder weniger grosse Menge des Pulvers applicirt. Wie schon bereits
gesagt, gelangt bei dieser Stellung der grösste Theil auf die Stimm-
und Taschenbänder. Zur Bestreuung der hinteren Larynxwand
gelten auch hier die schon angegebenen Regeln.

Soll der Kranke irgend einen Vortheil von den durch ihn selbst auszuführenden Einblasungen erreichen, so ist es absolut nothwendig, dass er nicht nur genaue Instruktionen über die Beleuchtung des Rachens und Einführung des Pulverbläsers erhält, sondern auch dass er diese Manipulation einige Mal in Gegenwart des Arztes ausführt. Nach geschehener Einblasung muss dieselbe vom Arzt mit dem Kehlkopfspiegel kontrollirt werden.

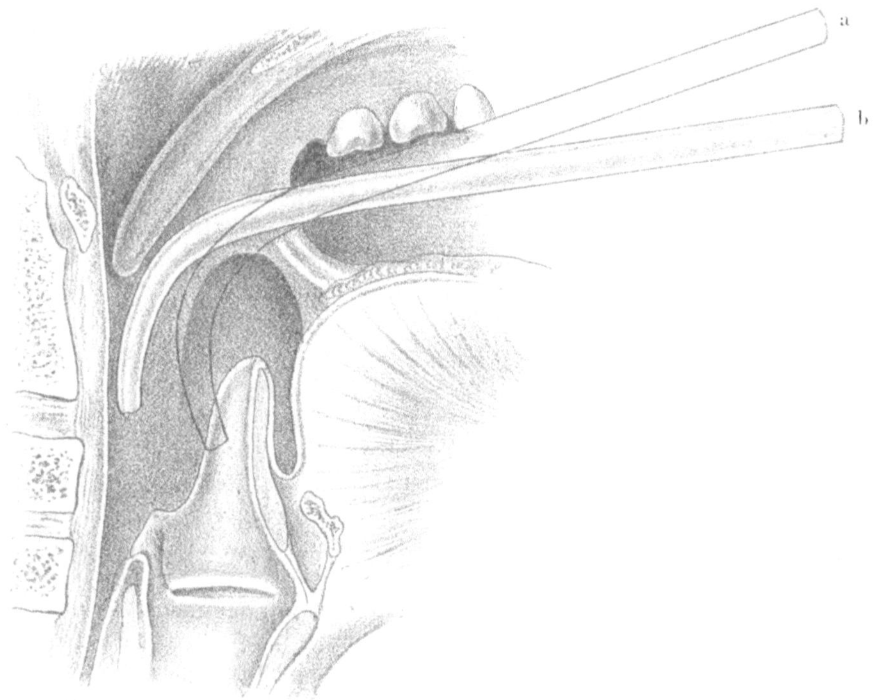

Fig. 59.
Stellung des Insufflators a) bei Einblasungen auf die Stimmbänder und die Taschenbänder,
b) bei Einblasungen auf die hintere Larynxwand.

Um das richtige Einstellen des Insufflators dem Patienten zu erleichtern, empfehle ich folgendes Verfahren: Man markire am horizontalen Arm des Pulverbläsers mittels eines kleinen Gummiringes die Stelle, an welcher das Anlegen an die oberen Schneidezähne bei richtiger Lage des Insufflators im Halse erfolgen soll. Auf diese Weise wird das Pulver stets auf dieselben Theile hingebracht.

Dieses Verfahren kann überhaupt Anwendung finden, wenn die Einblasungen nicht vom Arzt ausgeführt werden.

Ein Nachtrinken von Wasser, ein Ausspülen des Rachens ebenso wie Aushusten oder Herunterschlingen des Speichels sind nach Insufflationen zu verbieten, weil dadurch ein Theil des Pulvers aus dem Larynx wieder herausbefördert wird.

Bei ungeschickter Insufflation kommt es manchmal zu krampfhaftem Husten. In solchen Fällen ist Trinken von kaltem Wasser anzurathen. Nach einer Weile muss dann die Insufflation lege artis wiederholt werden und die Wirkung einer Kontrolle unterliegen.

Bemerken will ich noch, dass nur ganz trockene Medikamente, und zwar möglichst fein pulverisirte, benutzt werden sollen. Das Rohr muss innen ganz trocken sein

Leichte Pulver dringen tiefer in die Luftwege wie schwerere Substanzen. Auch empfiehlt es sich, vor der Einblasung das Pulver zu lockern und von den Wänden des Glasgefässes abzuschütteln.

Bevor wir die Dosis der Pulver, die zu Insufflationen am meisten gebraucht werden, besprechen, müssen wir die mechanischen Bedingungen der Insufflation selber in Betracht ziehen.

Die Menge des Pulvers, welche entweder durch den Arzt eingeblasen oder durch Druck des Ballons herausgetrieben wird, hängt natürlich ab:

1. von der Grösse der Oeffnung, durch welche das Pulver entweicht, und der Länge des Glasrohres;

2. von dem Druck der Luftsäule, die als treibende Kraft benutzt wird;

3. von der Leichtigkeit und Trockenheit des zum Einblasen benutzten Medikamentes.

Es ist selbstverständlich, dass, um in einer gegebenen Zeiteinheit eine gewisse Menge Pulver aus dem Insufflator herauszubefördern, bei engem Lumen der Röhre ein stärkerer Luftdruck nothwendig ist. Ebenso wenn relativ schwerere oder feuchte Pulver benutzt werden.

Daraus folgt, dass wenn es sich um eine Lokalisation der Wirkung auf eine kleine Fläche des Kehlkopfes handelt, der Insufflator so nahe wie möglich an die entsprechende Stelle geführt werden muss.

Leichte Pulver fordern bei ihrer Einführung dieselbe Berücksichtigung.

Für narkotische Substanzen sind Glasinsufflatoren, die eine kleinere Menge Pulver aufnehmen und ein annährendes Dosiren gestatten, empfehlenswerther. Natürlich muss die Einzeldosis des Medikamentes entsprechend der beabsichtigten Wirkung gewählt werden.

Die grossen Mengen von Pulvern, welche der Insufflator von V. v. Bruns fasste (einige Messerspitzen), sind überhaupt unnöthig und finden keine rationelle Indikation.

Die Pulverbläser von Schrötter und Labus fassen etwa 0,200 pulverisirte Borsäure, während die Insufflatoren von Hartkautschuk, wie sie in den verschiedensten Modifikationen verfertigt werden, etwa 0,500 pulverisirter Borsäure aufnehmen können. Letztere Quantität entspricht einem kleinen etwa 0,5 fassenden Hornlöffel, der eine genügende Menge Pulver fasst, um das Innere des Kehlkopfes gleichmässig einzustäuben. Aus diesem Grunde habe ich diesen kleinen Löffel als Einheitsmaass gewählt.

Die nachfolgende Tabelle enthält eine Reihe derjenigen Mittel, die zur Insufflation am häufigsten benutzt werden mit Angabe ihres Gewichtes (aproximativ).

Gewichts-Tabelle.

Ein Hornlöffel, 0,500 fein pulverisirter Borsäure fassend, wiegt gefüllt mit:

Morphium muriaticum	0,120	Jodoformogen	0,500
Bismuthum salicylic.	0,200	Saccharum album	0,550
Cocaïn mur.	0,300	Pulv. gumm. mimos.	0,550
Eucaïn mur.	0,300	Alumen	0,650
Aristol	0,300	Jodoform	0,650
Tannin	0,300	Talkum	0,700
Antipyrin	0,400	Zincum sozojodolic.	1,000
Orthoform	0,430	Natr. sozojodolic.	1,200
Acid. boricum	0,500	Calomel vap. parat.	1,700

Wird in einen normalen Kehlkopf ein unlösliches Pulver, z. B. Talk oder Aristol, unter Spiegelleitung genau auf die Stimmbänder aufgeblasen, so ist, bei sofortiger Besichtigung, dasselbe bald von den Stimmbändern verschwunden. Spuren sehen wir auf der hinteren Larynxwand und auf den Taschenbändern. Von den Stimmbändern ist es durch den Schleim weggespült worden, der in grosser Menge von der Larynxmucosa secernirt wird.

Wie bekannt, bilden die Morgagni'schen Ventrikel zwei Duplikaturen der Mucosa, die mit grossen traubenförmigen Schleimdrüsen reichlichst ausgestattet sind. Ihr Zweck ist, die Oberfläche der Stimmbänder immer im feuchten Zustande zu erhalten. Die inneren Flächen der Stimmbänder besitzen im hinteren Abschnitte, bei den Processus vocales, die grossen von mir nachgewiesenen Schleimdrüsen. Im vorderen Drittel befinden sich oberhalb der Stellen, wo die sog. Sängerknötchen vorkommen, öfters zwei feine Ausführungsgänge von Schleimdrüsen, deren Hypersekretion besonders von Sängern sehr lästig empfunden wird. Dieser sekretorische

Reichthum erklärt es, warum Pulver so schnell von den Stimmbändern weggespült werden. Mit dem Spiegel lässt sich manchmal nach der Insufflation eine sofortige leichte Röthung der Mucosa, die durch Reiz des Pulvers hervorgerufen wird, konstatiren. Vermehrter Blutzufluss führt aber auch zu vermehrter Schleimproduktion. Diese Thatsache ist durch Rossbach's und Aschenbrand's Untersuchungen nachgewiesen worden („Ueber die Innervation der Schleimdrüsen des Kehlkopfes und der Luftröhre. Beiträge zur Physiologie und Pathologie der Schleimsekretion in den Luftwegen." Monatsschrift für Ohrenheilk. No. 3, 1881). Die Sekretion des Schleimes der oberen Respirationsorgane ist nämlich eine kontinuirliche. Man findet sie stets bedeckt mit einer dünnen, wasserklaren, aber ziemlich zähen Schleimschicht. Versucht man bei Katzen oder Kaninchen durch festes Aufdrücken mit Fliesspapier dieselbe abzutrocknen, so sieht man nach dieser Procedur den Schleim in kleinen Tröpfchen aus allen Schleimdrüsen hervorquellen und nach 1—2 Minuten ist die Mucosa wieder mit einer zusammenhängenden Schleimschicht überzogen.

Die sekretorischen Nerven des Kehlkopfes und der Luftröhrenschleimhaut waren bis jetzt unbekannt. Nach den neusten Untersuchungen von Kokin enthalten die Nervi laryngei super. beim Hunde die sekretorischen Fasern für die Schleimdrüsen des Kehlkopfs und den oberen Theil der Luftröhre, während der untere Abschnitt der Luftröhre von dem Nervus recurrens beeinflusst wird

Die Reizung der sekretorischen Fasern einer Seite theilt sich auch den Drüsen der anderen Seite der Luftröhre und des Kehlkopfes mit. Die reflektorische Wirkung erreicht das Centrum, welches die Sekretion der Schleimdrüsen des Kehlkopfes und der Luftröhre auslöst, mittels der Nervi vagi und theilt sich durch dieselben auch den Drüsen mit.

Mechanische, thermische und elektrische Reizung der Schleimhaut steigert die Sekretion der Schleimdrüsen.

Von der Natur des Pulvers, besonders von seiner Schwere und Löslichkeit, hängt es ab, wie lange dasselbe auf der Mucosa haften bleibt.

Es ist dabei auch der Zustand der Schleimhäute von einem bedeutenden Einfluss. Normale Larynxschleimhaut verhält sich pulverisirten Medikamenten gegenüber fast ebenso wie hyperämische oder leicht katarrhalisch afficirte Mucosa.

Talk, Aristol, Jodoform und Jodol, besonders Mag. bismuthi bleiben an exulcerirten und tuberkulös infiltrirten Flächen der Stimm- und Taschenbänder manchmal 2—4 Stunden haften, an der vorderen Trachealwand sogar noch länger.

Diejenigen Stellen der Mucosa, welche Flimmerephithel besitzen, befreien sich von der aufgetragenen Pulverschicht in sehr kurzer Zeit. Eine lokale Hyperämie der bestäubten Theile ist nur bei stärker reizenden Medikamenten längere Zeit zu konstatiren, z. B. nach Dermatolinsufflationen.

Gewisse Medikamente, wie Orthoform, müssen ihrer Klebrigkeit wegen mit Talk gemischt werden, da sie sich sonst nicht gut einblasen lassen.

Ich habe es vorgezogen zu manchen Insufflationen als Vehiculum pulverisirte Borsäure beizufügen und zwar wegen ihrer entwickelungshemmenden Wirkung gegenüber den Mikroben und deren giftigen Produkten.

Aus der hier beigefügten Tabelle ergiebt sich die Löslichkeit der zu Insufflationen am meisten benutzten Medikamente.

Löslichkeitstabelle.

Magisterium bismuthi .	unlöslich	Zincum sozojodolic.	20	Wasser
Calomel	-	Alumen	10,5	-
Jodoform	-	Eucaïn	9,5	-
Airol	-	Tannin . . .	1,0	-
Aristol	-	Antipyrin	1,0	-
Orthoform	-	Cocaïn. hydrochlor.	0,5	-
Jodol	5000 Wasser	Natrium sozojodolicum leicht löslich		
Acidum boricum .	25 -	Saccharum simplex . . beliebig		
Morphium mur. .	25 -			

Eine Berücksichtigung der Einzeldosis und einige pharmakologische Bemerkungen über die zu Einblasungen benutzten Substanzen wollen wir an dieser Stelle folgen lassen.

c) Pharmakologie.

Antiseptica. Von den antiseptischen Mitteln soll in erster Linie die Gruppe der Jod enthaltenden Präparate besprochen werden. Es gehören hierher: Jodoform, Jodol, Aristol, Sozojodol und Airol.

Jodoform enthält 76 % Jod. Die Jodoformwirkung beruht auf einer Ausscheidung von Jod.

Nach den Untersuchungen von Behring wirkt das Jodoform nur dann antiseptisch, wenn es zerlegt ist. Dies geschieht unter dem Einfluss des Tageslichtes, der Sonnenstrahlen, oder wenn zersetzende Körper mit ihm in Berührung kommen. Alle Ptomaine, die Eiterung hervorrufen, bilden mit dem Jodoform chemische Verbindungen, welche die weitere Eiterproduktion aufhalten. Das Jodoform wirkt also nicht auf die Mikrokokken, sondern auf ihre Ptomaine. Diese bewirken seine Zersetzung.

In meiner Arbeit „Ueber die Heilbarkeit der Larynxphthise" habe ich auch den Einfluss dieses Mittels auf tuberkulöse Ulcerationen des Kehlkopfes berücksichtigt und die Ergebnisse von Schnitzler und Massei besprochen. Auch heute bleibe ich bei der vor 10 Jahren ausgesprochenen Ueberzeugung, dass Jodoform-

insufflationen in manchen Fällen cirkumskripter ulceröser Larynxphthise von Nutzen sind. Sie reinigen die Geschwüre und regen
die Granulationsbildung an. Sie vermindern aber bei längerem Gebrauch den Appetit und rufen eine gesteigerte Erregbarkeit des
Nervensystems, Kopfschmerzen, Schlaflosigkeit und Schwäche hervor.

Das Jodoform wird zu Insufflationen entweder rein oder mit
gleichen Theilen pulverisirter Borsäure benutzt.

Man hüte sich vor einer zu grossen Dosis und beobachte die
Temperatur und den Puls des Patienten, der schon bei leichten
Intoxikationserscheinungen bedeutend beschleunigt wird.

Dijodoform. Tetrajodäthylenum ($C_2 J_4$). — Ein krystallinisches gelbes, fast geruchloses Pulver, unlöslich in Wasser, schwer
löslich in Alkohol und Aether, leicht löslich in Chloroform und
Toluol. Schmilzt bei 192^0 C. Unter dem Einfluss des Lichtes wird
das Dijodoform gebräunt unter Jodausscheidung, soll daher an
dunklen Orten aufbewahrt werden. Leduc (Nantes)[1] lässt dieses
Pulver durch den Patienten mittels eines Glasrohres aspiriren. Das
Instrument ist 25 cm lang, ca. 6 mm Umfang, mit einer Krümmung
von 100^0 und 1 cm Länge an dem Ende, das in den Rachen geführt
wird. Das Dijodoform wird bei Larynxphthise von Leduc rein
oder mit etwas Cocain oder Morphin (auf 1,0 Pulver 0,01 Cocain)
verschrieben und die Aspiration 4—8 mal täglich vom Patienten vorgenommen. Bei dieser Behandlung hat Leduc $100^0/_0$ Heilungen von
Larynxphthise zu verzeichnen (?). Die Dysphagie verschwindet,
die Athemnoth ebenfalls, die Stimme kommt wieder, und zwar in
kürzester Zeit. — Auf Grund dieser wunderbaren Erfolge erklärt
Leduc die tuberkulöse Laryngitis als die am leichtesten heilbare
Erscheinung der Tuberkulose.

Jodoformogen ist ein von Knoll verfertigtes geruchloses
Jodoformeiweisspräparat, welches das in ihm vorhandene Jodoform
derart festgebunden enthält, dass dieses durch die üblichen Jodoform-
lösungsmittel nur allmählich ausziehbar ist. Das hellgelbliche Pulver
ist in Wasser unlöslich und kann bei 100^0 sterilisirt werden. Es
ist staubfein, trocken, ballt sich nicht zusammen, ist an Gewicht
viel geringer als Jodoform. Es entwickelt einen etwas stärkeren
Jodoformgeruch nur nach langem Aufbewahren in zugepfropfter
Flasche, der nach Oeffnung derselben rasch verschwindet und nicht
lästig wird. Die Wirkung dieses Mittels ist nach Kromayer's

---

[1] Aus einem Referat der „Med. Neuigkeiten" 1898, No. 47. Der Vortrag
Leduc's über dieses Mittel wurde gehalten in der Association française pour
l'avancement des sciences in Nantes im August 1898.

Untersuchungen ganz analog der Jodoformwirkung. Es regt ebenso die Granulationsbildung wie die rasche epitheliale Ueberhäutung an. Es schmiegt sich dem feuchten Gewebe seiner Feinheit und Trockenheit wegen besser als Jodoformpulver an, dringt in die Höhlen und Gänge der Wundfläche; es wirkt nachhaltiger und enthält neben Spuren von freiem Jod auch Spuren von Jodeiweiss. Seiner Trockenheit und Feinheit wegen eignet sich dieses Mittel ganz vortrefflich für Einblasungen.

Nach eigenen etwa ein Jahr dauernden Versuchen kann ich das Jodoformogen als Ersatz für Jodoform bestens empfehlen.

Jodol (Tetrajodpyrol) enthält 89 % Jod. Es wurde statt Jodoform empfohlen, weil es keine Intoxikationssymptome hervorruft, den Appetit nicht verdirbt, keinen widerlichen Geruch besitzt und die Schleimhäute nicht reizt. Jodol ist von Lublinski bei tuberkulösen Geschwüren mit gutem Erfolg angewandt worden. Auch Seifert, Schäffer und Hajek berichten über gute Resultate, welche sie mit diesem Mittel bei Larynxphthise erzielt haben. Ich habe diese günstige Wirkung bisher nicht bestätigen können. Jodol ist im Wasser sehr schwer löslich, 1 : 5000. Es wird zu Insufflationen rein oder zu gleichen Theilen mit Borsäure verwendet. Granulirende Wunden resorbiren Jodol. Das Jod lässt sich leicht im Harn nachweisen.

Aristol. Dieses Mittel enthält 45 % Jod. Es wird dargestellt durch Versetzung einer Jodjodkaliumlösung mit einer alkalischen Thymollösung. Im Wasser und Glycerin ist es unlöslich, wenig löslich in Alkohol, leicht löslich in Chloroform und Aether. Es wird rein oder (wegen seines hohen Preises) aa mit Borsäure vermischt angewandt. Es besitzt den Vortheil der grossen Leichtigkeit und Reizlosigkeit und kann, ohne Hustenfälle zu erzeugen, tief in die Trachea hineingeblasen werden, wo es wegen seiner Unlöslichkeit noch nach zwei Stunden zu konstatiren ist. Seine Wirkung ist halb so stark wie die des Jodoforms. Seine schmerzstillenden Eigenschaften bei Dysphagie habe ich bisher nicht bestätigen können.

Sozojodol (Dijodkarbolsulfosäure), Acidum sozojodolicum, enthält 42 % Jod. Dieses Präparat, krystallisirt aus Wasser in nadelförmigen Krystallen, ist geruchlos und in Wasser, Glycerin und Alkohol leicht löslich. Es besitzt antiseptische Eigenschaften und ist selbst in grossen Gaben wenig giftig. Bei innerlicher Darreichung wird kein Jod im Organismus abgespalten. Zur Insufflation benutzen wir: Natrium sozojodolicum 1 : 2 Saccharum simplex und Zincum sozojodolicum 1 : 10 Saccharum simplex.

Das Sozojodol ist von Guttmann als Insufflation gegen Keuchhusten empfohlen worden. Ueber gute Erfolge bei Diphtherie berichtet Dräer.

Airol. Eine Wismuthverbindung, die zwei verschiedene Bestandtheile enthält: Jod und Gallussäure. (Wismuthoxyd ca. 44,5 %, und Jod 24,8 %.) Das Jod wird bei Feuchtigkeit leicht abgespalten, wobei Airol in eine an Jod und Gallussäure ärmere Verbindung übergeht. Das Airol ist ein grauschwarzes, geschmack- und fast geruchloses Pulver. Es ist ungiftig und reizlos, sogar für Schleimhäute. In den gewöhnlichen Lösungsmitteln ist es unlöslich. Es ist leichter als Jodoform, lichtbeständig, zersetzt sich aber bei Zusatz von Wasser und nimmt eine rothe Farbe an. In Verbindung mit den warmen Körpersäften giebt es sofort einen kleinen Theil Jod ab. Durch seinen Wismuthgehalt wirkt es dabei austrocknend. Beim Aufstreuen auf secernirende Wunden nimmt das Airol eine röthliche oder gelbe Färbung an. Je geringer die Zersetzung in der Wunde desto geringer ist die röthliche Umwandlung des Airols.

Calomel (vapore paratum) findet manchmal seine Anwendung bei syphilitischen Rachen- und Kehlkopfgeschwüren (1 : 2—4 Zucker). Man hüte sich, zu gleicher Zeit Jod innerlich zu verabreichen, wegen der Reizerscheinungen, die dabei beobachtet worden sind (Scheinmann und M. Schmidt). Längerer Gebrauch, auch kleiner Gaben, kann Salivation hervorrufen, ein Beweis dafür, dass das Medikament zur Resorption gelangt, nicht nur mechanisch wirkt, wie dies Jäger von Jaxthal nachzuweisen suchte[1]).

Borsäure. Die antiseptische Wirkung dieses von Lister empfohlenen Präparates ist sehr verschieden beurtheilt worden. Jänike hat durch eine Reihe sorgfältiger Untersuchungen und Kulturversuche sehr interessante Resultate erlangt, die in folgenden Sätzen gipfeln:

Die bakterientödtende resp. antiseptische Kraft der Borsäure ist gleich Null. Nicht sterile Borsäurelösungen sind sogar durch Eindringen von lebensfähigen, pathogenen Keimen im Stande, eine frisch angelegte Wunde direkt zu inficiren. Dagegen recht verwerthbar ist die entwickelungshemmende Wirkung der Borsäure und ihre Fähigkeit, nicht nur die Vermehrung

---

[1]) Er behauptete nämlich, dass bei Phlyctaena der Conjunctiva eingestäubtes Calomel rein mechanisch wirke. Um dies zu beweisen, sammelte er subtilen Strassenstaub und applicirte ihn mittels eines Haarpinsels auf die Conjunctiva. Er will dabei beobachtet haben, dass die Phlyctaena bei diesem Experiment gerade so viel Zeit zur Heilung forderte wie bei Calomelinsufflationen. Jedenfalls wird heutzutage diese Art des Experimentirens wenig Nachahmung finden.

der Pilze zu verhindern, sondern auch die Erzeugung giftiger Stoffwechselprodukte zu unterdrücken. Jänike wies nach, dass in Blutserum und Nährbouillon bei 37^0 C. der Staphylococcus aureus bei $4—5\,^0/_{00}$, der Streptococcuss pyogenes bei $6\,^0/_{00}$, Milzbrandbacillen bei $9\,^0/_{00}$, der Typhusbacillus bei $7\,^0/_{00}$ Borsäuregehalt nicht mehr zur Entwickelung kamen. Soorpilze wuchsen nicht mehr bei $4\,^0/_{00}$.

Borsäure in $2^1/_2—3\,^0/_0$ Koncentration vermag wochenlang bakterienhaltige Fäulnissstoffe vor Zersetzung zu schützen. Um diese entwickelungshemmende Macht der Borsäure in der Therapie zu verwerthen, müssen die zu behandelnden Wunden mit einer ausreichenden Menge des Mittels erfüllt sein und dauernd, bis zur Heilung, erfüllt bleiben. In der Nase, nach Operationen in den Nebenhöhlen, kann diese Bedingung erfüllt werden, ebensowohl in der Otiatrie, wo ja die Borsäure das Lieblingskind Aller bildete. Jänike plaidirt gegen den Gebrauch der pulverisirten Borsäure in Organen, wo wenig Gewebsflüssigkeit vorhanden ist, wie z. B. im Ohr, bei trockenen Wunden und Geschwüren. Für solche Zustände sollen $4\,^0/_0$ Lösungen sich besser bewähren. Die Indikation für die Borsäure bilden also vor allem: inficirte Wunden und Geschwüre, die reizlos behandelt werden sollen. Die Borsäure ist nämlich in dieser Hinsicht unübertrefflich, da sie die Gewebe nicht verändert. Dieselben secerniren fast gar nicht, wie dies nach Karbol- oder Sublimatbehandlung geschieht.

Einen ferneren Vortheil der Borsäure bildet ihre relative Ungiftigkeit. Französische Aerzte gaben bis 70,0 pro die Phthisikern ohne jeden Schaden. Ganz frei von giftigen Eigenschaften ist aber nach Jänike's Experimenten an Thieren die Borsäure nicht.

Borsäure löst sich bei gewöhnlicher Temperatur bis $4\,^0/_0$ im Wasser.

Von den **Adstringentien** werden am meisten gebraucht (vielfach sogar missbraucht) *Tannin* und *Alaun.*

Das erste ist bei akuten Processen nach Oertel's und meinen Beobachtungen gewöhnlich unnütz, manchmal schädlich.

Alaun übt einen schädlichen Einfluss auf die Zähne aus, ein Umstand, der berücksichtigt werden sollte.

Tannin und Alaun werden entweder rein oder 1 : 2—3 Saccharum simplex oder Pulvis gummi mim., gewöhnlich in Verbindung mit Morphin verordnet[1]).

---

[1]) Die günstige Wirkung dieser Komposition, welche von den Kranken, speciell von Phthisikern sehr gelobt wird, dürfte wohl dem Morphin, nicht dem Tannin zuzuschreiben sein.

Argentum nitricum wurde von V. von Bruns zur Insufflation angewandt und empfohlen. Er benutzte es im Verhältniss von 1:4—6 Talk, sogar bis zur Hälfte mit Talk vermischt. Diese Dosis halte ich entschieden für zu hoch gegriffen. Schon schwächere Lösungen rufen bei irritablen Schleimhäuten derartige Hustenparoxysmen hervor, dass die Kranken zur zweiten Insufflation nicht mehr wiederkommen.

Schech empfiehlt zur Insufflation Argenti nitrici 0,02—0,05 : 10 Talk.

Magisterium bismuthi. Wismuth gehört zur Gruppe der Metalloide. Seine löslichen Verbindungen sind giftig. Ueber die Wirkung dieses Mittels herrschen verschiedene, recht konträre Meinungen. Nach Nothnagel sind sowohl Bismuthum subnitricum wie Bismuthum valerianicum wegen ihrer Unlöslichkeit im Wasser ganz unwirksame Mittel. Sie verlassen den Körper unzersetzt und färben durch Bildung von Schwefelverbindung die Fäces schwarz. Das Präparat ist öfters durch Arsen und Blei verunreinigt und galt deshalb als giftig. Nach Angaben französischer Autoren kann chemisch reines Magisterium bismuthi ohne Schaden bis 15,0 pro die gegeben werden.

Seine antiseptischen Eigenschaften sind nach Rabow und Bourget[1]) gleich Null. An einer anderen Stelle desselben Buches finden wir eine konträre Ansicht ausgesprochen, der zufolge dem Wismuth adstringirende und antiseptische Eigenschaften zukommen (S. 350.).

Damit ist die Reihe der Widersprüche, die über dieses Mittel herrschen, nicht erschöpft.

Nach Nothnagel unterscheiden sich die Metalloide, zu denen ja Wismuth gehört, von den Metallen dadurch, dass sie mit Eiweiss keine Albuminate bilden. Bernatzik behauptet das Gegentheil und mit Recht. Wird nämlich Magisterium bismuthi auf hyperämische Schleimhaut aufgeblasen, so sieht man nach kurzer Zeit eine deutliche Abblassung derselben, und nach einigen Stunden entsteht eine oberflächliche weissliche Verfärbung des Epithels. Wismuth besitzt also leichte kaustische Eigenschaften, wirkt adstringirend und scheint demnach doch Albuminate zu bilden. Dieser Punkt erfordert jedenfalls eine genaue Nachprüfung.

Auf Geschwürsflächen bildet das Magisterium bismuthi eine schützende Decke und regt die Heilung an. Aus diesem Grunde wurde es bei chronischen, geschwürigen Processen des Magen- und Darmtractus verabreicht, besonders bei Reizerscheinungen und

---

1) Handbuch der Arzneimittellehre. Berlin, 1897, S. 259.

Diarrhoen. Wegen seines ungewöhnlich festen Anhaftens auf geschwürigen Flächen im Larynx habe ich Versuche mit diesem Mittel bei ulceröser Larynxphthise angestellt und es ebenso rein wie gemischt mit Eucain, Cocain (1:3) und Antipyrin benutzt. Das Pulver lässt sich wegen seiner Schwere recht gut lokalisiren. Es bleibt 2—8 Stunden als weisse, homogene, zähe Schicht haften und wird sogar durch Gurgelungen und Nachtrinken nicht bald weggeschwemmt. Kein einziges von den zur Insufflation benutzten Pulvern besitzt diese ganz eigenthümliche Adhäsionsfähigkeit des Magisterium bismuthi. Auch an den Fingern haftet es längere Zeit und verleiht denselben ein eigenthümliches fettiges Aussehen, als ob sie mit Talk bedeckt wären. Wegen seiner absoluten Unlöslichkeit eignet es sich vortrefflich als Vehikel für Mittel, die längere Zeit in Kontakt mit der Schleimhaut verbleiben sollen.

Folgende Formeln haben sich als praktisch und wirksam erwiesen.

Rp. Mag. bismuthi 6,0
Antipyrini . . 4,0
Eucaini . . . 2,0
M. f. pulv. subtiliss. pulv. sicc.
S. Bei Dysphagie einzublasen.

Rp. Mag. bismuthi 6,0
Cocaini . . . 2,0
M. f. pulv. subtiliss. pulv. sicc.
S. Zur Anästhesie des Kehlkopfs.

Bismuthum salicylicum. Ein weisses amorphes, in Wasser und Alkohol lösliches, geschmack- und geruchloses Pulver, das etwa 64 % Wismuthoxyd und 36 % Salicylsäure enthält. Das Mittel kann entweder per se oder āā zu gleichen Theilen mit Borsäure, mit oder ohne Zusatz von Cocain resp. Eucain angewandt werden. Es haftet wegen seiner grösseren Löslichkeit nicht so lange an der Mucosa des Kehlkopfs wie Magisterium bismuthi und besitzt leicht antiseptische Eigenschaften.

Von den ***metallischen Adstringentien*** wie Zink-, Blei-, Kupferpräparaten sind störende Nebeneffekte zu verzeichnen. Ein Theil des Pulvers, das Uebermaass, wird gewöhnlich verschluckt und reizt die Schleimhaut des Magens, ruft Uebelkeit, manchmal Erbrechen hervor. Bei längerem Gebrauch sind auch Darmkatarrhe zu befürchten.

Narcotica. Von den narkotischen Mitteln sind Morphin, Cocain und Eucain die gebräuchlichsten.

Morphium muriaticum wird in Einzeldosis von 0,005—0,02 mit 0,2—0,3 Amylum oder Saccharum verordnet.

Benutzt man den Schrötter'schen Pulverbläser, der bequem

0,200 fasst, und will man z. B. 0,015 Morphium als Einzelgabe in-
suffliren, so empfiehlt sich folgende Formel:

Rp. Morphin. mur.   0,750

Sacchari albi   9,250

S. Zur Einblasung.

Die lokale Wirkung des Morphiums ist eine zweifelhafte. Seine
schmerzstillenden Eigenschaften sind theilweise durch Herunter-
schlucken des Medikamentes bedingt. Ein Theil des Pulvers wird
aspirirt und gelangt durch die leicht resorbirende Bronchialschleim-
haut zur prompten Wirkung.

Antipyrin wird entweder per se oder als Zusatz zum Cocain
oder Eucain wegen seiner andauernden, schmerzlindernden Wirkung,
die gewöhnlich erst nach 15—30 Minuten eintritt, benutzt. Nach
Weil beträgt die wirksame Dosis 0,2 ($\widehat{aa}$ mit Amylum).

Cocainum mur. wird als Pulver, nach Schmidt's Angaben,
im Verhältniss von 1 : 4 zur Anästhesie angewandt. Es übt in dieser
Form bessere Wirkung aus als die gewöhnlichen Bepinselungen oder
Zerstäubungen.

Eucainum mur. B. Schering's kann in derselben Dosis wie
Cocain benutzt werden.

Orthoform soll als Pulver nur mit Talk benutzt werden ($\widehat{aa}$),
da es sich sonst zusammenballt und gröbere Klümpchen bildet.

Näheres über die vier letzten Mittel gebe ich im Kapitel über
lokale Anästhesie. Hier nur die Bemerkung über das Orthoform,
dass es nur bei Geschwüren anästhetisch wirkt, bei tuberkulösen Infiltraten ohne Ulceration versagt.

Die Indikationen für den Gebrauch der Einblasungen sind ziemlich willkürliche, theils von der Vorliebe des Arztes, theils von seiner
specialistischen Ausbildung und Dexterität in der Anwendung endolaryngealer Behandlungsmethoden abhängig. Internisten die mit dem
Gebrauch des Reflektors vertraut sind, trotzdem wenig Technik in
der Behandlung sich angeeignet haben, benutzen mit Vorliebe Insufflationen bei akuten und chronischen Kehlkopferkrankungen. In
verschiedenen Polikliniken wird zur Bewältigung des manchmal zu
grossen Krankenmaterials diese Methode sehr oft angewandt. Sie
nimmt wenig Zeit in Anspruch und befriedigt den Kranken in sofern,
als etwas Lokales, gewöhnlich Kalmirendes angewandt worden ist.
Bei ängstlichen Personen, die weder Spiegel noch Einführung von
Instrumenten in den Larynx vertragen, ist diese Behandlung im
Anfang der Kur indicirt, indem sie die Kranken mit der lokalen
Behandlung vertraut macht. Es empfiehlt sich, bei den ersten Einblasungen Medikamente zu gebrauchen, die nicht reizen und keinen

schlechten Geschmack besitzen. Zu solchen gehören Aristol, Borsäure, Mag. bismuthi. Man vermeide auch zu viel Pulver auf einmal einzustäuben, um keinen Larynxkrampf hervorzurufen.

Resumire ich die Wirkung der Einblasungen in verschiedenen Krankheitsformen, so kann ich striktere Indikationen für den Gebrauch in folgende Sätze fassen:

Von den adstringirenden Mitteln ist wenig Erfolg bei akuten Erkrankungen zu hoffen.

Chronische Katarrhe können nur durch lokalisirte Anwendung stärker wirkender Medikamente, die eine frische Hyperämie hervorrufen und die Resorption anregen, beeinflusst werden.

Bei Reizerscheinungen seitens des Kehlkopfs bei quälendem, trockenem Husten ist Morphin mit Zugabe von Sacchar. alb., Borsäure etc. indicirt.

Morphium-Einblasungen dürfen dem Patienten nicht überlassen werden; dasselbe gilt von Cocain.

Bei starker Dysphagie in Gefolge von Larynxtuberkulose ebenso wie bei entzündlichen Processen der Epiglottis und der hinteren Larynxwand sind narkotische Mittel (Antipyrin, Eucain B., Cocain, Orthoform) nicht zu entbehren.

Bei chronischen geschwürigen Zuständen tuberkulöser Natur, die zur Reinigung und Heilung angeregt werden sollen, sind Insufflationen von Jodoform, Jodoformogen, Aristol etc. von Nutzen.

Syphilitische Geschwüre reinigen sich manchmal bei Anwendung von Kalomel-Insufflationen.

Die Einblasungen sind nutzlos: bei chronischen Verdickungen des Epithels, der Mucosa und Submucosa, bei vorgeschrittenen Stenosen und Neubildungen des Kehlkopfs.

Sie sind kontraindicirt: bei Personen, die nach jeder Insufflation Larynxkrampf bekommen oder erbrechen. Bei solchen muss man von Insufflationen überhaupt absehen. Man vermeide sie ebenfalls bei Neurasthenikern, bei Aphonia spastica, bei Crises tabétiques und hysterischem Stimmritzenkrampf.

7. Feste Aetzmittel.

Pharmokologie und Technik.

Zu den am häufigsten angewandten und wirksamsten festen Aetzmitteln zählen wir den Höllenstein, die Chromsäure und das Acidum trichloraceticum.

Der *Höllenstein* wird an silbernen entsprechend gekrümmten Sonden auf folgende Weise angeschmolzen. Man erwärmt das Ende

der Sonde an einer Spiritus- oder Gasflamme bis zur schwachen
Rothhitze und zieht sie an der Fläche eines Höllensteinstiftes, der
in einer Pincette gehalten wird, langsam durch. Ist die Erwärmung
der Sonde genügend, so verflüssigt sich der Höllenstein und bedeckt
den Silberstab, an dem er erstarrt, mit einer mehr oder weniger
dicken Schicht. Soll mit dem Ende der Sonde geätzt werden, so lässt
man den flüssigen Höllenstein sich als Tropfen an der Spitze sammeln.
Mit einem Messer wird das überschüssige Medikament abgeschabt.

Soll die Aetzung nur einseitig, z. B. am Stimmbandrande, erfolgen, so benutzt man mit Vortheil eine abgeplattete Silbersonde.
Das Aetzmittel wird daran auf die schon beschriebene Weise angeschmolzen und die unactive Seite vom Causticum befreit. Am
besten eignet sich dazu Schmirgel- oder Sandpapier. Eine Befeuchtung
mit Wasser ist unzulässig, weil dasselbe sofort auf die andere Seite
überfliesst und das Silbernitrat auflöst.

Manche ziehen es vor, ein Stückchen Höllenstein in einer
kleinen Porzellanschüssel zu schmelzen und das Ende der Sonde
darin einzutauchen, um ihn dann erstarren zu lassen. Diese Methode
der Anheftung ist aber in der Wirkung viel schwächer als die zuerst geschilderte, worauf zu wenig Aufmerksamkeit gelenkt wird.

Die mehr oder weniger kräftige Wirkung eines Aetzmittels beruht vor Allem in seiner Affinität sich mit dem Wasser der Gewebe
zu verbinden, resp. den Zellen das Wasser zu entziehen. Dadurch
werden erst metallische Albuminate gebildet. Es ist selbstverständlich,
dass eine rothglühende Silbersonde beim Contact mit krystallinischem
Höllenstein demselben eine beträchtliche Menge Wasser entzieht.
Höllenstein auf diese Weise angeschmolzen wirkt bedeutend stärker,
ätzt tiefer als die einfach geschmolzene Lösung. Der Schorf sitzt an
der Mucosa im ersten Falle 4—6 Tage, im zweiten sieht man ihn
schon nach 24—48 Stunden verschwinden.

Die Einführung der mit Höllenstein armirten Sonde fordert gewisse Vorsichtsmaassregeln. Störk[1]), der diese Methode sehr oft
gebraucht, giebt folgende Rathschläge: „Das Aetzmittel soll auf der
convexen Seite der Sonde, und zwar möglichst nahe dem Ende angeschmolzen werden. Sie wird bei geöffneter Glottis so tief eingeführt, dass ihr Ende sich unterhalb der zu ätzenden Stelle befindet.
Durch Anlegen an die hintere Wand und Aufwärtsgleiten wird die
betreffende Stelle mit dem Aetzmittel überstrichen Im Augenblicke
aber, wo man die hintere Wand berührt, schliessen sich die Aryknorpel fest aneinander. Die Aetzung muss also während der

---

[1]) l. c.

Inspiration geschehen, d. h. bei geöffneter Glottis. Ein Durch-
zwingen der Passage während des Glottisschlusses führt nicht zum
Ziele, verletzt die Schleimhaut und verursacht öfters einen Larynxkrampf. Um zu reussiren, ist es rathsam, das Aetzmittel auf ein
Minimum zu beschränken und den Ueberschuss sorgfältig zu entfernen." Störk rechnet diesen Eingriff zu den am schwierigsten
auszuführenden Operationen, eine Ansicht, die von Vielen ebenso
wie vom Verfasser nicht getheilt werden kann.

Das Neutralisiren des Ueberschusses des Höllensteins ist zwecklos. Gleich nach der Aetzung ist der Kehlkopf so gereizt, dass ein
sofortiges Eingehen mit einem in Kochsalzlösung getauchten Pinsel
schwer ertragen wird. Wartet man aber einige Minuten mit der
Neutralisation, so hat das Medikament schon seine volle Wirkung
entfaltet und ist deshalb der beabsichtigte Effekt verspätet.

Das Bestreichen der Silbersonde von einer Seite mit Höllenstein, von der anderen mit einer Masse, die aus Kochsalz
und Mehl besteht und den Ueberschuss des Höllensteins unschädlich
machen soll, ist in der Wirkung vollständig illusorisch.

Zur Applikation fester Aetzmittel wurden früher von Türck, sodann von Tobold und von V. von Bruns verschiedene gedeckte
Instrumente angegeben. Sie sollten die gesunde Mucosa vor unab-
sichtlichen Berührungen mit dem Aetzmittel schützen. Ihr etwas com-
plicirter Mechanismus fordert aber eine gewisse Dexterität der Hand,
und wer sich dieselbe schon angeeignet, vermag ja auch ungedeckte
Aetzmittelträger an die richtige Stelle zu bringen. — Sie waren indicirt bei sehr reizbaren Patienten, vor der Aera des Cocains. Der
gedeckte Träger gab dem Furchtsamen mehr Muth und Ruhe während
der Kauterisation. Die Konstruktion der Aetzmittellträger ist sehr
verschieden. Im Allgemeinen wurden seitlich ausgehöhlte kleine Silber-
cylinder benutzt, die an einem Draht befestigt waren, der ähnlich wie
in den Röhrenzangen, in einem entsprechend gekrümmten Rohr, mittels
des am Handgriff angebrachten Schiebers vorgeschoben werden konnte.

Wir wollen hier noch eine wichtige Frage, die von Paul Cohn
auf Grund bakteriologischer Untersuchungen erforscht worden ist,
in kurzen Worten berühren, nämlich in wie weit der durch Höllenstein gebildete Aetzschorf aseptische Wunden gegen Infektion schützt.

Aus Schimmelbusch's Untersuchungen wissen wir, dass
frische Wunden sehr schnell Bakterien resorbiren und dass eine
nachträgliche Desinfektion, ebenso wie Aetzen oder Ausbrennen,
einer allgemeinen Infektion nicht vorzubeugen vermag. Cohn
experimentirte am Kaninchenohr, erzeugte frische Wunden und
ätzte dieselben mit Höllenstein oder Galvanokauter. Auf den

Schorf wurden Hühnercholera- oder Milzbrandbacillen geimpft. Es zeigte sich nun, dass nach Aetzung mit Höllenstein und nachträglicher Impfung von Milzbrandbacillen alle Versuchsthiere am Leben blieben, während die Controllthiere zu Grunde gingen. Abimpfungen vom Höllensteinschorfe fielen negativ aus, ein Beweis, dass derselbe stark antiseptische Eigenschaften besitzt, Bakterien tödtet und einen völligen Schutz gegen Infektion gewährt. In einer zweiten Reihe von Experimenten[1]) gelang es Cohn nachzuweisen, dass der Brandschorf sowie der Alaunschorf nicht im Stande sind, Wunden gegen eine Infektion mit virulenten Bakterien sicher zu schützen. — Es haben sich dagegen der schwefelsaure Kupferschorf sowie der Kupferalaunschorf als sichere Schutzmittel erwiesen, wenn auch die Bakterien nicht sofort nach Beschickung der Schorfe zu Grunde gehen. — Der Höllensteinschorf übertraf alle anderen Schorfe an Wirksamkeit. Er tödtete die mit ihm in Berührung kommenden Keime augenblicklich und zeigte auch dann noch ungeschwächte Kraft, wenn das überschüssige Silbernitrat durch nachträgliche Behandlung mit Kochsalzlösung entfernt worden war.

Chromsäure. Eines der stärksten Aetzmittel, welches früher wegen der ihm nachgesagten toxischen Eigenschaften, eigentlich aber wegen Mangels einer bequemen Applikationsmethode fast vollkommen aus dem Gebrauche gekommen und vergessen war.

Die Chromsäure wurde nur versuchsweise äusserlich angewandt, da Angaben existirten, dass nach energischen Kauterisationen heftiges Erbrechen, Durchfall, Kollaps, ja tödtliche Vergiftung unter choleriformen Erscheinungen konstatirt worden sind.

Der Grund der mangelhaften oder negativen Resultate der Chromsäure war, wie gesagt, die fehlerhafte Applikationsmethode. Die rothen Krystalle wurden entweder mit einem Holzstäbchen einem Glasstabe oder einem Pinsel aus Silberdraht auf die krankhaften Stellen aufgetragen. Von einem Dosiren konnte daher ebenso wenig die Rede sein wie von einem sicheren Manipuliren in solchen Schleimhauthöhlen wie Nase, Rachen und Larynx.

Alle diese Mängel lassen sich leicht durch folgendes von mir angegebenes Verfahren beseitigen. Einige kleine Krystalle chemisch reiner, von Schwefelsäure befreiter Chromsäure werden mittels einer entsprechend dicken Silbersonde über einer gewöhnlichen Petrol- oder Gaslampe resp. einer Kerze ganz allmählich und vorsichtig erwärmt. Unter leichtem Knistern und Prasseln schmelzen die Kry-

---

[1]) Paul Cohn, In wieweit schützt der Brand und Aetzschorf gegen eine Infektion mit Diphteriebacillen und pyogenen Streptokokken (Berliner klinische Wochenschrift 1889, Nr. 29).

stalle nach $^1/_4$—$^1/_2$ Minute und verwandeln sich in eine klebrige, dickflüssige, braunrothe Masse, die das Ende der Sonde überzieht und sofort nach dem Erkalten erstarrt. Wir sehen nun das Ende der Sonde mit einer braunrothen, homogenen, den Köpfen der schwedischen Streichhölzer ähnlichen Masse überzogen, die sehr fest anhaftet, sich nicht abbröckelt und nach Belieben in verschiedener Dicke und Länge aufgetragen werden kann. Wird eine zu lange dauernde Erwärmung oder zu hohe Temperatur angewandt, so verwandelt sich der rothe Ueberzug in eine schwarzgrüne poröse Schicht, die aus Chromoxyd besteht und der jede ätzende Wirkung abgeht. Wenn auf diese Weise präparirte Sonden etwas länger an der Luft gelassen werden, so ziehen sie lebhaft Wasser an, verlieren die braunrothe Farbe, der Ueberzug wird flüssig, kann aber sofort durch Nachwärmen in den früheren festen Aggregatzustand verwandelt werden. Diese Methode erlaubt es also, die Chromsäure als intensiv wirkendes Aetzmittel zu gebrauchen und je nach der Menge der angeschmolzenen Krystalle, der Zeit der Applikation und des Druckes, nach Belieben schwächere bis stark destruirende Wirkungen zu erreichen.

.Eine recht praktische Modifikation des Anschmelzens besteht darin, das Ende der Silbersonde zu erwärmen und in ein Glasgefäss mit Chromsäurekrystallen zu tauchen. Es bleiben sofort am Ende einige Krystalle angebacken. Wird nun an einer kleinen Spiritusflamme die Silbersonde in der Entfernung einiger Centimeter vom Ende successive erwärmt, so schmelzen die Krystalle allmählich, ohne in Chromoxyd überzugehen und bilden die oben beschriebene rothe, homogene Masse.

Nachdem diese einfache Methode der Chromsäureätzung gefunden war, galt es, die früher accentuirten Vergiftungserscheinungen zu prüfen, um denselben vorzubeugen, eventuell sie beseitigen zu können. Die erste Frage ist nun, ob die Intoxikation durch lokale Absorption oder durch die Wirkung auf den Magen bedingt wird. Es ist ja bekannt, dass Chromsäure intern schon in minimalen Mengen (0,02) Erbrechen hervorrufen kann. Es zeigte sich nun bei Aetzungen in der Nase und im Rachen, dass kleine Mengen dieses Aetzmittels mit dem Spülwasser aus dem Nasenrachenraum oder mit Schleim verschluckt wurden.

Um diese Nebenwirkung zu neutralisiren, sollen bei Aetzungen im Rachen und Kehlkopf Gurgelungen mit Sodalösung (8,0 auf ein Liter) vorgenommen werden. Auch ist es von Vortheil, eine Lösung von 4,0 Soda in einem Glas Wasser, welches die unabsichtlich verschluckte Chromsäure neutralisirt, nachtrinken zu lassen.

Die Chromsäure ist ein energisch wirkendes, wenig reizendes Kaustikum, welches bei vielen entzündlichen Wucherungs- und Granulationsprocessen mit bestem Erfolg und ohne jede Gefahr angewandt werden kann.

Zur Aetzung genügen schon ganz minimale Mengen. Dieselbe soll im Larynx vorsichtig ausgeführt werden. Der Ueberschuss der Säure muss neutralisirt werden. Die Kauterisation wird erst dann wiederholt, wenn die leichte entzündliche Reaktion abgenommen und die gebildeten gelben Schorfe sich abgestossen haben.

Ueber die Anwendung dieses Aetzmittels bei Erkrankungen der Nase und im Nasenrachenraum verweise ich auf meine im Jahre 1885 publicirte Arbeit (Ueber die Chromsäureätzungen bei Krankheiten der Nasenhöhle, des Rachens und des Kehlkopfes. Berl. klin. Wochenschrift No. 11, 1885).

Bei der lokalen Behandlung tuberkulöser Geschwüre ist das Mittel durch die Milchsäure verdrängt worden. Trotzdem wird es von Manchen mit gutem Erfolg bei Erkrankungen der hinteren Larynxwand, besonders bei Verdickungen der Mucosa (Pachydermia diffusa) angewandt. Bei dieser Applikation empfiehlt es sich, sofort nach der Aetzung mit einer mit Watte armirten und in Sodalösung getauchten Sonde den Ueberschuss der Chromsäure zu neutralisiren.

Dasselbe Verfahren ist auch nach Aetzungen in der Nase und im Rachen angezeigt, besonders aber wenn Fistelgänge mit diesem Mittel touchirt werden.

Die Aetzungen mit Chromsäure sind fast vollkommen schmerzlos. Wenn von gewissen Seiten dagegen opponirt wurde, so ist der Grund darin zu finden, dass unreine, von Schwefelsäure nicht befreite Chromsäure zur Anwendung kam. Diesem Umstande muss besondere Aufmerksamkeit zugewandt werden.

Die Indikationen für Chromsäure bilden: entzündliche Wucherungen, Granulationen, syphilitische, schwammige Hyperplasien, adenoide Gebilde, Polypenreste, kleine, leicht blutende Telangiektasien und Erosionen.

Kontraindicirt ist die Applikation dieses Mittels auf grösseren ulcerirten Flächen, in Fistelgängen, Buchten, Krypten, wo der Ueberschuss nicht neutralisirt und ausgespült werden kann, in den Nebenhöhlen der Nase, wo Reste der Säure zurückbleiben und zur Resorption gelangen können.

Acidum trichloraceticum. Das im Jahre 1839 von Dumas erfundene Acidum trichloraceticum ist in die laryngologische Praxis von S. v. Stein eingeführt worden.

Dieses Präparat bildet weisse, durchsichtige, rhombische Kry-

stalle, die an der Luft sehr leicht zerfliessen und stark nach Essig
riechen. Die Krystalle sind hygroskopisch und müssen in gut verschlossenen Glasgefässen aufbewahrt werden.

Das Acidum trichloraceticum besitzt stark ätzende Wirkung
und bildet auf der Schleimhaut der Respirationsorgane weisse oder
grauweisse Schorfe.

Die Vortheile dieses Mittels sollen nach Angaben von v. Stein,
Ehrmann, Jurasz u. A. darin bestehen, dass das Präparat ungiftig
ist, die Anwendung keine Schmerzen verursachen soll, so dass
Cocainanästhesie entbehrlich wird.

Diese Angaben wurden von Rethi im Jahre 1890 bestritten.
Auf Grund von 214 Aetzungen, die bei 68 Kranken angewandt
wurden, behauptet Rethi, dass die Schmerzen nach der Aetzung
mit Acidum trichloraceticum manchmal heftiger als nach Chromsäure
auftreten. Die Aetzwirkung lässt sich nicht lokalisiren, der Schorf
zerfliesst, gesunde Stellen werden fast immer angeätzt. In 25 Fällen
beobachtete er sehr bedeutende Reaktionserscheinungen. Im Gegensatz zu den vorher erwähnten Autoren, die wegen Furcht vor Ver-
giftungssymptomen die Chromsäure vermeiden, behauptet Rethi,
auf circa 5000 Aetzungen mit Chromsäure kein einziges
Mal Vergiftungen beobachtet zu haben.

Aus diesen Angaben ersehen wir, dass die angepriesenen Vortheile des Acidum trichloraceticums im Vergleich mit Chromsäure,
zu Gunsten des letzten Präparates ausfallen.

Die Anwendung selber ist sehr unbequem. Es wird mittels
kleiner Silberlöffel oder Spatel (Winkler) angewandt, oder es werden
koncentrirte Lösungen mit ganz kleinen Wattebäuschen, die um eine
Silbersonde gewickelt werden, zur Aetzung benutzt.

Bei Applikation beider Methoden ist eine Berührung gesunder
Theile nicht ausgeschlossen.

Nach meinen Erfahrungen hat dieses Aetzmittel nur den Vortheil der absoluten Ungiftigkeit. Dagegen ist eine präcise Applikation im Larynx wegen des Zerfliessens nicht ausführbar. Das
Mittel wirkt weniger tief und energisch als die Chromsäure.

Trotzdem kann das Acidum trichloraceticum, bei richtiger
Technik und Vorsicht, bei gewissen Affektionen der Schleimhäute
der oberen Luftwege mit Nutzen angewandt werden.

Kali causticum. Wegen seiner excessiv starken kaustischen
Wirkung und seines Zerfliessens auf benachbartes, gesundes Gewebe
ist das von Schrötter in manchen Fällen angewandte Kali causticum
fast vollständig verlassen worden.

Ich habe früher, um eine genauere Lokalisation der Wirkung

zu ermöglichen, folgendes Verfahren benutzt: Ein Stück trockenes, weisses Kali causticum wird in einer minimalen Menge absoluten Alkohols gelöst. Sodann wird eine Silbersonde etwa einen halben Centimeter tief in die Lösung getaucht und an der Spiritusflamme erwärmt. Der Alkohol verdunstet und ein weisser, feiner Ueberzug von krystallinischem Kali causticum bleibt auf der Sonde. Wird dieses Verfahren einige Male wiederholt, so beschlägt sich das Ende der Sonde mit einer dickeren Schicht dieses Aetzmittels.

Ich habe an mir selbst dieses Aetzmittel bei Tonsillitis diphtheritica erprobt. Trotz gründlicher Cocainisirung mit 20 %iger Lösung war die Aetzung unglaublich schmerzhaft. Der Schmerz dauerte über vier Stunden. Nach vier Tagen stiess sich erst der Schorf ab mit Hinterlassung eines tiefen Substanzverlustes.

In den letzten Jahren fand Kali causticum einen überzeugten Anhänger in S. v. Stein. Er wendet 50 %ige Lösung an und behauptet, dass die Aetzungen nicht excessiv schmerzhaft, dagegen von starker Wirkung wären. Der braunrothe Schorf soll sich nach 5—6 Tagen abstossen, ohne Eiterung, dagegen mit Bildung von Granulation. Nach Stein soll das Kali causticum die Galvanokaustik vollständig ersetzen.

Die Aetzungen dürfen nur in grösseren Intervallen wiederholt werden.

Nach meinen persönlichen negativen Erfahrungen habe ich von Kali causticum in der Rhino- und Laryngologie Abstand genommen.

Zincum chloratum. Dieses Mittel wird nur ausnahmsweise in der Laryngologie von Wenigen angewandt.

Ueber seine Wirkung besitze ich keine persönliche Erfahrung.

B. Physikalische Behandlungsmethoden.

1. Die Anwendung der Elektricität für medicinische Zwecke.

Da der praktische Arzt sehr oft genöthigt ist, verschiedene Veränderungen und Reparaturen an elektrischen Batterien vornehmen zu lassen und auch beim Ankauf derselben gewisse Forderungen stellen muss, so halte ich es für angezeigt, eine genauere Schilderung der Konstruktion, Wirkung und Konservirung derjenigen Apparate zu liefern, die in unserer Specialität Anwendung finden.

Die Anwendung der Elektricität in der Laryngo- und Rhinologie findet mit jedem Tage eine grössere Verbreitung. Anfangs nur zur Erzeugung des elektrischen Lichtes, in seiner ersten mangelhaften Form, durch Erglühen eines Platindrahtes benutzt, wurde sie später auch zu therapeutisch-chirurgischen Eingriffen, zur Galvanokaustik und Elektrolyse empfohlen. Die Elektrolyse, die im Beginn ihrer Einführung grosse Hoffnung erweckte, hat bisher keine allgemeinere Verwendung gefunden. Dagegen ist die elektrische Energie als Motor für kleine Bohrmaschinen angewandt worden und dient heute nicht nur für Drillbohrer, Trepan und Trephine, sondern auch zur Bewegung verschiedener zur Massage angewandten Instrumente.

Wir benutzen vorwiegend die dynamische Elektricität, in ihren beiden Abarten: dem faradischen und galvanischen Strom und besitzen drei Hauptquellen der Elektricität, die für medicinische Zwecke Anwendung finden: die galvanischen Elemente, die Akkumulatoren und die von elektrischen Stationen zugeleiteten Ströme.

Heutzutage werden sog. elektrische Batterien nur dort gebraucht, wo keine anderen bequemeren und billigere Bezugsquellen zur Verfügung stehen.

Die relative, durch Polarisation bedingte Inkonstanz der Elemente, die Schwierigkeit des Transportes und der Unterhaltung haben dazu beigetragen, dass fast ausschliesslich Akkumulatoren benutzt werden.

Vorerst einige Bemerkungen über

a) Die galvanischen Elemente.

Eine Anordnung, nach welcher zwei Metalle, oder ein Metall mit Kohle, in die Erregungsflüssigkeit getaucht sind, nennen wir galvanisches Element.

Ein ideales galvanisches Element bildet z. B. ein mit verdünnter Säure gefülltes Glasgefäss, in welchem zwei Stäbe, der eine aus Zink, der zweite aus Kupfer oder Kohle, eingetaucht sind. Von diesen wird Zink negativ, Kupfer positiv elektrisch. Werden nun dieselben mittels eines metallischen Leiters verbunden, so wird der Strom geschlossen und die getrennten Elektricitätsarten können sich ausgleichen. Es existirt alsdann in dem äusseren Leiter ein kontinuirlicher elektrischer Strom. Man hat angenommen, dass der Strom immer in derselben Richtung, nämlich vom positiven zum negativen Pol, vom Kupfer zum Zink fliesst. Innerhalb des Elementes bewegt sich der Strom vom negativen Pol durch die Erregungsflüssigkeit zum positiven Metalle.

Je nach der Art der chemischen Substanzen, die zum Aufbau des galvanischen Elementes benutzt werden, sind verschiedene Modifikationen desselben konstruirt worden.

Da Säuren besser als Salzlösungen leiten, so bieten sie dem Strom einen geringeren Widerstand als die letzteren.

Je grösser das Element, je grösser die Oberfläche der verwendeten Metalle, um so kleiner ist der innere Widerstand.

Durch die Polarisation des Elementes wird der Widerstand vermehrt, und zwar aus folgenden Ursachen. Der elektrische Strom besitzt bekanntlich die Eigenschaft Flüssigkeiten, die er passirt, zu zersetzen. Das Wasser wird in Wasserstoff und Sauerstoffgas zerlegt. Diesen Zustand nennen wir Polarisation. Die Menge dieser Gase ist im genauen Verhältniss zur Stärke des Stromes. Wird in einem Elemente, das aus Zink, Salmiaklösung und Silber besteht, der Strom geschlossen, so bedeckt sich das Silber mit Bläschen, und zwar sammelt sich am negativen Metall Sauerstoff, am positiven Metall Wasserstoff. Demzufolge nimmt die Stromstärke ab. Durch Bewegung der Elektroden lassen sich zwar die Gasbläschen abstreifen, diese Procedur ist aber sehr unbequem und wird auch nicht durch Aufwirbeln der Flüssigkeit mittels Lufteintreibung gänzlich beseitigt. Man trachtete daher durch chemische Mittel Abhülfe zu schaffen, indem man das positive Metall mit sauerstoffreichem Material umgab. Auf diese Weise sollte durch Abgabe von Sauerstoff Wasser gebildet und die Polarisation verhindert werden.

Zu diesem Zwecke wurde im Leclanché'schen Elemente fester Braunstein, im Bunsen'schen und Grenet'schen Elemente Salpetersäure oder Chromsäure angewandt. Dieser Vorgang, den man als Depolarisation bezeichnet, vollzieht sich am vollständigsten im Daniell'schen Elemente, welches mit dem Namen konstantes Element bezeichnet wird.

In den Chromsäureelementen (Bunsen, Grenet) nimmt die Stromstärke, wegen der langsamen Depolarisation, bald ab.

Ein Leclanché'sches Element, falls es nur für kurze Zeit oder für schwache Ströme benutzt wird, ist konstant. Wird es für längere Zeit geschlossen, oder soll es im Verhältniss zu seiner Grösse einen sehr starken Strom abgeben, so wird es inkonstant.

Maasseinheiten. Um ein leichteres Verständniss über die Dosirung des elektrischen Stromes zu erlangen, sei es uns gestattet einige physikalische Daten über elektrische Einheiten hier in Erinnerung zu bringen.

Im Jahre 1881 wurden in Paris vom internationalen Kongress der Elektriker folgende Messeinheiten geregelt. Die festgestellten elektrischen Einheiten wurden mit den Namen berühmter Physiker, die sich in der Lehre der Elektricität besondere Verdienste erworben, belegt.

Als Einheit der elektromotorischen Kraft (Spannung) wurde 1 Volt (V) gewählt. Er entspricht ungefähr der Spannung eines Daniell'schen Elementes.

Die Einheit des Widerstandes wurde mit Ohm (Ω) bezeichnet. Sie gleicht dem Widerstande einer Quecksilbersäule von 1 qmm Querschnitt und 106 cm Länge, bei einer Temperatur von 0^0 Celsius. (Ohm légal.)

Als Einheit der Stromstärke wurde 1 Ampère (A) angenommen. Er entspricht einer Stromquelle von 1 Volt Spannung, in einem Widerstande von 1 Ohm. In der Elektrotherapie rechnen wir aber nach Milliampère (M. A.), einer Maasseinheit, die durch eine Stromquelle von einem Volt mit einem Widerstande von 1000 Ohm geliefert wird.

Ein Strom von 1 A während der Dauer einer Stunde wird Ampère-Stunde genannt. Sie bedeutet das Produkt aus Stromstärke und Zeitdauer der Wirkung des Stromes.

Die elektrische Arbeit einer Ampère-Stunde während einer Sekunde wurde als Coulomb bezeichnet.

Watt nennt man die Einheit der elektrischen Arbeit d. h. das Produkt der Spannung und Stromstärke.

$$1 \text{ Watt} = 1 \text{ Volt} \times 1 \text{ A}.$$

Die Stromstärke ist direkt proportional der E. M. K. und umgekehrt proportional der Grösse des gesammten Widerstandes. Dieses von Georg Simon Ohm im Jahre 1827 entdeckte Gesetz bildet den Grundstein der ganzen elektrischen Messkunde. Seine Formel lautet

$$\text{Stromstärke} = \frac{\text{Elektromotorische Kraft}}{\text{Widerstand}}, \quad I = \frac{E}{W} \text{ oder } \frac{V}{\Omega}$$

In dieser Formel bedeutet:
$I =$ Stromstärke (Intensität)
$E =$ elektromotorische Kraft (Spannung)
$W =$ gesammter Widerstand (innerer und äusserer) im galvanischen Elemente.

Die Apparate, welche zur Bestimmung der E. M. K. benutzt werden, heissen Voltmeter. Die Intensität der elektrischen Ströme wird mit Galvanometern bestimmt. Besitzen dieselben eine Skala in A, so werden sie als Ampèremeter bezeichnet.

Als Erläuterung der Anwendung des Ohm'schen Gesetzes für unsere Zwecke wollen wir einige Beispiele folgen lassen:

Angenommen es soll ein galvanokaustischer Brenner zum Erglühen gebracht werden. Der Brenner verbraucht 15 A. (I = 15) Der äussere Widerstand, bestehend aus dem Brenner, dem Handgriff und den Leitungsschnüren = 0,04 Ohm (W = 0,04).

Um eine Glühwirkung zu erhalten, benutzen wir eine Batterie aus zwei Elementen, die mit doppeltchromsaurem Kali gespeist wird. Die Elemente sind auf Spannung verbunden. Diese Spannung beträgt 4 Volt (E = 4). Der Widerstand beträgt 0,06 Ohm (W = 0,06). Um nun herauszufinden, ob diese Batterie ihrer Aufgabe entspricht, wollen wir das Ohm'sche Gesetz in Anwendung ziehen.

$$X = \frac{E}{W^1 + W^2} = \frac{4}{0,04 + 0,06} = 40$$

Aus dieser Formel ergiebt sich eine Stromstärke von 40 Ampère, die vollkommen genügt um unseren Kauter zum Erglühen zu bringen, da derselbe nur 15 A consumirt.

Wird eine Batterie von 30 Leclanche-Elementen, deren jedes 1,5 Spannung und 0,8 Ohm hat, für kleine Glühlampen, deren Widerstand zwischen 8—25 Ohm schwankt, benutzt, dann wird man bei einer Lampe von 22 Ohm Widerstand nach dem Ohm'schen Gesetz:

$$\frac{45 \text{ Volt}}{(30 \times 0,8) + 22 \text{ Ohm}} = 0,978 \text{ Ampère} = 978 \text{ M. A.},$$

also eine Stromstärke erhalten, die genügend ist, diese Lampen hellglühend zu machen.

Von den verschiedensten Konstruktionen haben nur drei Arten galvanischer Elemente eine besondere Verbreitung für medicinische Zwecke gefunden, nämlich: die Zink-Kupferelemente (Daniell, Callaud, Meidinger), die Zink-Kohleelemente (Bunsen, Leclanché) und die Chromsäureelemente (Grenet, Bruns und Poggendorff).

Die beiden ersten dienen vorwiegend zur Galvanisation, Faradisation und Elektrolyse.

Die Chromsäureelemente fanden früher ihre Anwendung für elektrisches Licht, Galvanokaustik und zum Betriebe kleiner Elektromotoren. Heutzutage sind sie. fast vollkommen durch Akkumulatoren verdrängt worden.

Ausser diesen Elementen sind in letzter Zeit sog. trockene Elemente konstruirt worden, die ausser der Salzlösung, zwischen Zink und Kohle noch eine Füllung enthalten, welche die Feuchtigkeit lange festhält. Es werden dazu benutzt: Sägemehl, Häcksel, Kleister etc.

Eine besondere Art von Trockenelementen bildet C. Vogt's Galvanophor. Es hat 1,5 Volt, sein innerer Widerstand beträgt je nach der Grösse der Elektroden: 0,15 — 0,40 Ohm. Es liefert bei Kurzschluss 4,0 — 12,0 Ampère. Seine Kapacität bei konstanter Entladung ist 20—40 Ampèrestunden. In diesem Elemente ist durch chemische Behandlung des Braunsteins und durch den Mangel an Salzlösungen die Bildung schädlicher Zinksalze vermieden. Alle Trockenelemente sind oben durch eine Harzschicht gegen Verdunstung ihrer Flüssigkeit geschützt. Sie sind viel länger brauchbar als alle bisher bekannten Zink-Kohlenelemente. Ihre Haltbarkeit beruht auf der Beobachtung, dass Chlor, in Gegenwart von Wasserstoff und Metalloxyden, wenn dieselben im dunkelen Raum behandelt werden, keine Salzsäure bildet, sondern den Sauerstoff ersetzt. Dieser verbindet sich beim Freiwerden mit dem Wasserstoff zu Wasser.

Die Chromsäureelemente sind von Viktor v. Bruns sehr eingehend studirt und geprüft worden. Ihre etwas ausführlichere Besprechung soll im Kapitel über Galvanokaustik stattfinden.

Was ein galvanisches Element leistet, kann nur durch eingehende Messungen ermittelt werden. Die Untersuchung mit einer Glocke, die man läuten lässt, beweist garnichts.

Die Elektricität, sagt Strecker, ist kein Stoff von verschiedener Güte, etwa wie Oel, sondern es ist eine Kraft von immer gleichen Eigenschaften, deren Menge bestimmt werden kann. Diese Menge ist abhängig von der Stromstärke und der Spannung (Volt × Ampère), von der Wattzahl, welche ein galvanisches Element ausgiebt.

Ebenso wie man heute Akkumulatoren nur nach ihrer Kapacität kauft, d. h. nach der Strommenge, die sie in einer gewissen Zeit abgeben können, muss dies auch bei galvanischen Elementen geschehen.

Galvanische Elemente können verbunden werden hintereinander, oder parallel, d. h. nebeneinander.

Die erste Anordnung wird Kette genannt. Das Zink des ersten Elementes wird mit dem Kupfer des zweiten verbunden u. s. w.

In der zweiten Anordnung sind alle Kupferplatten miteinander, ebenso alle Zinkplatten miteinander verbunden.

Der innere Widerstand einer Kette von 8 Daniell'schen Elementen ist der achtfache eines Daniells. Der innere Widerstand 8 parallel geschalteter Daniell'scher Elemente beträgt nur den achten Theil eines Daniells.

Durch Parallelschalten von Elementen wird also der innere Widerstand verkleinert, durch Hintereinanderschalten vergrössert.

b) Die Akkumulatoren (Sammler).

Die Akkumulatoren oder Sammler besitzen die Eigenschaft, den ihnen zugeführten elektrischen Strom zu chemischen Verbindungen aufzuspeichern und dieselben wieder unter Entwickelung von Elektricität in ihren ursprünglichen Zustand überzuführen.

Alle bisher erfundenen Akkumulatoren beruhen auf einem chemischen Process, der zwischen Blei und seinen Verbindungen in Gegenwart von verdünnter Schwefelsäure vor sich geht.

Als metallische Leiter werden zwei Bleiplatten benutzt, von welchen die erste mit porösem Blei, die zweite mit porösem Bleihyperoxyd bedeckt ist. Beide Platten werden in verdünnte Schwefelsäure getaucht.

Wenn man einen galvanischen Strom durch eine Zersetzungszelle sendet, so wird diese Zelle dadurch zu einem elektrischen Elemente, d. h. es muss in ihr eine elektromotorische Kraft auftreten, welche im Stande ist einen elektrischen Strom zu erzeugen. Solche Elemente nennt man „Sekundäre Elemente“. Der polarisirende oder primäre Strom, der die Zelle zu einem sekundären Elemente macht, ladet die Zelle. Der Polarisationstrom wird auch Entladungsstrom genannt, er fliesst immer in entgegengesetzter Richtung wie der polarisirende Strom, also von der Wasserstoffelektrode zur Sauerstoffelektrode.

Wir verdanken die Erfindung der Akkumulatoren dem französischen Physiker G. Planté, der sie zur Erzeugung von sekundären Strömen benutzte. Die von ihm construirte Batterie (Pile Planté) bestand aus zwei zusammengerollten Bleiplatten, die in verdünnte Schwefelsäure (etwa 10 %) getaucht waren. Mit der Zeit wurden die Akkumulatoren vielfach verbessert, bis sie endlich die heutzutage allgemein bekannte Konstruktion annahmen.

Die grösste Verbreitung fanden die Faure'schen Akkumulatoren. Sie bestanden aus zwei Bleiplatten, deren Formirung auf andere Weise erfolgte, als in den Elementen von G. Planté. Faure gab nämlich seinen Bleiplatten eine sehr bedeutende Fassungsfähigkeit und zwar auf eine rapide Weise, indem er sie mit einer Schicht spongiösen Bleies bekleidete und fixirte. Jede Bleiplatte wurde mit Mennige oder einem anderen unlösbaren Bleioxyd überzogen und mit einem Filzmantel umgeben. Diese Platten waren sehr lang, sie wurden daher zusammengerollt und in verdünnte Schwefelsäure getaucht.

Die früher benutzte Formation der Elemente forderte monatelange Arbeit und war dabei sehr kostspielig. Ein wesentlicher Fortschritt im Bau der Akkumulatoren wurde durch Sellon eingeführt. Er gab den Bleiplatten die Form von Zellen, die durch ein System von sich kreuzenden Bleibalken erzeugt waren. In diese Zellen wurde nun ein Gemisch von fein pulverisirtem metallischen Blei oder Bleioxyd, oder auch Bleisulfat mit einer Substanz, die eine Erhärtung der soeben erwähnten Stoffe bewirkte, eingerieben oder eingepresst. Das gitterartige Gerüst wird entweder aus Blei oder aus Bleialliagen gebildet, welche durch die Schwefelsäure nicht angegriffen werden.

Derartige Akkumulatoren werden durch einmalige Ladung und Entladung formirt, wobei alle chemischen Verbindungen des Bleis in die sog. aktive Masse übergehen.

In letzter Zeit wurde eine neue Art von Akkumulatoren konstruirt, deren Elektroden nur aus aktiver Masse bestehen und weder Bleiplatten noch Bleigitter brauchen. Die aktive Masse ist nämlich so fest und hart, dass sie nur mit einem Bleistreifen umrahmt wird, der zugleich als Stromleiter benutzt wird. (W. A. Boese.)

Eine Mittelstellung zwischen diesen Akkumulatoren und den Planté'schen bilden die Akkumulatoren von Tudor.

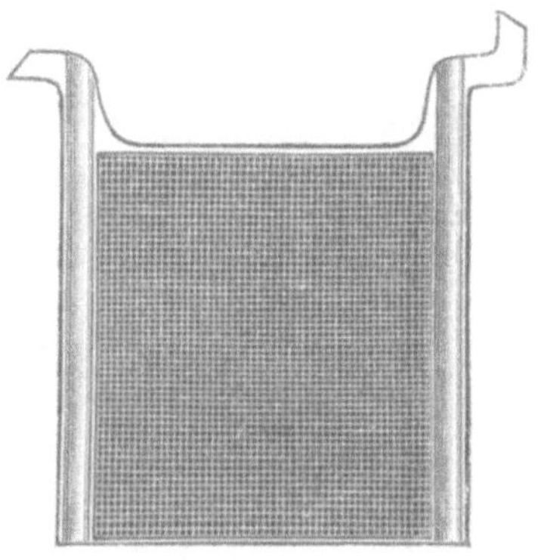

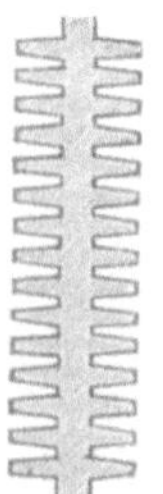

Fig. 60.
Positive Platte eines Tudor'schen Elementes.

Fig. 61.
Querschnitt derselben Platte.

Die Tudor'schen Akkumulatoren der Fabrik in Hagen sind in Deutschland am meisten verbreitet. Die Platten dieser Elemente sind im wesentlichen nach dem Verfahren von Planté formirt.

Die positiven Platten sind mit feinen Rippen versehen. Geladen, besitzen sie eine dunkelbraune Farbe. (Fig. 60 u. 61.)

Diese Platten werden nun 2—3 Monate lang durch fortwährende Ladung und Entladung formirt, so dass sich die positiven Platten mit einer starken Bleihyperoxydschicht bedecken, die fest an dem Bleikern haftet. Auf diese, so formirte Schicht wird nun Mennige in die Rippen der Platten eingetragen und diese wird noch 14 Tage lang durch den Strom in Bleihyperoxyd verwandelt, welches dann ganz fest an die Platten haftet.

Die negativen Platten (Fig. 62) sind gitterförmig ausgearbeitet und enthalten in den Maschen die aktive Masse, welche bei der

Ladung vollständig in Bleischwamm umgewandelt wird. Chargirt sind sie hellgrau.

Eine Zahl formirter positiver und negativer Platten wird miteinander verlöthet und in Gefässe von Holz oder Glas gebracht, die mit verdünnter Schwefelsäure gefüllt sind. Dabei wird immer von den negativen Platten eine mehr genommen, so dass jede positive Platte zwischen zwei negativen hängt. (Fig. 63.)

Die Schoop'schen Akkumulatoren mit halbfestem Elektrolyt befinden sich in einer gallertartigen Masse, welche die gegenseitige Berührung der Platten sehr erschwert. Sie sind auch im chargirten Zustande leicht transportabel und sehr leistungsfähig. Die halbflüssige Masse besteht aus Asbest, Kieselsäure und Schwefelsäure. Etwa alle 4 Wochen muss mit einer Pipette destillirtes Wasser zugegossen werden.

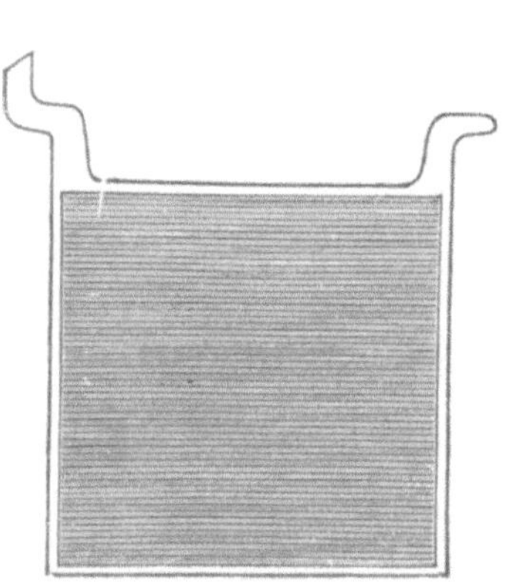

Fig. 62.
Negative Platte eines Tudor'schen Elementes.

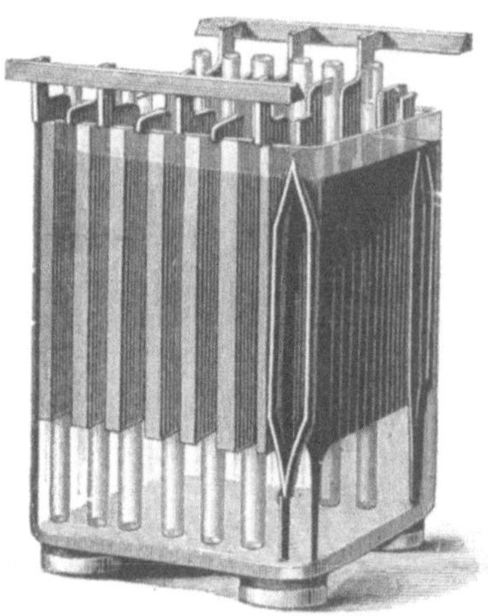

Fig. 63.
Akkumulator mit 7 Platten im Glasgefäss (System Tudor).

Die Kapacität der Akkumulatoren wird nach Ampère-Stunden gemessen. Eine 20 A. S. starke Zelle kann z. B. 4 Stunden lang mit 5 A. entladen werden oder in 10 Stunden mit 2 A. aber nie mit 20 A. in 1 Stunde. Deswegen wird immer die Maximalentladestromstärke von der Fabrik bestimmt.

Die Akkumulatoren erfordern zur Entfaltung einer richtigen Wirkung ebensoviel Umsicht und Aufmerksamkeit wie die primären Elemente.

Zellen, die nach der Entladung weniger als 1,7 Volt aufweisen und bei der Ladung nicht auf 2,5 Volt zu bringen sind, haben Kurzschluss oder fehlerhafte Platten.

Eine gute Zelle soll zu Anfang der Entladung nicht weniger als 2,0 Volt und nach der Entladung nicht weniger als 1,85 Volt besitzen. Eine weitere Entladung unter dieser Norm schädigt die Haltbarkeit der Platten. Kurzschlüsse zwischen den einzelnen Platten durch Berührung, Verkrümmung, Ablagerung von Oxyden oder Feuchtigkeit auf dem Verschlussdeckel sind absolut zu vermeiden.

Die zur Füllung benutzte Schwefelsäure muss absolut frei von Chlor, Arsen und Eisen sein und muss wenigstens 5—10 mm die Platten überragen.

Das Laden der Akkumulatoren wird am besten durch Anschluss an eine Lichtleitung bewerkstelligt. Die Zellen müssen mit dem richtigen Pol angeschaltet werden. Der positive Pol der Ladeleitung wird mit der braunen Hyperoxydplatte der Zelle verbunden.

Zur Bestimmung der Pole wird am besten ein Reagenspapier benutzt, welches für diese Zwecke den Akkumulatoren beigefügt ist. Nach einer 3jährigen Benutzung und regelmässigen Ladung ist eine Reparatur der Akkumulatoren erforderlich, die in Ersatz der positiven Platten und Ersatz der Füllung besteht. Die positiven Platten werden angegriffen, das in denselben enthaltene Blei wird allmählich verbraucht und die Platte verliert dadurch ihren Zusammenhang und schliesslich ihre Leitungsfähigkeit.

Die Reparaturkosten zur vollkommenen Neuherstellung einer Akkumulatorenbatterie sind nach W. A. Hirschmann, nicht höher, als eine Abnutzung von 12% pro Jahr, so dass die Erhaltungskosten einer Akkumulatorenbatterie sich nicht höher stellen als die Kosten, welche die sonstigen Elektricitätsquellen verursachen, mit Ausnahme des direkten Anschlusses an die Leitung.

Bei Akkumulatorenbatterien mit flüssiger Füllung ist eine Ladung wenigstens alle acht Wochen einmal erforderlich. W. A. Hirschmann giebt folgende Anweisungen über den Gebrauch der Akkumulatorenbatterien.

Bei allen Zellen mit flüssiger Füllung muss darauf geachtet werden, dass Oxydationen an den Verbindungen verhindert werden. Dieselben zeigen sich hauptsächlich am positiven Pol. Vollkommen verhindert sind sie bei den Akkumulatoren mit fester Füllung. Bei Zellen mit flüssiger Füllung kontrollirt man am zweckmässigsten wenigstens alle vier Wochen einmal die Verbindungsstellen, entfernt das sich zeigende Oxyd und sucht die Stelle mit einem Lacküberzug zu schützen. Alle 3 Monate sollen die Zellen mit flüssiger Füllung nachgefüllt werden, damit die verdunstete Wassermasse ersetzt wird.

Ferner ist zu kontrolliren, ob die Zellen sämmtlich gleichmässig arbeiten und die Platten (besonders die positiven Platten) keine merkliche Abnutzung zeigen und sich den negativen Platten nicht zu stark nähern. Bei Platten mit fester Füllung ist diese Kontrolle nicht nöthig.

Das Laden der Akkumulatoren mit flüssiger Füllung darf nur geschehen, wenn der Kasten geöffnet ist, damit die sich entwickelnden Gase, welche Oxydationen bilden, leicht entweichen können. Nach der Ladung ist die aus den Zellen ausgetretene Flüssigkeit zu entfernen. Als Kontrolle für genügende Ladung einer Akkumulatorbatterie, wird am zweckmässigsten eine direkte Messung der Spannung benutzt. Der Ladestrom wird geringe Zeit durch den Akkumulator hindurchgelassen.

Beträgt die Spannung (während der Ladung gemessen) 2,5 bis 2,6 Volt, dann wird der Ladestrom unterbrochen. Sobald dies eintritt geht die Spannung auf 2—2,1 Volt herunter. Die Messung muss unbedingt, während der Ladestrom den Akkumulator durchfliesst, vorgenommen werden, und ist es nicht nöthig, zum Zweck der Messung den Ladestrom zu unterbrechen. Ist eine Vorrichtung zum Messen der Spannung nicht vorhanden, so wird der Akkumulator so lange Zeit geladen, bis die Gasentwicklung, die anfänglich sehr schwach ist, deutlich hörbar wird.

Die Ladung überlasse man womöglich kundigen Händen. Ist eine Verbindung mit Lichtquellen nicht zur Stelle, so können kleinere Akkumulatoren mit Bunsen'schen Elementen, Meidinger'schen Elementen, resp. Gülcher's Thermosäule oder durch grössere Akkumulatoren geladen werden.

Die Bunsen'schen Elemente verbinde man auf Spannung. Um 2 Akkumulatoren von 20 A. S. Kapacität mit 3 Bunsen'schen Elementen zu laden, sind etwa 14 Stunden nothwendig. Akkumulatoren bedürfen zu ihrer Ladung einen Stromstärke von 0,5—0,9 A. auf den qcm. Plattenoberfläche.

Bei Benutzung der Meidinger'schen Elemente zur Ladung von Akkumulatoren gilt folgende Formel. Ein Meidinger'sches Element hat durchschnittlich 0,9 Volt. Sein Widerstand ist gleich 5 Ohm, $I = 0{,}12$ A. Es müssen also für zwei Akkumulatoren mit 20 A. S. 12 Meidinger benutzt werden.

Die Gülcher'sche Säule (Fig. 64) besteht aus dünnen Röhrchen von chemisch reinem Nickel, die in zwei Reihen auf einer Schiefertafel befestigt, die positiven Elektroden bilden. Die negativen Elektroden haben die Form cylindrischer Stäbe und bestehen aus einer antimonhaltigen Legirung.

Aus einem unterhalb der Platte befindlichen Kanal tritt aus Oeffnungen von Specksteinhülsen Leuchtgas aus, wird angezündet und erwärmt alsdann ein kreisförmiges Verbindungsstück der beiden Elektroden.

Eine Säule von 50 Elementen hat eine E. M. K. von 3,9 Volt und einen inneren Widerstand von 0,58 Ohm (im erwärmten Zustande.)

Die Zellen der Akkumulatoren werden parallel geschaltet und die Thermosäule erst 10 Minuten nach Anzünden des Gases mit der Batterie verbunden, plus mit plus, minus mit minus.

Treten Störungen in der Funktion von Akkumulatoren auf, so mache man die Probe, ob der Akkumulator Strom liefert, nicht durch direkte Verbindung beider Pole, sondern durch Einschaltung eines Voltmeters.

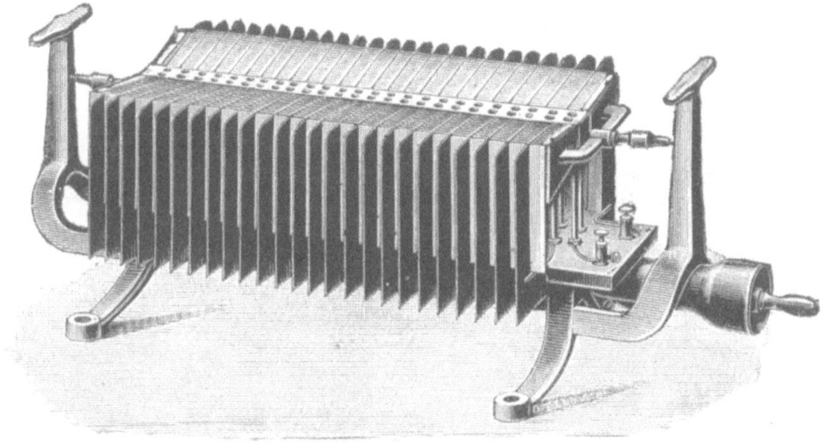

Fig. 64.
Die Gülcher'sche Thermosäule.

Die Konstruktion der Rheostaten ist sehr einfach. Auf einer Holz- oder Porzellanspule wird, je nach dem gewünschten Zweck, ein mehr oder minder dicker Nickelindraht aufgewickelt. Seine Widerstandskraft muss der Spannung des zur Anwendung kommenden Stromes entsprechen.

Dünne Drähte dürfen für galvanokaustische Rheostaten nicht verwendet werden, da sie beim Durchgang eines Stromes von 10 bis 15 A. selber glühend werden. Es sollen deshalb mehrere dünne Drähte parallel auf einen Schieferkern gewickelt und durch Vorschiebung einer Schleiffeder ein kürzeres oder längeres Stück Draht eingeschaltet werden. Am besten ist es, zunächst den ganzen Widerstand einzuschalten. Nachdem der Strom geschlossen, wird der Widerstand durch Vorschieben der Feder allmählich verringert, bis das richtige Glühen des Kauters eintritt.

Das Versagen kann bedingt sein entweder dadurch, dass der Akkumulator sich während der Nichtbenutzung von selbst entladen hat, oder dadurch, dass ein Theil der Säure verdunstet ist. In diesem Falle ragen die Platten aus der Säure heraus, und es bildet sich durch Salze ein Kurzschluss, d. h. eine Verbindung zwischen positivem und negativem Pol.

Sämmtliche Akkumulatorenbatterien, ebenso für Galvanokaustik wie Beleuchtung, sind mit Rheostaten versehen, um die Stromstärke genau zu reguliren. Dadurch wird alles Umschalten und Ausschalten der einzelnen Elemente vermieden.

Die Vortheile der Akkumulatoren bestehen:

1. in der Konstanz der Wirkung,
2. in dem Mangel an Polarisation,
3. in ihrer grossen elektromotorischen Kraft,
4. in ihrem kleinen inneren Widerstand.

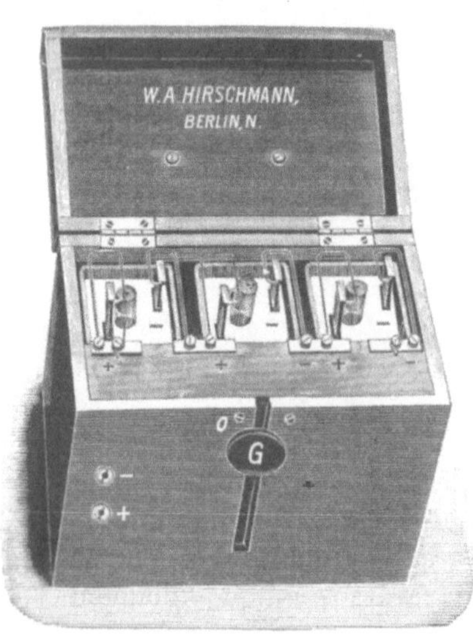

Fig. 65.
Akkumulatoren-Batterie mit 3 Elementen
für Galvanokaustik.

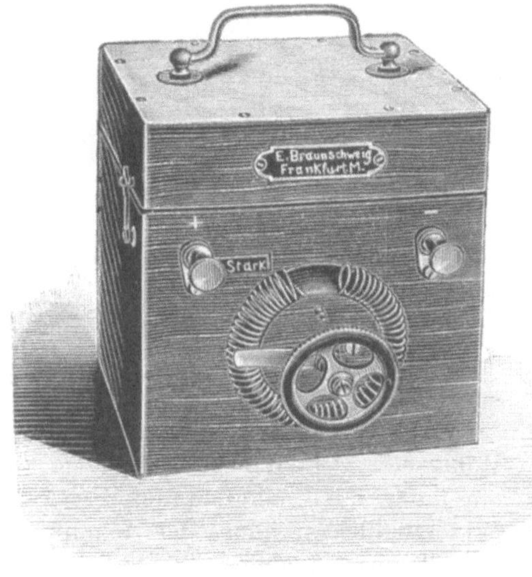

Fig. 66.
Akkumulator für Galvanokaustik
mit 3 Zellen.

Sie sind leicht transportabel und verlieren ungebraucht erst nach längerer Zeit die Ladung. Entsprechend behandelt und geladen, liefern sie eine monatelang andauernde konstante Wirkung.

Sie bilden also eine ideale Elektricitätsquelle.

Es ist vortheilhafter, für Licht und Galvanokaustik besondere Batterien zu gebrauchen, also dieselben in getrennten Kasten zu beziehen, weil das Laden nicht immer zu gleicher Zeit nothwendig ist.

Wir wollen noch bemerken, dass die Akkumulatorenbatterien von Zeit zu Zeit mit dem Voltmeter auf ihre Leistungsfähigkeit geprüft werden müssen, um die Intensität nicht unter 1,85 V. sinken zu lassen.

Die vorstehenden Figuren zeigen einige der gebräuchlichsten Typen von Akkumulatoren. Der Hirschmann'sche Akkumulator (Fig. 65) für Galvanokaustik besteht aus 3 Elementen. Spannung 6 V. Stärke des Ladestromes 1,2 Amp. Kapacität 14 A. St. Gewicht 7 Kilogr. Preis 60 M.

Der Akkumulator von Braunschweig (Frankfurt a. M.) mit drei Zellen, mit einer Kapacität von 24 A. St., Gewicht 9,5 Kilogr., kostet 80 M.

Beim Ankauf von Akkumulatoren fordere man eine genaue Instruktion über ihre Spannung, die zum Laden nothwendige Stromstärke, ihre Kapacität, Gewicht, Instandhaltung und prüfe Glüh- und Lichteffekt an Kauteren und Lampen.

2. Galvanokaustik.

Verbindet man die beiden Pole einer galvanischen Batterie durch einen metallischen Leiter, so wird derselbe, falls der Strom genügend stark ist, erwärmt. Die in jeder Sekunde entwickelte Wärmemenge ist gleich dem Widerstande des Leiters, multiplicirt mit dem Quadrat der Stromstärke (Joule'sches Gesetz).

Aus diesem Gesetz ergiebt es sich, dass die entwickelte Wärme in einem Draht von grossem Widerstand, also in einem dünnen Draht, unter sonst gleichen Umständen grösser ist als in einem dicken Drahte.

Die Metalle bieten im Vergleich zu Flüssigkeiten dem elektrischen Strome den geringsten Widerstand. Ihr Leitungsvermögen ist aber sehr verschieden. Am besten leitet reines Silber.

Wird sein Leitungsvermögen als 100 angenommen, so stellt sich dasselbe in der Reihe der hier angeführten Metalle in folgender Weise dar:

Silber = 100	Eisen = 15
Kupfer = 80	Platin = 10
Zink = 27	Neusilber = 8.
Messing = 25	

Wir ersehen daraus, dass wenn in den Schliessungsbogen einer Batterie ein Stück Draht aus einem anderen Metall eingeschaltet wird, dieser um so mehr erwärmt wird, je schlechter dasselbe im Vergleich zum übrigen Theile des Schliessungsbogens leitet.

Wird bei Benutzung einer starken Batterie in den kupfernen Schliessungsbogen ein Stück Platindraht eingeschaltet, so wird dieses Stück durch den durchgehenden Strom erwärmt und zum

Glühen gebracht. Auf dieser Erscheinung beruht die physikalische Grundlage der Galvanokaustik.

Da das Leitungsvermögen des Kupfers 80, dasjenige des Platins 10 beträgt, so erklärt sich daraus, warum Platindrähte für galvanokaustische Brenner und Schlingen sich am besten eignen.

Je dünner und kürzer das benutzte Stück Platin ist, desto schneller und leichter wird dasselbe erwärmt. Diese Erwärmung kann vom Rothglühen bis zum intensivsten Weissglühen, ja bis zum Schmelzen des Platins gesteigert werden.

Der glühende Platindraht bildet also das zur Zerstörung resp. Abtragung krankhafter Gewebe benutzte Instrument.

Um Platindrähte resp. Platinbrenner in der für die galvanokaustischen Operationen gebräuchlichen Stärke zum Erglühen zu bringen, bedürfen wir eines kräftigen Stromes.

Die meisten Brenner erfordern 10—15 Amp. Sie müssen also durch grosse Elemente gespeist werden.

Der Widerstand von Brenner, Griff und Leitungsschnüren beträgt ungefähr 0,06 Ohm. Zwei grosse Bunsen'sche Elemente, jedes mit 0,06 Ohm, genügen gewöhnlich, um eine entsprechende Glühwirkung zu erzeugen. Die Elemente werden parallel geschaltet, um die wirksame Oberfläche derselben zu vergrössern. Wir erzielen dadurch auch eine grössere Konstanz des Stromes. Die Polarisation tritt in grossen Elementen weniger störend auf. Dagegen wird die Zahl der Amp. zweier parallel geschalteter Elemente verdoppelt.

Die Bunsen'schen und die Grove'schen Elemente sind heute fast ganz verlassen. Ihre Füllung war unbequem und zeitraubend. Die Salpetersäure entwickelte schädliche Gase.

Ueber die Leistungsfähigkeit verschiedener, für Galvanokaustik bestimmter Batterien herrschen noch viele Meinungsverschiedenheiten, ebenso wie über die dafür geeignetsten Elemente. Der Grund davon, sagt Hedinger, liegt in dem Mangel an Vertrautheit mit dem Processe, welcher der Galvanokaustik zu Grunde liegt.

Es ist keine leichte Aufgabe, sich in dem Schwarm der Abbildungen der verschiedensten Kataloge und Prospekte über galvanokaustische Batterien zurechtzufinden und das Brauchbare zu wählen. Manche derselben erweisen sich trotz ihrer prunkhaften äusseren Ausstattung, der vernickelten Schrauben etc. als unzuverlässig und ungenügend.

Wir wollen deshalb diejenigen Forderungen berücksichtigen, die an gute galvanokaustische Apparate zu stellen sind.

Hedinger fordert von denselben: einfache Konstruktion, Kompendiosität, seltene Füllung, billigen Betrieb, keine Säuredämpfe-

Entwickelung, hinreichend starken Strom, um lange Drähte genügende Zeit glühend zu erhalten, Konstanz der Stromstärke, endlich Apparate zum Messen des Stromes.

Allen diesen Forderungen entsprechen eigentlich nur die Akkumulatoren.

Abgesehen von diesen, giebt es dennoch Batterien mit einer Säure, welche genügende Konstanz und Stromstärke liefern, wenn folgende Punkte bei der Konstruktion der Elemente Berücksichtigung finden. Hierher gehört vor Allem: eine genügende Menge von Erregungsflüssigkeit und ein richtiges Verhältniss zwischen Kohle und Zink.

Eine Konstanz der Wirkung ist nur dann zu erreichen, wenn die wirksame Oberfläche der Kohle zweimal so gross gemacht wird wie die des Zinkes. Je mehr Flüssigkeit, desto besser. Je mehr Kohle im obigen Verhältniss zum Zink, um so konstanter die Wirkung.

Alle kompendiösen Batterien mit kleinen Zellen sind für uns werthlos. Einen bedeutenden Einfluss auf die Glühkraft der Elemente übt die Qualität der Kohle aus. Nur Gasretortenkohle, und zwar aus harter und kompakter Kohlenmasse, bietet Vortheile. Die künstlichen, porösen Kohlencylinder und Kohlenplatten sind ganz unbrauchbar.

Die Zinkplatten sollen aus gewalztem Blech verfertigt und gut amalgamirt werden. Gegossene Zinke sind porös und werden zu schnell abgenutzt.

Das Amalgamiren wird dauerhafter durch eine Legirung von Zink und Quecksilber, oder durch Zusatz einer Quecksilber-Verbindung zur Säure.

Die Chromsäureelemente haben sich als die entsprechendsten für die galvanokaustischen Batterien erwiesen.

Als Paradigma dieser Elemente kann dasjenige von Grenet betrachtet werden. Die Batterien von Stöhrer in Dresden bestanden aus Chromsäureelementen und waren lange Zeit fast ausschliesslich für galvanokaustische Operationen benutzt. Sie besassen den grossen Nachtheil einer schnell eintretenden Polarisation. Um dieselbe zu beseitigen, musste mittels eines Blasebalges, der mit bleiernen, am Boden des Gefässes angebrachten Röhren verbunden war, Luft durch die Erregungsflüssigkeit getrieben werden. Diese Vorrichtung war aber nicht genügend, den beabsichtigten Zweck der Depolarisation zu erfüllen. Die Batterie blieb trotzdem wenig leistungsfähig, inkonstant. Die Glühwirkung war gering, ihre Dauer kurz. Chromalaun-Krystalle setzten sich ebenso an der Kohle wie am Boden des Gefässes ab. Besonders an kalten Tagen wurde dieser Umstand öfters beobachtet. Die eingetauchten Elemente mussten alsdann 5—10 Minuten in der Erregungsflüssigkeit verbleiben, um einen entsprechend starken Strom zu liefern. Die Menge der Flüssigkeit war überhaupt zu gering, um länger dauernde Wirkung hervorzurufen. Die zahlreichen metallischen Kontakte an Zink und Kohle erschwerten die Zerlegung und Reinigung der Batterie.

Es ist ein Verdienst von Bruns, diese Nachtheile durch Konstruktion seiner Batterie beseitigt zu haben. Sie zeichnet sich aus durch Einfachheit und Solidität. Die grosse Batterie besteht aus vier Elementen, die auf ein Brett gestellt sind, welches in der Mitte eine Vorrichtung zum Hineintauchen und Fixiren der Zink- und Kohlenplatten besitzt. Die Zinkplatten haben eine Höhe von 30 cm. Sie sind 12 cm breit und 4 m dick. Die Kohlenplatten haben eine Dicke von $1\frac{1}{2}$ cm. Zwei Kohlenplatten umgeben eine Zinkplatte und sind zusammen oben an zwei parallelen Brettchen befestigt, die durch eine Querleiste verbunden sind. Mittels des Handgriffes können alle vier Elemente zugleich gehoben oder gesenkt werden. An den Brettchen sind vier Klemmschrauben angebracht, durch welche starke Kupferdrähte geführt sind, um die vier Elemente untereinander zu verbinden.

Eine kleinere Batterie, bestehend aus zwei Elementen, ist nach demselben Princip konstruirt worden.

Die Erregungsflüssigkeit besteht aus einer Lösung von Kali bichromicum in wässriger Schwefelsäure. Das Verhältniss dieser drei Substanzen wird verschieden angegeben.

Nach Bruns' zahlreichen Versuchen soll die Menge der Schwefelsäure das Doppelte des Kalium bichromicum betragen.

Bruns hat zwei Lösungen angegeben, eine stärkere und eine schwächere. Die starke Lösung enthält auf je vier Liter 500,0 Kali bichromicum und 1000,0 Acidum Sulf. anglic. (sp. G. 1,83). Die schwache Lösung enthält dieselben Substanzen im halbirten Verhältniss.

Für 4 Elemente sind 16 Liter Flüssigkeit nothwendig. Die Zubereitung der Erregungsflüssigkeit erfolgt auf folgende Weise.

Starke Lösung. 2 Kilo Kali bichromicum werden pulverisirt und in einem Steingutgefäss mit so viel heissem kalkfreien Wasser übergossen, als nöthig ist, um diese Quantität aufzulösen. Gewöhnlich genügen hierzu 12 Liter. Zu dieser Lösung werden nun 4 Kilo Schwefelsäure langsam, unter Umrühren, in mehreren Pausen zugesetzt, um Erhitzung zu vermeiden. Sobald dies Gemenge sich abgekühlt, werden noch 4 Liter Wasser zugegossen. Wir erhalten nun eine klare, hellrothe Flüssigkeit, die sich lange Zeit unverändert hält und nur im Winter rothe Krystalle absetzt.

Die Vorschrift Bunsen's für Chromsäurebatterien lautet: 900 ccm Wasser, 92,0 saures chromsaures Kali, 95,0 ccm ($=167,0$) engl. Schwefelsäure.

Heutzutage wird das chromsaure Kali durch doppelt chromsaures Natron ersetzt.

In letzter Zeit wurde zur Bereitung der Erregungsflüssigkeit Chromsäure empfohlen, da ihr Preis bedeutend gefallen ist[1]).

Auf 1 Liter Wasser kommen 125,0 engl. Schwefelsäure und 168,0 Chromsäure. Sie ist entschieden dem chronsauren Salzen vorzuziehen.

Die Chromsäureelemente fordern, sobald sich unten im Gefäss rothe Krystalle bilden, eine sorgfältige, mehrmalige Auslaugung der Kohlenplatten mit heissem Wasser, bis dasselbe ganz rein, auch nach längerem Stehen der Kohlen, verbleibt. Alle Kontakte, Schrauben und Leitungsdrähte müssen metallblank durch Schmirgelpapier erhalten werden. Dies gilt besonders für die Klemmen oder Ringe, die den Kohlencylindern anliegen.

Specialisten, die viel operiren, brauchen stabile, grosse Batterien.

Dieselben sind aber für den Transport unbequem und eignen sich wenig für Operationen in der Wohnung des Patienten. Zu diesem Zwecke sind specielle kleinere Batterien konstruirt worden, die kompendiös, leicht füllbar und genügend stark sind, um zu einer galvanokaustisehen Operation auszureichen.

Am meisten gebraucht war früher die kleine Voltolini'sche Batterie (Verfertiger Brade in Breslau). Sie war so konstruirt, dass beim Oeffnen des Deckels das Glasgefäss mit der Erregungsflüssigkeit durch eine Vorrichtung gehoben wurde. Dieses System war aber nicht fehlerfrei und ein Verschütten der Säure kam öfters vor. Sie hatte auch den Nachtheil, zu wenig Flüssigkeit zu fassen. Um der Glühwirkung sicher zu sein, musste zu jeder Operation frische Säure bereitet werden. Ihre Vortheile bestanden im relativ niedrigen Preise, der Billigkeit der Erregungsflüssigkeit und (bei frischer Füllung) in der starken Glühwirkung.

Diese Batterie war leicht zu reinigen und durch eine entsprechende Einrichtung konnten die Elektroden sowohl als Kette wie auch als Säule benutzt werden.

Viel bequemer zum Transport ist die galvanokaustische Batterie von Chardin in Paris.

____

[1]) Die Fabrik von Leidemann & Co. in Newcastle liefert $5\frac{1}{2}$ Kilo pulverisirter Chromsäure für 10 Schilling.

Die galvanokaustischen Apparate von Chardin sind so eingerichtet, dass ein Verschütten der Säure unmöglich ist. Fig. 67 und 68 zeigt uns

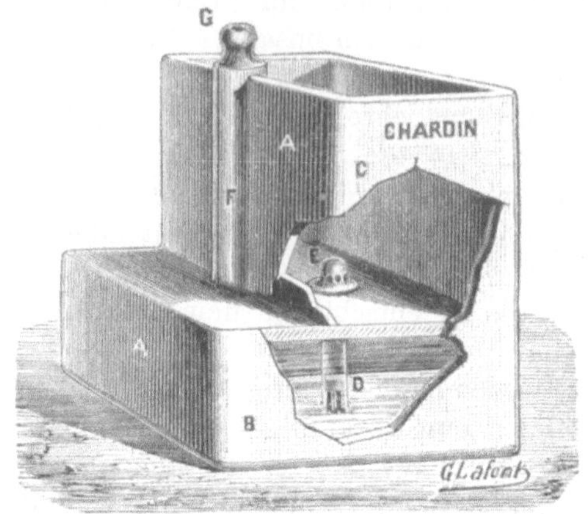

Fig. 67.
Durchschnitt eines Chardin'schen Elementes.

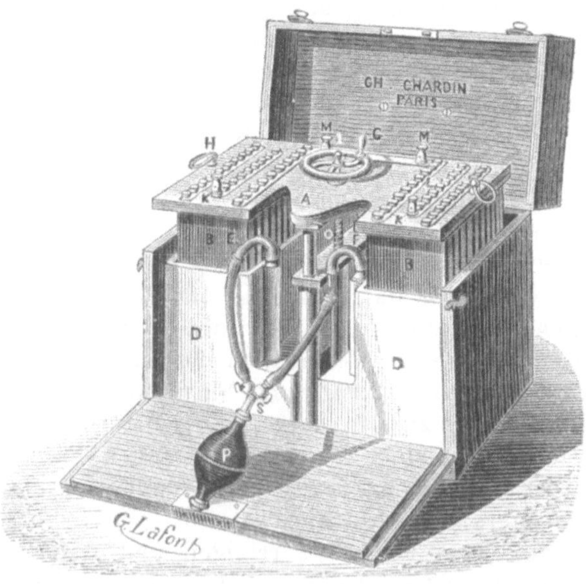

Fig. 68.
Tauchbatterie nach Chardin.

die Einrichtung eines Chardin'schen Elementes. Der Porcellanbehälter für die Erregungsflüssigkeit besteht aus zwei besonderen Abtheilungen A und B. Die obere Abtheilung A ist für die Zink- und Kohlenplatten bestimmt, während B die Erregungsflüssigkeit enthält. D bildet das Verbindungsrohr zwischen oberer und unterer Abtheilung. G ist das äussere Rohr, an welches ein Gummiballon mit entsprechenden Ventilen, der als Pumpe dient, angesetzt wird. Durch Lufteintreibung wird die Flüssigkeit allmählich in die obere Abtheilung gehoben und kann daselbst durch Drehung eines Hahnes beliebig lange abgesperrt verbleiben. Nach Gebrauch der Batterie wird der Hahn wieder geöffnet und die Flüssigkeit fliesst von selber in die untere Abtheilung zurück. Die Zink- und Kohlenplatten werden mittels einer Schraubenvorrichtung gesenkt und gehoben.

Die Battcrie besitzt nur einen Nachtheil, nämlich dass die Menge der Erregungsflüssigkeit zu einer längeren Glühwirkung nicht ausreicht und deshalb öfters gewechselt werden muss. Sie besteht aus Chromsäure, Schwefelsäure und Wasser in den schon früher angegebenen Verhältnissen.

Die transportablen Batterien von Reiniger in Erlangen besitzen Rheostaten und zeichnen sich aus durch ihre sorgfältige Ausführung. Beim Einkauf wähle man immer recht viel Erregungsflüssigkeit fassende Glasbehälter und Batterien, in welchen der Rheostat aussen angebracht, also im Falle von Versagen des Stromes geprüft werden kann.

Die Firma Hirschmann in Berlin liefert grosse dauerhafte Batterien, nach zwei Typus von V. von Bruns. Sie sind leicht zerlegbar, relativ billig, liefern starke Ströme und sind sehr konstant in der Wirkung. Die Flüssigkeit braucht längere Zeit nicht erneuert zu werden. (Fig. 69 und 70.)

Eine eingehende Beschreibung der verschiedenen Modifikationen galvanokaustischer Batterien halte ich für überflüssig und verweise hierfür auf die Specialkataloge der Instrumentenmacher.

Was den Kostenpreis anbelangt, so möchte ich vor Einkauf billiger Batterien warnen. Sie erweisen sich bald als untauglich und fordern Reparaturen, die manchmal mehr als der Einkaufspreis betragen.

Die für galvanokaustische Batterien benutzten Leitungsschnüre müssen vor Allem geschmeidig und weich sein. Sie sind mit einer Isolirschicht, die aus Seide oder Gummirohr besteht, bedeckt. Sie werden aus einer Anzahl dünner Kupfer- oder Silberdrähte verfertigt. Ihr Widerstand soll nicht mehr als 0,02 betragen. Zu dicke und zu lange Schnüre schwächen den Strom, zu dünne erwärmen sich selber. Sehr praktisch sind die von Hirschmann angegebenen automatischen Klemmen, welche für die Zapfen des Handgriffes bestimmt sind.

Störungen in der Wirkung der galvanokaustischen Batterien sind leicht aufzufinden und zu beseitigen. Man untersuche vor Allem den Brenner, ob seine Schenkel gut isolirt sind und sich nicht berühren. Im vorderen Theile, wo die isolirende Schicht fehlt, kommt durch Verbiegung der Drähte ein Kontakt öfter zu Stande. Manchmal bilden eingetrocknete Blutgerinnsel eine Verbindung zwischen den Schenkeln. Diese Stellen müssen genau gereinigt und die Schenkel von einander getrennt werden.

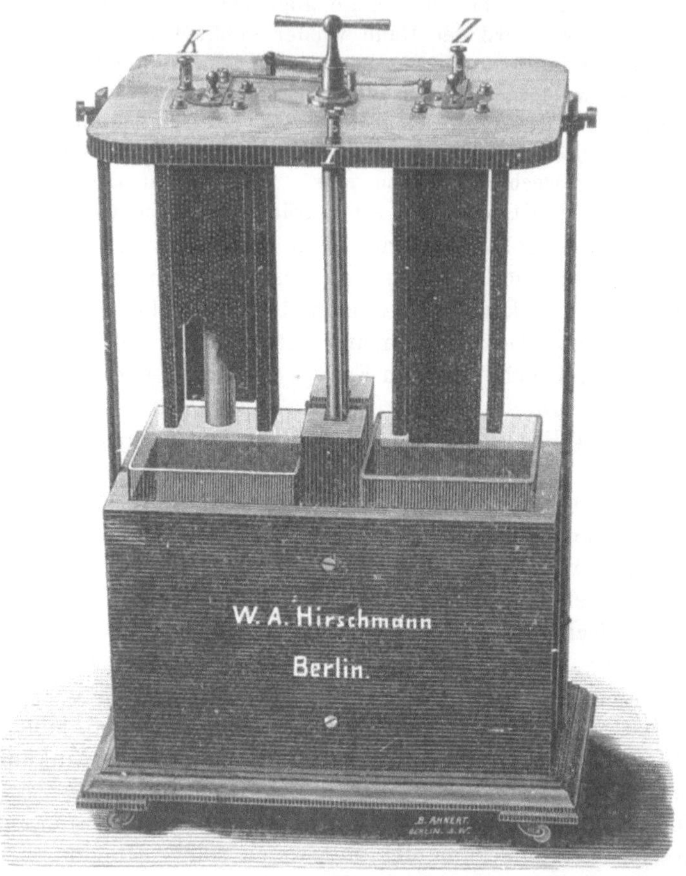

Fig. 69.
Galvanokaustische Batterie mit 2 Elementen.

Finden wir den Brenner in Ordnung, so wird der Handgriff abgenommen und die Leitungsschnüre mit ihren Metallansätzen berührt. Erhalten wir einen kräftigen Funken, so liegt der Fehler im Griff, und zwar an der Kontaktstelle, die gewöhnlich oxydirt ist und gereinigt werden muss. Erhalten wir bei der Berührung der Schnüre nur einen schwachen oder gar keinen Funken, so liegt der Fehler in der Batterie selber. Schwache Funken beweisen, dass die Verbindungen zwischen den Elementen in Ordnung sind, dass aber die Elemente selber sich erschöpft haben. Gewöhnlich ist dann die Erregungsflüssigkeit schon zersetzt und muss erneuert werden. Man erkennt dies aus ihrer grau-grünen Farbe. Finden wir die Flüssigkeit roth oder rothbraun und versagt dennoch die Batterie, so muss in einem der Elemente ein Kurzschluss existiren. Zink und Kohle

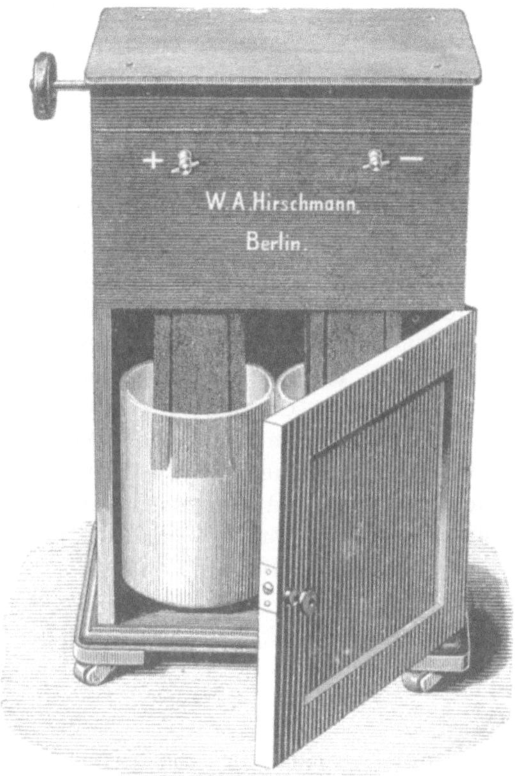

Fig. 70.
Galvanokaustische Batterie mit 4 Elementen.

berühren sich an irgend einer Stelle durch Bildung von Chromalaunkrystallen. Die Platten werden dann herausgenommen und falls dies nothwendig gereinigt.

Erhält man trotz anscheinend nicht erschöpfter Erregungsflüssigkeit bei der Berührung der Schnüre keinen Funken, so entferne man die Schnüre und verbinde die beiden Pole der Batterie mit einem Stück Kupferdraht. Entsteht kein Funken bei der Berührung, so liegt der Fehler im Rheostat oder in den Schnüren

selber. Der Rheostat kann durchgebrannt sein, dann ist die schadhafte Stelle leicht aufzufinden. Liegt der Fehler in den Schnüren,
die manchmal an der Klemme abgebrochen sind, so wird dies daran
erkannt, dass die schadhafte Stelle zu biegsam ist. |Finden wir
keines der hier erwähnten Ereignisse, so muss die Verbindung
zwischen den einzelnen Elementen irgendwo unterbrochen sein. Die
Elemente werden alsdann herausgenommen, genau geprüft und die
aufgefundenen Fehler reparirt.

Bei Befolgung dieser praktischen von Reiniger & Co. zusammengestellten Vorschriften[1]) wird man in Stand gesetzt, die
Fehler einer Batterie leicht aufzufinden und, was noch wichtiger,
ohne Hülfe des Mechanikers, denselben abzuhelfen.

a) Galvanokaustische Brenner.

Wie schon bemerkt, besteht ein galvanokaustischer Brenner
aus einem Stück Platindraht, das zu einer Schlinge umgebogen ist
und dessen isolirte Schenkel in zwei metallene Leiter übergehen.
Diese Leitungsstäbe sind in einem Handgriff aus Holz, Ebonit oder
Hartkautschuk verborgen. Der rechte Stab besteht aus zwei Theilen,
die durch eine Feder getrennt, durch Druck mittels eines Kontaktes
genähert werden und den Strom schliessen. Am Ende des Handgriffs befinden sich zwei Klemmen für die Leitungsschnüre. Diese
Griffe sind vielfach modificirt und verbessert worden. Die gebräuchlichsten Griffe sind die von Bruns und Schech.

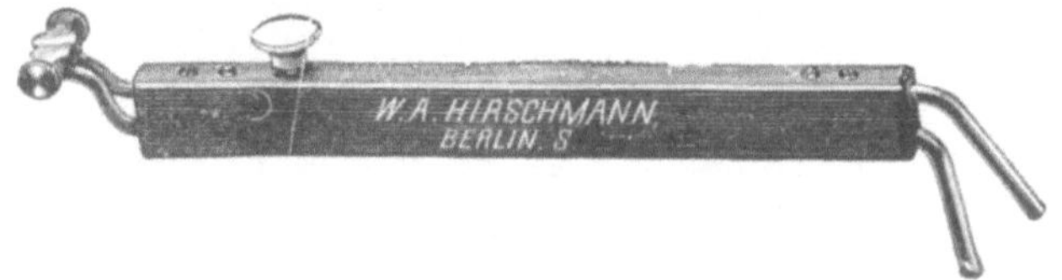

Fig. 71.
Galvanokaustischer Griff nach Schech.

Ein praktischer Handgriff soll folgenden Forderungen entsprechen:

Als Material ist Hartkautschuk entschieden dem Holze vorzuziehen. Der Griff soll etwa 11—12 cm lang, 1 cm breit und $1^1/_2$ cm
dick sein. Die Entfernung zwischen den vorderen, für die Aufnahme
der Brenner bestimmten Theilen, soll 7—8 cm betragen (Fig. 71).

Die zur Fixirung der Brenner dienenden Stahlschrauben sollen
hart sein, genaues Gewinde besitzen und nicht zu klein sein. Dem

---

[1]) Reiniger, Gebbert & Schall, Erlangen: Elektro-medicin. Apparate und
ihre Handhabung.

Kontakt muss besondere Aufmerksamkeit gewidmet werden. Die Kontaktflächen müssen mit dünnen Blättchen von Iridplatin überzogen werden, weil sie sonst durch den elektrischen Funken leicht oxydiren und dann schlecht leiten. Der Kontakt aus Elfenbein muss ungemein leicht spielen. Jeder Vermehrung des Druckes soll eine Steigerung der Glühwirkung, vom schwachen Rothglühen bis zum hellen Weissglühen entsprechen, das beim leisesten Berühren des Kontaktes auftreten und mit Nachlassen des Druckes aufhören muss, ohne jeden Funkenschlag an der Kontaktstelle.

Der Handgriff darf sich in seinen metallenen Theilen nicht erhitzen. Tritt dies ein, so sind die Leitungsstäbe zu dünn, oder der Strom ist im Verhältniss zum Widerstande des Platinansatzes zu stark. Nach Bruns soll die Dicke der Leitungsstäbe etwa 4 mm betragen. Diesen Angaben kommen verschiedene Fabrikanten nicht nach. Die Stäbe sind zu dünn, nicht genau isolirt, die Kontaktflächen ohne Platinüberzug.

Die hinteren Enden der Stäbe sollen 2—5 cm von einander abgebogen und die Stäbe in toto nicht vernickelt, sondern vergoldet sein.

Der Bruns'sche Griff ist entschieden zu lang, daher unbequem.

Eine Schiebevorrichtung für längeren Stromschluss ist für Larynxoperationen nicht absolut nothwendig.

Die Fortleitung des elektrischen Stromes wird durch die beiden Metallstäbe des Handgriffes auf den eigentlichen Brenner übertragen. Derselbe besteht aus zwei Kupferdrähten, welche mit dem Platinansatz endigen. Diese Platinansätze können entweder temporär oder stabil mit den Kupferdrähten verbunden sein.

Die einfachste Befestigungsart bildet das Einschieben der Brenner in zwei Metallstäbe, die hinten durch einen Elfenbeinring isolirt und deren vordere Enden geschlitzt und mit einem Schieber versehen sind. In diese Schlitzung werden die beiden Schenkel des Platinbrenners eingeklemmt. Diese Vorrichtung gestattet ein leichtes Auswechseln der verschiedenen Platinbrenner. Sie eignet sich mehr für Operationen an der Haut, hat aber den Nachtheil, dass die Leitungsstäbe sich leicht erhitzen.

Die Platinbrenner werden je nach dem Zweck verschiedenartig geformt und benannt. Wir werden die Nomenklatur von V. v. Bruns anführen und dieselbe auch für die im Rachen und im Larynx benutzten Brenner beibehalten.

Die Platinbrenner sind in den Kupferstäben dadurch befestigt, dass ihre Enden einige mm central angebohrt und die Schenkel mit Silber angelöthet werden.

Die Kehlkopfbrenner sind circa 20 cm lang, entsprechend abgebogen und isolirt. Die hinteren Enden sind etwa 1 cm von einander entfernt. Sie werden am Handgriff mittels zweier Schrauben fixirt.

Der vordere, abgebogene vertikale Theil verjüngt sich etwas nach unten zu. Die Isolirung wird gewöhnlich mittels Seidenfäden in Achtertouren entweder in der ganzen Länge der Leitungsdrähte oder an einigen Stellen vorgenommen.

Die Voltolini'schen Brenner waren auf solche Art isolirt. Die Brenner von Hirschmann sind mit einem Ueberzuge von Firniss bedeckt, der ihnen ein gefälliges Aeusseres verleiht. Ihr vorderer Theil ist auf einer Strecke von 3 cm von der Isolirschicht frei.

Die Leitungsdrähte müssen biegsam sein, aus ausgeglühten Kupferdrähten bestehen, damit Aenderungen der Form in jeder Richtung mit der Hand vorgenommen werden können. Zu dünne oder zu stark sich verjüngende Kupferdrähte sind nicht praktisch, sie erhitzen sich und verbrennen die anliegende Schleimhaut.

Folgende Arten der Brenner werden für Larynxoperationen am meisten benutzt. (Fig. 72.)

    1. Der kurzschnablige Brenner (Fig. 72 a).
    2. Der spatelförmige Brenner (Fig. 72 b).
    3. Der kuppelförmige Brenner (Fig. 72 c, c′).
    4. Der knopfförmige Brenner (Fig. 72 d).
    5. Der Spitzbrenner (Fig. 72 e).

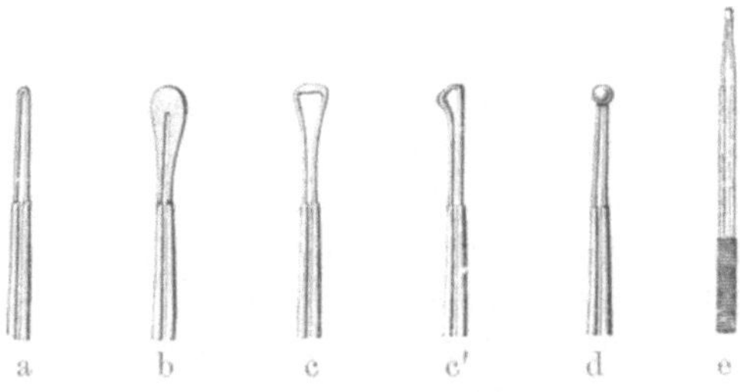

Fig. 72.
Galvanokaustische Brenner.

Der kuppelförmige Brenner wird in verschiedenen Abarten konstruirt. Bald ist die Kuppel nach unten, bald nach vorne gerichtet.

Am spatelförmigen Brenner ist je nach der Lage der Kupferdrähte der Platinansatz entweder parallel zur hinteren Larynxwand oder parallel zu den Stimmbändern (sagital oder transversal) gestellt.

Brenner mit Schutzvorrichtung für das gesunde Stimmband, die nur auf einer Seite erglühen, haben sich nicht bewährt. Brenner mit dickeren Platinarmaturen erglühen zu langsam und erhitzen sich zu stark. Aus demselben Grunde können Porzellanbrenner im Larynx keine Anwendung finden.

Alle galvanokaustischen Brenner müssen bei leisester Berührung des Kontaktes sofort nnd zwar zuerst an der Spitze erglühen. Es sind deshalb die knopfförmigen Brenner, deren Schenkel zuerst erglühen, nicht zu empfehlen. Die Brenner für Nase und Larynx haben etwa 0,02 Ohm Widerstand, zusammen mit Griff und Schnüren 0,06 Ohm.

Die galvanokaustischen Instrumente erfordern gerade so wie alle anderen für Körperhöhlen benutzten Instrumente eine gründliche Desinfektion. Nichts ist schädlicher als das Vorurtheil, dass galvanokaustische Instrumente durch die Hitze des glühenden Platins desinficirt werden.

Wenn Voltolini in seiner „Anwendung der Galvanokaustik" wörtlich sagt: „Die galvanokaustischen Instrumente sind bei vorsichtigem Gebrauch unzerstörbar, sie brauchen nicht geschliffen, ja, nicht einmal gereinigt zu werden, die Glühhitze reinigt sie von selber," so befand er sich in einem groben Irrthum. Die Glühhitze sterilisirt nur das Platin. Normal erglühende Brenner erwärmen sich sehr wenig. Zwischen ihren Schenkeln bleiben Schleim, Blut, Eiter, Gewebsreste zurück, die eine Kruste unterhalb des Platins bilden, die Leitungsdrähte verkleben und zwischen die Seidenfäden eindringen und infektiös wirkendes Material auf gesunde Schleimhautpartien übertragen. —

Mit den Stahldrähten werden in die Leitungsröhren ebenfalls pathogene Sekrete eingezogen und vertrocknen daselbst.

Schlingenschnürer und Galvanokauter müssen daher gründlich gereinigt und desinficirt werden. Leider stellen sich dieser Aufgabe gewisse Schwierigkeiten entgegen. Nur die für Nasen- und Rachenoperationen bestimmten Brenner von B. Fränkel (verfertigt von Hirschmann) können gründlich desinficirt, ausgekocht werden. Trotzdem müssen wir, so gut es eben geht, den Forderungen der exakten Reinlichkeit nachkommen. Nach jeder Operation soll das Platin durch starkes Erglühen von den Gewebsresten und vom Sekret befreit werden. Der vordere, mit der Isolirschicht nicht bedeckte Theil der Kupferdrähte wird mit dem Messer etwas voneinander entfernt und beide Drähte mit einem schmalen Streifen Schmirgelpapier blank gerieben. Der aus Seidenfäden bestehende Ueberzug wird mit Watte, die mit absolutem Alkohol getränkt ist, sorgfältig gereinigt. Gefirnisste Ueberzüge vertragen aber weder Alkohol noch starke Karbollösung. Sie können mit einer wässrigen

Sublimatlösung (1:1000) abgerieben werden. Sodann werden sie an
der Luft getrocknet. Doppelröhren sollen nach jeder Operation mit
heissem Wasser, sodann mit absoluten Alkohol ausgespritzt werden.
Selbstverständlich ist nach jeder Operation die Drahtschlinge zu
entfernen, damit der Draht nicht einrostet.

Die Vorzüge der Galvanokaustik bei Erkrankungen der oberen
Luftwege, also in Körperhöhlen wie Nase, Rachen und Kehlkopf,
bestehen darin, dass die Instrumente dünn und biegsam sind, so
dass jede beliebige Formveränderung an denselben vorgenommen
werden kann. Wir können mit ihnen in jeder Richtung zerstörend
vorgehen, ja sogar bis unter die Stimmbänder eindringen. Die
Brenner werden kalt an die Stelle, die operativ behandelt werden
soll, angelegt und alsdann im richtigen Moment zum Erglühen gebracht. Die Glühwirkung kann beliebig lange unterhalten und
durch entsprechendes Spiel des Kontaktes dosirt werden.

Die Ausstrahlung der Hitze ist bei der unbedeutenden Dicke
des Platins keine wesentliche und wird noch durch die Abkühlung
des Brenners im bluthaltigen Gewebe vermindert. Je länger der
Brenner wirkt, desto dicker und tiefer ist der Brandschorf. Oberflächliche, dünne Schorfe stossen sich bald ab, dickere fordern einige Tage
und werden durch reaktive Entzündung und Eiterung entfernt.

Der gebildete Brandschorf haftet dem Platinbrenner fest an;
Wird er abgerissen, so blutet das Gewebe. Man lasse daher den
Brenner erst einige Sekunden sich abkühlen, und schliesse dann
den Kontakt wieder. Das sofort erglühende Platin verbrennt vor
Allem die ihm anhaftenden Gewebstheile und kann durch leichte
Bewegungen, vom Schorfe, ohne Blutung abgelöst werden.

Der Handgriff mit dem Brenner wird wie eine Schreibfeder
gehalten, was besonders für Larynxoperationen zu empfehlen ist.
Der Kontakt wird alsdann mit dem Zeigefinger berührt.

Handgriffe mit seitlichem Kontakt sind nicht zu empfehlen.
Instrumente mit Schiebervorrichtung werden in die volle Hand genommen und der Schieber mit dem Daumen bewegt.

Die Technik der einzelnen Operationen soll an anderer Stelle
entsprechend gewürdigt werden, ebenso wie die Nachbehandlung
der gesetzten Brandwunden.

b) Die galvanokaustische Schlinge.

Sie besteht aus zwei Theilen: einem Platin- oder Stahldraht und
einem Handgriff, in welchem durch eine entsprechende Vorrichtung
der Draht in die Doppelröhren hineingezogen, zum Glühen gebracht
wird und Gebilde, um die er herumgelegt wird, durchtrennt.

Der Handgriff besteht aus dem eigentlichen Schlingenschnürer und dem zum Schliessen des Stromes dienenden Kontakt. Seine Konstruktion ist im Princip dieselhe wie desjenigen für die galvanokaustischen Brenner.

Wir wollen zwei Haupttypen der Schlingenschnürer specieller berücksichtigen: Zu den ersten gehören die Handgriffe von Bruns, Schech und Schmidt, zum zweiten zählen wir den Kuttner'schen Griff, der grosse Verbreitung gefunden hat.

Der Bruns'sche Handgriff besitzt zum Einziehen der Schlinge einen Schlitten aus Elfenbein mit einem Querbalken zum Fixiren der Drähte und einem Ring für den die Traktion vermittelnden Zeigefinger. Dieser Schlitten gleitet in einer längs des Handgriffes verlaufenden Rinne. An seiner unteren Fläche befinden sich zwei Ringe aus Elfenbein, für den Daumen und den Mittelfinger. Sie sind zum Fixiren des Instrumentes bestimmt. Der eine Ring ist vorn, der andere am hinteren Ende angebracht, wodurch das Instrument eine horizontale Lage erhält. Der Zugbalken besitzt an beiden Enden eine klaffende Spalte und dient zum Fixiren des Drahtes. Die beiden Elfenbeinplatten sind an ihren unteren Flächen grob gerieft und werden mittels einer senkrecht durch jede Balkenhälfte durchgehenden Flügelschraube fest zusammengedrückt. Platindrähte, welche weich sind, erhalten dadurch eine genügende Befestigung, so dass sie nicht herausschlüpfen können. Stahldrähte müssen vorerst durch Glühen erweicht werden. Sie müssen nach dem Umlegen um die Schraube zum Knoten gedreht werden, dann wird ihr freies Ende einige Male umwickelt. Für härtere Tumoren in der Nase, dem Nasenrachenraume oder im Pharynx hat Bruns eine Schraubenvorrichtung mit Zugbalken angegeben, die in die Mittelrinne des Handgriffs geschoben wird uud durch Bewegung des Schraubenkopfes es gestattet, blutreiche Tumoren ganz langsam zu durchtrennen.

Die Kontaktwirkung wird mittels eines Hebels, der noch einen besonderen Sperrzahn besitzt, vollzogen. Für Larynxoperationen ist dieser Zusatz entbehrlich. Zwei etwas abgebogene, mit Hülsen für die Doppelröhren bestimmte Ansätze bilden den Vordertheil des Handgriffes, der an seinem hinteren Ende zwei Metallzapfen für die Leitungsschnüre trägt. Das Instrument kann mit einer Hand gehalten werden, und zwar mit dem Daumen und dem Mittelfinger. Der Zeigefinger liegt im Ringe des Zugbalkens, der vierte Finger vermittelt den Kontakt.

Die Ansatzstücke für die Doppelröhren sind an ihrer oberen Fläche mit einer Rinne versehen, welche das Einlegen derselben von oben her gestattet.

Schech's Griff ist gracil und für Kehlkopf und Nase sehr zu empfehlen (Fig. 73).

Für grössere Tumoren, Fibrome, hypertrophische Mandeln ist dieser Griff zu schwach. Diesem Umstande ist in den neueren Modifikationen der Schech'schen Instrumente Rechnung getragen worden. Der hintere drehbare Ring befindet sich in der Axe des Griffes, an der Stelle, wo die Zapfen für die Leitungsschnüre im Bruns'schen Griffe angebracht sind. Hier sind dieselben an die untere Fläche, im hinteren Theil placirt, perpendikulär zum Griff gestellt und seitlich abgebogen.

Der Kontakt ist dem Bruns'schen ähnlich, doch ohne Sperrvorrichtung.

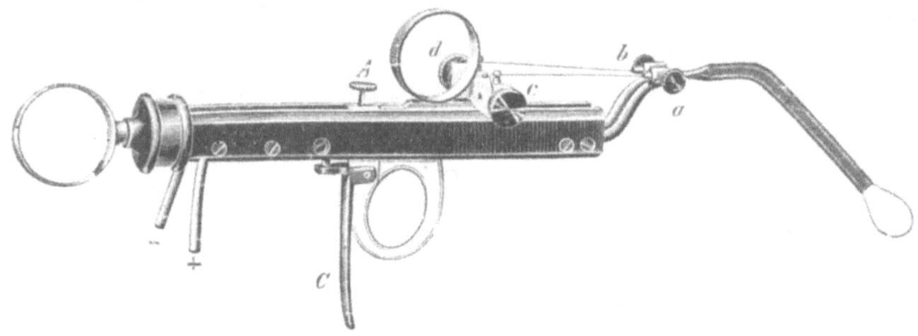

Fig. 73.
Universal-Handgriff nach Schech.

Der Handgriff von Moritz Schmidt wird fast ausschliesslich zur Entfernung hypertrophischer Mandeln benutzt. Er ist solide gebaut, besitzt einen längeren Schaft und gestattet die Entfaltung einer grösseren Schlinge. Sein hinterer Ring und die Zapfen für die Schnüre sind wie im Schech'schen Handgriffe befestigt. Der Kontakt befindet sich im hinteren Theile des Griffes. Die Schlinge wird dem Zeige- und dem Mittelfinger, die über einander in zwei entsprechende Ringe gelegt werden, gleichmässig und mit grosser Kraft angezogen. Der kleine Finger vermittelt den Kontakt (Fig. 74).

Einen Griff für galvanokaustische Schlingen mit einem originellen Kontakt hat Keimer angegeben. Dieser Griff ist dem Modell der Hartmann'schen Schlinge nachgeahmt, mit Einrichtung für Galvanokaustik. Die Ringe für Zeige- und Mittelfinger stehen horizontal. Die Finger bewegen sich beim Zuziehen der Schlinge gegen den im hinteren Ringe steckenden Daumen. Der Kontakt ist dadurch hergestellt, dass beim Zuziehen der Schlinge der kleinere Theil des Griffes, welcher sich schlittenförmig vor- und rückwärts auf dem langen Stabe bewegt, gegen einen Stift, an welchem der eine Pol der Leitungsschnur befestigt ist, andrückt. Der zweite Pol der Leitungsschnur wird am Ende der Leitungsschiene befestigt. Eine Spiralfeder lässt den kurzen Theil sofort zurückfedern. Der Griff passt mehr für Nasen- als für Kehlkopfoperationen. Fig. 75.

Ein brauchbarer, praktischer Handgriff für die Schlinge soll nach Kuttner folgenden Bedingungen nachkommen: Der Griff soll keine Holzbekleidung besitzen, welche ihn verdickt und dadurch Licht wegnimmt. Die Zugringe und der Kontaktschliesser sollen eine natürliche Fingerstellung ermöglichen, damit das Verkürzen der Schlinge leicht und mühelos, ohne krampfhaftes Ziehen vor sich gehe. Endlich sollen Elfenbeinringe und Elfenbeinkontakte wegen ihrer Sprödigkeit vermieden werden.

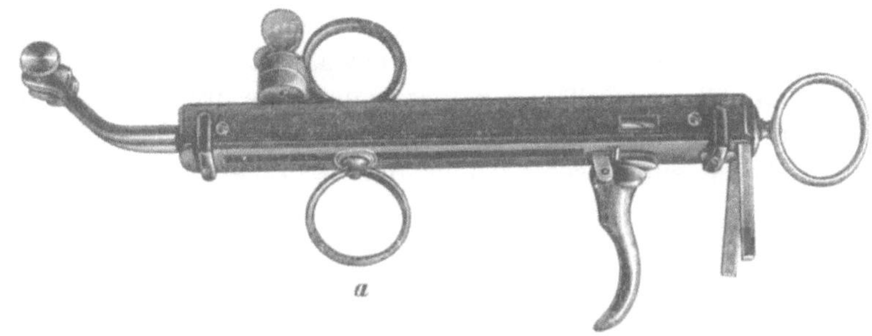

Fig. 74.
Universal-Handgriff nach M. Schmidt.

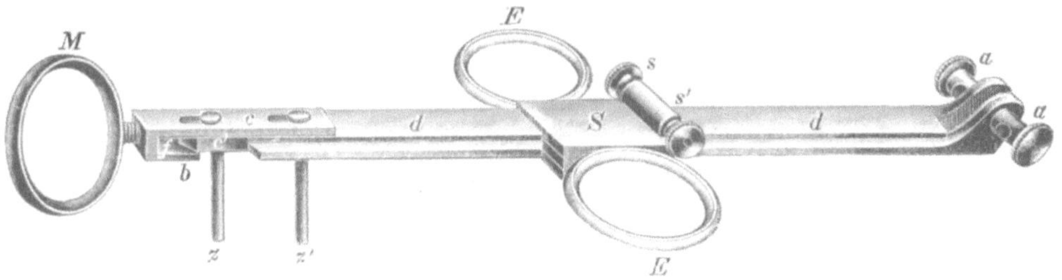

Fig. 75.
Galvanokaustische Schlinge nach Keimer.

Der Kuttner'sche Griff (Fig. 76) ist, diesem Princip nachkommend, ganz aus Messing verfertigt und nur der Kontakthebel mit einer Elfenbeinplatte bedeckt. Der Griff ist vierkantig und ähnelt dem von Krause angegebenen Handgriffe für die kalte Schlinge. Er besteht aus dem Führungsstab und einem Schlittenapparat, an welchem zwei für Zeige- und Mittelfinger bestimmte Ringe angebracht sind. Am hinteren Ende befindet sich der dritte Ring, der drehbar und für den Daumen bestimmt ist. Der Ansatz für

die Schlinge wird in zwei am Vordertheil befindliche Halter eingeschoben und die Drähte an den seitlichen Schrauben befestigt.

Von der bisherigen Anordnung abweichend ist die Befestigung
der Leitungsschnüre. Während diese früher am hinteren Ende des
Griffes nebeneinander lagen und durch ihr Gewicht das ganze Instrument nach hinten zogen, sind sie in diesem Griffe auseinander
gelegt. Der eine ist hinten stabil, der zweite am Schlittenapparat
selber und mit diesem verschiebbar. Der Kontakthebel ist ebenfalls
mit dem Schlitten verschiebbar und wird durch Anlegen des Ring-
fingers geschlossen.

Diese Anordnung gestattet, dass die drei Finger, welche den
Zug auszuführen haben, während der ganzen Zeit der Operation
ihre Stellung zu einander unverändert bewahren.

Will man diesen Griff für galvanokaustische Brenner benutzen,
so wird durch eine Schraube der Schlittenapparat fixirt und statt
der Doppelröhren ein entsprechender Brenner eingesetzt.

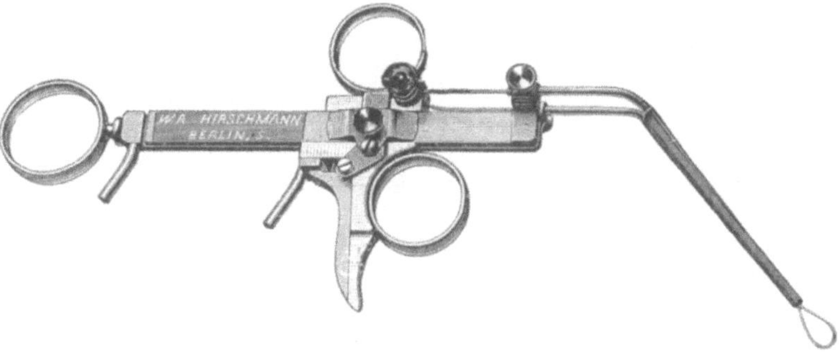

Fig. 76.
Galvanokaustischer Griff nach Kuttner.

Wir wollen an dieser Stelle gleich bemerken, dass die sog. Uni-
versalgriffe für den Kehlkopf wegen ihrer Grösse unbequem sind und
stets den gewöhnlichen Handgriffen für galvanokaustische Brenner
der Vorzug zu geben ist.

Die Drähte selber werden, wie gesagt, seitlich am Schlittenapparat befestigt. Diese Art der Fixirung hat aber ihre Nachtheile.
Die für die Schlinge benutzten Stahldrähte sind nämlich hart und
elastisch, müssen also an der Flamme erweicht werden. Ein kurzes
Erwärmen bis zum Glühen ist genügend, ein Weissglühen geradezu
schädlich, denn die Drähte werden brüchig und reissen bei starkem Zug.

Das Umlegen, Anknüpfen und Fixiren des Drahtes ist zeitraubend. Ist man im Besitze nur eines Handgriffes und wird die

Schlinge durchgebrannt, so wird wegen Verfertigung einer neuen
Schlinge die Operation auf einige Minuten unterbrochen. Es war
daher wünschenswerth eine Vorrichtung zu besitzen, die es gestattet
fertige Reserveschlingen schnell ansetzen zu können. Ich habe durch
die Firma Reiniger & Co. folgende Vorrichtung zum raschen Auswechseln der Schlingen anfertigen lassen (Fig. 77):

Am Vordertheil des Schlittenapparates wurde eine quer ver-
laufende, circa 1 cm breite schwalbenschwanzartige Furche ein-
gefeilt. In diese Furche wird ein Reservezugbalken aus Elfenbein
mit entsprechender Klemmvorrichtung für die Drähte bis zur Mitte

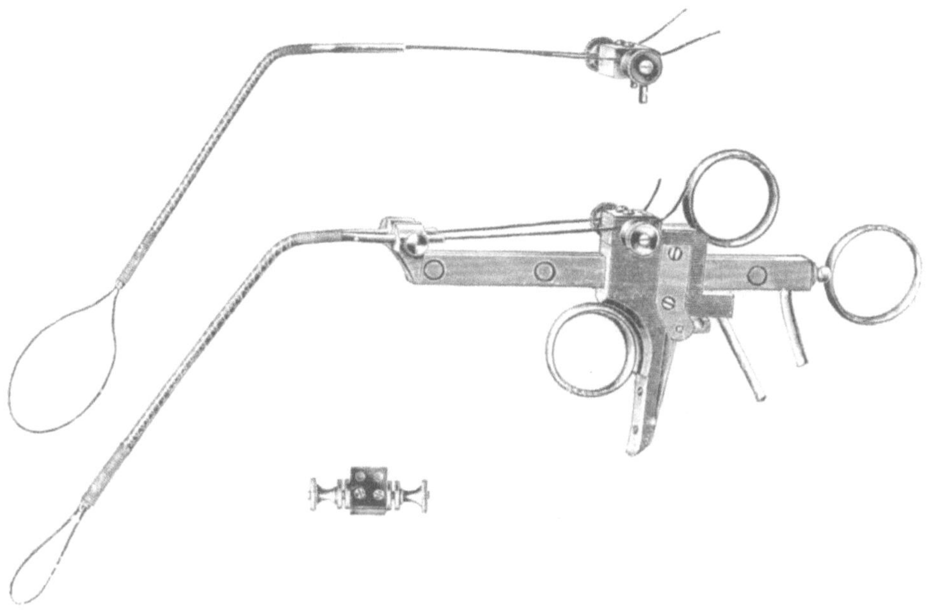

Fig. 77.

Kuttner'scher Griff, modificirt von Heryng, mit auswechselbarer Vorrichtung zur sofortigen
Auswechslung der Doppelröhren mit fertiger Schlinge.

vorgeschoben. An denselben werden nun die Drähte der Doppelröhren befestigt, und eine fertige Schlinge liegt sofort zum Gebrauche
da. Die seitlichen Schrauben finde ich aber weniger praktisch und
möchte die Bruns'sche Klemmvorrichtung dafür empfehlen.

Der Kontakt am Kuttner'schen Griffe wurde in letzter Zeit
wieder modificirt aber nicht verbessert, da er kein genaues Dosiren
des Stromes gestattet und bald schadhaft wird. Es kommt daher
zum Kurzschluss schon beim Druck auf den unteren Ring und die
Schlinge erglüht noch vor der Berührung des Kontaktes. Auf Fig. 78

ist die Abbildung eines solchen fehlerhaften Kontaktes wiederge-
geben. Die Spiralfedern im Kontakt sind entschieden den flachen
vorzuziehen.

Wir wollen nun den zweiten Theil der Handgriffe, nämlich die
Doppelröhren besprechen und die gründlichen Angaben von Bruns
wieder in Erinnerung bringen. Sie werden öfters zu wenig berücksichtigt.

Man hört nicht selten darüber klagen, dass die galvanokaustischen
Doppelröhren fehlerhaft gearbeitet und sehr schnell schadhaft werden.
Diese Klagen sind in der That berechtigt. Die Röhren sind zu
dünn, weich, schlecht isolirt, manchmal zu eng, sie geben Kurzschluss und erhitzen sich in ihrer ganzen Länge.

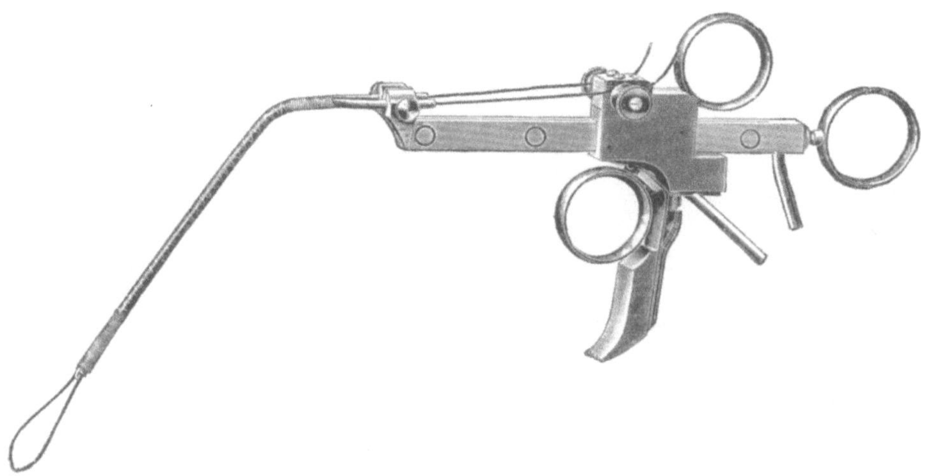

Fig. 78.

Gute Doppelröhren müssen folgenden Bedingungen nachkommen: Sie sollen aus Kupferblech, durch Ziehen, nicht durch
Zusammenlöthen verfertigt werden. Für den Larynx müssen sie
2—4 mm Dicke besitzen, weil sie sich sonst leicht erwärmen oder
am vorderen Ende unter dem Druck der Schlinge, aufschlitzen. Je
nach der Dicke des Drahtes sollen sie 1—2 mm im Lumen betragen.

Das Lumen der Röhren soll immer etwa einen halben
mm grösser sein als die Dicke des anzuwendenden Drahtes,
schon deshalb, weil die Durchführung des Drahtes durch eine längere gebogene oder knieförmige Röhre schwierig und zeitraubend
ist. Drähte, die durch zu enge Röhren geführt werden, finden einen

so starken Widerstand an den vorderen Enden, dass derselbe nur mit grösster Kraft überwunden werden kann. Dies gilt sowohl für Stahl wie für Platindrähte. Die letzteren werden eingeknickt und daher brüchig. Es empfiehlt sich, die Röhren im Ganzen vergolden zu lassen, statt sie zu vernickeln, weil sie alsdann besser leiten und leichter zu desinficiren sind. Auch wird dadurch ihre Innenfläche glatter und die Reibung des Drahtes vermindert.

Die Doppelröhren bestehen aus zwei vollständig von einander getrennten Röhren, die unbeweglich neben oder übereinander gelagert sind und sich nirgends berühren dürfen. Ihre hinteren Enden müssen voreinander abgebogen sein in einer Entfernung von 1 cm. So viel beträgt der Abstand der vorderen Enden der meisten galvanokaustischen Griffe (Fig. 79).

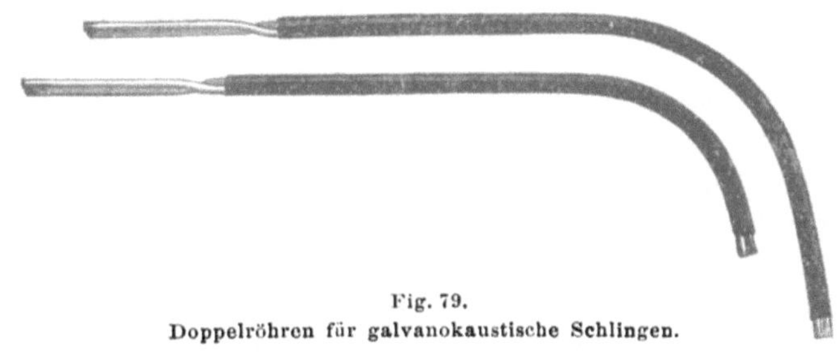

Fig. 79.
Doppelröhren für galvanokaustische Schlingen.

Die Röhren müssen auf eine entsprechende Weise von einander isolirt werden. Dazu genügt eine Umwickelung der Röhren in ihrer ganzen Länge mit einem starken Seidenfaden in Achtertouren bis etwa 3 cm vor ihrem hinteren Ende, während der vordere Theil bis zum Ende umwickelt werden muss. Geschieht dies nicht, so bleibt ein Zwischenraum, in welchen Partien der Gewebe hineingerathen und der Einwirkung des Glühstromes entzogen werden.

Es ist rathsam, die vorderen Enden der Leitungsröhren durch Kartonpapier oder Elfenbeinplättchen zu isoliren. Werden durch Einwirkung der Hitze die Seidenfäden verkohlt oder aufgewickelt, so muss die schadhafte Stelle mit Wasserglas mehrmals bestrichen werden. Eingetrocknete Sekrete oder Blut werden von diesem Ueberzug einfach mit Wasser abgewaschen.

Eine besondere Aufmerksamkeit ist gerade dem vorderen Theile der Röhren zuzuwenden. Wird nämlich etwas dickerer Stahldraht zur Schlinge benutzt, so kann derselbe seiner Unbiegsamkeit wegen nicht vollständig in die Röhren eingezogen werden. Es bleibt oben ein dreieckiger Spalt zurück (a), in den die Gewebstheile sich

einzwängen und nicht mehr durchglüht werden können. Mit einem
Worte, die Schlinge bleibt im Gewebe stecken (Fig. 80a).

Um dieses Einschnüren zu verhindern, habe ich vor einigen
Jahren eine kleine Modifikation vorgeschlagen, die darin besteht,
dass zwischen die vorderen Enden der Röhren
ein längliches, mit einem Knopf versehenes
Elfenbeinstäbchen (c) (Fig. 80c) eingeschoben
wird. Dieses Stäbchen ist ca. 1 cm lang und
soll bis ans Ende der Röhren mit Seidenfäden
umwickelt sein. Die Röhren werden schräg ab-
gefeilt, was ein leichteres Einziehen des Drahtes
gestattet (Fig. 80 b).

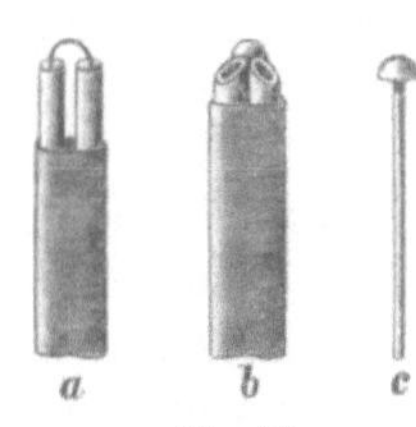

Fig. 80.
Modificirte Isolation
der Schlingenschnürer
(Heryng).

Die Isolirung der Doppelröhren mittels
Seidenfäden ist in letzter Zeit durch Anwen-
dung eines Ueberzuges von Kautschukmasse und Firniss dauerhafter geworden.

Während früher für galvanische Schlingen Platindrähte fast
ausschliesslich benutzt und empfohlen wurden, sind dieselben
später durch Anregung von Voltolini durch Stahldrähte, und zwar
vorwiegend durch englische Klaviersaiten, ersetzt worden.

Stahldrähte besitzen aber auch ihre Nachtheile. Schon nach
einmaligem Erglühen werden sie rauh und mit einer Schicht von
Oxyd bedeckt. Sie kleben den abgeschnürten Weichtheilen fester
an und erschweren das Gleiten des Drahtes in der Brandfurche.
Auch das schnelle Erglühen der Schlinge wird dadurch verhindert,
ja, manchmal ganz unterbrochen. Durchgeglühte Stahldrähte, die
an einzelnen Stellen eingeknickt waren, brechen bei erneuertem
Erglühen öfters ab.

Das Einführen der Stahldrähte in die Leitungsröhren fordert
nur einige Worte: Entspricht das Lumen der Röhre der Dicke des
Drahtes, so geht Alles glatt vor sich. Sind aber die Leitungsröhren
nahezu unter rechtem Winkel gebogen, so stösst das Drahtende auf
Hindernisse. Es ist deshalb rathsam, geschweifte Krümmungen den
Doppelröhren für den Larynx zu verleihen. Man vergesse auch
nicht, dass beim Gebrauch der Schlinge im Kehlkopf dieselbe ohne
jeden Kraftaufwand gleiten muss, und dass krampfhaftes Anziehen
immer eine Deviation der Leitungsröhren verursacht.

Weiche Eisendrähte müssen vor der Einführung ausgezogen
und an einem runden Holzstück geglättet werden. Alsdann werden
sie mit einer flachen Zange 1 cm vor dem Ende der Leitungsröhren
gefasst und langsam vorgeschoben. Die Länge der galvanokaustischen Schlinge soll nie den Abstand zwischen dem hinteren Schlitten-

rand und dem Ansatz des hinteren Ringes überragen, sonst lässt sich die Drathschlinge nicht ganz einziehen, und ein Theil der Geschwulst wird nicht durchtrennt.

Findet man bei Einführung der Drähte einen stärkeren Widerstand, was besonders an der Krümmungsstelle vorkommt, so wird man den mit einer flachen Zange gefassten Draht um seine Axe drehend einschieben. Wird der Draht mit einer Kneipzange statt quer schräg durchtrennt, so gleitet sein scharfes und verjüngtes Ende an der Wand der Röhre leichter über das Hinderniss hinweg.

Für Larynxoperationen eignen sich am besten englische Klaviersaiten, und zwar No. 7 und 8, doch können auch andere Stahldrähte benutzt werden, vorausgesetzt, dass sie nach dem Glühen nicht rauh werden und sich nur mit einer ganz dünnen Oxydschicht bedecken.

Die Leitungsröhren werden entweder übereinander (vertikal) oder nebeneinander (parallel) gestellt, fixirt und isolirt. Wir wollen der Kürze wegen die ersten als V-Röhren, die zweiten als P-Röhren bezeichnen.

Für den Kehlkopf müssen die Röhren eine Länge von circa 15 cm besitzen. Davon kommt ein Drittel auf den vorderen, abwärts gebogenen Theil.

Die V-Röhren nehmen zwar weniger Licht weg, können aber nicht überall benutzt werden. Für Auswüchse an der inneren Fläche des Kehldeckels und an der hinteren Larynxwand müssen P-Röhren angewandt werden.

Die Vortheile der Stahlsaiten bestehen ausser ihrer Billigkeit in ihrer glänzenden Farbe, was ihr Anlegen im Kehlkopf erleichtert, ferner in ihrer Elasticität.

Es ist manchmal nothwendig, die Schlinge um eine höckrige, unregelmässig geformte Geschwulst zu schieben, was eine gewisse Rigidität fordert. Eine weiche Schlinge verbiegt sich und weicht der Geschwulst aus, während die elastische über die Unebenheiten weggleitet. Middeldorpf sagte von der Schlinge, sie wäre klug. Der Ausdruck ist treffend, denn sie legt sich von selbst um die Geschwulst herum, sie findet allein ihren Weg. Auf welche Weise dies geschieht, ist erst vor Kurzem von Courtade beschrieben und illustrirt worden.

Befinden sich die Leitungsröhren auf einer Fläche mit der Drahtschlinge, so gleitet sie beim Einziehen auf derselben horizontalen Ebene in die Röhren hinein. Wird aber die Schlinge etwas nach oben gebogen (Fig. 81), so wird diese Biegung graduell mit dem Einziehen immer mehr und mehr ausgesprochen, bis sie entsprechend ihrer progressiven Verkürzung wieder einen geraden Verlauf nimmt (b, c, d, e).

Eine 40 mm lange Schlinge kann also nach oben, unten oder seitwärts eine Exkursion von 15—18 mm vollbringen, ohne jede Veränderung in der Stellung der Leitungsröhren.

Dieses sich Aufrichten der Schlinge findet immer in der Richtung ihrer Wölbung statt. Wir müssen also die Spitze in der Richtung, in welcher wir sie umlegen wollen, leicht abbiegen. Selbstverständlich muss auch das Ende des Schlingenschnürers in derselben Richtung nachgeschoben werden, um den Ausgangspunkt der Geschwulst zu fassen.

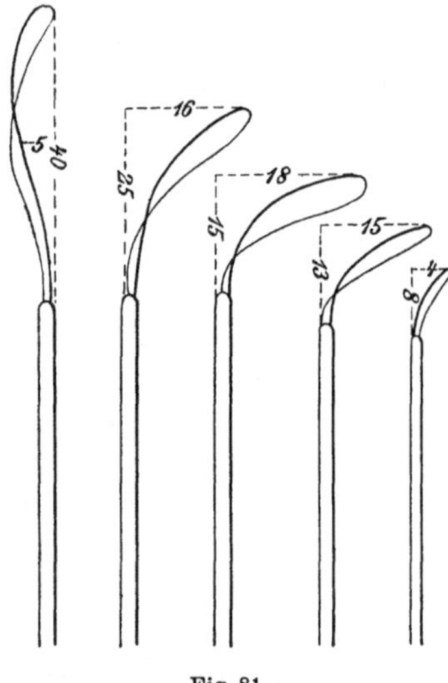

Fig. 81.

Die Form der Schlinge muss natürlich von vornherein der Gestalt und Grösse der Neubildung angepasst werden.

Die Prüfung der Glühwirkung einer Schlinge muss an einer Reserveschlinge von gleicher Länge und Dicke an demselben Handgriff vorgenommen werden, mit dem die Operation ausgeführt werden soll, weil sonst der Draht durch das Probeglühen seinen Glanz und seine Elasticität verliert.

Die galvanokaustische Schneideklinge hat die Aufgabe, eine Abtrennung von prominirenden, zapfenartigen, runden oder halbrunden Polypen und Wucherungsprodukten zu ermöglichen. Wir bezwecken damit eine unblutige Durchtrennung der Gewebe und müssen daher einige Punkte besonders berücksichtigen. Es handelt sich vorerst darum, durch starkes Zusammenziehen der Schlinge die eingeschnürten Theile von Blut und Säften zu befreien, sodann durch allmähliches richtiges Dosiren des Stromes den Draht nur so stark erglühen zu lassen, wie dies zur Abtrennung der Theile nothwendig ist.

Je nach dem Widerstande der Gewebe muss durch kürzeren oder längeren, öfters unterbrochenen Druck des Kontaktes die Glühwirkung regulirt werden. In der richtigen Beurtheilung der Wirkung unterstützt uns das Zischen der durchtrennten Gewebe. In dem Maasse, wie die Schlinge sich verkürzt, soll das Glühen abnehmen, um das Schmelzen des Drahtes zu verhindern.

Nach Cheval erfordert eine 3 cm lange Eisendraht-Schlinge von ⅓ mm Durchmesser bis zur dunklen Röthe 5 A.

Zur Mandelabtrennung braucht man nach Lichtwitz bei Benutzung eines ⅓ mm dicken Stahldrahtes eine Intensität von 8—10 A., je nach der Grösse und Härte der Mandeln.

Ist die Operation richtig ausgeführt, so erscheint das durchtrennte Gewebe ganz trocken, blutlos, mit einem gelben oder gelbbraunen Schorfe bedeckt. Dies beweist, dass die Schlinge nur zum Rothglühen gebracht worden ist. Rasches Durchtrennen mit einer weiss glühenden Schlinge giebt keinen Schutz vor Blutung. Die Brandwunde kann so stark bluten, als ob sie mit dem Messer durchtrennt wäre.

Zu den ungünstigen Ereignissen während der Operationen gehören das Versagen der Glühwirkung oder das Abgleiten der Schlinge. Der erste Umstand sollte eigentlich bei Gebrauch guter Batterien gar nicht vorkommen. Er lässt sich vermeiden, wenn eine Reserveschlinge zur Probe der Glühwirkung vor der Operation benutzt wird.

Gleitet die Schlinge ab, dann ist sie in der Mehrzahl der Fälle schlecht formirt worden, sie ist zu gross oder zu klein, sie besitzt nicht die richtige Biegung oder der Draht ist zu rigid und kann sich nicht genau der Geschwulst anlegen.

Schlimmer gestaltet sich der Fall, wenn die umgelegte Drahtschlinge, nachdem sie sich schon zur Hälfte in die Geschwulst hineingezwängt hat, nicht erglühen will und sich nicht weiter in die Röhren hineinziehen lässt.

Handelt es sich um kleine Tumoren an den Stimmbändern, dann muss die Schlinge so weit wie möglich eingezogen werden, und durch einen kräftigen Ruck wird die Geschwulst abgerissen.

Bei halbkugeligen Geschwülsten von derber Konsistenz ist ein Entfernen einer halbumgelegten Schlinge ziemlich schwierig und bringt den Kranken in eine recht missliche Lage. Hier gilt es, kaltes Blut zu wahren, um durch rasches Eingreifen sich aus der Situation zu ziehen. Zwei Wege liegen vor uns: der erste ist, mit Aufwand aller Kräfte mit der Schlinge das resistente Gewebe zu durchtrennen und die Schlinge mit dem Rest des Gewebes herauszureissen. Dies ist ein rohes, schmerzhaftes, nur im Nothfall gerechtfertigtes Verfahren. Gelingt dies nicht, findet man unüberwindlichen Widerstand, so versuche man die Schlinge wieder abzustreifen und zu befreien. Folgendes Verfahren ist alsdann indicirt: Mit einer Kneipzange werden die beiden Drähte ganz nahe am Zugbalken durchtrennt, die Leitungsröhren abgeschraubt und von den beiden

Drahtschenkeln heruntergezogen. Nun wird das eine Ende des Drahtes
mit der Zange möglichst nahe am Munde erfasst, das zweite mit
der linken Hand gehalten und einige sägeartige Bewegungen ausgeführt. Dadurch wird der angebackene Draht in der Brandrinne
gelockert. Jetzt werden beide Enden mit der rechten Hand einander genähert und einmal umgedreht. Mit dem linken Zeigefinger
gleite man längs des Drahtes bis zur Epiglottis herunter und trachte,
einen Drahtschenkel zu befreien. Erleichtert wird dies durch ein
Herunterschieben des Drahtes. Im Falle des Nichtgelingens dieser
Procedur wird ein Schenkel des Drahtes kräftig mit der Kneipzange
herausgezogen und von der Geschwulst abgelöst, während die linke
Hand das freie Ende nachschiebt, damit dasselbe die Weichtheile
nicht verletze.

Bei derartigen Operationen sollen immer eine Kneip- und
Flachzange vorbereitet werden, um im Nothfall die Drähte abzu-
schneiden resp. abzuwickeln. Die Vernachlässigung dieser Vorsichtsmaassregeln kann sehr üble Folgen nach sich ziehen. Als Illustration
diene folgender Fall.

Kasuistik. Bei einem 31 jährigen Offizier, der vor Jahren an
Syphilis erkrankt war, entwickelten sich allmählich Heiserkeit und
Respirationsbeschwerden. Der Spiegel zeigte die Existenz einer

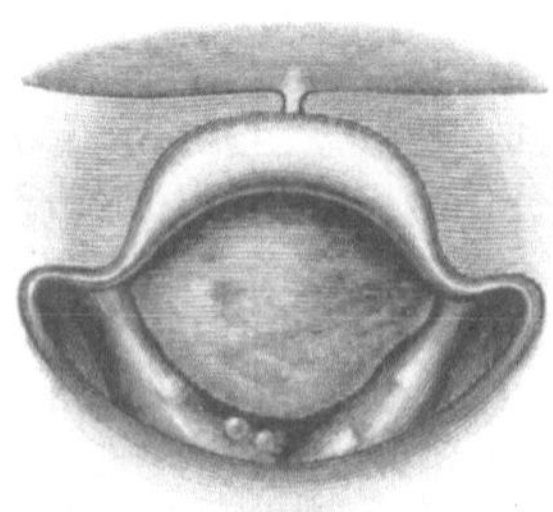
Fig. 82.
Sarkom der Epiglottis.

kirschgrossen Neubildung, die von der hinteren Fläche des Kehldeckels ihren Ursprung nahm und so voluminös war, dass
nur ein Theil der hinteren Larynxwand
sichtbar blieb (Fig. 82). Trotzdem war
zwischen der Geschwulst und der hinteren
Wand noch so viel Raum übrig, dass steno-
tisches Athmen erst bei stärkerer Bewegung
auftrat. Die Santorini'schen Knorpeln waren
mit flachen Excrescenzen bedeckt (Plaques
muqueuses).

Trotz merkurieller Kur verminderte sich der Tumor garnicht.
Patient war dienstunfähig und drang auf operative Behandlung.

Ich beschloss, den Tumor mit der galvanokaustischen Schlinge
zu entfernen. Es war dies meine zweite Larynxoperation und mein
Operationseifer grösser als die Erfahrung.

Da der Voltolini'sche Schlingenschnürer zu klein war, so musste
der Stöhrersche Handgriff angewandt werden, ein grosses, unbe-
quemes, mit Kurbel- und Sperrvorrichtung versehenes Instrument.

Patient, ein stämmiger, kurzhalsiger, plethorischer Herr, war
bereits eingeübt und liess sich die Schlinge unter Spiegelleitung

ruhig anlegen. Einige Touren mit der Kurbel und der Draht lag um den Tumor fest. Ich liess den Kontakt spielen, hörte das Zischen des Stromes und zog die Schlinge langsam in die Röhren hinein. Plötzlich hörte das Zischen auf. Der Widerstand des Gewebes wurde immer grösser — die Schlinge blieb stecken. Ein Versuch, sie abzureissen, misslang. Ich zog aus allen Kräften. Vergeblich!

Der Patient wurde, dem Zuge des Instrumentes folgend, vom Stuhle gehoben, und so standen wir einander gegenüber, er blau, ich blass im Gesicht, uns mit kummervollen Mienen anstarrend.

Ich hatte keine Kneipzange mitgenommen, keine Scheere war im Hotelzimmer zur Hand. Die Unruhe des Kranken steigerte sich mit jeder Sekunde. Die Respiration stockte. Würgbewegungen traten auf. Ich fasste noch einmal die Kurbel mit beiden Händen, und mit der Kraft der Verzweiflung gelang es mir endlich, den Draht einzuziehen. Ein starker Ruck, und Schlinge und Tumor waren heraus, die drohende Erstickung beseitigt.

Es war die höchste Zeit. Schon sah ich im Geiste meinen armen Patienten als Leiche mit dem grossen Schlingenschnürer aus dem Munde hängend, hörte die Mitleidsbezeugungen der Kollegen, las die Angriffe der Presse und die Vorladung zum Staatsanwalt wegen fahrlässiger Tödtung. —

Diesmal kam ich mit der Angst weg, gelobte mir aber seither, nie eine Schlingenoperation vorzunehmen, ohne die Kneipzange zur Hand zu haben.

Die mikroskopische Untersuchung des entfernten Tumors zeigte, dass wir es mit einem Sarkom zu thun hatten.

Die Schlinge soll erst dann erglühen, wenn sie sich dem Gewebe angelegt und einige Millimeter in dasselbe eingedrungen ist. Man riskirt sonst ein Durchbrennen des Drahtes. Man vergesse auch nicht, dass die Schlinge sich in blutreichen Geweben bedeutend abkühlt, dass man also immer so viel Strom in Reserve halten muss, dass die Schlinge bis zum Weissglühen an der Luft gebracht werden kann. Es ist empfehlenswerth, sich bei diesen Operationen immer desselben Handgriffs zu bedienen und seinen Kontakt genau zu reguliren.

Die Einübung im Gebrauch der Schlinge erlangt man am besten durch häufiges Operiren hypertrophischer Mandeln oder hypertrophischer Nasenmuscheln.

Die *Indikationen* zur galvanokaustischen Behandlung sind ziemlich willkürlich und zum grossen Theil bedingt durch die individuelle Sympathie des Operateurs für diese Behandlungsmethode, ferner durch seine persönliche Erfahrung und Geschicklichkeit in der Anwendung des Brenners und der Schneideschlinge.

Die Erfolge sind zum Theil abhängig von der Präcision der benutzten Batterien und Instrumente.

Wir sind verpflichtet, gewisse Schattenseiten dieser Behandlung speciell zu betonen, da in den letzten 10 Jahren ein bedeutender Unfug in dieser Richtung in der Nase und im Rachen geübt wird, dem energisch entgegenzutreten wir für angezeigt halten.

Da dies schon an anderer Stelle geschehen, so erübrigt es nur, einige Kontraindikationen der Galvanokaustik bei Larynxerkrankungen zu betonen.

Als Kontraindikation für die Anwendung des Brenners bei Larynxerkrankungen gelten frische, entzündliche Affektionen der Mucosa, Neigung zu ödematösen Anschwellungen der Epiglottis und der hinteren Larynxwand, vor Allem entzündliche Stenosen, die durch das Trauma der Aetzung manchmal gefahrdrohende Symptome hervorrufen, ja Erstickungsanfälle bedingen können.

Wir können Voltolini nicht beistimmen, dass nach galvanokaustischen Aetzungen entzündliche Oedeme nicht auftreten. Ich habe gefährliche, rasch auftretende Oedeme nach Kauterisation der hinteren Larynxwand bei Tuberkulose beobachtet und davor gewarnt. Diese üblen Beobachtungen sind auch von anderer Seite bestätigt worden.

Perichondritische Zustände bei Larynxtuberkulose und bei Syphilis bilden eine Kontraindikation für diese Behandlung.

Bei Nephritikern, die überhaupt zu ödematösen Anschwellungen geneigt sind, sollen galvanokaustische Aetzungen im Larynx, besonders an der hinteren Kehlkopfwand, nur dann ausgeführt werden, wenn der Patient unter ärztlicher Aufsicht verbleibt nnd sich einer entsprechenden Nachbehandlung nicht entzieht.

Kranke, die im Larynx galvanokaustisch behandelt werden, dürfen nicht an demselben Tage mit der Eisenbahn abreisen, um einer entzündlichen Reaktion vorzubeugen. Die geätzte und hyperämische Schleimhaut darf nicht Insulten durch Kälte, Wind, Staub, Sprechen, Alkohol und Tabak ausgesetzt werden.

Bei Sängern fordert diese Methode grosse Vorsicht, sowohl in der Intensität des Brennens wie der Lokalisation des Uebels. Nebenverletzungen der gesunden Schleimhauttheile sind auch bei Geübten nicht ausgeschlossen.

Die Sängerknötchen erfordern z. B. grosse technische Fertigkeit in der Kauterisation. Ein zu Wenig ist minder gefährlich als ein zu Viel. Die ausstrahlende Hitze kann auf längere Zeit die Stimmbandfunktion lädiren. Entzündliche Zustände dauern manchmal nach unvorsichtiger Anwendung des Kauters viele Wochen hindurch. Unbesonnenes Brennen im Halse hat schon manche schöne Gesangstimme total ruinirt, obwohl die betreffenden Patienten keine evidenten Läsionen im Spiegel zeigen, mit reiner Stimme sprechen und schöne weisse Stimmbänder zur Schau tragen. Leider sind solche dem Unerfahrenen imponirenden, perlmutterartig weissen Stimmbänder in ihrer ganzen Länge pachydermisch erkrankt, mit einer dicken Schicht verhornten Epithels bedeckt und zum Singen unfähig. Doch darüber an anderer Stelle.

Eine strikte Indikation für galvanokaustische Behandlung bieten Angiome, Angiosarkome oder stark vaskularisirte, dunkelrothe oder blaurothe Fibrome. Dieselben können bei Benutzung scharfer Instrumente sehr erheblich bluten. In der Litteratur ist ein Fall von tödtlicher Blutung nach Entfernung eines Stimmbandpolypen notirt.

Variköse Venen am Zungengrunde, Teleangiektasien an den Stimmbändern bilden auch eine Indikation für den Brenner.

Man vergesse nicht den Grundsatz, dass der Kauter nur dann blutstillend wirkt, wenn das Platin nur zum Rothglühen gebracht wird.

Was die Technik anbelangt, so sei hier noch erwähnt, dass bei leicht blutender Mucosa der Kuppelbrenner, nicht der Spitzbrenner oder der spatelartige Brenner benutzt werden sollen. Derselbe wird zum Rothglühen gebracht und dann erst an die blutende Stelle leicht angedrückt und abgehoben, nachdem er erkaltet.

Auch kleine arterielle Blutungen aus Gefässen, die nicht mehr als 1 mm dick sind, können durch galvanokaustische Aetzungen des Gefässes oder seiner nächsten Umgebung behandelt werden.

Ich habe nach Curettement einige Mal stärkere Blutungen der Mukosa, sogar arterielle Blutungen auf diese Weise gestillt.

3. Elektrolyse.

Unter Elektrolyse resp. Galvanolyse verstehen wir, im medicinischen Sinne dieses Wortes, eine Reihe von Veränderungen, welche sich in der Nähe der Pole eines konstanten Stromes abspielen, der durch ein Gewebe oder organische Flüssigkeiten geleitet wird.

Derjenige Vorgang, der zwischen den weiter entfernten Polen eines konstanten Stromes stattfindet, wurde von Remak mit dem Namen Katalyse belegt. Sie unterscheidet sich von der Elektrolyse dadurch, dass dabei die Gewebsstruktur nicht vernichtet wird, indem ihre Wirkung nur auf molekulären, unsichtbaren Veränderungen basirt ist, die höchst wahrscheinlich die Ernährung der Gewebe selbst betreffen. Elektrolyse und Katalyse sind mit einander sehr nahe verwandt, doch in der Art ihrer Wirkung verschieden. Die erstere vernichtet die Gewebe unwiderruflich, während die zweite nur ihre Ernährung beeinflusst und bald Atrophie, bald Hypertrophie hervorruft.

Das Princip der Elektrolyse beruht auf der Thatsache, dass jeder konstante Strom, der durch ein lebendes Gewebe geleitet wird, eine destruktive Wirkung ausübt. Von der Art der Applikation, der Form der Elektroden, der Grösse ihrer Oberfläche oder ihrer Entfernung wird der elektrolytische Effekt beeinflusst. Er hängt aber vor Allem von der Spannung des elektrischen Stromes ab. Wird z. B. der Strom durch eine breite Elektrode eingeführt, so ist seine elektrolytische Wirkung gieich Null, während er stark destruktiv wirkt, wenn die beiden Elektroden in der Form von Nadeln in das Gewebe selbst eingestochen werden.

Der Grund, warum die Elektrolyse bisher relativ so wenig Verbreitung gefunden, ist einerseits in dem allzustarken Enthusiasmus der Gründer dieser Behandlungsmethode zu suchen, andererseits war er bedingt durch den Skepticismus mancher Aerzte gegen neue Methoden überhaupt, solange dieselben sich das Bürgerrecht noch nicht erworben hatten.

Genaue physikalische und chemische Daten bezüglich der Wirkung der Elektrolyse verdankt die Wissenschaft dem berühmten Physiker Faraday. Die Zersetzung von Flüssigkeiten durch den elektrischen Strom nannte er Elektrolyse. Der elektrolytisch behandelte Körper wurde von ihm Elektrolyt genannt, die Produkte der Zersetzung als Ionen, die den Strom leitenden Platten und Drähte als Elektroden bezeichnet. Den positiven Pol nannte er Anode, den negativen Kathode. Die elektrolytischen Produkte, welche sich bei der Anode sammelten, sind als Anionen, die an der Kathode als Kationen bezeichnet worden. Die ersteren sind elektronegativ, die letzteren elektropositiv. Von den im Jahre 1833 von Faraday aufgestellten elektrolytischen Gesetzen interessirt uns vorwiegend die Formel:

$$Q = I \times T.$$

Sie bedeutet, dass die elektrolytische Wirkung Q proportional ist der Stromintensität und ihrer Zeitdauer. Der Schmerz bei Anwendung des Stromes ist von seiner Intensität abhängig, wir können also mit schwachen, längere Zeit durchgeführten Strömen denselben Effekt erreichen wie mit einem starken, kurze Zeit wirkenden Strome.

Von grösserer Bedeutung ist die antibakterielle Kraft des elektrischen Stromes, welche in der Nähe der beiden Pole, und zwar stärker an dem positiven Pol, hervortritt. Apostoli und Laguerrier, ferner Prochownik und Spaeth haben den vernichtenden Einfluss der Elektrolyse auf Bakterien nachgewiesen. Derselbe kommt erst bei einer gewissen Intensität des elektrischen Stromes zur Wirkung und erfordert eine bestimmte Zeit und eine gewisse Stromstärke. Kulturen des Staphylococcus aureus gehen erst bei 60 MA. und einer $\frac{1}{4}$ stündigen Einwirkung des Stromes zu Grunde; Streptococcus pyogenes bedurfte 60 bis 80 MA. und 15 Minuten Zeit, Milzbrandbacillen $\frac{1}{2}$—1 Stunde bei 230 MA. zur vollständigen Vernichtung.

Trotz des antibakteriellen Einflusses des elektrischen Stromes müssen dennoch alle bei der Elektrolyse angewandten Instrumente einer gründlichen Desinfektion unterworfen werden.

Ich werde an dieser Stelle den Chemismus und die physikalischen Grundsätze der Elektrolyse nur insofern berühren, als dies zum Verständniss der Wirkung des elektrischen Stromes auf das lebende Gewebe nöthig erscheint.

Mit Hülfe eines einfachen Experimentes kann man nachweisen, dass an der Anode Säuren, an der Kathode Alkalien gebildet werden, nämlich durch Anwendung von Jodkalium-Lösung, welcher etwas Stärke beigefügt wird. Betrachten wir jetzt die Wirkung der Elektrolyse auf Flüssigkeiten und Gewebe.

Um das Wesen der Elektrolyse näher kennen zu lernen, brachten Crusel, von Bruns u. A. Platinnadeln in frisches Hühnereiweiss oder in Hydrocelenflüssigkeit und konstatirten folgende Veränderungen. Sowohl an der Anode wie an der Kathode zeigen sich kleine Bläschen, nur an ersterer rascher. Die Anoden-Bläschen enthalten Sauerstoff, während die Kathoden-Bläschen aus Wasserstoff bestehen.

Gleichzeitig bilden sich an beiden Polen schneeweisse Gerinnsel, welche die Platinnadeln in Form von Cylindern umhüllen. Diese Gerinnsel reagiren an der Anode sauer, an der Kathode alkalisch. Das dem positiven Pole anliegende Gerinnsel haftet fest dem Platin an und ist viel dichter als dasjenige am negativen Pole. Sticht man zwei Platinnadeln in frisches Fleisch und schliesst den Strom, so entsteht an beiden Polen Gasbildung, an der Kathode lebhafter und deutlicher als an der Anode. Anfangs bilden sich unter deutlichem Knistern Gasblasen in Form von Schaummassen. An der Anode tritt Zersetzung der Muskelfasern ein und es bilden sich Säuren. (Chlorige Säuren entstehen aus dem

Chlor gewisser Salze des Fleisches und des Sauerstoffes des Wassers. Schweflige Säuren bilden sich aus dem Schwefel des Eiweisses und aus dem Sauerstoff.) Durch diese Säuren wird das Eiweiss der Gewebe koagulirt, wird starr und hängt zähe an der Nadel.

An der Kathode bildet sich rasch eine weisse, schäumende Masse, unter deren Einfluss die Muskeln eine gelbe Farbe annehmen und in eine homogene Gallertmasse umgewandelt werden, aus der die Platinnadel sich mit Leichtigkeit herausziehen lässt. Wir sehen also, dass die Gewebe im Einklang mit den Angaben von Crusel an dem positiven Pole koaguliren, an dem negativen dagegen zerfliessen. Die unter der Einwirkung der Elektrolyse gebildeten Schorfe werden durch einen demarkativen Eiterungsprocess abgestossen.

Die Elektrolyse besitzt zweifellos grosse Vorzüge. Sie lässt sich leicht mit Hülfe von Rheostaten dosiren. Diese Dosirung ist keineswegs mathematisch exakt, für praktische Zwecke aber vollständig ausreichend. Die zerstörende Wirkung der Elektrolyse kann lokalisirt werden und lässt sich, was besonders wichtig ist, mit Hülfe von entsprechenden Instrumenten fast an allen Körpertheilen und in Höhlen anwenden. Sie ruft keine Blutungen hervor, im Gegentheil stillt sie dieselben, weil unter dem Einfluss der Anode das Blut gerinnt. Die entzündliche Reaktion ist äusserst unbedeutend, die Kauterisation wirkt lokal antiseptisch. Bei kosmetischen Operationen kann die Elektrolyse mit Rücksicht auf die weiche Narbe eine erfolgreiche Anwendung finden. Der grösste Vorzug dieser Methode beruht aber auf der äusserst stark resorbirenden Wirkung der beiden Pole und der Anregung der Funktionen der Gewebe, durch Beeinflussung der vasomotorischen Nerven.

Dennoch dürfen wir die Schattenseiten der Elektrolyse nicht verschweigen. Zu diesen gehören: die komplicirten Apparate, Batterien und Hülfsinstrumente, die Leichtigkeit, mit der sich diese Apparate abnutzen, und die Nothwendigkeit ihrer fortwährenden Aufsicht, endlich ihr hoher, nicht jedem zugänglicher Preis. Ein viel wichtigerer Vorwurf, der erhoben wurde, ist die lange Dauer der Kur, ihre Schmerzhaftigkeit, die grosse Zahl der Sitzungen, endlich auch die Unsicherheit des therapeutischen Erfolges. Was zunächst die Schmerzen anbetrifft, so können wir dieselben, wenn es sich um Affektionen der Schleimhänte handelt, mit Hülfe von Einpinselungen oder parenchymatösen Injektionen von Cocain beseitigen. Im Pharynx und Larynx werden durch Cocain-Injektionen die Schmerzen auf ein Minimum herabgesetzt. Bei Anwendung entsprechender Rheostate können, falls der Strom allmählich, einschleichend eingeführt wird, sehr starke Ströme benutzt werden, sogar bis 80 MA.

Selbstverständlich tritt der Effekt einer solchen Behandlung, d. h. die Zerstörung der Gewebe, viel rascher ein als bei Anwendung von schwachen Strömen. Die Dauer der Therapie, i. e. die Zahl der einzelnen Sitzungen, kann also in vielen Fällen abgekürzt werden.

Bei der Wahl einer konstanten Batterie für elektrolytische Zwecke müssen folgende Fragen berücksichtigt werden.

1) Welche maximale Stromintensität soll zur Anwendung gelangen?
2) Wie oft soll die Batterie benutzt werden?
3) Soll die Batterie transportabel sein oder nicht?

Die Kraft einer Batterie hängt bekanntlich ab von der Zahl und Qualität der Elemente. Batterien von 5—10 Elementen geben maximale Intensität von 10—25 MA., solche von 20 Elementen 50—60 MA., bei 30 Elementen 100—150 MA., bei 40 Elementen 150—250 MA. Da jedoch die Stromintensität sich in den Batterien abschwächt, so wähle man stets eine Batterie, die mehr MA. liefert, als es für unsere Zwecke erforderlich ist. Soll die Batterie häufig und längere Zeit angewandt werden, so benutze man die Leclanché-Elemente, die ungefähr ein halbes Jahr wirken. Bei der Wahl der Elemente zu elektrolytischen Zwecken berücksichtige man nicht ihre Grösse sondern ihre Zahl. Wir haben hier sehr grosse Widerstände des Körpers (600 Ω) zu überwinden, nicht so wie bei galvanokaustischen Batterien, wo die äusseren Widerstände des Kauters oder des Platindrahtes unbedeutend sind. Es können daher auch kleinere Elemente benutzt werden. Eine Batterie von 30 Elementen ist für unsere Zwecke ganz genügend.

Die elektrolytischen Apparate werden im Allgemeinen in fixe und transportable eingetheilt. Die ersteren, die in entsprechenden Schränken aufgestellt werden, bestehen aus einer Batterie von verschiedener Elementenzahl und enthalten ein Galvanometer, einen Rheostat und einen Kommutator. Batterien mit Chromsäureelementen fassen wenig Flüssigkeit und sind nicht zu empfehlen, da sie zu schnell versagen. Als Stromquelle für Elektrolyse kommen, ausser den genannten Elementen von Leclanché und Gaiffe, kleine Akkumulatoren zur Anwendung. Entsprechende Batterien von Braunschweig oder von Hirschmann haben eine Spannung von 40 bis 60 Volt und geben eine Intensität von 0,5 A. Ueber die Benutzung von Strömen aus den Centralstationen besitze ich keine Erfahrung.

Diese Ströme werden erst durch Einschalten entsprechender Widerstände, durch Transformatoren für unsere Zwecke brauchbar.

Bei Anwendung der Elektrolyse können wir uni- resp. bipolar arbeiten. Bei der unipolaren Methode ist die Nadel die wirksame Elektrode. Sie wird in die Gewebe eingestochen, während die passive Elektrode, in Form verschieden gestalteter Ansätze oder Platten, mehr oder weniger weit von der aktiven Elektrode an irgend einer Körperstelle applicirt wird. Bei der bipolaren Methode werden die beiden Pole, d. h. die Kathode und die Anode mit den Nadeln verbunden. Die Nadeln bilden also die wichtigsten Instrumente, die bei der Elektrolyse des Kehlkopfes, der Rachen- oder Nasenhöhle angewandt werden. Diese Nadeln sind von verschiedener Länge und Dicke, aus Gold oder Platin verfertigt. Da Platin sich als zu weich erwiesen hat, so bedient man sich gewöhnlich einer Legirung aus Platin und Iridium, aus welcher scharfe, sehr harte und dauerhafte Nadeln fabricirt werden.

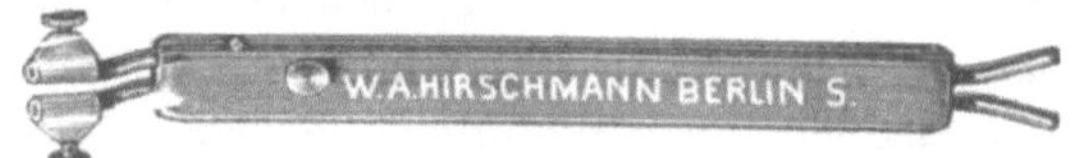

Fig. 83.
Halter für elektrolytische Doppelnadeln.

Entsprechend dem Organ, an dem wir die Elektrolyse anwenden wollen, wird die Nadel in verschiedenartigen Haltern fixirt (Fig. 83).

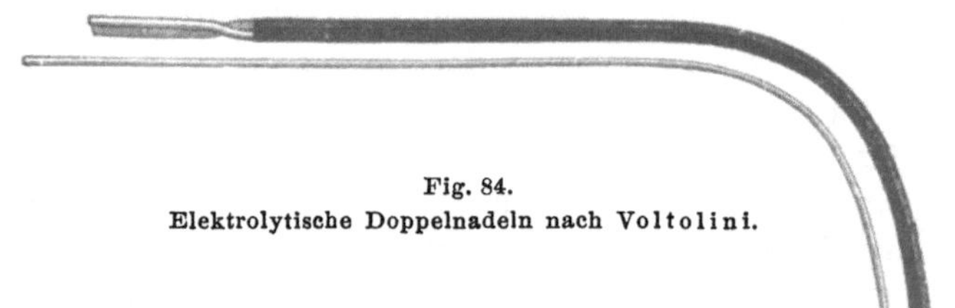

Fig. 84.
Elektrolytische Doppelnadeln nach Voltolini.

An einzelnen Griffen ist diese Befestigung eine fixe, bei anderen dienen zur Befestigung Schieber- oder Schraubenvorrichtungen. Jeder Halter besitzt einen metallenen, zur Verbindung mit der Batterie dienenden Ansatz. Ich werde an dieser Stelle nur die in der Laryngologie anzuwendenden Instrumente näher berücksichtigen. Der grössere Theil derselben wurde von Voltolini angegeben (Fig. 84). Sehr brauchbare Instrumente sind von Kafemann für den Rachen und Larynx angegeben worden. Ich bediene mich bei Anwendung der unipolaren Methode derselben Instrumente, welche bei der Galvanokaustik Anwendung finden. Ihre Platinansätze sind be-

kanntlich verschiedenartig gestaltet, bald nadel-, bald messerförmig,
während wiederum andere mit einem Platinkopf endigen. Eine recht
praktische passive Elektrode bildet eine metallene, etwas konvex
gekrümmte Platte, die mittels zweier Bänder
am Vorderarm leicht befestigt werden kann
(Fig. 85). An der Aussenfläche dieser Elektrode
ist in der Mitte eine metallene Klemme angebracht, welche die Leitung vermittelt. — Die
für Kehlkopf, Nase und Rachen von Voltolini angegebenen Elektroden haben die Form
eines Galvanokauters. Der Unterschied besteht nur darin, dass, während in den galvanokaustischen Instrumenten die metallenen
Leiter Platinansätze besitzen, welche beide
Pole verbinden, die elektrolytischen Instrumente mit isolirten Platinnadeln endigen.

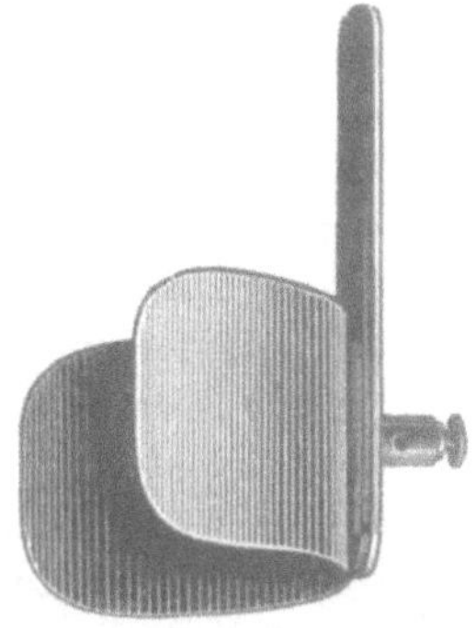

Fig. 85.
Arm-Elektrode für Elektrolyse.

Zur Zerstörung grösserer Krankheits-
herde benutzen wir Doppelnadeln. Bei oberflächlichen Aetzungen
von Geschwüren oder kleinen Geschwülsten können die Steigbügel-
elektroden von Kafemann Anwendung finden.

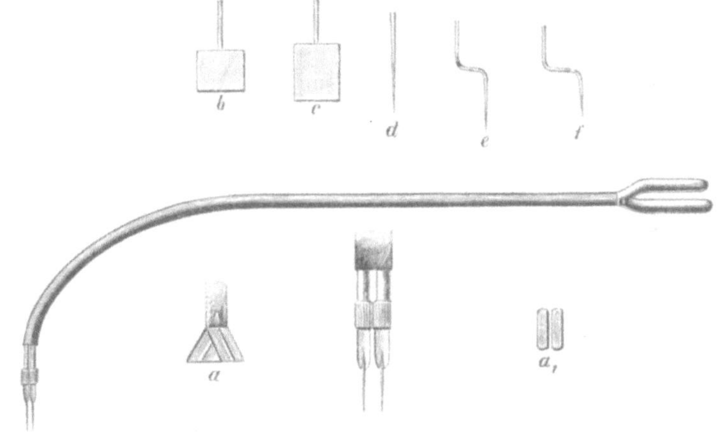

Fig. 86.
Universalelektroden zur Elektrolyse nach Heryng.

Da der weiteren Verbreitung der Elektrolyse die komplicirten
und relativ theueren Instrumente hindernd im Wege standen, so
suchte ich möglichst einfache Instrumente zu konstruiren und kann
folgende von mir modificirte Universal-Elektrode empfehlen (Fig. 86).
Sie besteht aus zwei nebeneinander stehenden metallenen Leitern,

die an einem Ende abgebogen, an dem anderen mit stählernen Haltern versehen sind, in welche Platinnadeln, -Plättchen oder Platinbügel befestigt werden. Die Vortheile dieser Instrumente sind folgende: Wir können die Nadeln nach Belieben mehr oder weniger tief in den Schiebern fixiren, also mehr oder weniger tiefgreifende Zerstörungen in den Geweben hervorrufen. Indem wir der Nadel eine Winkelbiegung geben, sind wir im Stande, sie beliebig von einander zu entfernen. Durch Abbiegung der Nadeln unter einem rechten Winkel können wir damit bequemer manipuliren, beispielsweise die Nadel in die falschen Stimmbänder oder Seitentheile des Kehlkopfes einstechen. Eine solche Einrichtung erlaubt auch, tief in den Sinus Morgagni einzudringen, ohne dabei die wahren Stimmbänder zu verletzen. Bei beabsichtigter Aetzung der oberen Stimmbandfläche werden in dem Griff zwei dreieckige Platinansätze (nach Kafemann) befestigt, oder nur ein dreieckiger Platinansatz, während zur Stütze eine kleine viereckige Platinplatte eingesetzt wird. Die für den Kehlkopf bestimmte Elektrode hat die gewöhnliche Krümmung der Kehlkopfinstrumente. Der mit einem Kontakt versehene Halter dient zum Anbringen dieser beiden Instrumente und wird mit der Batterie mittels Leitungsschnüre verbunden. Die Platinsteigbügel werden entweder neben einander in der Elektrode befestigt, wenn wir auf den Epiglottisrand, den oberen Rand der aryepiglottischen Falten oder die wahren Stimmbänder wirken wollen, oder wir geben den Steigbügeln durch Krümmung des Ansatzdrahtes eine solche Stellung, dass sie auch zum Aetzen der hinteren Larynxwand oder der hinteren Oberfläche der Epiglottis benutzt werden können. In letzterem Falle sind die Basen der beiden Dreiecke nach vorn, in dem zweiten nach hinten gerichtet, wodurch die Möglichkeit der Anwendung der Elektrolyse in allen Theilen des Larynx gegeben ist. Mit Hülfe eines Kommutators können wir nach Belieben die Stromrichtung wechseln, d. h. mit der Anode oder Kathode wirken. Vorwiegend bedienen wir uns der letzteren wegen ihrer stärkeren Wirkung.

Die Elektrolyse erfordert längere Sitzungen, also mehr Geduld und Angewöhnung von Seiten des Patienten als alle anderen chirurgischen Eingriffe. Der Patient muss vor plötzlichen Bewegungen, durch welche Stromesöffnung bewirkt werden könnte, gewarnt werden. Als sehr zweckmässig hat sich mir bei Anwendung der Elektrolyse mein Kopfhalter erwiesen, der am Operationsstuhle (S. 48) abgebildet ist.

Bei der unipolaren Methode wird die passive Elektrode gehörig befeuchtet, entsprechend gekrümmt und mittels Bänder am linken Vorderarm des Kranken fixirt.

Das Galvanometer soll so placirt sein, dass der Operirende die Stromintensität ablesen kann. Die Verstärkung des Stromes wird langsam einschleichend mittels des Rheostates von dem Assistenten besorgt, der mit der linken Hand die von der Batterie zu den Elektroden gehenden Leitungsschnüre hält. Die Nadeln werden aus den Geweben erst entfernt, wenn der Strom gleich Null ist. Der Strom soll erst dann in Aktion treten, wenn die Nadeln in das zu behandelnde Gewebe schon eingeführt worden sind.

Vor jeder elektrolytischen Operation soll zunächst die Wirkung der Batterie an einem Stückchen rohen Fleisches erprobt werden, um den Effekt der Zersetzung und seine Intensität genauer prüfen zu können.

Die Elektrolyse kann Anwendung finden bei stark vascularisirten Neubildungen, Angiomen Telangiektasieen, sowie auch bei Larynxtuberkulose.

Die elektrolytische Behandlung der Larynxtuberkulose.

Die Hauptindikation für die Anwendung der Elektrolyse bei Larynxtuberkulose sehe ich bei folgenden Zuständen. Vorerst bei harten, diffusen, tumorähnlichen Infiltraten der Taschenbänder, die auch mittels der Landgraf'schen Cürette manchmal nur schwer zu entfernen sind. Ein zweiter Grund, weshalb hier die Elektrolyse den Vorzug verdient, war die Erfahrung, dass gerade bei Entfernung von Infiltraten an den Taschenbändern gefährliche Blutungen vorkommen können. Ich habe eine solche Blutung einmal beobachtet. Auch sah ich eine sehr gefährliche Blutung bei einem Kranken, dem mein Assistent mit dem Landgraf'schen Instrument ein recht grosses Stück infiltrirten Taschenbandes entfernt hatte. Derartige Fälle nöthigen zur Vorsicht. Ich benutze deshalb zur Zerstörung von solchen seitlichen Infiltraten die Elektrolyse, und zwar die unter rechtem Winkel abgebogenen, etwa 1 cm langen Doppelnadeln, die seitwärts in das Taschenband eingestochen werden und bei vorsichtiger Anwendung eine Verletzung des wahren Stimmbandes ausschliessen. Eine weitere Indikation für die Elektrolyse bildet die Chorditis tuberculosa chronica ohne Geschwüre oder mit unbedeutender oberflächlicher Ulceration, wenn Milchsäureätzungen sich als ungenügend erweisen. Hier ist die Steigbügelelektrode indicirt. Tuberkeltumoren an der inneren Fläche der Epiglottis, tumorähnliche Infiltrate an den Lig. aryepiglotticis, falls sie klein und cirkumskript sind, können durch die Elektrolyse zerstört werden, und zwar mittels der unipolaren Methode, wobei die Kathode mit der Nadel verbunden werden soll.

Als Hauptbedingung zur Anwendung dieser Behandlung bei Larynxphthise muss gefordert werden: dass die Patienten geduldig, mit endolaryngealen Eingriffen vollständig vertraut seien, dass der Arzt nur unter der Kontrolle des Auges, nach gründlicher Cocainisirung, operire, endlich dass er exakte Instrumente, Rheostat und Galvanometer, benutze. Eine geschulte Assistenz ist natürlich von grossem Nutzen. Man vergesse nicht die Kontrolle der Stromwirkung an einem Stückchen rohen Fleisches. Die Dauer der Sitzungen ist verschieden, je nach der Intensität des angewandten Stromes, der Geduld des Patienten und seines Arztes. Ich habe die einzelnen Sitzungen ziemlich kurz genommen, dafür aber stärkere Ströme, 20, 30—50 MA. während ein bis zwei Minuten angewandt *).

4. Faradisation und Galvanisation.

Der elektrische Strom ist das kräftigste Roborans und Excitans für gelähmte Nerven und Muskeln. Seine Anwendung im Larynx ist aber weniger erfolgreich als bei Erkrankungen anderer Organe. Dies hängt ab nicht nur von der Schwierigkeit einer richtigen endolaryngealen Lokalisation, sondern vor Allem von der Natur dieser Erkrankungen. So sind die so häufigen Recurrenslähmungen gewöhnlich durch Processe bedingt, die einer Heilung schwer zugänglich sind. Lähmungen durch centrale Erkrankungen geben eine ebenso schlechte Prognose wie die durch Tumoren des Mediastinums, Aneurysma Aortae, Carcinom des Oesophagus, Geschwülste und Hypertrophie der Schilddrüse bedingten, einseitigen oder doppelseitigen Lähmungen. Besser steht es mit der Prognose der hysterischen oder postdiphtherischen Paresen, mit den sogenannten rheumatischen Lähmungen, mit der Atonie der Kehlkopfmuskeln nach Entzündungen, Ueberanstrengungen, Anästhesien. Der inducirte Strom, an welcher Stelle er auch applicirt wird, wirkt reizend auf das ganze Nervensystem. Eine lokale strikte Wirkung ist nicht zu erreichen.

Am stärksten wirkt der sogenannte faradische Pinsel, der bei Kehlkopfanästhesie vorwiegend gebraucht wird mit wechselndem Erfolg, dagegen bei Muskellähmung gewöhnlich keine Resultate ergiebt. Die Faradisation wird entweder perkutan oder endolaryngeal angewandt.

---

*) Die weiteren Details, ebenso wie die Kasuistik, findet der Leser in meiner Arbeit über Elektrolyse, deren wichtigste Punkte ich hier berücksichtigt habe (Therapeutische Monatshefte, Jahrg. 1892).

Zur Ausführung der ersteren dienen verschieden grosse Elektroden, die mit einer Schicht von Flanell und Leinwand oder weichem Rohleder überzogen und gut mit Wasser getränkt werden.

Die runden pilzförmigen verdienen vor den länglichen den Vorzug und werden an beiden Seiten des Larynx aufgesetzt. Die Unterbrechungen werden je nach dem Fall von 100 bis 3000 mittels des Induktionshammers ausgeführt. Um die herabgesunkene Kontraktilität der Larynxmuskeln zu erregen, um die Muskeln nicht zu erschöpfen, was bei schlechten Apparaten mit dünnen Drähten nur zu oft geschieht, wende man seltene Unterbrechungen an.

Die Vortheile der endolaryngealen Faradisation gegenüber der perkutanen sind noch nicht strikt bewiesen.

Die endolaryngeale Faradisation wird mittels verschiedener Elektroden vorgenommen. Diese enden in einem metallenen Knopf und besitzen im Handgriff einen Kontakt, um erst nach richtiger Anlegung des Instrumentes den Strom einwirken zu lassen.

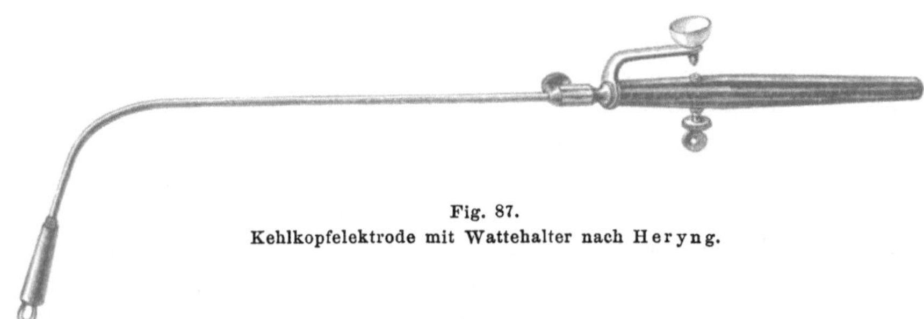

Fig. 87.
Kehlkopfelektrode mit Wattehalter nach Heryng.

Um den Forderungen der Reinlichkeit und Aseptik nachzukommen, habe ich eine mit Watte armirte Kehlkopfelektrode angegeben (Fig. 87), deren Kontakt sich abnehmen lässt, damit dieser Griff auch als gewöhnlicher Pinselhalter gebraucht werden kann. Die Leitungsschnur wird mittels Stöpsel in die entsprechende Oeffnung im Griff eingelegt und lässt sich leicht entfernen. Bei interner Larynxfaradisation gebrauche ich den Wattepinsel deshalb, weil ich ihn in eine 10%-ge Cocainlösung tauche und dadurch Reiz und Würgen bedeutend vermindere. Der festgepresste, in Wasser getauchte, kurz zugeschnittene Pinsel wird in den Larynx unter Spiegelleitung eingeführt und durch Druck des Kontaktes der Strom geschlossen. Ziemssen's Doppelelektrode wird von den Patienten schwer ertragen, bietet auch sonst keinerlei Vortheile. Man benutze Anfangs nicht zu starke Ströme, prüfe sie immer an der Handmuskulatur, vermeide tetanische Kontraktion, lasse den Strom nur einige Sekunden wirken und applicire ihn in leichter und schonender Weise.

Heryng.   15

Wer keine genügende Technik besitzt, soll lieber von der endolaryngealen Faradisation absehen. Ich habe bei reizbaren Kranken Blutextravasate an den Stimmbändern nach Faradisation beobachtet. Der finale Effekt war statt Besserung der Stimme lange dauernde Heiserkeit und Raisonniren über Stimmschädigung von Seiten der Patienten. Dass viel Unfug mit der Faradisation getrieben wurde, lässt sich nicht leugnen. Monatelang wurde täglich bei Stimmbandlähmungen, die durch den Druck von Aneurysmen auf den Rekurrens verursacht waren, elektrisirt, natürlich ohne den geringsten Nutzen für den Kranken.

Die hysterischen Lähmungen können auch ohne Elektrisation behoben werden. Manchmal geschieht dies schon bei Einführung des Spiegels, ebenso durch Stimmgymnastik, Massage, Suggestion.

Die diphtherischen Lähmungen verschwinden gewöhnlich von selbst, obwohl schneller bei interner Behandlung, subkutanen Strychnininjektioen, Hydrotherapie, tonisirendem Verfahren, entsprechender Diät.

Einseitige sogenannte rheumatische Paralysen sah ich einige Mal unter Anwendung des elektrischen Stromes verschwinden. Inwiefern die günstige Wirkung dem faradischen Strom zugeschrieben werden kann, vermag ich nicht zu entscheiden, da ich solche Fälle auch ohne Elektricität heilen sah.

Die Apparate, die zur Faradisation benutzt werden, bedürfen keiner speciellen Beschreibung; sie sind wohlbekannt. Man vermeide beim Ankauf die kleinen, mit trogartigen Elementen und kleiner Spule versehenen portativen Apparate. Die Unterbrechungen des Hammers lassen sich in diesen liederlich ausgeführten Maschinen nicht regeln. Wegen der zu häufigen Unterbrechungen führen sie zu krampfhaften Muskelkontraktionen, überreizen, statt zu tonisiren. Ihr einziger Vortheil besteht darin, dass sie bald unbrauchbar werden. In einem guten Induktionsapparat soll die innere Drahtrolle dicken Draht und die inducirte dünnen Draht besitzen. Der Hammer soll Unterbrechungen von 30—3000 auf die Minute gestatten und leicht regulirbar sein. Ein grosses Grenet'sches Element oder ein Akkumulator sind zum Betrieb genügend. Der Strom wird durch Einschieben der äusseren Drahtrolle gesteigert, durch Entfernen geschwächt. Zur Steigerung des Gefühls (z. B. bei Anaesthesia hysterica) sind rasche Unterbrechungen, zur Kräftigung der Muskelkontraktionen bei paralytischen Zuständen langsame Interruptionen nöthig.

Nach Ziemssen liegen die Reizstellen der Kehlkopfmuskeln, die motorischen Punkte, ziemlich isolirt und sind der einfachen

Kehlkopfelektrode zugänglich. Die Muskeln der hinteren Larynxwand, der M. arytaenoideus transversus und obliquus haben ihren motorischen Punkt in der Incisura interarytaenoidea und der hinteren Fläche der Aryknorpel. (Fig. 88, 1.)

Die Postici haben ihre Reizstelle an den seitlichen Flächen der Ringknorpelplatte, tief unten, rechts und links, doch gelingt es nur in sehr seltenen Fällen, irgend eine Wirkung zu erreichen (Schmidt). (Fig. 88, 2).

Um den Cricoarytaen. lateralis zu treffen, muss man im hinteren Theile des Sinus pyriformis die Elektrode am Rande der Ringknorpelplatte fest andrücken. (Fig. 88, 3.)

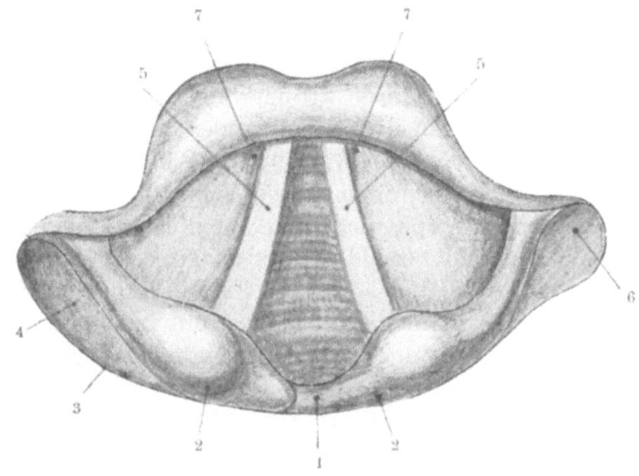

Fig. 88.
Die Reizstellen der Kehlkopfmuskeln nach Ziemssen (motorische Punkte).

Die Reizstellen der M. thyreoaryt. externus und internus liegen im mittleren Theile des Sinus pyriformis. Der Elektrodengriff ist dabei stark nach aussen und oben zu heben. (Fig. 88, 4 u. 5.)

Der Internus kann auch durch direktes Ansetzen an das Stimmband gereizt werden, was aber nach Schech irritirend wirkt und in einer Sitzung nicht öfters wiederholt werden darf. Die Kehldeckelmuskeln reizt man vom freien Rande des hinteren Theiles des Kehldeckels oder vom Laryng. super. aus (Fig. 88, 7), die Muc. cricothyreoidei seitlich von der Mittellinie zwischen Schild- und Ringknorpel.

Diesen dem ausgezeichneten Buche Schech's entnommenen Angaben füge ich nach demselben Autor die motorischen Punkte für beide Kehlkopfnerven bei.

Der obere Kehlkopfnerv (N. laryng. superior) wird gereizt durch Ansetzen der Elektrode im vordersten Theile des Sinus pyriformis oder aussen am Halse, am oberen Ende des grossen Schildknorpelhornes vor seinem Eintritt in die Membrana hyothyreoidea. (Fig. 88, 6.)

Der Nerv. recurrens ist von der Haut schwer zugänglich, doch können bei mageren Personen durch starkes Eindrücken länglicher Elektroden zwischen Trachea und Oesophagus Stromschleifen durchgeleitet werden. Bei fetten Personen, bei Struma ist dies nicht möglich.

Meine eigenen Erfahrungen über die lokalisirte endolaryngeale Wirkung des faradischen Stromes sprechen nicht zu Gunsten dieser Methode. Die Technik ist schwer, sogar bei Anwendung von Cocain.

Die Elektrode gleitet fast immer ab, sobald die Kontraktion der Larynxmuskeln eintritt. Durch Stromschleifen werden ausser den beabsichtigten Muskeln auch Nachbargruppen in Aktion gesetzt, vorwiegend die Adduktoren. — Schwache Ströme haben keine Wirkung, stärkere werden nicht ertragen. Eine Kontrolle im Spiegel wird durch den Kehlkopfkrampf nicht gut möglich. Trotzdem ist die endolaryngeale Methode besonders bei Hysterischen zu versuchen. Misslingt sie, dann wird die perkutane Faradisation angewandt.

Will man stärkere Reize ausüben, so greife man zum faradischen Pinsel, gebrauche aber, der Schmerzhaftigkeit wegen, ·keine zu starken Ströme, sich der Rossbach'schen Experimente erinnernd, dass nur mässig starke Ströme eine physiologische Wirkung auf Muskeln und Nerven ausüben. Findet man nach 24 Sitzungen gar keine Zeichen einer Besserung, so ist meiner Ansicht nach von weiteren Versuchen abzusehen. Sie ergeben sich gewöhnlich als nutzlos. Das Beispiel jenes Specialisten, der 300 Sitzungen mit einem an Recurrenslähmung leidenden Patienten vornahm, ist nicht nachahmenswerth und zeugt im besten Falle von seiner vollständigen Unkenntniss dessen, was überhaupt therapeutisch zu erreichen ist.

5. Massage.

a) Die Schleimhautmassage.

Im Jahre 1890 theilte Michel Braun in der laryngologischen Section des Berliner Kongresses seine Methode der Vibrationsmassage der Schleimhaut der oberen Luftwege mit[1]) und berich-

---

[1]) Massage beziehungsweise Vibrationen der Schleimhaut der Nase etc. Triest, 1890.

tete über erstaunliche damit erzielte Erfolge. Ausgehend von der
Beobachtung, dass die chronisch erkrankte Urethralschleimhaut durch
minutenlang dauernden Druck einer metallenen Sonde endgültig geheilt wird, versuchte Braun eine ähnliche Behandlung der Erkrankungen der oberen Luftwege. Er massirt mittels Kupfersonden von
22 cm Länge, welche am geknöpften und gerefften Ende mit Watte
armirt und in 10% Cocainlösung und Mentholvaselinsalbe, Jod-
glycerinlösung oder andere Medikamente getaucht werden. Dem
Beispiele Kellgren's folgend, benutzte er Effleurage und Vibrationen.
Effleurage nennt Kellgren streichende Bewegungen, die oberflächlich oder tief und vom kaum fühlbaren Berühren bis zu bedeutender
Intensität gesteigert werden können.

Vibrationen sind leichte durch rasch auf einander folgende
Bewegungen hervorgerufene Erschütterungen, die stets im Ellenbogengelenk ihren Ausgang nehmen und hauptsächlich mit der Beugeseite
der Finger ausgeführt werden müssen. — Die Bewegungen des er-
schlafften Handgelenks sind: Abduction und Adduction. Die Hand
selbst bleibt dabei unbeweglich in Berührung mit der Stelle, wo sie
aufgelegt wird. Soll die Nase massirt werden, so wird die Sonde
wie eine Schreibfeder mit der Hand gefasst, die Nase dilatirt, beleuchtet und die Schleimhaut vibrirt. Diese Vibrationen sind leichte
und rasch auf einander folgende Erschütterungen der Schleimhaut,
etwa 400 in der Minute, die mit Effleurage verbunden werden, indem
nicht allein ein einzelner Theil vibrirt, sondern von demselben aus
langsam weiter streichend eine ganze Partie der Scheimhaut massirt
wird. Für den Nasenrachenraum, den Pharynx und Larynx erhalten
die Sonden eine entsprechende Krümmung. Nach dem Gebrauch
werden dieselben durch Ausglühen desinficirt. Das Wattebäuschchen
soll das Sondenende um 2—3 mm überragen. Die Dauer der Massage,
die sich auf alle Theile der Nase und des Nasenrachenraumes erstrecken soll, beträgt $1/_2$—6 Minuten. Bei gehöriger Einübung dürfen
Blutungen nicht vorkommen. Braun massirt nicht nur bei Ozaena
und katarrhalischen Erkrankungen, sondern auch nach vorausge-
gangenen Operationen, um der Mucosa Elasticität und Festigkeit zu
verleihen, ebenso bei Reflexneurosen aller Art, bei Gesichts- und
Kopfschmerz, Ohrensausen mit Schwindelanfällen und Asthma, bei
Erkrankungen der Tuba[1]) des Rachens, der Rachenmandel, des Kehlkopfes, der oberen Theile der Luftröhre und des Oesophagus.

Die Massage bietet nach Braun die Möglichkeit, den erkrankten

---

[1]) Referat aus der Sitzung der Versammlung deutscher Naturforscher in
Braunschweig 1897 (Internat. Centralblatt 1898, No. 5).

Theil isolirt zu behandeln und ihm ein beliebiges Medikament ein-
zuverleiben. Das leichte rasche Ein- und Ausführen der Sonden
wird vom Kranken besser tolerirt als jedes andere Verfahren.

Durch den lokalen Kontakt bei der Vibrationsmassage soll die
physiologische Thätigkeit der Schleimhaut derart angeregt werden,
dass sie nach stattgehabter Heilung gegen schädliche Einflüsse wider-
standsfähiger wird. Die von Braun mit grösstem Enthusiasmus vorgebrachten therapeutischen Erfolge seiner Behandlung chronischer
Erkrankungen der oberen Luftwege, speciell Rhinitis foetida atrophicans, wirkten zündend und fanden bald einen begeisterten Anhänger in Karl Laker[1]), der die Methode mit grossem Eifer übte,
ausbildete und zu ihrer Verbreitung beitrug.

Laker führt die Schleimhautmassage der Nase ohne Beleuchtung stehend aus. Der Daumen der linken Hand hebt die Nasen-
spitze des Patienten, während die vier anderen Finger den Kopf
fixiren Der Kopf des Patienten ruht auf einer stellbaren Lehne. Die
Sonde wird mit der rechten Hand gehalten.

Nachdem man sich von der Topographie des Naseninnern
überzeugt hat, wird im Dunkeln massirt, wozu natürlich eine grosse
technische Fertigkeit erworben werden muss. Die exakte Erlernung
regelmässigen Vibrirens fordert viel Zeit und Geduld, angeborene
Anlage und ist nicht allen zugänglich. Zur Ausführung der Massage
sind auch specielle Apparate konstruirt worden.

Der Vibrator von Freudenthal giebt bis 7000 Unterbrechungen
in der Minute, er wird aber wenig benutzt wegen seiner exklusiv
axialen und stossweisen Aktion.

Der von Garnault konstruirte „Vibrateur électrique" hat eine
bequemere Form, er liefert transversale und axiale Vibrationen von
1500—1600 auf die Minute, erfordert zum Betrieb 4—6 Volt und
besitzt im Griff einen Unterbrecher.

Garnault giebt aber zu, dass auch sein Vibrateur die Leichtigkeit der massirenden Hand, besonders in der Nase, nicht zu ersetzen vermag. Garnault's Versuche, die Massage der Schleimhäute
mit der Einwirkung des faradischen Stromes zu verbinden, gaben
keine befriedigenden Resultate.

Nach diesen allgemeinen, zur Verständigung über die Theorie
und Technik der Massage nothwendigen Ausführungen wollen wir
nun zur Besprechung der Massage des Rachens und des Larynx
übergehen. Vor Allem einige Worte über die Technik.

---

[1]) Die Anwendung der Massage bei den Erkrankungen der Athmungsorgane, 1897.

Laker, der Hauptvertreter dieser Behandlung, übt sie mit rechtwinklig gebogenen Sonden, die in einem Griff befestigt werden.

Die Pars nasalis des Rachens kann zum grössten Theil von der Nase aus massirt werden, doch nie das Rachendach. Zu diesem dringt eine entsprechend gekrümmte Sonde von der Mundhöhle aus.

Die Pars oralis wird mit geraden Nasensonden oder mit nach abwärts gekrümmten Sonden behandelt. In Anwendung kommen Tapotement und Effleurage. Bei grosser Reizbarkeit wird cocainisirt, doch nimmt die Empfindlichkeit während der Behandlung stetig ab. Adenoide Wucherungen erfahren nach Laker bei mässiger Entwicklung beträchtliche Verkleinerung, sodass die Operation manchmal unnöthig wird (!).

Der chronische Rachenkatarrh soll auf das günstigste durch Massage beeinflusst werden.

Es schwinden Granula und die hypertrophischen Seitenwülste. Doch giebt Laker den Rath, sie bei mächtiger Entwicklung leicht zu kauterisiren und erst dann zu massiren. Akute entzündliche Erkrankungen des Rachens, Pharyngitis acuta, Tonsillitis werden durch innere Schleimhautmassage geradezu koupirt (Laker).

Nachdem wir über Laker's überraschende, bei akuten und hypertrophischen Processen des Nasenrachenraumes und des Rachens durch Massage erreichte Resultate berichtet, wollen wir zu ihrer Anwendung bei Larynxerkrankungen übergehen.

Der Einfluss der Massage auf akute und chronische Kehlkopfaffektionen wie auf chronische Katarrhe und Insufficiencen der Stimmbänder ist nach L. ein vorzüglicher. Sogar Geschwüre an den Stimmbändern und im subglottischem Raum werden geheilt, „durch Schaffung normaler Cirkulationsverhältnisse, unbeschadet der Insulte, welche die Vibrationsstösse für die Geschwüre selbst bedeuten".

„Selbst tuberkulöse Ulcera können zur oberflächlichen Heilung gelangen. Die Gesundung des Gewebes liefert den Körperzellen eben die besten Waffen, sich der feindlichen Bakterien zu erwehren." Als Beweis dient eine flüchtig skizzirte Beobachtung, ohne Angabe des Lungenbefundes, der Sputumuntersuchung, ohne Anamnese, ohne Berücksichtigung des Allgemeinzustandes.

Die Diagnose lautete: Katarrh des Larynx, mit einem derben, halbkugelig vorspringenden Infiltrat der hinteren Wand, ohne Ulcera. Unter dem linken wahren Stimmband „ein bohnengrosses Geschwür", Heilung nach 19 Vibrationen der hinteren Larynxwand. Zustand nach weiteren elf Monaten gleich befriedigend.

Welcher Art war dieses Geschwür? Nach Laker tuberkulös! Aus seiner Notiz ist dies kaum ersichtlich, eher aus dem laryngoskopischen Bilde. Wenn Krankengeschichten zum Beweise der Wirkung neuer Methoden beigefügt werden, so müssen wir mehr Genauigkeit von denselben fordern.

In der Vibrationsmassage fand Laker ein neues diagnostisches Mittel zur Bestimmung der Muskelkraft der Stimmbänder, die sich aus der Kraft, mit der die Muskeln die Sonde während der Vibration umklammern, erschliessen lässt. Die Larynxmassage ist für den Kranken unangenehm, die Reaktion verschieden, doch kann ein stimmlich indisponirter, nachmittags massirter Sänger am selben Abend in der Oper seine Partie singen. (!)

Die Vibrationsmassage wirkt nach E. Winkler[1]) günstig bei postdiphtheritischen Paresen des Velums, sie bessert die Rhynolalie. Ich kann dies aus eigener Erfahrung bestätigen. Bei chronischen Stimmstörungen ohne nachweisbare anatomische Veränderungen mit mangelhafter Thätigkeit der Schliesser hat Winkler in einigen Fällen die Kehlkopfmassage versucht. Trotz vorhergehender Cocainbepinselung traten nach Einführung der Sonde die Stimmbänder so energisch zusammen, dass jedes Gefühl für eine sichere Leitung des Instrumentes verloren ging und eine Orientirung ganz unmöglich war. Der Musculus internus und lateralis können nicht genügend behandelt werden. Auch die Beeinflussung des subglottischen Raumes erscheint Winkler sehr zweifelhaft. Bei Nasopharyngitis sicca erweist sich die Massage nicht nützlicher als die sonst übliche Behandlung. Meine eigene Erfahrung erlaubt es nicht, mich über diese Behandlung schon jetzt auszusprechen.

Vergleicht man, sagt Laker, die innere Stimmbandmassage mit den üblichen intralaryngealen Pinselungen, so ist dem Umstande wenig Werth beizulegen, ob man die Pinselungen als eine Art Massage, oder die Massage als eine Art Pinselung bezeichnet.

Insofern muss man jedenfalls Laker Recht geben, als bei den üblichen Pinselungen die mechanische Erregung von Bedeutung ist. Seit Jahren wende ich bei chronischen Larynxkatarrhen nicht Betupfungen, sondern Einreibungen des Medikamentes an.

Ich habe schon im Kapitel über Bepinselungen betont, das gewisse Medikamente ordentlich in die Mucosa eingerieben werden müssen, und zwar nicht nur die Milchsäure, sondern ebenso adstringirende wie umstimmende Medikamente. Je präciser die Applikation,

---

[1]) E. Winkler, Ueber Massage des Kehlkopfes (Wien. med. Wochenschr. 1898, No. 14).

desto deutlicher die Wirkung. Die Misserfolge der lokalen Aetzungen mit Argentum nitricum schiebe ich nicht der von Laker ungerechter Weise verpönten Lapislösung, sondern seiner exklusiven Anwendungsweise zu. Man muss es lernen, welches Mittel im gegebenen Falle lokal angewendet werden soll, wie dasselbe applicirt und wann die Behandlung wiederholt werden muss.

Wer dies versteht, wird gute Erfolge erhalten, ohne dabei tausendfach bewährte Mittel zu Gunsten einer neuen, noch nicht genügend erprobten Methode über Bord zu werfen.

Uebrigens hat schon Swidrop[1]) im Jahre 1895 auf den Nutzen der Schleimhautmassage aufmerksam gemacht. Er versteht aber unter Massage nicht die Vibrationen, die nach ihm für Arzt und Patient gleich unangenehm sind, sondern die Bestreichung der Schleimhaut in der Richtung von vorn nach hinten und umgekehrt.

Benutzt wird ein doppelt gedrehter Silberdraht, der in einem Holzgriff befestigt ist und an seinem vorderen Ende eine 1 cm lange Oese trägt, durch die ein feiner Batiststreifen durchgezogen und umgedreht wird.

Mit diesem Instrument wird nun die Nase massirt, ohne Cocain, zart, mit grosser Schonung. Diese Methode giebt nach Swidrop sehr gute Erfolge, die auch von Bogdan bestätigt werden.

Er sagt darüber Folgendes: „Die Schleimhautmassage ist ein mächtiger Faktor bei Schwellkatarrhen der Nasenschleimhaut und übertrifft entschieden alle bisher üblichen Methoden. Er hält die Bestreichung für erfolgreicher als die Vibrationen, sowohl bei Nasen- wie bei Pharynxerkrankungen.

Als Gegner der Massage trat im Jahre 1892 Chiari mit gelüftetem Visir auf. „Die Vibrationsmassage leistet nach ihm nicht mehr als kunstgerecht angewandte Einpinselungen." Da Laker, sagt Chiari, zur Massage Menthol-Vaselin, Cocain, Jodglycerin gebraucht, bei Ozaena vordem Borken und Krusten entfernt, Hypertrophien exstirpirt, so ist unseren alten Behandlungsmethoden nur ein neues Mäntelchen umgehängt worden, wodurch sie vielleicht interessanter, aber nicht wirksamer werden.

Chiari's eigene, in einer grossen Anzahl von Fällen längere Zeit angestellten Versuche zeigten, dass die Vibrationsmassage nicht

---

[1]) Ueber die lokale instrumentelle Massage der Schleimhäute der Nase, des Nasenrachenraumes und des Rachens, nach der Cederschiöld'schen Methode (Allgemeine Central-Zeitung 1895, No. 28).

mehr als die anderen Behandlungsmethoden leistet, und zwar besonders bei Ozaena. Er bezweifelt auch die schnelle und häufige Umwandlung atrophischer Muscheln in hypertrophische Gewebe. Demme's nüchternes Urtheil über die Massage, für die er doch warm eintritt, lautet dahin, dass dieselbe bei Ozaena mehr leistet als andere Methoden, trotzdem oft im Stiche lässt.

Auch Pierce sagt von ihr, dass die Vibrationen wenig oder keinen Einfluss haben auf die Regeneration atrophischen Gewebes.

Ich muss Chiari und Jurasz beistimmen, dass bei Ozaena eine längere Behandlung mit Ausspritzungen, Pinselungen, Tamponade günstige Resultate liefert, die Borkenbildung vermindert, den Foetor aufhebt, also eine relative Heilung befördert . . . und zwar ohne Massage.

Diese günstigen Resultate sind aber bei Rhinitis foetida atrophicans nur bei solchen Kranken zu erlangen, die Ausdauer und Geduld besitzen, minutiöse Reinlichkeit der Nasenhöhlen beobachten, die Vorschriften des Arztes gewissenhaft befolgen und Monate lang, ja Jahre lang die Behandlung strikte durchführen. — Begünstigt wird der Erfolg durch Berücksichtigung hygienischer Vorschriften, Aufenthalt in guter Luft, Klimawechsel, antiskrophulose Kuren, Jod- und Eisenpräparate, sowie ev. entsprechende Behandlung der Nebenhöhlen.

Der Werth der Schleimhautmassage bei gewissen Formen von Nasenerkrankungen der von glaubwürdigen Kollegen bestätigt wird, darf nicht principiell bestritten werden. Ich halte aber ihre ausschliessliche Benutzung mit Vernachlässigung anderer Methoden für nicht gerechtfertigt.

Ueber den Werth der Massage bei Larynxerkrankungen habe ich mich schon ausgesprochen. Bei gewissen Zuständen wird sie vielleicht Nutzen bringen, wenn sie mit Maass und Ziel ausgeführt, als Beihilfe zu anderen Methoden geübt und konsequent durchgeführt wird. — Eine nicht geringe Unbequemlichkeit bildet die lange Dauer der Behandlung, die grosse Zahl der Sitzungen, die technischen Schwierigkeiten der Ausführung. Sie fordert nicht nur eine leichte Hand, angeborene Dexterität, sondern auch einen hohen Grad von Selbstverleugnung in dem Sinne, dass der Arzt Genugthuung findet an diesem Geist und Körper in gleichem Maasse abspannenden und ermüdenden Verfahren.

Weitere Erfahrungen werden wohl dazu beitragen, das Urtheil über den wahren Werth dieser Heilmethode zu klären.

Nüchterne partheilose Beurtheilung der Resultate, präcise Indikationen und Kontraindikationen werden jeder Methode, die Erspriessliches leistet, Geltung verschaffen. Sie als die allein selig machende betrachten zu wollen, alle anderen Methoden als werthlos zu bezeichnen, wirkt hemmend auf die weitere Entwicklung jeder rationellen Therapie.

b) Die äussere Schleimhautmassage.

Zur äusseren Halsmassage bedient man sich heute mit einem gewissen Vortheile der elektrischen Rotationsmaschinen. Sie werden durch Akkumulatoren von 12—14 Volt getrieben, oder mit einer Centralstation verbunden. In letzterem Falle müssen entsprechende Widerstände eingeschaltet werden, da die Centralstation Ströme von 110 Volt liefert. — Sehr praktisch und dauerhaft ist der von dem elektrotechnischen Institut Frankfurt (in Frankfurt a. M.) gelieferte Elektromotor. (M. 70.) (Fig. 89.)

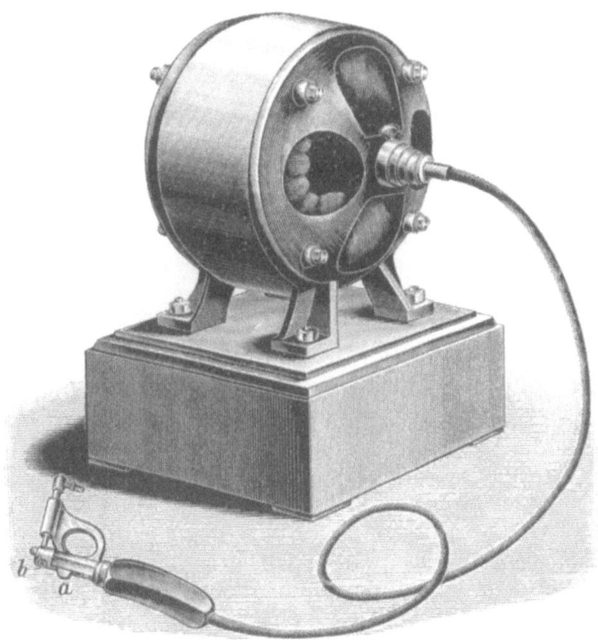

Fig. 89.

Dieser Motor giebt etwa 4000 Umdrehungen in der Minute. Die Zahl der Unterbrechungen wird durch einen entsprechenden Apparat regulirt. Die biegsame Welle besitzt einen Ansatz mit Vorrichtung zum momentanen Einrücken oder Ausserbetriebsetzen der verschiedenen Sägen resp. Massirsonden. (Fig. 90.)

Für Schleimhautmassage hat sich der pistolenförmige Handgriff besser bewährt. (Fig. 91.)

Zur Ausübung der Erschütterungsmassage werden specielle von Dr. Ewer angegebene Ansätze benutzt. (Fig. 92.) Bei der Anwendung dieser Instrumente kommen in Betracht 1. stossende Bewegungen, 2. rotirende Bewegungen, 3. klopfend rotirende Bewegungen; die speciellen Instrumente sind in Hirschmann's neuem Katalog beschrieben und abgebildet worden. Als Motoren werden benutzt Elektromotoren für Gleich- und Wechselströme, ferner Fuss- und Handbetriebsmotoren.

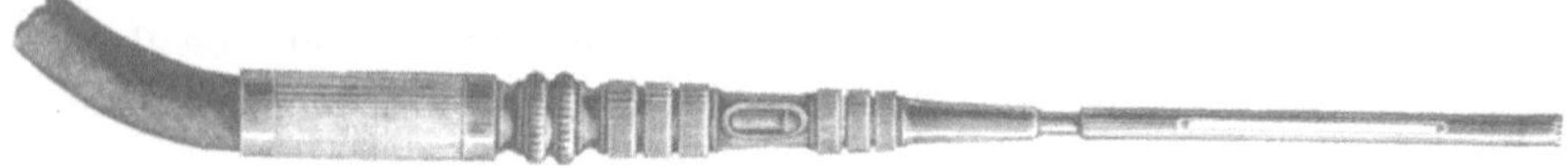

Fig. 90.
Biegsame Welle für Elektromotoren

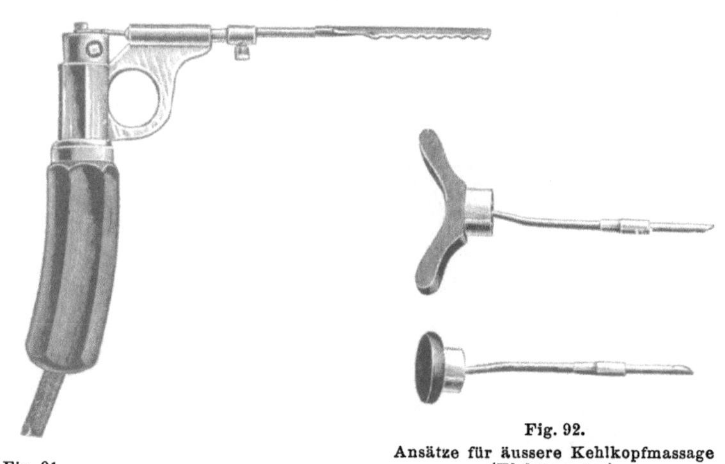

Fig. 91.

Fig. 92.
Ansätze für äussere Kehlkopfmassage
(Elektromotor).

Die Fussmotoren sind wegen ihrer grösseren Dauerhaftigkeit den Handmotoren vorzuziehen, geben aber keine so gleichmässigen Unterbrechungen wie gut arbeitende Elektromotoren.

Die Erschütterungsmassage ist bei Schwächezuständen des Larynx, hysterischer Aphonie angezeigt und wird von Manchen als ein das Stimmorgan kräftigendes Verfahren bezeichnet. Eine specielle Wirkung ist dieser Methode nicht eigen.

Die Kellgren'sche Erschütterungsmassage wird bei Halskrankheiten mit der Hand ausgeführt, erfordert bedeutende Dexterität und Uebung.

Sie wird eingetheilt in Erschütterungen des Pharynx, des Kehlkopfes und der Luftröhre. Dabei werden die Fingerspitzen auf die eine, der Daumen auf die andere Schildknorpelplatte aufgesetzt und die Erschütterungen in seitlicher Richtung ausgeführt.

Kellgren benutzt sie auch im Verlauf von Nervenstämmen für den Nervus lar. superior und inferior bei Kehlkopfkrankheiten, für den Nervus supratrochlearis bei Nasenkatarrh mit begleitendem Kopfschmerz.

In wiefern die Kellgren'sche Vibrationsmassage den ihr nachgerühmten Heileffekt besitzt, vermag ich nach eigener Erfahrung nicht zu entscheiden.

Der physiologische Effekt der Massage soll nach Kronecker und Stirling in einer vollkommenen Durchspülung (Perfusion) bestehen, die nicht nur neuen Nährstoff zuführt, sondern auch die unbrauchbaren (asphyktischen) Säfte sehr rasch abführt.

Die Massage wirkt auf den Lymphstrom, sie beschleunigt ihn ebenso wie den Rückfluss des venösen Blutes. Sie wirkt nach Reibmayer auf die Resorption normaler und pathologischer Gewebsflüssigkeiten ein und ist nach den genannten Forschern indicirt, wo es darauf ankommt, die normalen physiologischen Vorgänge im Organismus anzuregen, einen lebhaften Stoffwechsel zu erzeugen, Hyperämien, Entzündungen zu beheben. Sie ist das beste Resorptionsmittel für alle jenen pathologischen Produkte, welche ohne Schaden für den Organismus wieder in den Kreislauf gebracht werden können.

C. Beeinflussung des Kehlkopfs durch die Methoden der internen Therapie.

1. Kälte und Wärme.

Will man, sagt Czerwinski[1]), eine akute Entzündung eines inneren Organes lokal durch Umschläge auf die Hautpartie, die das erkrankte Organ deckt, behandeln, so ist dazu Kälte nöthig, und zwar eine Kälte, die möglichst viele Kälteeinheiten repräsentirt. Die Umschläge werden demnach antiphlogistische Wirkung erst dann im eminenten Grade äussern, wenn zu demselben ein Stoff verwendet wird, der eine grössere Wassermenge zu fassen vermag, also ein grobes Gewebe, ungefähr wie man es zu Handtüchern gebraucht.

---

[1]) Compendium der Thermotherapie, 1875.

Dieser Stoff muss viele Male zusammengelegt, nach dem Nassmachen möglichst wenig ausgewunden und sogleich gegen einen frischen ausgewechselt werden, sobald der erste warm geworden ist. Der nasskalte Umschlag wird um so dicker sein, um so mehr Kälteeinheiten enthalten und um so häufiger gewechselt werden müssen, je höher der Entzündungsgrad ist, welcher durch die lokale Behandlung bekämpft werden soll.

Ist das akute Stadium vollständig überwunden, hat man Produkte desselben zu behandeln, so wende man feuchte Wärme an. Zu diesem Zwecke wird der nasse Umschlag nur ganz dünn gemacht, etwa doppelte Leinwandlage, und nachdem er in Wasser getaucht war, kräftig ausgewunden. Auf den feuchten Theil des Umschlages kommt dann ein luftdichter Stoff zu liegen, ein Stück Kautschukleinwand, und erst auf diese der trockene Theil des Umschlages. — Man bindet nun das Ganze ein und lässt es so lange liegen, als die feuchte Wärme sich erhält.

Das Wasser, welches man zu diesen Umschlägen verwendet, soll nur in solchem Grade kalt sein, dass es bei seiner geringen Quantität doch noch die Haut zu reizen vermag, also 10—14° R.

Die Kautschukleinwand muss den feuchten Umschlag bedecken. Sie hindert den Dunst am Entweichen, lässt die Wärme immer mehr sich steigern, hält die Binde auch 12 Stunden feuchtwarm und macht den Umschlag zu einem wirklich fördernden.

Nach Penzo's Experimenten an Kaninchen hindert und verzögert die Kälte das Auftreten entzündlicher Infektionsprocesse und schwächt ihre Aeusserungen ab. Die Wärme beschleunigt die Entwicklung und den Ablauf des entzündlichen Infektionsprocesses, begünstigt die Begrenzung desselben, die Resolution und den Heilungsprocess.

Statt der kalten Kompressen, des Eisbeutels sind specielle Kühlapparate konstruirt worden, von denen der Leiter'sche den Vorzug verdient. Dr. Sąchocki ersetzt die Bleiröhren durch entsprechende, mit Streifen von Heftpflaster fixirte, dickwandige Gummiröhren, durch welche kaltes Wasser geleitet wird. Solche Apparate können von Jedem verfertigt werden und sind wegen ihres geringen Preises für die Armenpraxis zu empfehlen. — Etwa 2 m Gummirohr genügt für eine Halskompresse. Das eine Ende wird mit dem gewöhnlichen Irrigator verbunden, das Abflussrohr in eine leere Flasche gebracht, die Schnelligkeit des cirkulirenden Wassers durch Anlegen einer Drahtklemme regulirt.

In letzter Zeit hat Gaertner[1]) einen Kühlapparat angegeben, der aus biegsamen Aluminiumröhren verfertigt wird und sich durch

---

[1]) Zeitschr. f. diätet. u. physikal. Therapie, 1898, I. Bd., 4. Heft.

seine Leichtigkeit und seinen ausserordentlich raschen Wärmeausgleich auszeichnet.

Die Wärme wird bei Halskrankheiten angewandt entweder in der Form von heissen Schwämmen oder Kompressen, bei längerer Applikation in der Form der sehr praktischen Hamilton'schen Kataplasmen, die aus Leinsamenextrakt hergestellt werden.

Bei akuten entzündlichen Rachenaffektionen, bei phlegmonösen Entzündungen, bei Perichondritis laryngea wirken sie erleichternd und schmerzmildernd.

2. Oertliche Blutentziehungen.

Sie wurden früher bei akuten Kehlkopfaffektionen öfters angewandt, besonders bei Croup, Perichondritis, bei akuten parenchymatösen Mandelentzündungen, wenn die Hyperämie der entzündlichen Theile stark ausgesprochen war.

Blutegel leisten in derartigen Fällen gute Dienste. Sie können in der Zahl von 4—6, bei Pharynxerkrankungen in den Kieferwinkeln, bei Affektionen des Larynx etwa in der Höhe des oberen Schildknorpelhornes gesetzt werden. Die Haut wird vordem gründlich gereinigt. Stärker blutende Wunden sollen nicht mit Lig. ferri sesq. geätzt, sondern die Blutung durch Druck mit sterilisirten feuchten Tampons gestillt werden. — Bei robusten, plethorischen Kranken sind Blutegel entschieden von Nutzen. Sie vermindern die entzündlichen Symptome in vielen Fällen. Kontraindicirt sind sie bei anämischen debilen Patienten, bei Hämophilie und in vorgerückten Stadien chronischer katarrhalischer Entzündung.

Bei der Anwendung der Blutegel muss darauf gesehen werden, dass sie gesund und nicht etwa schon gebraucht seien. — Kräftige Blutegel rollen sich bei der Berührung eiförmig zusammen. — Die Menge des Blutes, welches ein Blutegel aufzunehmen pflegt, wird auf 8—10 g geschätzt. Man bezeichne mit farbigem Blei die Stellen, an welchen die Blutegel gesetzt werden sollen, und informire genau wie lange die Nachblutung unterhalten werden soll.

3. Ableitende Mittel.

Auf die Haut gebracht, veranlassen sie unter schmerzhaften Empfindungen eine mehr oder weniger starke Hyperämie und Entzündung, die auf entferntere oder tiefer gelegene Theile eine heilende Wirkung ausübt. — Dieser therapeutische Effekt wurde in den letzten Jahren stark angezweifelt, besonders durch die Wiener Schule und ihren genialen Repräsentanten Hebra. Obwohl zugegeben werden muss, dass mit diesen Mitteln früher von manchen Seiten Missbrauch getrieben wurde, ist die absolute Negation ihrer Wirkung als unstatthaft zu bezeichnen. Nach Naumann's Untersuchungen beeinflussen wir durch Epispastica die Bewegung und Vertheilung, den Druck des Blutes, also auch die Ernährung, die Sekretion und den Stoffwechsel in verschiedener Weise. Zülzer fand bei seinen an Thieren angestellten Versuchen, in einiger Entfernung von der entzündlich gereizten Stelle, Schwund des Hautfettes, Anämie der Muskeln, sogar in entfernter liegenden Organen — was auf die Resorption und Rückbildung pathologischer Processe nicht ohne Wirkung bleiben kann. Die Hautreize wirken durch Vermittlung der Centralorgane auf reflektorischem Wege auf das Herz und die Gefässe der verschiedensten Organe.

Wir theilen die Epispastica ein, je nach dem Grade ihrer Wirkung auf die Haut und der durch sie bedingten Reaktion, in *Rubefacienta*, die Erythem hervorrufen, und in *Vesicantia*, deren Wirkung im Auftreten von Bläschen und Blasen besteht. Pustelbildende Mittel, scharfe Salben, (Ungt. stibiatum), Crotonöl, sollen ebenso wie Eiterung erregende Mittel (Paquelin'scher Thermokauter) bei Larynxerkrankungen keine Anwendung finden. Besonders unangenehm wegen des lange dauernden Juckens der Haut ist das Thapsia-Plaster. Ganz nutzlos (mit Ausnahme für den Erfinder) hat sich das Papier Wlinsi erwiesen. Das Ablösen von der behaarten Brust wird wegen der damit verbundenen unabsichtigten Haardepilation zu einer wahren Qual. (Am besten gelingt diese Procedur, durch Anfeuchtung mit in Alkohol getränkten Läppchen.) Die so beliebten Jodtinkturbepinselungen erzielen nur dann eine gute Wirkung, wenn frische Tinktur einige Male hintereinander applicirt eine tiefbraune Färbung der Haut erzeugt und die Applikation bis zur Abschilferung der Epidermis wiederholt wird. Grüne Seife (aus der Apotheke) soll nicht zu lange bei reizbarer Haut liegen, da sie Erytheme hervorruft. Systematische Einreibungen von grüner Seife, von Kapesser, bei scrophulösen Lymphdrüsenschwellungen empfohlen, leisten auch bei entzündlichen Schwellungen der Halsdrüsen recht gute Dienste.

Von den hautröthenden Mitteln wollen wir nur das Senfmehl, welches als Papier Rigolo vorwiegend benutzt wird, nennen. Die in heisses Wasser getauchten Blätter werden nur bis zu starker Röthung der Haut und starkem Brennen belassen, wozu 5—10 Minuten genügen.

Bei Kindern und empfindlichen Personen wird das Senfblatt durch ein dünnes Löschpapierblatt von der Haut getrennt und kann alsdann länger verbleiben.

Die blasenziehenden Mittel rufen auf der Haut Hitze, Schmerz, Röthung und Schwellung der Papillen, Exsudation und Abhebung der Epidermis, mit Austritt von anfangs klarem, gelbem, sodann trübem Serum, also Bläschen- und Blasenbildung hervor. Sie sind bei Nieren-, Blasenleiden, dyskrasischen Zuständen kontraindicirt.

Man benutzt vorwiegend das Empl. canthar. und das Collodium cantharidatum. Das spanische Pflaster wird auf den Larynx in der Form der Mouches de Milan in der Gegend des Schildknorpels auf 6 bis 10 Stunden aufgelegt, am besten über Nacht belassen. — Um Nierenreizung zu vermeiden, entferne man das Pflaster, sobald sich die Oberhaut zu heben beginnt. Bestreichung des Pflasters mit Oel steigert seine Wirkung. Bepudern mit Morphin hat keinen schmerzlindernden Effekt. Nach Bildung der Blase wird dieselbe am tiefsten Theile wiederholt mit einer reinen Nadel durchstochen, der Inhalt durch Andrücken reiner, weicher Leinwand eingesaugt, die Oberhaut nicht entfernt. — Zum Schutze dient ein mit Borvaselin bestrichenes Läppchen, auf welches Verbandwatte aufgelegt wird. In 2—3 Tagen ist die Stelle trocken. Die Epidermis erneuert sich in 3—6 Tagen. Bei starken Schmerzen wird die wunde Stelle mit „Magnesia usta" bestreut und trockne Watte aufgelegt. Bei Frauen mit weisser zarter Haut kann, falls das Pflaster zu lange liegt, Eiterung und später dunkelgelbliche Verfärbung der Haut entstehen, eine kosmetisch unerwünschte Beigabe.

Indicirt sind Vesicantien bei chronischen, mit starker Schwellung und Exsudation verbundenen entzündlichen Processen, die schwer weichen wollen, bei ödematösen Entzündungen, die nicht zur Eiterung neigen, bei Perichondritis mit entzündlicher Stenose, speciell aber bei Pseudocroup, wo sie ganz vorzügliche Wirkung entfalten.

Die Kontraindikationen haben wir schon erwähnt und möchten nur vor zu grossen, zu oft angewandten Vesicantien bei schwächlichen Personen warnen und auf vorherige Harnuntersuchung dringen.

Zu lange belassene Blasenpflaster können Ekzeme, langwierige Pustelbildung, ja tiefe, schwer heilende Geschwüre erzeugen. Bei Diabetikern ist überhaupt Vorsicht anzurathen.

Die Derivantia werden heute trotz ihrer vielfach bewährten Wirkung und ihrer leichten Anwendung nur von Wenigen benutzt. Sie sind aus der Mode gekommen und diskreditirt worden von Aerzten, welche das Heil des Kranken nur in Pinselungen und Aetzungen sehen wollen.

D. Hygiene und Diätetik.

1. Hygiene.

Die Beobachtung des eigenen Körpers
und dessen, was ihm wohlthut und was
ihm schadet, ist der beste Wächter der Ge-
sundheit.   Baco von Verulam.

Die Berücksichtigung und Vorbeugung von schädlichen, die Halsorgane bedrohenden Einflüssen, ist das Ziel der Hygiene der oberen Luftwege.

Die direkten Schädigungen, denen der Kehlkopf ausgesetzt ist, betreffen zwei seiner wichtigsten Funktionen, die Athmung und die Sprache. Von den Fremdkörpern und äusseren Verletzungen abgesehen übt vor allem die atmosphärische Luft den grössten Einfluss auf den Larynx aus. Trockene, staubige Luft und feuchte kalte Luft, plötzlicher Witterungswechsel, Nord- sowie Nordwestwinde begünstigen das Auftreten katarrhalischer, entzündlicher Affektionen der Halsorgane. Gesteigert wird die Disposition zu diesen Entzündungen durch Erhitzung des Körpers, Ueberanstrengung der Stimme. Hyperämie des Larynx, bedingt durch Alkohol, anhaltendes Rauchen, heisse oder stark gewürzte Speisen, Erkältungen, plötzliche Abkühlung schweissiger Haut, Zugluft, sind bekanntlich die häufigste Ursache von Halskatarrhen.

Rosenthal erklärt das Zustandekommen der Erkältung durch zwei Umstände. Es werden plötzlich dem erhitzten Körper mit seinen bedeutend erweiterten Oberflächengefässen grosse Wärmemengen entzogen, sodann fliesst das plötzlich abgekühlte Blut in die inneren Organe und schädigt sie um so eher, falls sie geschwächt oder wenig widerstandsfähig sind. Wir müssen M. Schmidt beistimmen, wenn er dieser Theorie gegenüber sich abweisend verhält und die Frage aufstellt, warum das nach dem Inneren verdrängte Blut Anlass zur Entzündung geben sollte, da es bei dem raschen Blutlauf doch kaum Zeit hätte, die ihm mitgetheilte Kälte in den warmen inneren Organen lange festzuhalten. — Die Reflextheorie trachtet die Erkältung durch Annahme eines Locus minoris resistentiae zu erklären und stützt sich auf Rossbach's Versuche und auf das normale Spiel der Kapillaren, die auf einen gegebenen Reiz erst durch tetanische Kontraktion mit nachfolgender Erweiterung über das Niveau, sodann mit Einstellen auf die vorherige Grenze reagiren. Störungen dieses regelmässigen Spiels bringen der Gesundheit Nachtheil. Die sekundäre Kontraktion kommt nicht richtig zu Stande, die nachträgliche Erwärmung bleibt aus. Wiederholen sich an einer

Stelle diese Reize zu oft, so entstehen Veränderungen in den Gefässen, welche bewirken, dass Entzündungserreger, und an solchen mangelt es nicht in der Mund- und Rachenhöhle, das Durchwandern der weissen Blutkörperchen und des Serums begünstigen.

Nach dem heutigen Stande unserer Kenntnisse müssen wir mit Pettenkofer annehmen, dass Erkältung wesentlich durch gewisse zu intensive oder zu anhaltende Wärmeentziehungen von der Haut verursacht wird. Es kommt zu einem wirklichen Erkälten der Nervenenden der Haut, und nun resultiren von diesen aus reflektorisch Störungen in den vasomotorischen Centren. Auf welche Weise die pathologischen Veränderungen der Schleimhäute sich entwickeln, ist nicht sicher nachgewiesen; doch ist der Einfluss der Mikroorganismen experimentell festgestellt. Ohne Mikroorganismen kommen keine Entzündüngen, keine Katarrhe zur Entwicklung.

Jedenfalls ist bei gewissen Infektionskrankheiten ihre Entstehung mehr von der Konstitution des Körpers als von der Natur der Mikroben abhängig. Die vom Organismus beständig beherbergten pathogenen Keime befinden sich in einem gewissen latenten Mikrobismus und sind in demselben im Stande, nur sehr geschwächte Individuen zu inficiren. (Appert.)

Nach Chełmoński[1]) ist der Begriff der Erkältung in dem bis jetzt herrschenden Sinne unhaltbar. Der Grad der Hautreaktion auf den gegebenen thermischen Reiz weist darauf hin, ob ein gegebenes Individuum unter gewissen Bedingungen sich erkälten kann, ferner, und darin muss man ihm beistimmen, dass der Grad der Disposition zur Erkältung keine konstante individuelle Eigenschaft bildet, und die Reaktionsfähigkeit auf thermische Reize durch geeignete Uebungen zur Ausbildung gebracht werden kann.

Ruhemann[2]) behauptet, dass mit gewissen, die verschiedenen Infektionskrankheiten betreffenden Differenzen ein umgekehrt proportionales Verhältniss zwischen Morbidität bezw. Mortalität und Sonnenscheindauer existirt. Es ist nach R. experimentell erwiesen, dass das Sonnenlicht den mächtigsten natürlichen Faktor zur Zerstörung der pathogenen Bakterien darstellt, dass ihm in mehr oder weniger kurzer Zeit die Diphtheriebakterien, die Tuberkel- und Influenzabacillen, die Pneumoniekokken, die Milzbrand- und Typhuserreger, die Strepto- und Staphylokokken, die Pestbakterien, sowie die Fortpflanzungselemente aller dieser genannten Mikroorganismen unter-

---

[1]) Ueber Erkältung als Krankheitsursache (Deutsches Archiv f. klin. Med. Bd. 59, Heft 1 u. 2).

[2]) Meteorologie und Infektionskrankheiten (Zeitschr. f. diät. und physik. Therapie, 1898, Bd. I, Heft 4).

liegen. Daraus schliesst Ruhemann, dass der Ausfall des Sonnenscheines dem Aufblühen der Mikroorganismen zu Gute kommt, dass der sonnenscheinarme Winter eine Zunahme des bakteriellen Elementes bedingt und bei Beginn des Frühlings unter dem Einfluss der daselbst spielenden Witterungsunbilden die Morbiditätsakme erzeugt. Die wärmeentziehenden Wettereinflüsse zeigen eine die Infektion begünstigende und steigernde Kraft. Diese Thatsache ist auch einer grossen Anzahl von vorurtheilsfreien bakteriologischen Forschern aufgefallen, und sie haben daher die Infektion unter der Mitwirkung von Erkältungseinflüssen zu dem Gegenstande experimenteller Untersuchungen gemacht, Untersuchungen, welche vor allem den Milzbrand, die Pneumonie und das Erysipel betrafen.

Die wesentlichste und entscheidungsreichste Arbeit lieferte vor etwa einem Jahre Aloys Lode, welcher die künstliche Infektion mit Erkältungseinwirkung kombinirte, und zwar bei Einführung des Friedländer'schen Pneumoniebacillus und des Staphylococcus pyogen. aureus, sowie bei Inhalation von Tuberkelbacillen.

Versuchsobjekte waren Meerschweinchen und Kaninchen. Er fand, dass die inficirten und erkälteten Thiere weit schneller und in bedeutend grösserer Anzahl der speciellen Affektion unterlagen als die in gleicher Weise behandelten, aber nicht abgekühlten Kontrollthiere. Die Mortalität der inficirten und erkälteten Thiere betrug 85,2 %; diejenige der nur mit infektiösem Material geimpften Meerschweinchen und Kaninchen erreichte insgesammt nur 12,2 %. Dieses Resultat wurde erzielt, gleichgültig wie stark die Erkältungseinwirkung war. Die Thiere wurden erst $\frac{1}{2}$ Stunde lang in einen auf 37° C. geheizten Brutofen eingestellt, dann bis zu $\frac{2}{3}$ ihrer Körperoberfläche rasirt, in Wasser von etwa 37° C. gebadet und in nassem Zustand zwischen die wenig geöffneten Fensterflügel gebracht. Eine zweite Reihe von Experimenten, in welcher die Thiere ohne vorhergehende oder nachfolgende Abkühlung nur partiell rasirt der Impfung unterzogen wurden, ergab dasselbe Resultat. Diesen experimentellen Ergebnissen, welche Lode verzeichnet, entsprechen die klinischen Beobachtungen bezüglich der Entstehung und der Intensität der Infektionskrankheiten und der sogenannten Erkältungsaffektionen, bei welchen letzteren ebenfalls eine bakterielle Aetiologie fast allgemein acceptirt wird.

Nach Heymann[1]) ist das Wesen der Erkältung wissenschaftlich nicht ganz klargestellt. Die Versuche gewisser Autoren, welche

---

[1]) Die katarrh. Erkrankung des Kehlkopfes und der Luftröhre (Handbuch der Laryng. u. Rhinol. 24. Lieferung).

die Bedingungen des Erkältungsvorganges künstlich nachzuahmen trachteten, können nur schwer zur Erklärung derselben herangezogen werden. „Die bisher vorgebrachten Erklärungsversuche des Erkältungsvorganges gehören im Wesentlichen noch ins Nebelreich der medicinischen Spekulation."

Wir wollen noch an dieser Stelle mit einigen Worten die „Ueberhitzung" berühren und ihren schädlichen, bisher zu wenig berücksichtigten Einfluss auf die Respirationsorgane. P. Heymann hat auf diesen Punkt wieder die Aufmerksamkeit gelenkt[1]) und betont, dass bei dauerndem Aufenthalt in einem überhitzten Raume wie in Hochöfen, Glasblasereien etc. eine vermehrte Flüssigkeitsabgabe und sodann eine erhöhte Flüssigkeitsproduktion eintritt, entzündungsreiche Fluxion, sodann Austrocknung und Schädigung der Schleimhaut eintritt, die vom Rachen öfters auf den Larynx übertritt.

Auf die Pflege der Haut zurückkommend, wissen wir, dass Verweichlichung der Haut zu Erkrankungen der Halsorgane führt und rationelle Abhärtung vom frühen Kindesalter an fordert. Tägliche Waschungen der Füsse mit kaltem Wasser sind bei diesen Zuständen durchzuführen. Die Pflege der Füsse ist überhaupt ein recht vernachlässigtes Terrain der Hautkultur und es giebt gewiss, sogar in den besseren Ständen, Personen, die öfters ihre Handschuhe als ihre Socken wechseln, unter direkter Schädigung der Geruchsorgane ihrer Nebenmenschen. Solchen Personen gegenüber ist eine Verordnung täglicher Fusswaschungen eine wahre Wohlthat, da sie, ohne es zu wissen, sich durch ihre übelriechenden Füsse in der Gesellschaft unmöglich machen.

Eine systematische Abhärtung der Haut bei Kindern ist das beste Mittel, um sie vor Erkrankungen der oberen Luftwege, speciell des Larynx zu schützen. Vorsichtig begonnene kalte Abreibungen mit temperirtem, allmählich immer kälter werdendem Wasser (nicht unter 15° R), regelmässig am Morgen vorgenommene Waschungen der Füsse mit kaltem Wasser mit nachfolgender starker Hautfrottirung leisten vortreffliche Dienste. Diese Proceduren sind Allen zugänglich, erfordern keinen Aufenthalt in hydropathischen Anstalten, müssen aber konsequent längere Zeit durchgeführt werden.

Anämische Personen, Kranke die leicht schwitzen, debile Naturen, sollen hydropathische Manipulationen nur mit grosser Vorsicht, ganz allmählich treiben, sich nicht zu lange in kalten, feuchten Badezimmern aufhalten, nicht barfuss auf kalter Diele stehen und vor einem Zuviel gewarnt werden.

---

[1]) l. c. S. 1098.

Schonung der Stimme ist in allen Fällen von akuten mit Hyperämie und Schwellung, Husten und Reiz im Halse verbundenen Erkrankungen aufs strengste anzuordnen. Bei Sängern und Personen, die durch ihren Beruf gezwungen sind, viel und laut zu sprechen, verdient dieser Punkt besondere Beachtung. Seine Vernachlässigung macht alle unsere Bemühungen illusorisch und kann die Stimme auf längere Zeit, manchmal für immer schädigen. Jedes kranke Organ fordert Ruhe und Schonung, sowohl der Magen, das Herz, wie der überangestrengte Muskel.

Kalte Flussbäder und *Seebäder* bedürfen einiger Worte.

Sie sind bei akuten Entzündungen absolut kontraindicirt, dagegen von grossem Nutzen zur Abhärtung der empfindlichen, verweichlichten Haut. Ihre Wirkung ist nicht identisch.

Seebäder entwickeln eine bedeutend kräftigere Aktion, erstens durch die niedrigere Wassertemperatur, den Salzgehalt und den starken Wellenschlag, der die Hautgefässe mächtig anregt. Sogar anämische, fette Personen kommen aus der See, besonders nach dem ersten Bad, mit tiefrother Haut heraus. Die Wärmeabgabe ist beim Baden in der See eine stärkere, anhaltendere. Der Stoffwechsel wird kräftig angeregt. Schwächliche Personen sollen Anfangs nur ein paar Minuten im Meere bleiben, sich Bewegung machen, die Bäder nicht jeden Tag wiederholen und nicht zu lange im Wasser verbleiben.

Das Ueberbaden ist kein Hirngespinst der Badeärzte, es existirt entschieden und fordert besonders bei nervösen, erethischen Individuen Vorsicht. Seebäder mit starkem Wellenschlag, wie Sylt, sind für empfindliche Larynx- und Rachenkranke nicht zuträglich.

Die Flussbäder müssen als Abhärtung konsequent gebraucht, an warmen Tagen angefangen und dann einige Wochen fortgesetzt werden. Früher vorgenommene Abreibungen mit temperirten Wasser sind verweichlichten Personen anzurathen. — An windigen, kalten Tagen lasse man Fluss- und Seebäder aussetzen, um Erkältungen zu vermeiden. Man vergesse nicht, dass unter Abhärtung die Gewöhnung der Haut und ihrer Gefässe an rasche, ausgiebige Reaktion zu verstehen ist und dabei jeder unnöthige Wärmeverlust vermieden werden soll und vermieden werden kann. — Reizbarer Kehlkopf und Rachen werden durch allmählich immer kältere, richtig angewandte Gurgelungen entschieden gut beeinflusst und gegen flüchtige Reize resistenzfähiger gemacht. Besondere Vorsicht erfordern hustende fiebernde Kranke. Hier muss mit trockenen, im Bett vorgenommenen Abreibungen begonnen werden. Sie werden unter der Decke, mit grobgewebten Laken, englischen Handtüchern oder entsprechendem

Handschuh ausgeführt, ohne dabei den Kranken zu entblössen. Sodann geht man zum feuchten Laken über, wobei der Kranke im warmen Zimmer, auf dem Teppich stehend, mit dem Laken umhüllt und an verschieden Stellen rasch abgerieben wird. Dann erst wird trocken frottirt. Kranke, die viel schwitzen, benöthigen Anfangs Abreibungen mit Spiritus und Wasser, mit und ohne Menthol, oder Brandau's Liquor antihydrorrhoicus. (Blumenfeld.)

Ueber den Werth der Kneippschen Methode kann ich mich kurz fassen und mit Johannes Scherr sagen: „Wer auf dem Granit der menschlichen Dummheit sein Fundament baut, der baut allzeit und überall sicher.“ Ich muss M. Schmidt beistimmen, wenn er von der Kneipp'schen Methode sagt: „Was daran gut ist, ist nicht neu, und was neu ist, ist nicht gut.“

Die Douche soll nur bei resistenteren Patienten regelmässige Anwendung finden. Sie ist kontraindicirt bei fiebernden, mit Zerfall in den Lungen behafteten Kranken, bei anämischen mit Herzfehlern behafteten Personen. Ihre Dauer soll Anfangs 20 Sekunden nicht überschreiten. Man fange mit temperirtem Wasser an, benutze nicht zu kalte Temperatur, lasse den Kranken nachher fleissig Bewegungen machen und wende sie nicht bei nüchternem Magen an. Der Arzt soll diese Procedur selbst überwachen, was leider auch nicht immer üble Folgen ausschliesst, wenn obstinat vorgegangen, wenn der Arzt als Principienreiter durchaus für die Douche Indikationen finden will.

Manche Besserung des Lungenzustandes ist durch widersinnige Anwendung der Douche in Sanatorien wieder illusorisch geworden. Bei Kehlkopfphthise muss ich von derselben, besonders wenn Infiltrate in Zerfall übergehen und Dysphagie besteht, entschieden abrathen. Die Abhärtung im späteren Alter, besonders nach dem sechzigsten Jahre, fordert schon gewisse Vorsichtsmaassregeln. M. Schmidt empfiehlt, sich auf trockene und spirituöse Abreibungen zu beschränken.

Bei chronischer Bronchitis, Reizhusten, besonders bei Asthma, sei man damit recht vorsichtig und dringe nicht zu sehr auf Erfüllung dieser Manipulationen, wenn die Kranken Widerwillen dagegen äussern. Jeder Misserfolg wird alsdann dem Arzte in die Schuhe geschoben und lange nicht vergessen.

Die Kleidung. Rubner[1] behauptet und mit vollem Rechte, dass die Kleidung des Menschen als Faktor der Gesunderhaltung von ärztlicher Seite bisher nur im beschränkten Maasse gewürdigt

---

[1] Bekleidungsreform und Wollsystem (Zeitschr. f. rationelle diätet. und physik. Therapie 1898, II. Bd. I. Heft).

worden ist, während sie in Laienkreisen geradezu als ein Universalmittel der Gesundheit gilt. Die Reformbewegung des Wollregimes, der baumwollenen Kleidung, des Systems von Jäger, von Kneipp sind zur Genüge bekannt. Alle diese auf der Erfahrung angeblich beruhenden Systeme haben ihre enthusiastischen Gönner und ihre überzeugten Feinde, trotzdem „die persönliche Erfahrung keine wahre Erkenntniss gewährt, wenn ihre Grundsätze einer wissenschaftlichen Basis entbehren."

Die wichtigste Funktion der Kleidung ist ihre wärmeregulatorische Aufgabe. Sie soll in erster Linie den übermässigen Wärmeverlust einschränken durch die schlechte Wärmeleitung der Kleidungsgewebe. Die Aufgabe der Kleidung beruht also darin, das Gleichgewicht zwischen Körper und Lufttemperatur zu erhalten, wobei der Bewegung der Luft eine grosse Rolle zukommt, da sie die Verdunstung und daher den Wasser- und Wärmeverlust beschleunigt.

Was die Leitungsfähigkeit unserer Kleidungsstoffe für Wärme anbetrifft, so steht Leinwand als guter Leiter in erster, Wolle in letzter Reihe. Wolle schützt die Haut am besten vor plötzlichem Temperaturwechsel. · Sie giebt aber, falls sie feucht geworden, das Wasser viel später an die Luft ab als Leinwand oder Baumwolle. Die an der Brust doppelt gelegten Jäger'schen wollenen Hemden sind nicht zweckmässig, da sie die Haut stark verweichlichen. Dünnere Stoffe, am besten baumwollene Hemden, sind entschieden vorzuziehen.

Dagegen sollen bei Sportübungen und von leicht und viel schwitzenden Personen wollene Hemden ohne leinenes Hemd getragen und öfters gewechselt werden, da sie den Schweiss ansaugen und seine fettigen Bestandtheile in sich behalten. Der Schweiss enthält nämlich nach Unna's Untersuchungen Fett in ziemlicher Menge.

Unsere Kleidung, die nach Rubner eine zweite Haut vorstellt, muss auch der Verdunstung freie Bahn lassen und wie sie den Wärmeabfluss regeln und leiten. Die Kleidung ist gewöhnlich individuell zu warm gewählt und luftundurchgängig. Die Kunst rationeller Bekleidung besteht zum grossen Theil in der Verhütung der Schweissablagerung. Jede Störung der Verdunstung macht schlaff und arbeitsunlustig und bringt Abneigung gegen alle kräftigeren Muskelübungen.

Die Wärmeverluste, die wir in durchnässter Kleidung erleiden, sind sehr beträchtliche. Nach Pettenkoffer ist der Wärmeverlust, den ein mit nassen Füssen in ein warmes trocknes Zimmer hineinkommender Mensch erleidet, erstaunlich gross. Wenn er nur 3 Loth

Wolle durchnässt hat, so verliert er so viel Wärme, dass damit ein halbes Pfund Wasser von 0⁰ bis zum Sieden erhitzt werden könnte.

Die Kleidung soll nicht zu schwer sein, um nicht Muskelkraft zu vergeuden, die ja immer mit Entwicklung grosser Mengen von Wärme einhergeht. Diese Wärme muss den Körper verlassen; dies geschieht durch Schweissaustritt und Verdunstung, die eine Erkältung begünstigen.

Die Hauptsätze rationeller Bekleidung sind also nach Rubner: keine überwarme Kleidung, starke Ventilation, homogene gleichmässig zusammengesetzte Gewebe, die erste deckende Schicht nicht zu dünn, gute Isolirung von der Haut, möglichst geringe Leitungsunterschiede im trocknen und feuchten Zustande der Gewebe. Zur Isolirung von der Haut sind Trikotgewebe zu tragen, doch nicht etwa als Unterhemd, sondern für sich allein. Das Leinenhemd darüber ist wie gesagt ein nutzloser Ballast. Die dichten, luftarmen Gewebe der Unterkleidung sind schädlich, da sie sich schon im trocknen Zustande der Haut anschmiegen, Wasser aufsaugen, die Hautporen schliessen, den Schweiss zurückhalten und an der Haut festkleben. Baumwollene Trikots leisten dasselbe wie wollene. Das Wollsystem ist daher nach Rubner nicht ausschliesslich die rationellste Bekleidungsweise und kann recht gut und besser durch andere Kombinationen von Geweben ersetzt werden.

Auf den etwaigen Druck der Kleidung muss geachtet werden, besonders auf enge Kragen, die den Blutabfluss bedeutend aus den Halsvenen erschweren. Ebenso ungünstig wirkt bei Frauen das Korset, ferner die Strumpfbänder, zu enge, hochgeschnürte lederne Schuhe, zu fest gespannte Hosenträger. Letztere drücken die oberen Thoraxwände, erschweren die Exkursion der Lungenspitzen und das Spiel des Zwerchfells.

Luft und Wohnung. Wenn jemand, sagt v. Troeltsch, den ganzen Tag in einem vollen, überheizten Bureau mit vorgebeugtem Körper schreibt, vielleicht nur alle Sonntage mehr als eine Stunde frische Luft geniesst, Abends in einem qualmendem dumpfen Wirthshaus sitzt, viel raucht und trinkt, um schliesslich in einem kleinen, nicht ventilirten Zimmer bis zum nächsten Morgen zu schlafen, so erfüllt er binnen 24 Stunden möglichst viele Bedingungen, um einen ewig währenden Ohr-, Nasen- und Rachenkatarrh zur gedeihlichen Entwicklung zu bringen. Dieser wird sich bei einem solchen Verhalten nie vermindern, ja wahrscheinlich stets zunehmen, mag man ausserdem gebrauchen so viel man nur will.

Diese so wahren Worte sollten jedem zu Erkrankungen der Respirationsorgane disponirten Menschen in Erinnerung bleiben. Der

Luftverderbniss der Wohnräume, besonders der Schlafzimmer, dem Mangel an ausgiebiger Ventilation wird von Seiten der Patienten viel zu wenig Aufmerksamkeit geschenkt.

An Licht und Luft fehlt es in unseren Wohnungen, auch in den besseren Ständen. Als Schlafzimmer werden die kleinsten Alkoven gewählt, während der grössere Salon Monate lang unbenutzt für Gäste reservirt bleibt. Grade die grössten Zimmer müssen als Schlafzimmer benutzt und ausgiebig, auch im Winter, durch kurzes Oeffnen von Thür und Fenster ventilirt werden. Die gebräuchlichen Ventilatoren sind gewöhnlich nutzlos und gar nicht im Stande, eine Erneuerung der Luft zu vermitteln, auch wenn sie wirklich, was ja selten vorkommt, richtig funktioniren.

In der Nacht athmen wir in erhöhtem Maasse Kohlensäure aus und müssen daher in erhöhtem Maasse Sauerstoff aufnehmen. Man hat gefunden, dass in einem geschlossenen Raume von 45 cbm Inhalt in der Nacht allein, durch den Bewohner der Gehalt an Kohlensäure auf 8—10 $^0/_{00}$ gestiegen war. Reine Luft enthält nur 4 $^0/_{00}$ Kohlensäure, d. h. 0,4 ccm pro Liter. Diese Zahlen beweisen, wie erschwert bei geschlossenen Fenstern der Zutritt reiner sauerstoffreicher Luft wird, sogar in relativ grösseren Schlafzimmern. In den kleinen Schlafalkoven ist die Verunreinigung der Luft eine noch grössere. Kein Wunder, dass der Schlaf unruhig wird und öfters am Morgen sich Kopfschmerzen einstellen.

Ueberheizung der Wohnräume, trockne, selten ventilirte, durch Leuchtgas oder schlechte Oefen verdorbene Luft schädigt die Halsorgane. Die grossen Petrollampen mit breiten Dochten (Blitzlampen) sind durch Erhitzung der Luft, Bildung grosser Mengen von Kohlensäure und riesigen Sauerstoffkonsum für Kehlkopf und Rachen sehr schädlich. Die Mucosa wird durch die trockene Luft, den Russ, die Hitze gereizt und hyperämisch. Verunreinigung der Luft durch Staub, sei es Mineralstaub oder fein suspendirte, vegetabilische Substanzen, müssen ebensowohl wie scharfe, ätherische Beimengungen, möglichst gemieden werden.

Thermische und chemische Reize. Einen höchst deletären Einfluss auf die Rachen- und Halsorgane verursacht der Abusus scharfer, gewürzter Speisen und Getränke; Senf, Essig, sehr stark gesalzene oder gepfefferte Speisen, englische Saucen, Imbir, schädigen bei längerem Gebrauch Magen und Darm und reizen den Pharynx und Larynx in hohem Grade. Besonders schädlich wirkt der Genuss zu heisser Getränke und Speisen, an die man sich allmählich gewöhnen kann, so dass ungemein hohe Temperaturen nicht mehr empfunden werden. Hier einige Beispiele. Thee und Kaffee von 68—70° C. wird ohne Gefühl des Brennens getrunken, während die das Glas haltenden Finger diese Temperatur kaum ertragen. Kartoffelpurée, Gemüse, Suppen von 68⁰ C. werden noch ohne Gefühl der Verbrühung genossen. Ja manche Menschen fühlen sogar eine Temperatur ihrer Speisen von 70⁰ C. nicht als übermässig heiss. Dagegen werden Getränke von 12⁰ R. als kalt, von 8⁰ R. als sehr kalt im Munde empfunden, eben wegen seiner Angewöhnung an überhitzte Speisen und Getränke.

Sport. Eine besondere Gruppe von Schädlichkeiten entsteht für die Halsorgane unter dem Einfluss des übermässigen, von den Kranken unpassend gewählten und geübten Sports. Hier wird viel und öfters gesündigt, besonders in den jüngeren Jahren, wo Uebermuth und Jugendkraft die Vernunft leicht zum Schweigen bringen.

Ein gewisses Maass von Bewegung in freier Luft ist absolut auch dem Larynxkranken erforderlich, damit die Lebensvorgänge sich gut und glatt abspielen.

Wer längere Zeit sich an der Luft nicht bewegt hat, muss derselben vorsichtig ausgesetzt werden. Nicht jeder Rachen- und Larynxkatarrh fordert Hauszwang. Dagegen wird jede akute, mit Husten, Schmerzen, Reiz einhergehende Kehlkopfentzündung in den ersten Tagen ihrer Entstehung durch forcirte Bewegung, Bergsteigen, Reiten, Radeln entschieden verschlimmert. Schon die tiefere Inspiration ruft ein Gefühl von Wundsein und Husten hervor. So lange dieser Zustand andauert, ist dem Larynx und der Lunge Schonung erforderlich. Spaziergänge in nicht zu trockener, ruhiger Luft bringen keinen Schaden, während kalte Luft, Wind, Staub den Zustand ebensowohl wie lautes Sprechen verschlimmert.

Chronische Katarrhe der oberen Luftwege vertragen schlecht jede übermässige Bewegung, bei welcher durch vermehrte Athemfrequenz die Mucosa ausgetrocknet, gereizt und hyperämisch wird. Alles, was den Husten und den Reiz steigert, muss verboten werden. Chronische Zustände des Rachens bilden aber keine Kontraindikation für mit Maass und Vernunft getriebenen Sport, wenn nur keine übermässige Herz- und Lungenaktion dabei stattfindet und durch die Nase geathmet wird.

Die Bewegung an der Luft soll bei schweren Larynxerkrankungen an stillen, vor Wind und Staub geschützten Stellen geschehen. Das Sprechen während derselben ist ebenso wie Rauchen entschieden zu verbieten. Respiratoren wirken gradezu schädlich, falls nach ihrer Entfernung sofort kalte Luft eingeathmet wird.

Radfahren mit Maass getrieben kann gestattet werden, dagegen ist Wettfahren allen zu chronischen Rachen- und Larynxerkrankungen disponirten Personen unbedingt zu verbieten.

Die Schädlichkeiten dieses übermässigen Sports sind von Albu sehr eingehend gewürdigt worden. Es handelt sich dabei um höchste Anstrengung, deren Folgen sich in Störungen von Herz- und Nierenfunktionen äussern. Albu hat bei Wettfahrern nach jeder auch kurzdauernder Fahrt die Herzdämpfung vergrössert gefunden und akute Dilatation konstatirt. Diese kam bei öfterer Wiederholung allmählich zur Hypertrophie, später zur Herzinsufficienz führen.

Die zweite Gruppe von Störungen fand Albu in der Funktion der Nieren. Bei allen Wettfahrern konnte schon nach 5 Minuten Eiweiss im Harn konstatirt werden (0,5 auf 1000).

Albuminurie bei Ueberanstrengungen ist auch nach forcirten Märschen, Bergsteigen, Ringen bekannt; sie kann bis 8 Tage andauern. — Diese Thatsachen beweisen zur Genüge, dass übermässiger Sport keine Kräftigung, sondern direkt Schädigung der Gesundheit nach sich ziehen kann. Thut er dies schon bei jungen, robusten Menschen, so wird er bei Personen mit Erkrankungen der oberen Luftwege entschieden Cirkulationsstörangen, Blutstauungen in der Rachen- und Larynxmucosa mit allen ihren bekannten Folgen bedingen und unterhalten. Larynxstenose, auch in minimalem Grade, bildet eine entschiedene Kontraindikation für jede stärkere Körperbewegung.

Die schädlichen Einwirkungen des Alkohols und des Tabaks.

Alkohol. Unter allen Genussmitteln sind Alkohol und Tabak, sowohl in ihrer lokalen wie auch Allgemeinwirkung, als die schädlichsten zu bezeichnen und fordern eine ausführlichere Besprechung.

Die lokale Wirkung starker Alkoholgetränke äussert sich vor Allem in Hyperämie und Reizung der Mucosa. Zuerst wird dieselbe durch Kontraktion der Gefässe anämisch, sehr bald tritt aber eine Erweiterung derselben ein, bei längerem Missbrauch diffuse Röthung und vermehrte Sekretion.

Starker Cognac wirkt durch Wasserentziehung aus den oberflächlichen Epithelschichten coagulirend auf ihren Eiweissgehalt. Eine konsekutive seröse Exsudation, Lockerung, Schwellung der Mucosa mit Abstossung des mortificirten Epithels tritt bei manchen reizbaren Personen an der oberen Fläche der Pars arytaenoidea nach starkem Branntwein ein und verleiht derselben eine weissliche Trübung, die bald vorübergeht. Die Schleimhaut wird bei chronischem Missbrauch starken Alkohols trocken, hypertrophisch, besonders an den lateralen Partien. Die Schleimabsonderung vermindert sich oder trocknet ein, bildet Borken, die durch Würgen,

Räuspern, besonders am Morgen, nur mit Mühe entfernt werden können. Sehr bald breitet sich von der Pars oralis ebensowohl nach oben wie nach unten die Entzündung aus und bedingt Nasenrachenkatarrh, öfters chronische Magenaffektionen. Vom toxischen Einfluss des Alkohols und seiner Wirkung auf Gehirn, Leber, Niere und Gefässwandungen absehend, die zu bekannt sind, um hier besprochen zu werden, müssen wir noch die lähmende Wirkung des Alkohols auf das Herz berücksichtigen, die Neigung zur Adipositas, zur Gicht, deren Folgen sich in der Ernährung der Gewebe, Verminderung ihrer Vitalität äussern, und zu katarrhalischen Affektionen der Schleimhäute der oberen Respirationsorgane führen[1].

Tabak. Nicht weniger schädlich wirkt übermässiges Rauchen, sowohl auf die Rachenmucosa wie auf den Allgemeinzustand, das Nervensystem, die Sinnesorgane, die Verdauung, daher auch auf den Stoffwechsel.

Nach Hagedorn[2] bringt von allen Arten des Tabakgenusses das Tabakschnupfen die geringsten Nikotinwirkungen zu Stande.

Die örtliche Wirkung des Schnupftabaks bedingt vor Allem chronische Katarrhe der Nase, des Nasenrachenraumes. Manchmal entsteht durch Eindringen der Tabakskörner in die Tuba Entzündung und Eiterung im Mittelohr.

Die Entzündung geht vom Nasenrachenraum fast immer auf die Pars oralis über und führt zu chronischen Affektionen dieser Theile, die später auch den Larynx befallen. Vom Tabakkauen absehend, das nur von einer gewissen Klasse (Matrosen) geübt wird, Mund- und Pharynxkatarrhe hervorruft, sehr selten aber zur Nikotinvergiftung führt, wollen wir vor Allem die weiteste Verbreitungsart

---

[1] Dass mässiger Alkoholgenuss keine wesentlichen Schädigungen der Gesundheit zu verursachen braucht, wird heute mit wenigen Ausnahmen allgemein angenommen. Er bildet für den Gesunden ein erregendes Genussmittel, denn eine ernährende Wirkung kann ihm nach den gründlichen Untersuchungen von Rudolf Rosenau (Zeitschrift für diätetische und physikalische Therapie, 1898, I. Bd., Heft 2) nicht zugeschrieben werden. Alkohol ist kein Nahrungsmittel. Nur geringe Mengen des in den Körper eingeführten Alkohols entgehen der Verbrennung; der grösste Theil wird zu Kohlensäure und Wasser verbrannt. Nach Rosenau verhindert der Alkohol durch seine Verbrennung die Zersetzung der stickstofffreien Körper, er wirkt fettsparend. Er erhöht nicht den Sauerstoffverbrauch und die Kohlensäureabgabe, er wirkt nicht eiweisssparend.

Als ein Mittel im Dienste der diätetischen Therapie wird der Alkohol nicht mehr angesehen werden können.

[2] Hagedorn, Die schädlichen Einwirkungen des Tabaks und des Alkohols. Halle, C. Marhold.

des Tabaksgenusses, das Rauchen und seine schädlichen Wirkungen
eingehender berücksichtigen. Um die Schädlichkeiten des übermässigen Rauchens richtig zu beurtheilen, muss die Frage berücksichtigt werden, woraus der Tabakrauch besteht und welche Bestandtheile in ihm schädlich wirken.

Zeise fand im Tabakrauch die Produkte der trockenen Destillation: ein eigenthümliches Brandöl, Buttersäure, Kohlensäure, Ammoniak, Brandharz, Kohlenoxydgas, Kohlenwasserstoffgas. Erst Heubel
gelang es, Nikotin im Tabakdampf endgültig nachzuweisen. Trotzdem war die Frage noch nicht gelöst, ob ausser dem Nikotin nicht
andere giftige Stoffe im Tabakrauche vorkommen, die entweder
präformirt in den Tabaksblättern enthalten, beim Verbrennen des
Tabaks in Rauch übergehen oder, vielleicht während des Verbrennens sich erst bilden.

Alle im Tabakrauche enthaltenen flüchtigen Stoffe, wie Pyridin,
Lutidin, Kolidin, sollen nach Vohl und Eulenburg ähnlich wie
Nikotin wirken, nur in schwächerem Grade. Nicht ohne Einfluss auf
die Schleimhäute ist die Temperatur des Dampfes und der Umstand,
ob der Tabak als Pfeife, Cigarre oder Cigarette geraucht wird.

Die Pfeife giebt wegen der erschwerten Sauerstoffzufuhr mehr
Produkte der trockenen Destillation, scharfe die Halsorgane reizende
Stoffe. Bei Benutzung langer Pfeifenrohre setzen sich die öligen
nikotinhaltigen Stoffe im Rohre allmählich ab. Bei längerem Gebrauch des Rohres sätttigen sie den Tabaksdampf, dem sie dadurch
einen scharfen Geschmack verleihen.

Die sogenannten importirten Havanna-Cigarren sollen am meisten
Nikotin enthalten. Sie bilden auch die meisten Pyridinbasen, die
neben ihrer allgemein giftigen Einwirkung auf das Nervensystem
auch örtlich ätzende Eigenschaften besitzen (Hagedorn). Die
minderwerthigen Cigarren der französischen Regie führen bei Unge-
wohnten öfters zu Blasenbildung der Lippen, Exkoriationen und
Schwellung der Mucosa.

Wichtig ist der Umstand, ob die Cigarren gut gearbeitet sind,
mehr oder minder gut ziehen. Beim Glimmen des Feuers im Innern
der Cigarre, wobei schwarze oder dunkelgraue Asche gebildet wird,
enthalten die Verbrennungprodukte mehr Kohlenoxydgas und mehr
Pyridin. Sie betäuben, rufen manchmal vorübergehende Uebelkeit,
Kopfschmerz, ja sogar Erbrechen hervor. Die Cigarette ist, wenn
sie nicht im Uebermaass geraucht und falls der Rauch nicht in die
Luftröhre verschluckt wird, weniger schädlich für das Nervensystem
als dies allgemein angenommen wird. Das dünne Blatt Löschpapier
verbrennt vollständig an der Oberfläche und hindert wegen seiner

Porosität nicht so sehr den Luftzutritt wie das dichte Deckblatt der Cigarre, deren Gewicht das der Cigarette 6—8 mal übersteigt. Auch ist der Rauch der direkt im Munde gehaltenen Cigarre viel heisser als der mit einem Mundstück versehenen Cigarette. Cigarren, die am Mundtheile viel Nikotin absondern, sollten nur aus Cigarrenspitzen geraucht werden. Letztere müssen auch von Zeit zu Zeit gründlich gereinigt werden.

Nicht genügend gewürdigt ist der Einfluss starker, schlecht gewickelter Cigarren auf die Entstehung einer akuten Pharyngitis der Pars oralis.

Uebermässiges Rauchen führt bei längerem Gebrauch zur Austrocknung der Mucosa, zu chronischen Katarrhen des Mundes, des Rachens, des Nasenrachenraumes. Die Schleimhaut wird glänzend, geröthet, manchmal, besonders bei plethorischen Individuen, stark vaskularisirt.

Die allgemeine toxische Wirkung des übermässigen Rauchens auf das Herz und das Nervensystem ist zu bekannt, um sich darüber zu verbreiten. Appetitlosigkeit, Herzklopfen, manchmal Delirium cordis, Abgeschlagenheit, Hypochondrie, Gedächtnissschwäche treten auf in verschiedenem Grade. Sehstörungen hat Hirschberg beobachtet und doppelseitiges paracentrales Skotom. Die anregende Wirkung des mässigen Rauchens auf die Peristaltik und die Verdauung verschwindet bei chronischem Tabakabusus und giebt zu Atonien der Verdauungsorgane Veranlassung. Ebenso schädlich ist die Wirkung auf das Herz, dessen Funktionen in hohem Grade geschädigt und gestört werden. Gewohnheit spielt hier wie bei jeder chronischen Noxe eine bedeutende Rolle. Nach meiner Erfahrung bildet bei chronischen Rachen- und Larynxkatarrhen das Tabaksrauchen nebst dem Alkoholabusus dasjenige Moment, welches den Reizzustand anregt und unterhält, die Restitution erschwert, die Behandlung protrahirt, manchmal nutzlos macht.

Akute katarrhalische Entzündungen werden durch Rauchen, trotz der Behauptung mancher Patienten, dass es die Expektoration erleichtert, entschieden verschlimmert.

An der Zunge, und zwar besonders an demjenigem Rande, welcher beim Halten der Cigarre ihr näher liegt, entsteht manchmal chronische Reizung der Papillen mit Hypertrophie derselben. Sie geben Veranlassung zu unangenehmem Brennen und zu Parästhesien der Zunge. Die Mucosa ist leicht geröthet, succulenter, geschwollen, stellenweise exkoriirt. Neben und zwischen den fadenförmigen verlängerten Papillen sieht man inselförmige, glatte, epithellose Stellen, oder rothe, vereinzelte Punkte, die sehr empfindlich sind. (Die hypertrophischen, sehr empfindlichen Papillen werden am besten mit dem spitzen Galvanokauter ausgebrannt und dadurch die peinlichen Erscheinungen rasch behoben.)

Der Zungenbelag ist öfter verdickt, der Geschmack pappig. An der Wangenschleimhaut, besonders am Winkel, bilden sich weissliche Verdickungen des Epithels, aus denen nicht selten Leukoplakie entsteht, die hartnäckig der lokalen Behandlung trotzt, wenn das Rauchen nicht unterlassen wird. Cigarren sind bei diesen Zuständen schädlicher als Cigaretten. Die Leukoplakie entwickelt sich am häufigsten nach überstandener Syphilis, weicht aber selten der specifischen Behandlung, wenn dieselbe mit lokalen Mitteln nicht gepaart wird. Aus eigener Beobachtung kann ich anführen, dass nicht immer· Leukoplakie resp. Pachydermie in Zungenkrebs übergeht. So lange keine härteren Infiltrate zu fühlen sind, ist die Prognose nicht ungünstig.

An der Oberfläche der Zunge entstehen bei leidenschaftlichen Rauchern, die dabei dem Alkohol fröhnen, Verdickungen des Epithels, welche 1—2 mm dick anwachsen, verhornen, tiefe Septa in die Muskelsubstanz senden, der Zunge ein karrirtes Aussehen verleihen, ihre Beweglichkeit beeinträchtigen, die Geschmacksempfindung herabsetzen oder gänzlich aufheben. Diese Zustände werden durch Bepinselungen mit Phenol. sulforicinicum, manchmal durch Acid. lacticum gebessert, fordern aber eine längere Behandlung, grosse Ausdauer von Seiten des Kranken, Meidung scharfer, pikanter Speisen, heisser Getränke, harter Bissen. — Prognostisch günstig ist der Umstand, wenn die anfängliche Gefühllosigkeit dieser Theile dem Phenol gegenüber zu weichen anfängt.

Ist das Rauchen den Larynxkranken absolut zu verbieten?

Diese Frage muss dahin beantwortet werden, dass bei allen akuten Pharynx- und Larynxerkrankungen Tabak entschieden schadet. Vernünftige Patienten fühlen selber die Verschlimmerung ihres Zustandes und entsagen seinem Genusse.

Bei chronischen Zuständen kann man Gewohnheitsrauchern einige leichte Cigarren gestatten, muss aber darauf dringen, dass der Rauch nicht geschluckt werde, dass, bei reizbarer Mundschleimhaut, Cigarrenspitzen benutzt, dass nach dem Rauchen der Mund mit Wasser ausgespült werde.

Bei Larynxphthise, bei starkem Husten, muss der Patient der Cigarre entsagen. Am schädlichsten ist das Rauchen in öffentlichen, mit Tabaksqualm gefüllten, durch Gas überhizten Lokalen und in den kleinen Coupés der Eisenbahnen.

Nachdem wir die Schädlichkeiten, welche ein übermässiges Rauchen nach sich zieht, ausführlich besprochen haben, dürfen auch

die Vortheile des Rauchens für den menschlichen Organismus nicht
verschwiegen werden. Hierher gehören: sein excitirender Einfluss
auf die Gehirnthätigkeit und die grössere physische Ausdauer. —
Tabak, als Genussmittel, steigert die Lust zur Arbeit, aber nur,
wenn er mit Maass gebraucht wird. Seine therapeutischen Eigenschaften waren schon bei dem ersten Auftauchen des Tabaks-
rauchens in der 2. Hälfte des 16. Jahrhunderts bekannt. Sie ge-
riethen aber bald in Vergessenheit. Das Tabakrauchen wurde zum
Genussmittel. Erst neuerdings wurde auf seine bakterientödtende
Kraft die Aufmerksamkeit durch Tassinnari gelenkt. Er konstruirte[1]) einen kleinen Apparat, in dem der menschlichen Mundhöhle möglichst analoge Verhältnisse hergestellt wurden, und hat
darin eine Reihe von pathogenen Bakterien dem Einflusse des
Rauches verschiedener Tabaksorten unterworfen. Die Versuche
wurden angestellt mit den Bakterien der Cholera asiatic, dem Finkler-
Priorschen Bacillus, dem Typhusbacillus, den Bacillen des Milzbrandes,
der Tuberkulose, den Eiterkokken und dem Friedländer'schen
Pneumoniebacillus. Diese Untersuchungen ergaben, dass sämmtliche Tabaksorten die Entwicklung der Bacillenkolonien mehr oder
minder beeinflussen; am meisten aber der Virginiatabak, welcher bei
einer Einwirkung von höchstens 30 Minuten sämmtliche hier aufge-
zählte Bacillenarten tödtete, mit Ausnahme des Milzbrandes und
seiner Sporen. Besonders empfindlich gegen den Tabaksrauch
zeigten sich die Bacillen der Cholera und der Pneumonie, welche
durch den Rauch sämmtlicher Tabaksorten unschädlich gemacht
wurden.

Der Tabak verdankt seine desinficirenden Eigenschaften nicht
den Verbrennungsprodukten des Tabaksblattes, sondern dem Nikotin.
Der Tabak verdient, sagt Tassinari, ernsthafte Beachtung für die
Hygiene des Mundes, da die meisten Krankheiten des genannten
Organs parasitären Ursprungs sind.

Ueber den günstigen Einfluss des Tabakrauchens auf die Pha-
ryngomykosis leptothricia habe ich in meiner darüber im Jahre 1883
publicirten Arbeit[2]) berichtet und daselbst Dr. Dembinski's eigene
Beobachtung besprochen.

---

[1]) Die Wirkung des Tabakrauches auf einige pathogene Mikroorganismen
(Aus den Annalen des Instituts für Exper.-Hygiene der Königl. Univers. in Rom).

[2]) Ueber Pharnygomykosis leptothricia (Zeitschrift für klinische Medicin
1883, Bd. VII, No. 4).

2. Die Diätetik der Kehlkopferkrankungen.

„Hygiene" sowie „Diätetik", sagt M. Mendelson, sind normale, sind physiologisch prophylaktische Begriffe, sind Vorschriften für Gesunde, nicht für Kranke, und es wäre durchaus angebracht, den Inbegriff aller dieser Vorschriften und Maassnahmen, sofern sie für Kranke Geltung haben sollen, nicht als Hygiene, sondern als Krankenpflege zu bezeichnen.

Die Krankenpflege wird aber zu einer therapeutischen Methode per se nur dann, wenn sie nach systematischen, wissenschaftlichen Grundsätzen durchgeführt werden kann.

Derartige Bestrebungen finden wir im hohen Maasse in der kürzlich von F. Blumenfeld publicirten speciellen Diätetik und Hygiene der Lungen- und Kehlkopfschwindsüchtigen.

Aus diesem anregenden und nützlichen Buch entnehme ich diejenigen Angaben, welche speciell bei der Ernährung der Larynxphthisiker, die ja fast ausnahmslos mit Lungenphthise behaftet sind, Berücksichtigung verdienen und in erster Linie die Ernährung der Lungenphthisiker betreffen.

Eine Uebernährung ist nach Blumenfeld nur bei den ohne Fieber einhergehenden Formen der Lungentuberkulose angezeigt.

Ihr Ziel besteht nicht lediglich darin, den Kranken möglichst viel an Gewicht zunehmen zu lassen, sondern ihn kräftiger zu machen, seinen Bestand an Zellmaterial, an Protoplasma zu heben.

Die Gewichtszunahme allein rettet den Kranken nicht, denn der Organismus kann fett und wasserreicher, mithin schwerer und doch zugleich schwächer werden. Eine Herabsetzung der Eiweissmenge unter das bisher für den Gesunden als erforderlich erachtete Maass ist nach den Untersuchungen von Blumenfeld und von Noorden nicht zulässig.

Bekanntlich hat man sich gewöhnt, der Berechnung des Körperhaushalts den Brennwerth der Nahrungsmittel zu Grunde zu legen und den Stoffumsatz des Individuums in Kalorien auszudrücken, wobei dem Gramm Eiweiss und dem Kohlenhydrat je 4,1 Kalorien entsprechen, während die Verbrennungswärme des Fettes ungefähr 9,3 Kalorien beträgt.

Wir wissen ferner, dass dem Gesunden, mässige Arbeit Verrichtenden ca. 38 Kalorien pro Kilo Körpergewicht zugeführt werden müssen, wenn er auf seinem Bestande erhalten werden soll.

Blumenfeld schätzt die eine Ueberernährung darstellende Nährwerthsumme auf mindestens 45 Kalorien pro Körperkilo.

Bei einem Gewicht von 60 Kilo wären also mindestens 2700 Kalorien in der Nahrung vorhanden. Diese vertheilen sich folgendermaassen: 100—140,0 Eiweiss ergeben 410—570 Kalorien. Der Rest ist durch Kohlenhydrate und Fett zu decken. Fett ist das concentrirteste Nährungsmittel; 150,0 Fett können, wenn sie in der Nahrung gut vertheilt sind, leicht vertragen werden.

Das Geheimniss einer wirklich guten Küche für Phthisiker besteht darin, viel Fett zu verwenden, ohne dass es dem Geschmack lästig wird. Dasselbe soll tadellos sein. Speck, fette Saucen, Butter sind ebenso angezeigt wie reichliches Brotessen (Weissbrot). Auch möglichst grosse Abwechslung bei der Wahl der Fleischsorten ist zu beobachten.

Kohlenhydratreiche Nahrung wie Reis, Gerste, Linsen, Bohnen, als Suppeneinlage, Brei und als Gemüse, mit vielem Fett, ist von Nutzen. Blumenkohl besitzt einen geringen Nährwerth. Spinat ist wegen seines Gehalts an Eisen besonders zu empfehlen. Leimgebende Substanzen sollen in Suppen als Gelée (Weingelée, Bouillon - Gelée) und als Gelatine mit kaltem Fleisch Verwendung finden (Blumenfeld).

Leberthran, der früher den meisten Phthisikern empfohlen wurde und manchen den Rest der Esslust verdarb, Aufstossen und Uebelkeit erregte, wird heutzutage weniger verwendet. Er bringt nur dann Nutzen, wenn das Tagesquantum 2—3 Esslöffel beträgt, eine Quantität, die aber von den Wenigsten ohne Schädigung der Verdauung vertragen wird. Ich verordne immer den gereinigten hellgelben, neutral oder leicht sauer reagirenden, geruchlosen Thran.

Dass die geringen im Thran enthaltenen Jodmengen (0,02) keinen kurativen Einfluss ausüben, wird heute allgemein zugestanden. Nach Naumann beruht seine Wirkung in der Leichtigkeit, mit welcher er thierische Membranen durchdringt, also in seiner leichten Resorption.

Um den schlechten Geschmack zu korrigiren, verordne ich Thran in der Form einer Emulsion, die vom Patienten selber zubereitet wird. (1 Esslöffel gereinigten Thran, 1 Esslöffel Wasser, 1 Kaffeelöffel Cognac, 1 Kaffeelöffel Mehlzucker, 1 Eigelb wird in einer Flasche tüchtig vor dem Gebrauch geschüttelt und in 2 Portionen eingenommen.)

Gekochtes Knochenmark wird leicht verdaut und vertragen. Auf Brot geschmiert wird dasselbe etwas gesalzen und soll flüssig (vor dem Erkalten) genossen werden.

Sesamöl ist von Struve erprobt und wurde im Frankfurter Krankenhause mit Erfolg verwendet. Es eignet sich besonders für wenig Bemittelte (Blumenfeld). Das von Mering eingeführte Liponin (Olivenöl mit etwa 6 % Oleïnsäure) bietet nach Blumenfeld keine Vortheile. Frischer Kaviar reichlich mit reinem, frischen Olivenöl versetzt, ist zwar seines Preises wegen nur Bemittelten zugänglich, wird aber durchgängig gut vertragen.

Von den besonderen Nahrungsmitteln für Lungenkranke verdienen nach Blumenfeld folgende Beachtung.

Leube-Rosenthal'sche Fleischsolution wird 150,0—200,0 täglich eingenommen.

Denayer's Fleischpepton ist wohlschmeckend, wird gut vertragen und kann eine äquivalente Menge Eiweiss ersetzen. Alle 2 Stunden 2 Esslöffel.

Milch und ihre Derivate sind bei der Behandlung von Lungenphthise nicht zu entbehren. Nach Blumenfeld bildet 1—1$^{1}/_{4}$ Liter Milch die obere Tagesgrenze, damit die Zufuhr anderer fetter und flüssiger Nahrungsmittel nicht zu sehr beschränkt werde. Die Milch muss gekocht oder sterilisirt sein.

Rohe Milch darf nur bei Bezug aus thierärztlich kontrollirten Molkereien bezogen werden. Ziegenmilch ist wegen ihres geringeren Preises in der Armenpraxis von Vortheil. Um die Verdauung der Milch zu erleichtern, der Flatulenz, dem Aufstossen, den Diarrhöen vorzubeugen, werden verschiedene Zusätze verordnet: Cognac, Eichelkaffee, Kalkwasser. Blumenfeld empfiehlt den Zusatz von Hafermehl, Arrowroot, Mondamin.

Der Milchgenuss soll über den ganzen Tag vertheilt werden. Man verbiete den Kranken Milch ohne Zusatz von Biskuit, Butterbrot, Chokolade. Grössere Quantitäten reiner Milch werden schlecht ertragen, bewirken Obstipation, manchmal Diarrhoe.

Milch mit Pilsner Bier, mit Zusatz von Zucker, kann ich als ein nahrhaftes leicht verdauliches Getränk empfehlen. Ebenso nützlich erweist sich Link's Malzextrakt, ein Kaffeelöffel auf ein Glas Milch. — Kumys und Kefir werden manchmal besser als Milch ertragen. Der eintägige Kefir führt ab, der dreitägige stopft, wenn er zu viel verordnet wird. $^{1}/_{2}$—1 Liter ist als Tagesdosis genügend. Von Käse sollen nur Rahm- und Fettkäse benutzt werden. Emmenthaler, Holländer Käse sind nur in kleinen Mengen zu geniessen, Rocquefort und Brie wirken geradezu schädlich auf die Verdauung.

Von den Getränken ist Cognac und Wein dem Lungenkranken in mässigen Quantitäten zu gestatten. Jedes Uebermaass wirkt schädlich. Blumenfeld bestimmt 50—60,0 Alkohol als die für den kräftigen, männlichen Patienten genügende Menge und warnt vor den sogen. Cognac-Kuren. Er macht auch auf den grossen Unfug mit dem Medicinal-Tokayer aufmerksam, gestattet den Kranken nicht mehr als ³/₄ Liter Bier pro Tag und empfiehlt stärker gemalztes Bier, da dasselbe mehr Kohlenhydrate enthält[1]).

Die Diätetik der Kehlkopferkrankungen findet ihre entsprechende Anwendung vor Allem bei der Behandlung der Dysphagie und daher auch bei der schwersten Kehlkopfaffektion: der Larynxtuberkulose. Die Therapie deckt sich zwar mit derjenigen der Lungenphthise, fordert aber gewisse specielle Vorschriften, die hier in gedrängter Kürze berücksichtigt werden sollen.

Der Speisezettel der Larynxphthisiker, besonders der dysphagischen Kranken, fordert specielle Besprechung. Vor allem müssen alle pikanten Zusätze, Gewürze, welche die Mucosa reizen, vermieden werden. Manche Kranke können süsse Speisen nicht vertragen, da sie Husten erregen. Andere klagen, dass Milch sie verschleimt, zum Husten reizt, Fehlschlucken verursacht. Man verbiete harte Speisen, Brodrinde, zähes Fleisch, harten Zwieback, Grütze, Erbsen, Preisselbeeren.

Süsse und saure Milch, Kefir, Kumys, Milch mit Pilsenerbier und Eidotter, Fruchteis, Eiskaffee, feine Grütze in Bouillon oder Beef-tea, wenig gesalzen, gekochtes Knochenmark, Kalbsgehirn, Gelée, kalte Fruchtsuppen, Aepfelmuss, geschabtes Fleisch, fein gehackter Schinken mit ungesalzenem Kaviar, Ziemssens Fleischsaftgefrorenes werden manchmal leichter als Eierspeisen geschluckt und vertragen.

Kranke, deren Kehldeckel, durch Infiltration starr und unbeweglich geworden, den Kehlkopfeingang nicht abzuschliessen vermag und bei denen, aus demselben Grunde, ungenügender Kehlkopfschluss besteht, können mittelst eines dünnen Strohhalmes oder eines Glasrohres Flüssigkeiten besser schlucken als aus dem Glase. Grössere Flüssigkeitsmengen überschwemmen den Larynx und dringen in die Luftwege, während kleinere Quantitäten unbehindert neben der Epiglottis durch die Fossae piriformes in die Speiseröhre fliessen.

Wolffenden's Beobachtung, dass bei stark gebücktem Oberkörper Kranke besser zu schlingen vermögen, kann ich bestätigen. Man lasse den auf einen Stuhl sitzenden Kranken den Kopf ganz niedrig vorn überbeugen, oder, falls er im Bette liegt, bis unter die

---

[1]) Es sind 50,0 Alkohol mit 350 Kalorien gleichwerthig 85 Kohlenhydraten und 37,5 Fett. Sie sind enthalten in etwa 90—100,0 französiche Cognacs, in 120,0 deutschen Branntweins und 1¹/₄ Liter Bier, in etwa ¹/₂ Liter leichten Weines (Blumenfeld).

Bettlehne senken und dann in langen Zügen trinken. Das Schlucken von Eisstücken ist bei tuberkulöser Dysphagie wenig empfehlenswerth, ebenso die Eiskravatte, der Priessnitz'sche Umschlag. Sie rufen öfters Husten hervor.

Die medikamentöse Behandlung der Dysphagie ist an anderer Stelle besprochen worden. Cocain, Eucain, Orthoform verdienen den Vorzug vor Opium und Morphium. Letzteres ist trotzdem bei quälendem Husten nicht zu entbehren.

3. Klimatische Kuren.

Was ist Klima? Humboldt definirt dasselbe als eine Vereinigung aller atmosphärischen Veränderungen, die auf unsern Organismus einen Einfluss ausüben. Hierher gehören: Veränderungen der Temperatur, der Feuchtigkeit, des Luftdruckes, der Winde und und der Reinheit der Luft.

Als klimatische Kurorte bezeichnen wir Gegenden, deren klimatische Verhältnisse sich derartig gestalten, dass gewisse Erkrankungen, speciell der Luftwege, leichter in Heilung übergehen oder gelindert werden. Der Werth der Kurorte ist natürlich ein relativer. Dagegen fordern wir von diesen Orten in erster Linie eine Gleichmässigkeit des Klimas, d. h. dass seine physikalischen Factoren stabilen Gesetzen unterliegen. —

Es kommen hier in Betracht:

Die geographische Lage des Ortes, die Erhebung über den Meeresspiegel, die mehr oder minder geschützte Lage, der geologische Charakter des Bodens und seine Natur, der Einfluss der Bepflanzung und Bewaldung, die Lage an grossen Wasserreservoiren, sei es an Seen oder am Meere, endlich die Temperatur des gegebenen Ortes, u. z. sowohl Berücksichtigung seiner Isothermen, wie der Isochimenen (Wintertemperatur).

Die Wärme allein entscheidet nicht über den Werth einer klimatischen Station, sondern die gleichmässige Vertheilung der Tagestemperatur, die nur unbedeutenden Differenzen unterliegen soll, besonders was Tag- und Nachttemperatur anbetrifft.

Die wichtigsten Factoren des Klimas sind Temperatur und Feuchtigkeit. Der Luftdruck ist nach Assmann von geringer Bedeutung. Die Lufttemperatur hängt von der Intensität der Sonnenstrahlen ab. Wir wissen dass in hochgelegenen Kurorten, wie z. B. in Davos, bei — 10° R. die intensive Strahlungswärme es ermöglicht, Lungenkranken das Ausgehen in's Freie zu gestatten.

Die Feuchtigkeit der Luft spielt eine grosse Rolle bei der Wärmeabgabe des Körpers. In trockenen Regionen ist das Blut im allgemeinen wasserärmer, daher eine gesteigerte Thätigkeit des Nervensystems, Neigung zur Schlaflosigkeit und beschleunigte Blutbewegung. Warme und feuchte Luft vermindert die Wärmeabgabe und kann bei grosser Wärmeproduktion durch den Stoffwechsel Wärmestauungen mit schlimmen Folgen hervorrufen (Hessler).

Die Bewölkung übt einen grossen psychischen Einfluss aus, der allen wohlbekannt ist. Heitere Tage wirken auf den Menschen anregend, erfrischend, trübe deprimiren, rauben die Lust zur Arbeit.

Die atmosphärischen Niederschläge sind insofern sehr wichtig, als sie die Luft von allen beigemengten Bestandtheilen reinigen und dieselben dem Boden zuführen, also für den Athmungsprocess unschädlich machen. Dies gilt ebenso für Gase wie für Staub und Mikroorganismen.

Der Einfluss des Schnees auf die Reinigung der Luft ist noch wichtiger, als der des Regens. Schnee nimmt der Luft mehr corpusculäre Beimengungen weg als Regen, bindet sie am Erdboden und vermindert ihre Verbreitung in die Luft durch Winde.

Was die Wirkung der Winde anbetrifft, so hängt diese ab von ihrer Temperatur, Feuchtigkeit und Bewegung. Hohe Sommertemperaturen werden bei bewegter Luft ohne Beschwerden ertragen, niedrige Temperaturen bei gleichzeitigen Winden sind unerträglich.

Trockene Luft begünstigt die Verdunstung der Haut, bedingt Abkühlung, und zwar um so mehr, je feuchter die Haut ist. Die Zugluft und ihre Gefahr kann nicht negirt, gestrichen werden. Der Winter bringt für die Sterblichkeit die schlimmsten, der Sommer die günstigsten Zahlen.

Dettweiler's Ansicht über den Einfluss der Witterung auf die Lungenphthise geht dahin, dass z. B. Phthise zu jeder Jahreszeit, an hoch und niedrig gelegenen Orten, in feuchten und trockenen Gegenden heilen kann, dass allerdings die Kranken im Vorfrühling sich überall gleich schlecht fühlen und lange dauernde Sommerhitze Lungenblutungen begünstigt.

Ueber den schädlichen Einfluss der Ostwinde habe ich schon an anderer Stelle gesprochen.

Wir wollen noch, den Ausführungen Hesslers folgend, einige Worte dem Einflusse des Klimas und der Witterung auf die uns speciell interessirenden Erkrankungen der oberen Luftwege widmen. Aus seinen so fleissig zusammengestellten Tabellen der monatlichen Erkrankungsfälle der Garnisonen von München, Berlin, Königsberg und Strassburg, in Bezug auf die Entstehung von Bronchialkatarrhen,

Mandelentzündungen und Ohrenkrankheiten, ergab sich die überraschende Thatsache, dass ein direkter Zusammenhang zwischen
Witterung und Krankheit nicht nachzuweisen war. Trotzdem betrachtet Hessler seine aus den Tabellen sich ergebenden Schlüsse
als zu sehr von Zufälligkeiten abhängig, um den Einfluss der Witterung auf den Körper negiren zu können.

See- und Gebirgsluft. Bald nach Beginn des Seeluftgenusses
werden ganz prägnante Wirkungen, die man anderwärts nicht konstatirt, sowohl in Bezug auf die Cirkulationsorgane wie auf den Stoffwechsel beobachtet. Das Herz wirkt langsamer aber kräftiger, die
Respiration wird vertieft, die Hautausdünstung, die Schweissproduktion
vermindert, die Menge des Urins vermehrt. Auf das Nervensystem
wirkt der Aufenthalt am Meere verschieden, je nach der geogra-
phischen Lage des Ortes. Reizbare Personen werden in den ersten
Tagen ihres Aufenthaltes am Meere, besonders wenn sie Wohnungen
ganz nah am Strande beziehen, sehr bald schlaflos, aufgeregt, ab-
gespannt. Die beständige Bewegung von Luft und Wasser, die Wärme,
der vergrösserte Gehalt von Ozon scheinen dabei eine gewisse Rolle
zu spielen. Wird die Wohnung etwas weiter vom Strande gewählt,
so verschwindet die Aufregung recht bald, der Schlaf kommt wieder.
Welchen kolossalen Einfluss die Seeluft, der Wind und das Licht
auf die Kranken ausübt, hat jeder, der einige Wochen auf einer
Insel, wie Helgoland, zugebracht hat, an seinem wettergebräunten
Gesicht erfahren, sogar wenn er sich der Sonne gar nicht aussetzte,
sondern nur in freier Luft aufhielt.

Gebirgsluft wirkt besonders heilkräftig durch die reine, verdünnte Luft auf Respiration, Cirkulation und Stoffwechsel. Die Gebirgsluft ist nicht nur verdünnt, sondern auch kühler, ärmer an
Sauerstoff. Die Verdunstung geht rasch vor sich, daher ist die
Funktion der Haut und der Lungen gesteigert.

Der grössere Zudrang von Blut zur Haut entlastet Lunge und
Herz, vermehrt den Gasumtausch in den Lungen, wirkt anregend
erfrischend auf Geist und Körper, erleichtert das Spiel der Muskeln.
Diese tonisirende Wirkung der Gebirgsluft betrifft aber nur gewisse
Höhen. Ueber 2000 Meter gelegene Orte sind wegen ihrer zu stark
reizenden Atmosphäre nicht für alle Kranke geeignet, für manche
geradezu schädlich.

Aus den Experimenten von Loevy, die sowohl in der pneumatischen
Kammer, in welcher die Luftverdünnung allein zur Geltung kam, sowie
auch aus seinen Beobachtungen am Südabhange des Monte Rosa hat es
sich herausgestellt, dass Höhenklima und verdünnte Luft durchaus nicht
gleich zu setzen sind.

Das Höhenklima beeinflusst in weit erheblicherer Weise den Respirationsakt als die Luftverdünnung allein. Ebenso liegen die Verhältnisse bei der Muskelarbeit und für den respiratorischen Stoffumsatz.

Sie beweisen, dass die Anregung des Stoffwechsels nicht der Temperatur, sondern der Bestrahlung und den Windverhältnissen zugeschrieben werden dürfte, obwohl auch hier, wie bei jedem Reiz, die Gewöhnung in ihre Rechte tritt.

Die vielfach behauptete Zunahme der Erythrocyten konnten die Verfasser nicht nachweisen. Die Serumdichte nahm nicht nur nicht zu, sondern sie sank. Das Blut wurde wässriger. Abwechselnder Aufenthalt in dunklem Zimmer und im Freien, mitten in den sonnenbeschienenen Gletschern, oder frei in den herrschenden Winden, änderte den Erythrocytengehalt im Kubikmillimeter in 20—30 Minuten um Millionen[1]).

Nach Mosso (Der Mensch auf den Hochalpen) ist die Höhenkur in ihren Wirkungen der Wasserkur ähnlich, nur dass statt der Douchen und der kalten Bäder die scharfe Luft, der Wind und die Sonne auf den Körper einwirken. Licht und Bewegung wirken modificirend auf die Cirkulation des Blutes und des Lymphstromes.

Dem *Waldklima* kann nur dann eine besondere Rolle zugeschrieben werden, wenn es sich um sehr bedeutende bewaldete Flächen handelt, Nur in solchen ist eine gleichmässige Temperatur, eine reine, feuchte und, falls es sich um Fichtenwälder handelt, eine balsamische ozonreiche Luft zu finden.

Kehlkopfkranke mit grosser Reizbarkeit der Mucosa, Hustenreiz, fühlen sich in bewaldeten Gegenden sehr wohl. Die Expectoration wird angeregt und erleichtert. Profuse Tracheobronchitiden werden ebenso wie chronische mit abundanter Sekretion einhergehende Larynxkatarrhe entschieden gebessert.

Klimatische Kuren. Bei der Verbreitung und Beliebtheit der klimatischen Kuren ist es heutzutage unmöglich, dieselben bei einer grossen Anzahl von Erkrankungen zu entbehren, obwohl die Ansichten über ihren Werth sehr differiren.

Es handelt sich vor Allem um den Nutzen klimatischer Kurorte für Larynx- und Lungenkranke, besonders bei Tuberkulose. Sie werden von manchen Seiten principiell verurtheilt, da die Kranken daselbst ohne ärztliche Kontrolle, sich allein überlassen, allen Genüssen der modernen Kultur fröhnen, ihren Larynx nicht schonen, und recht oft statt Besserung frühen Tod finden. — Viele Kollegen sind nur für Sanatorien eingenommen, weil nur in diesen zweckentsprechende hygienische Einrichtungen, Diät, Ueberwachung, richtige

---

[1]) A. Loevy in Gemeinschaft mit J. Loevy und Leo Zuntz, Ueber den Einfluss der verdünnten Luft und des Höhenklimas auf den Menschen (Pflüger's Archiv für die ges. Physiologie 1897, Bd. 66).

Behandlung, Erziehung des Kranken, wie er sich nach erlangter Genesung aufzuführen hat, um Recidiven vorzubeugen, rationell durchgeführt werden können. Kranke mit beginnender Larynxtuberculose, besonders wenn sie fiebern, sollten überhaupt nur in geschlossenen Anstalten behandelt werden. Für solche Kranke bringt die Riviera mit ihrem raffinirten Genussleben und ihren Versuchungen nur Schaden, sowohl in gesundheitlicher wie materieller Beziehung.

Leichtere Fälle erzielen indessen auch an der Riviera, trotz ihrer in mancher Hinsicht mangelhaften hygienischen Einrichtungen, zu der besonders die ungenügende Strassen- und Wegesprengung gehört, evidente Vortheile, durch die anregende tonisirende Luft und den Aufenthalt am Meeresstrande.

Besonderen Nutzen sah ich bei chronischen Larynx- und Rachenkatarrhen mit reichlicher Sekretion, Stauungskatarrhen in gewissen Formen der s. g. Pharyngitis sicca. —

Die medikamentöse Behandlung der stets die Kehlkopfaffektion begleitenden Lungenphthise hat ebenso wie das Tuberkulin der älteren wie der neueren Zeit keine greifbaren Erfolge aufzuweisen. Die hygienisch-diätetische Behandlung bewährt immer mehr ihre Superiorität.

Dass eine erfolgreiche Behandlung der Lungenphthise überall in entsprechenden Fällen durchgeführt werden kann, nicht nur in Görbersdorf, Davos, an der Riviera oder in Egypten, darüber kann und darf heute kein Zweifel mehr herrschen.

Eine specielle Würdigung der verschiedenen bei Larynx- und Lungenphthise empfohlenen und benutzten klimatischen Kurorte, kann an dieser Stelle nicht gegeben werden. Wie ich schon bemerkt, sind höher gelegene Kurorte, ebenso wie windige, mehr trockne Regionen für Larynxphthisiker unstatthaft.

Milde, feuchte Luft ist bei erethischen Zuständen von grossem Nutzen. Kurorte mit niedriger Wintertemperatur, wie Meran, Gries, Bozen, werden von manchen Larynxkranken gut ertragen, besonders wenn die tuberkulöse Affektion auf die Stimmbänder selber begrenzt bleibt, kein Fieber besteht und das Schlingvermögen nicht erschwert ist. Nervi, Peghli, Arco, Lugano, Pisa, Palanza passen am besten für empfindlichere, jeden Temperaturwechsel schlecht ertragende Kranke. Mentone, Cannes, Hyères, Pau können auch mit Vortheil benutzt werden, wenn die Kranken ihren Aufenthalt in Villen finden, die fern von den staubigen Strassen gelegen sind, und dieselben meiden.

Wichtig ist die Vorschrift, aus dem Süden kommende Rekonvalescenten im Frühling nicht sofort in die Heimat, sondern erst in

eine Uebergangsstation zu senden. Meran und Arco, ebenso Gleichenberg verdienen im Frühling den Vorzug vor den italienischen Seen,
besonders vor Montreux, Clarens, Glion. Für den Sommer eignen
sich besonders im Juli, August und September St. Blasien, Reichenhall, Aussee, Ischl wegen ihrer etwas niedrigeren Temperatur.

Heilanstalten wie Görbersdorf, Falkenstein bieten für schwere
Fälle von Larynxphthise mancherlei Vortheile[1]). Als den wichtigsten
betrachte ich, dass die behandelnden Aerzte dem Allgemeinzustande
die nöthige Aufmerksamkeit schenken, hygienische und diätetische
Vorschriften immer im Auge behalten, mit der lokalen Behandlung
chronischer Larynxerkrankung vertraut sind und auch meistens von
einer Uebertreibung der lokalen Kur sich fern zu halten vermögen.

4. Mineralwasserkuren.

Ihre Wirkung beruht auf einer Summe von Factoren, deren
specielle Würdigung nicht leicht wird, deren Gesammtresultat entschieden 'den kranken Organismuss günstigt beeinflusst. Wie viel
dem Klima, der Bewegung in frischer Luft, der geistigen Erholung,
der entsprechenden Diät zukommt, wollen wir hier nicht analysiren,
sondern nur den Einfluss der mitwirkenden Mineralwässer besprechen.
Trotz der skeptischen Anschauungen mancher Aerzte über ihren
kurativen Werth müssen wir zugeben, dass einige Gruppen von
Wässern, und zwar die alkalischen, die Kochsalzquellen, die Schwefelwässer, eine Reihe von Larynxerkrankungen günstig beeinflussen.
— Hierher gehören:

---

[1]) In Hohenhonnef werden, wie ich dies von dem Leiter der Anstalt, Herrn
Dr. Meissen, erfahre, schwere Fälle von Larynxphthise nicht aufgenommen. Er
schreibt mir darüber: „Mit solchen Kranken ist nichts mehr zu machen; sie sind
dem Untergange geweiht und gehören meines Erachtens nicht in eine Heilanstalt,
sondern in die Familie oder in ein Krankenhaus." Dieser Ansicht kann ich mich
nicht anschliessen, ebensowenig wie Kollege Besold, Arzt in Falkenstein, der in
einer vor kurzem publicirten Arbeit (Ueber die Miterkrankungen des Kehlkopfes
bei Lungentuberculose. Münchner med. Woch. No. 26. 1898) über 69 sichere
Fälle von Kehlkopftuberculose berichtet, bei denen durch allgemeine, sowie lokale
(event. chirurgische) Behandlung folgende Resultate erzielt wurden: Es wurden
geheilt: 22, gebessert 26, blieben ungebessert 14 Patienten. Nach Besold
können weder in Kliniken, noch bei ambulatorischer Behandlung dieselben Resultate erzielt werden wie in geschlossenen Heilanstalten, eine Ansicht, der ich
auf Grund eigener Erfahrung vollkommen beistimmen muss.

1) **Die alkalischen Säuerlinge.** Sie charakterisiren sich durch einen bedeutenden Gehalt an kohlensaurem Natron und Kohlensäure, während alle anderen Bestandtheile in untergeordneter Menge vorhanden sind. Hierher gehören: die warmen Quellen von Vichy, Neuenahr, Mont-Dore und die kalten Quellen von Bilin, Fachingen, Giesshübel u. A.

Die **alkalisch-muriatischen Säuerlinge** enthalten neben dem kohlensauren Natron noch Kochsalz. Hierher gehören die warmen Thermen von Ems, die kalten Quellen von Selters, Gleichenberg, Szczawnica etc.

Von den **Kochsalzwässern** leisten bei Erkrankungen der oberen Luftwege Soden, Reichenhall, Ischl, Salzbrunn, Iwonicz gute Dienste.

Von den **Schwefelwässern** sind zu nennen Barège, Eaux-Bonnes, Bagnères de Luchon, Aix, Weilbach.

Bei Plethora abdominalis, die so oft chronische Larynx- und Rachenkatarrhe unterhält, bei Magenleiden, Hyperacidität, Atonie des Magens und Darmes sind, je nach dem Fall, Marienbad, Taraps, Franzensbad, Homburg, Kissingen, Karlsbad von grossem Werth. —

Stärkere Kochsalzquellen oder zu lange fortgesetzter Gebrauch von alkalischen Quellen sind bei sehr reizbaren, anämischen Personen zu verbieten. Hier sind leichte Eisenwässer wie Pyrmont, Elster, Schwalbach, Krynica von Nutzen.

Schwerkranke, die wenig oder gar keine Chancen zur Genesung bieten und deren Badereise mit grossen materiellen Opfern verbunden ist, sollen nicht in weit entfernte, theure Badeorte geschickt werden, wo sie keine entsprechende Pflege finden und sich unglücklicher, verlassener fühlen als im Schoosse ihrer Familie. Bei der Wahl des Ortes soll nicht nur seine geographische Lage, der Gehalt der Quelle an Natron oder Kohlensäure, Eisen, Schwefel entscheiden, sondern auch der Arzt, dem die Kranken zugesandt werden. Von grossem Vortheil für den Patienten ist der Umstand, wenn dem Hausarzt der Badearzt, welchem er seinen Kranken anvertraut, persönlich bekannt ist.

Künstliche Mineralwässer können und werden nie die natürlichen ersetzen. Es ist bekannt, welche Differenzen die von verschiedenen Fachmännern vorgenommenen Untersuchungen eines und desselben Mineralwassers erweisen. Es handelt sich dabei nicht allein um quantitative Unterschiede, sondern es werden zuweilen Stoffe entdeckt, die von früheren Untersuchern gar nicht gefunden worden waren. Der Einwand, dass es auf die minimalen Quellenbestandtheile meistens nicht ankomme, muss bestritten werden angesichts der Thatsache, dass der Effekt zahlreicher natürlicher Mineralwässer sich häufig nicht einfach aus der pharmako-dynamischen Einwirkung hervorragender Komponenten erklären lässt und wir nicht selten energische therapeutische Wirkungen empirisch zu registriren haben (Perl). Mit der Steigerung und Erleichterung des Reiseverkehrs, sowie durch die technischen Verbesserungen bei der Versendung der natürlichen Mineralwässer ist die Bedeutung der künstlichen immer mehr im Abnehmen, da man sich auf die Tüchtigkeit und Zuverlässigkeit des fabricirenden Chemikers verlassen muss und eine analytische Untersuchung ihrer Fabrikate selbst für den Fachmann eine schwere und zeitraubende Arbeit darstellt.

Operative Behandlungsmethoden.
(Endolaryngeale Chirurgie.)

1. Vorbereitungen zu endolaryngealen Operationen.

Wie ich dies schon bei der Besprechung der laryngoskopischen Untersuchung und ihrer etwaigen Schwierigkeiten hervorgehoben habe (S. 42), muss der Kranke vor jedem operativen Eingriff an den Spiegel gewöhnt und auf eine ruhige, zweckentsprechende Athmung eingeübt werden.

Nachdem man den Patienten instruirt hat, wie die Zunge mit der rechten Hand gefasst und willkürlich stark hervorgestreckt werden soll, nachdem das Anschlagen höherer Töne ohne Anstrengung vor sich geht, muss der Kranke noch erlernen, einen möglichst grossen, vom Operateur mit der linken Hand eingeführten Spiegel längere Zeit zu ertragen. Nun erst wird die Kehlkopfsonde benutzt, um die Tiefe des Larynx an ihrem vertikalen Arme zu bestimmen und die entsprechende Krümmung der zur Operation nothwendigen Instrumente herauszufinden. Die Tiefe des Larynx unterliegt bedeutenden Schwankungen, sowohl bei Männern wie bei Frauen, sie ist abhängig vom Alter, Wuchs und der Lage des Kehlkopfs, und lässt sich nicht genau vorausbestimmen.

Bei Frauen beträgt die Entfernung zwischen dem Sondenknopfe und dem horizontalen dem Zungengrunde anliegenden Arme 1 bis $1^1/_2$ cm weniger als bei Männern entsprechenden Alters.

Dieser Umstand wird nicht immer genügend beachtet und kann die Ausführung der Operation nicht nur erschweren, sondern manchmal sogar vereiteln.

Ist der vertikale Schenkel des Instrumentes zu lang, so dringt dasselbe zu tief in den Larynx und gelangt unter die Stimmbänder. Man erkennt diesen Fehler (auch ohne Kehlkopfspiegel) an dem charakteristischen Geräusch, mit welchem die Luft neben dem Instrument zwischen den zusammengepressten Stimmbändern entweicht. Zu lange Larynxinstrumente stossen mit der Krümmung an das Velum oder berühren beim Einführen nicht selten die hintere Larynxwand.

Bei gesenkter Epiglottis ist es von Vortheil, mehr geschweifte Krümmungen zu wählen, da rechtwinklig gebogene Instrumente, wie z. B. die Mackenzie'sche Kehlkopfzange, ohne Berührung der Nebentheile schwerer einzuführen sind.

Alle in den Larynx eingeführten Stahlinstrumente müssen vordem in heissem Wasser oder über der Lampe erwärmt werden, da von der Larynxschleimhaut sogar nach Cocainisirung derselben durch die Kälte Reflexe ausgelöst werden.

Die Instrumente müssen vor ihrer Einführung genau besichtigt und ihre Festigkeit geprüft werden. Man verlasse sich nie auf die Assistenz, denn den Operateur, nicht den Assistenten, trifft die Verantwortung für unvorhergesehene üble Ereignisse. Die Desinfektion der Instrumente soll an anderer Stelle gewürdigt werden.

Ueber den Sitz, die Haltung des Kranken und die Ueberwindung gewisser anatomischer und physiologischer Schwierigkeiten habe ich mich schon an anderer Stelle ausgesprochen. Hier möchte ich nur beifügen, dass bei Operationen im vorderen Larynxabschnitt es vortheilhafter ist, wenn der Operateur steht und die Lichtquelle etwas höher gestellt wird.

Aengstliche Patienten sollen vor Ausführung der Operation wiederholt mit der Kehlkopfsonde untersucht werden. Die Ueberzeugung von der Schmerzlosigkeit dieses Verfahrens bringt ihnen grosse Beruhigung und spornt sie an, auch während der Operation die nöthige Ruhe zu wahren und den Forderungen des Arztes willig nachzukommen.

Vor jeder Operation muss der Kranke seine Einwilligung zu derselben ertheilen. Dem Chirurgen steht das Recht nicht zu, operative Eingriffe ohne Zustimmung des Patienten, bei Unmündigen ohne Einwilligung der Eltern, vorzunehmen.

Man vermeide galvanokaustische Aetzungen in der Nase unter dem Vorwande einer Sondenuntersuchung, operire nicht hinterlistig Larynxpolypen sofort nach gestellter Diagnose, um den Patienten die Angst vor der Operation zu ersparen. Hat sich nach gründlicher Berücksichtigung der Anamnese, des Allgemeinzustandes und des lokalen Befundes, die Vornahme eines operativen Eingriffes als absolut nothwendig erwiesen, so muss der Patient darüber sowie über den Zeitpunkt der Operation in kurzer Weise aufgeklärt werden. Der Kranke muss wissen, ob der Eingriff als ein leichter oder schwerer, schmerzhafter oder schmerzloser sich gestalten wird. Man informire den Patienten über die Möglichkeit einer Blutung während oder nach der Operation, verheimliche nicht, dass in der post-operativen Periode Fieber sowie Schmerzen beim Schlingen auftreten können, dass er stark heiser, ja sogar auf längere oder kürzere Zeit stimmlos werden kann, was z. B. nach Curettement vorkommt. Der Kranke muss genau informirt werden, ob und wie lange er nach der Operation das Zimmer zu hüten hat, wie lange die Nachbehandlung dauern kann und welche Vortheile von dem operativen Eingriff für ihn erspriessen.

Ob und in welchem Maasse dem Kranken die volle Wahrheit über seinen Zustand mitgetheilt werden soll, ist von seinem Charakter, seiner Stellung, seinem Bildungsgrade, seinem momentanen Geistes- und Körperzustande abhängig.

Der Operateur muss Psychologe sein und lernt es mit der Zeit, welchen Weg er einzuschlagen hat, was im gegebenen Falle einem Kranken gesagt, was verheimlicht werden muss.

Bei unbemittelten Kranken wähle man immer diejenige Behandlungsart, die am schnellsten zum Ziele führt, auch wenn dieselbe mit gewissen Unannehmlichkeiten, wie Schmerzen, verbunden ist. Der Arme hat keine Zeit, längere Kuren vorzunehmen. Jeder verlorene Arbeitstag ist für ihn resp. seine Familie ein Fasttag.

Bei zaghaften, furchtsamen, nervösen oder durch ihre materielle Lage verwöhnten Kranken ist es nicht immer rathsam, ohne weitere therapeutische Versuche sofort den operativen Weg zu betreten, besonders bei chronischen Zuständen, z. B. bei diffuser Pachydermie der Pars arytaenoidea, ohne bedeutende Beschwerden eine galvanokaustische Aetzung oder Kauterisation mit Höllenstein vorzunehmen.

Man versuche es immer mit milderen Mitteln, wenn die Kranken nicht selber ein sofortiges energisches Vorgehen verlangen. Hysterische, neurasthenische Personen, Hypochonder sollen nur bei absoluter Unmöglichkeit eines positiven Resultates auf anderem Wege operativ behandelt werden.

Natürlich hängt dies Alles ab von der Art und der Dignität der Erkrankung. Eine Stenose, die gefahrdrohend wird, werden wir immer durch Tracheotomie bekämpfen müssen. Einen kleinen, nur leichte Heiserkeit bedingenden Polypen können wir auch längere Zeit unberührt lassen, bis der Kranke durch Zureden, Beruhigen so weit gebracht wird, die Operation zu bewilligen.

Ist dieselbe einmal bestimmt worden, so schiebe man den Termin nicht zu lange auf, wenn nicht besondere Umstände dies erfordern.

Der Abend vor der Schlacht, vor dem Duell, vor der Operation ist für Manchen schlimmer als der kritische Moment selber.

Bei Frauen vermeide man wichtigere operative Eingriffe während der Schwangerschaft, der Menstruation, besonders wenn sie mit Schmerzen verbunden ist. Verdauungsstörungen (Diarrhoe), fieberhafte Affektionen, unverhoffte Blutungen, deprimirende moralische Einflüsse erheischen ein Aufschieben kleinerer operativer Eingriffe.

Aber auch der Arzt soll sich nicht bewegen lassen, technisch schwere, aber nicht urgente Operationen vorzunehmen, wenn er sich krank, geschwächt, erschöpft fühlt, bei starker Migräne, nach schweren moralischen Erschütterungen. Vor und während der Operation selber vermeide man es, Briefe zu empfangen, um etwaigen deprimirenden Einflüssen zu entgehen und die nöthige Ruhe zu bewahren.

Gerade die endolaryngealen Operationen erfordern die grösste Beherrschung und Sicherheit der Hand. Wer kurz vor einer Operation mit starken Gemüthsbewegungen zu kämpfen hatte, verschiebe immer ihre Ausführung zu einer späteren Stunde.

Was die Tageszeit anbetrifft, in der operirt werden soll, so würde ich immer die Morgenstunden anrathen, wo Körper und Geist frischer gestimmt sind.

Die Operation soll womöglich nicht in den allgemeinen Empfangsstunden, sondern zu einer speciell gewählten Zeit ausgeführt werden. Die Vorbereitungen dazu bestehen seit Einführung des Cocain vor Allem in der Ausführung der lokalen Anästhesie, zu deren Besprechung wir nun übergehen.

2. Lokale Anästhesie.

Pharmakologie und Technik.

Anaesthetica.

Zu dieser Gruppe gehören: das Cocain, das Eucain, das Antipyrin in koncentrirter Lösung und das Orthoform.

Cocain wurde im Jahre 1883 von Koller in die Ophthalmologie, im Jahre 1884 von Jelinek als Anaestheticum und Analgeticum in die laryngo- und rhinologische Praxis eingeführt und nimmt seitdem durch seine vorzüglichen Eigenschaften einen hervorragenden Platz in unserem Arzneischatz ein.

Das Cocain gehört in die Gruppe der lokalen Anaesthetica und stammt von verschiedenen Arten der Erythroxyleen (Erythroxylon Coca).

Schon im Jahre 1860 hat Wöhler das Cocain als Alkaloid dargestellt und seine anästhesirende Wirkung auf die Mundschleimhaut erkannt.

Das Cocain ist eine Base, ein Derivat des Ecgonins und kann aus Benzoylecgonin künstlich dargestellt werden.

Cocain ist ein Protoplasmagift, es hebt die Bewegungen der Amöben sowohl wie der Spermatozoen auf, es verhindert die Diapedese der Leukocyten.

Kleine Gaben steigern die Pulsfrequenz und erhöhen den Blutdruck, grössere Dosen bewirken starke Pulsverlangsamung und Erniedrigung des Blutdruckes. Bei manchen Patienten ruft es bedeutende Salivation hervor.

In der Rhyno- und Laryngologie werden behufs der Anästhesie vorwiegend Bepinselungen oder Zerstäubungen vorgenommen, und zwar je nach dem Gebiete und dem Falle kommen $5-20\,\%$-ige Lösungen zur Anwendung.

Ich empfehle wegen seiner absoluten Reinheit das Cocainum hydrochloricum von Merck, das in kleinen, braunen, 1,0 fassenden Gläschen verkauft wird.

Die weissen Krystalle lösen sich leicht im Wasser und Alkohol.

Will man selber Cocainlösungen bereiten, so sei Folgendes bemerkt: Das leere Fläschchen fasst, bis zum Halse gefüllt, 2,75 destillirtes Wasser. Werden einige Tropfen Wasser mehr zugefügt, so können wir den Inhalt auf 3 g bestimmen. Wird das 1,0 Cocain enthaltende Fläschchen bis an den Hals mit Wasser gefüllt, so erhalten wir eine $25\,\%$-ige Lösung. Zwei Fläschchen Wasser ($+\,1{,}0$ Cocain) geben eine $14{,}3\,\%$-ige Lösung. Drei Fläschchen ($+\,1{,}0$ Cocain) liefern eine $10\,\%$-ige, vier Fläschchen eine $7{,}7\,\%$-ige, fünf Fläschchen eine $6{,}2\,\%$-ige, sechs Fläschchen eine $5{,}2\,\%$-ige Lösung.

Ich füge diese Berechnung[1]) hier an, weil ich bemerkt habe, dass sie nicht immer berücksichtigt wird und dass die bis zum Halse ($+\,1{,}0$ Cocain) mit Wasser gefüllten Fläschen als $20\,\%$-ige Lösung angenommen werden.

Von alkoholischen Lösungen habe ich keinerlei Vortheile gesehen. Dagegen wirken erwärmte Cocainlösungen bedeutend stärker anästhesirend als kalte Solutionen.

---

[1])   1 Fläschchen Cocain Merck $+$ 3,0 Wasser $= 25\ \%$

1	-	-	-	$+$ 6,0 -	$= 14{,}3$ -
1	-	-	-	$+$ 9,0 -	$= 10$ -
1	-	-	-	$+12{,}0$ -	$=\ 7{,}7$ -
1	-	-	-	$+15{,}0$ -	$=\ 6{,}2$ -
1	-	-	-	$+18{,}0$ -	$=\ 5{,}2$ -

Dieselben Verhältnisse beziehen sich auf das Eucain Schering's, A und B, das in 3,0 destillirtes Wasser fassenden, 1,0 enthaltenden Fläschchen verkauft wird.

Die Wirkung des Cocains ist eine lokale und allgemeine. Die anästhetische Wirkung tritt desto deutlicher hervor, je reicher die betreffende Schleimhaut an sensiblen Nervenfasern ist. Nach Lermoyez ist auch der anatomische Charakter der Mucosa von Einfluss, ihr Reichthum an Blutgefässen, ihre Succulenz und epitheliale Bedeckung.

Die Anästhesie ist nicht bedingt durch Anämie der Gewebe. Letztere ist nur an gewissen Stellen und zwar an reichlich vascularisirter Mucosa deutlicher ausgesprochen.

Das Cocain ruft eine energische vasomotorische Kontraktion hervor, die 1—5 Minuten nach der Applikation auftritt und ein Erblassen und Zusammenziehen der Gewebe bedingt. Diese Kontraktion ist aber von kürzerer Dauer als die ihr nachfolgende Anästhesie der Schleimhäute.

Nach Tiro-Costa genügt eine Erwärmung auf 50—55° C., um schon mit 2 %-igen Lösungen eine Anästhesie hervorzurufen. Das anästhetische Feld ist alsdann mehr verbreitet, die Unempfindlichkeit tritt sofort ein und dauert auch länger. Die Gefahr der Intoxikation wird bedeutend vermindert.

Die Cocainlösungen sollen immer frisch bereitet werden. Nach einiger Zeit (schon nach 3 Tagen) werden sie trübe und alsdann weniger wirksam. Auch kommt es zur Bildung von toxischen Produkten in der zersetzten Lösung.

Dieselben können nicht sterilisirt werden. Durch Aufkochen zersetzt sich das Cocain in Benzoylecgonin und Methylalkohol. Kleine Zusätze von Karbolsäure (1—2 %) genügen, um den Cocainlösungen eine grössere Haltbarkeit zu ertheilen und das Sterilisiren zu ersetzen.

Für die Nasenschleimhaut genügt zur vollkommenen Anästhesie eine 5—10—15%-ige warme Cocainlösung. Sie soll mittels sterilisirter, dünner, an geriefte Sonden befestigter Wattebäuschchen, bei gesenktem Kopfe, ausgeführt werden. Ein Wattepinsel fasst etwa 3 — 5 Tropfen. Wird eine 20%-ige Cocainlösung benutzt, so enthält der Pinsel 0,05 Cocain).

Es ist nicht nöthig, bis in den Nasenrachenraum zu dringen, weil durch Abfliessen des Cocains in den Pharynx ein unangenehmes Gefühl von Pelzigsein und Fremdkörper hervorgerufen wird. Stärkere 15—20%-ige Lösungen sollten nur dann auf Wattebäuschen in die Nase eingeführt werden, wenn der Patient schon früher schwächere Lösungen ohne Schaden ertragen hat.

Als normale Dosis bezeichnet Lermoyez zur Anästhesie für das Mittelohr 0,02—0,03, für die Nase 0,5, für den Kehlkopf 0,1. — Er findet die Applikation durch Eintauchung in die Cocainlösung ungenau in der Dosirung, daher unstatthaft und fordert, dass eine bestimmte Dosis von Cocain in eine Glasschale gegossen und zur

Pinselung angewandt werde. Die Lösung soll in folgender Weise bereitet werden.

Mittels eines genau kalibrirten kleinen Löffels wird 0,05 Cocain in einen Glasnapf geschüttet und mit einer Pipette entweder heisses Wasser oder eine 2 %-ige Karbolsäurelösung in folgendem Verhältniss hinzugefügt: Es geben 5 Tropfen eine 5 %-ige, 10 Tropfen eine 10 %-ige Lösung u. s. w.

Ich benutze im Rachen 10—15—20 %-ige Lösungen, jedoch mit Vermeidung eines Ueberschusses am Pinselträger.

Im Kehlkopf genügen, bei länger dauernden Operationen, 15 bis 20 %-ige warme Lösungen. Der etwaige Ueberschuss des vom Pinsel in den Rachen abfliessenden Cocains soll ausgespuckt werden. Der Mund wird mit reinem Wasser ausgespült. Ein Nachtrinken ist gänzlich zu verbieten.

Tritt Salivation ein, so ist zwischen zwei Cocainbepinselungen eine Touchirung mit koncentrirter Antipyrinlösung von Nutzen. Man lasse zwischen den Bepinselungen 1—2 Minuten vergehen, prüfe immer die Empfindlichkeit mit der Sonde und operire im Larynx erst, nachdem der Kranke expektorirt und die Respiration sich beruhigt hat.

Die Mundhöhle, besonders der Boden und die hintere Zungenfläche resorbiren rascher als Pharynx und Larynx. Hier genügen schon 5 %-ige Lösungen zur Anästhesie.

Frisch gesetzte blutende Wunden der Nase, des Rachens und des Kehlkopfes sollen, wenn eine Verlängerung der Anästhesie geboten ist, womöglich mit schwächeren Lösungen bepinselt werden, um Vergiftungserscheinungen zu vermeiden.

Einspritzungen von Cocainlösungen in die Nase und in den Larynx können mit Vortheil durch Zerstäubung von Cocainsolution ersetzt werden. Hierbei verdienen folgende Punkte besondere Beachtung.

Die Cocainzerstäubung fordert präcis wirkende Instrumente und genaue Dosirung.

Die sog. Pulverisateure sind schon an anderer Stelle ausführlich besprochen und gewürdigt worden (S. 74).

Ich empfehle den von Tröltsch angegebenen Zerstäuber aus Metall, mit zwei Ansätzen: einen nach vorne zerstäubenden und einen drehbaren, seitlich wirkenden Ansatz (Fig. 40). Derselbe soll ausprobirt werden, wieviel Flüssigkeit er in 15—30 Sekunden zerstäuben kann. Die graduirte, aus dickem Glas geformte Eprouvette gestattet ein Anwärmen der Flüssigkeit. Der pulverisirte Dunstkegel soll nicht zu sehr nach auswärts zerstäuben, weil dadurch die Wirkung vermindert wird.

Es genügt, 10—20 Sekunden einen 6—7 %-igen Spray auf den Larynx während der Intonation zu dirigiren, um Anästhesie zu erzeugen. Tiefes Athmen während der Zerstäubung ist ebenso wie Schlucken der im Halse sich ansammelnden Lösung zu verbieten. Vor der Applikation im Larynx empfiehlt es sich, den Spray auf Gaumen und Rachen zu dirigiren, um eine grössere Toleranz für den Spiegel zu erlangen.

Cocaininsufflationen mittels eines gewöhnlichen resp. eines Bardeleben'schen Pulverbläsers sind insofern von Nutzen, als das Medikament längere Zeit, ohne zu reizen, auf die Mucosa einwirkt.

Diese Einblasungen werden von M. Schmidt empfohlen, sollen aber präcise unter Spiegelleitung ausgeführt werden. Das Pulver muss trocken sein. Das Ende des Glasinsufflators wird denjenigen Theilen genähert, die bestäubt werden sollen.

Man prüfe die anästhesirende Wirkung der Mischung erst am Gaumen und Rachen, sodann wird der Kehlkopf eingestäubt (Einzeldosis 0,02 Cocain : 0,180 Borsäure). Statt nachzutrinken lasse man den Ueberschuss ausspucken oder den Hals mit Wasser gurgeln.

Die Wirkung der Cocainanästhesie hält 8—15 Minuten an, sodann vermindert sie sich allmählich und schwindet nach 20—25 Minuten. Es bleibt aber noch eine etwa 30 Minuten andauernde Verminderung der Empfindlichkeit zurück, die als Analgesie manchmal 2—3 Stunden fortdauert.

Um diese so erwünschte Wirkung zu verlängern, habe ich im Jahre 1886 zuerst bei Larynxphthise submuköse Einspritzungen empfohlen.

Diese Einspritzungen werden mittels einer speciellen Spritze, von der ich zwei Modelle anfertigen liess, ausgeführt.

Der Unterschied zwischen diesen beiden Instrumenten ist unbedeutend, da die zweite Modifikation sich von der ersten hauptsächlich dadurch unterscheidet, dass ich, dem Beispiele Krause's folgend, zwei Ringe beigefügt habe und die Spritze aus Kautschuk verfertigen liess. Dieselbe fasst 1,960 destillirten Wassers, die 40 Tropfen der Flüssigkeit entsprechen.

Der Stab der Spritze ist in 10 gleiche Theile getheilt. Einem Theilstrich entsprechen 4 Tropfen destillirten Wassers. Eine runde Metallscheibe, welche am Stabe befestigt ist und mittels einer Schraube bewegt werden kann, ermöglicht die genaue Bestimmung der Quantität der Flüssigkeit, die injicirt werden soll. Das Rohr misst in seinem horizontalen Arme 10 cm, ist entsprechend gekrümmt und besitzt an beiden Enden Schraubenwindungen. Mittels des dickeren Endes wird dasselbe mit der Spritze verbunden, das kürzere dient zum Einschrauben des Ansatzstückes, welches ziemlich dick und mit einer scharfen, schräg abgeschnittenen und 1 cm langen Nadel versehen ist (Fig. 93). Die Nadel kann nicht tiefer als 1 cm eingestochen werden. Dieser Theil lässt sich abschrauben, um die Kanüle leichter abnehmen und reinigen zu können. Dieselbe wird in zwei Grössen verfertigt. In der einen beträgt der senkrechte Theil 4 cm, in der anderen 6 cm. Der kürzere Ansatz dient zu Injektionen in die Epiglottis, der längere für die tieferen Partien des Kehlkopfes.

Die ganze Kanüle ist sowohl von innen wie auch von aussen vergoldet, um das Verrosten zu verhüten. Ausser dieser gekrümmten Kanüle habe ich auch eine gerade anfertigen lassen, nämlich für Injektionen von Cocain in die Schleimhaut des Rachens, des Gaumens, der Tonsillen und der Nase.

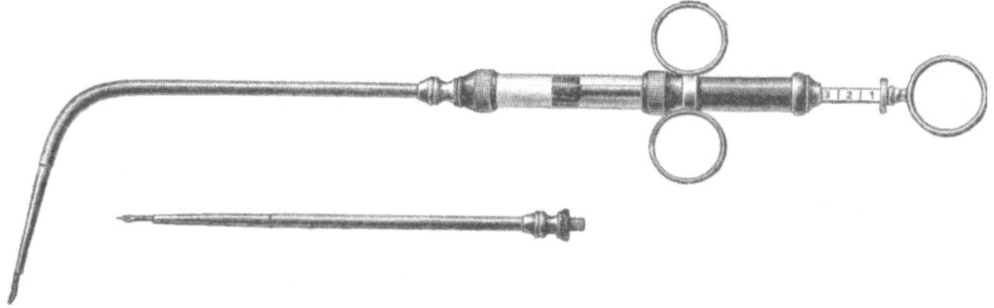

Fig. 93.

Der Stempel der Spritze soll sehr genau passen, trotzdem leicht beweglich sein. Die Spritze wird vor und nach jeder Injektion mit 5 %-iger Karbolsäure, sodann mit absolutem Alkohol desinficirt.

Mittels dieser Spritze mache ich submuköse Injektionen von 10 %-igen Cocainlösungen in den Larynx, nach folgender Formel:

Rp. Cocaini muriat. 0,25

Solutionis acidi carbolici (2 %) 2,5.

S. Zu submukösen Injektionen.

Die Spritze fasst 2,5 dieser Lösung oder 0,25 Cocain, und da ein Theilstrich 4 Tropfen gleicht, so enthält ein Tropfen 0,03 Cocain.

Man injicire das Medikament an zwei Stellen, 2—3 Tropfen, je nach Bedarf. Gewöhnlich sind 0,05 ganz hinreichend, um eine vollständige Anästhesie hervorzurufen. Der Zusatz von Karbolsäure (2 %) zu Cocainlösungen ist bestimmt, um den manchmal auftretenden Symptomen von Cocainvergiftungen entgegenzuwirken. Zu diesem Schluss gelangte auch Viau, welcher Cocain bei Zahnextraktionen angewandt hatte, dessen Erfahrungen mir aber zur Zeit, als ich dieses Mittel anwandte, noch unbekannt waren. Was die Stelle anbetrifft in welche injicirt werden soll, so hängt dies von der Intensität und der Lokalisation des Leidens ab. Am häufigsten habe ich bei Larynxphthise Injektionen in die geschwollene und geschwürige hintere Larynxwand vorgenommen, wobei die Nadel ca. $\frac{1}{2}$ cm tief eingestochen wurde, oder in die infiltrirte Epiglottis. Manchmal wurden diese Stellen noch vor der Injektion mit einer schwachen Cocainlösung bepinselt, was aber nur bei sehr ängstlichen Patienten absolut nöthig ist.

Etwa 5—7 Minuten nach der Einspritzung werden folgende Symptome beobachtet:

Die Schlingbeschwerden sind gehoben. Die Anästhesie ist in der Nähe der Injektionsstelle am deutlichsten ausgesprochen, schwächer an den entfernteren Partien, was leicht mit der Sonde konstatirt werden kann. Die Anästhesie verbreitet sich bei Injektionen in die hintere Larynxwand, auch auf die hintere Rachenwand, auf den Gaumen, auf das Zäpfchen, und zwar schon nach einigen Minuten. Manchmal geht dieselbe auf die Schleimhaut der Nasenrachenhöhle über. Die Wirkung auf die Epiglottis ist schwächer. Ebenso schwach ausgesprochen ist sie an den falschen Stimmbändern. Die Erleichterung der Schlingbeschwerden dauert 3—6 Stunden, manchmal noch länger. Die Kranken können alsdann ohne Schmerzen essen und trinken, beklagen sich auch nicht, wie dies bei Pinselungen der Fall ist, über das Gefühl von Rigidität im Halse. Den sehr unangenehmen Speichelfluss vermisste ich gewöhnlich.

Cocaininjektionen in die hintere Rachenwand sind weniger wirksam als die in die hintere Kehlkopfwand ausgeführten Einspritzungen.

Stärkere Vergiftungen habe ich bei dieser Anwendungsweise bisher nicht beobachtet. Die toxischen Symptome schwanden gewöhnlich von selbst nach Darreichung von Wein und hinterliessen keine ernsteren Folgen. An der Injektionsstelle entstand manchmal eine leichte Schwellung, welche zuweilen einige Stunden bis einen Tag anhielt, die aber später spurlos verschwand.

Die Methode der submukösen Injektionen hat für die Praxis folgende Vortheile: Sie erlaubt die Anästhesie auf gewisse Regionen zu beschränken und je nach Wunsch zu modificiren und erzeugt eine länger andauernde Anästhesie. Sie fordert keine grösseren Quantitäten von Cocain (höchstens 0,06), was namentlich in der Hospitalpraxis von grosser Wichtigkeit ist. Da die Injektion eine Abstumpfung des Gefühls im Rachen und Gaumen hervorruft, so wird die Untersuchung mit dem Spiegel bedeutend erleichtert.

Die Priorität der Ausführung der submukösen Injektionen gebührt Herrn Kollegen Pieniazek. Die von ihm zu Injektionen benutzte Spritze wurde bisher nicht beschrieben. Im Grossen und Ganzen soll sie der von mir angegebenen Spritze gleichen. Pieniazek benutzte 5—10%-ige wässerige Lösungen und injicirte dieselben zu gleicher Zeit, an mehreren Stellen der hinteren Kehlkopfwand, in der Quantität von $\frac{1}{2}$—1—2 Tropfen (0,03—0,05). Diese Methode wurde von ihm sowohl bei Polypen des Kehlkopfes wie auch der Nase, sogar bei Operationen der Tonsillen angewandt. Dabei machte er die Beobachtung, dass die durch Cocain hervorgerufenen Intoxikationssymptome mit Morphiuminjektionen und vice versa beseitigt werden können.

Die Quantität von Cocain steigerte er bei seinen Patienten bis auf 0,4, und zwar in einer Sitzung. Er machte Injektionen von Cocain auch in die falschen Stimmbänder, in die hintere Kehlkopfwand, ferner in das Tuberculum epiglottidis. Doch sah er danach Schwellungen und Verhärtungen, die bis zwei Wochen anhielten.

Injektionen in die Santorini'schen und Wrisberg'schen Knorpel sind zu vermeiden. Man spritze die Lösung immer in das submuköse Gewebe, um keine entzündliche Reizung und keine Schwellungen hervorzurufen. Es ist wohl möglich, dass der von mir benutzte Zusatz von Karbolsäure das Auftreten dieser unangenehmen Komplikationen verhindert. Die nach subkutanen Morphiuminjektionen entstehenden Infiltrate sind gewöhnlich durch zersetzte und mit Pilzen verunreinigte Flüssigkeiten verursacht oder als Folgen ungenügend desinficirter Spritzen zu betrachten. Ob der Mangel von Vergiftungserscheinungen bei meinen Kranken speciell der Wirkung der Karbolsäure zugeschrieben werden darf (Viau), wage ich nicht zu entscheiden.

Einige Monate nach Publikation dieser Methode hat Bernhard Fränkel die Resultate seiner Untersuchungen veröffentlicht und die von mir angegebenen Erfahrungen vollständig bestätigt. Er machte submuköse Cocaininjektionen, um Anästhesie bei Operationen des Nasenrachenraumes zu erzielen, und war mit seinen Resultaten vollkommen zufrieden.

Was die Dosirung anbetrifft, so reichen nach Fränkel erheblich geringere Dosen zur vollen Wirkung aus. Er benutzte von einer 15%-igen Lösung 2—3 Theilstriche der 10theiligen Spritze und injicirte bei Erwachsenen auf jede Seite 1—1$\frac{1}{2}$ Theilstriche.

Zur Anästhesie des Velums genügen 0,03—0,04 Cocain.

Als Maximalgabe bei Erwachsenen bestimmt Fränkel 0,06 bis 0,1, um Vergiftungen zu vermeiden. Uebrigens sind von ihm ebenso

wie auch von Pieniazek keine nachtheiligen Folgen nach den Injektionen beobachtet worden. Die Kanüle der Spritze muss sorgfältig desinficirt werden und muss sehr scharf sein. Da Cocainlösungen sich leicht zersetzen, so hat auch Fränkel einen Zusatz
von $1/2$—1%-iger Karbolsäure empfohlen.

Der durch den Einstich verursachte Schmerz kann durch Berieselung der Injektionsstelle vermindert werden. Ich benetze dieselbe mit der in der Spritze befindlichen Lösung, wozu ein Tropfen
genügt.

Das Cocain, wie jedes öfter angewandte stark wirkende Mittel,
forderte auch seine Opfer und hinterliess manchem Kranken und
manchem Kollegen unangenehme Erinnerungen.

Der grösste Theil der schweren Intoxikationsfälle bleibt unbekannt. Dieselben sind nicht immer durch Idiosynkrasie des
Kranken, sondern durch allzu starke Dosis bedingt, ferner dadurch, dass statt einer schwachen sofort 20%-ige Lösungen angewandt werden. Auch die Kontrolle, wieviel im einzelnen Fall
Cocain verbraucht worden ist, wird oft ausser Acht gelassen. In
manchen Lehrbüchern findet man die Angabe, dass bei Nasen-
operationen 20%-ige Lösungen benutzt werden können, ferner, dass
man in 20%-ige Lösung getauchte Wattetampons einige Minuten
lang in der Nasenhöhle liegen lassen kann. Auch wird die Vorsicht
zu wenig beachtet, bei Bepinselungen des Rachens und des Larynx
den Ueberschuss von Cocain ausspucken zu lassen. Das Cocain
wird schnell durch den Magen resorbirt. Noch schneller treten Intoxikationserscheinungen auf bei fehlerhafter Benutzung des Sprays,
wenn die Kranken z. B. statt zu phoniren, inspiriren, also das Medikament einathmen. Alle diese Punkte sollen Erörterung finden
nach Berücksichtigung der Symptomatologie der Intoxikation und
ihrer Häufigkeit.

Die Symptome der Cocainvergiftung können in folgende Gruppen
getheilt werden:

1. Wirkung auf das Herz, 2. Störungen der Respiration, 3. nervöse und vasomotorische Störungen.

Das Cocain setzt in toxischen Dosen die Herzthätigkeit herab.
Der Puls wird verlangsamt, der Blutdruck erniedrigt. Die Respiration wird ebenfalls verlangsamt, unregelmässig, stockend, manchmal
wie gelähmt. Die nervösen Störungen äussern sich anfangs durch
eine Excitation der Bewegung, Geschwätzigkeit, Erhöhung der Reflexe und Unruhe, die sich bis zu Konvulsionen steigern kann. Manchmal treten lähmungsartige Zustände ein, Schwäche, Uebelkeit, Erbrechen, vollständige Apathie, Willenlosigkeit, Ohnmacht Bei hyste-

rischen Frauen können Krampfanfälle, Katalepsie, manchmal sogar Delirien hinzutreten.

Die vasomotorischen Erscheinungen finden ihren Ausdruck in Erblassen, Schweissaustritt, temporärer Anosmie, Amaurosis, Erweiterung der Pupille, Ohrensausen und nach dem Ablauf der Wirkung in der eintretenden Dilatation der Gefässe (postoperative Blutungen).

Brokaert berichtet über einen, bisher vereinzelt in der Litteratur stehenden Fall von Blasenbildung auf der unversehrten Haut nach Applikation einer 10%-igen Cocainlösung. Dies ereignete sich bei einem Officier, der jedesmal nach Bepinselung der Haut des Vorderarmes mit Cocain eine blasenartige Eruption bekam, gerade wie nach einem Vesicans. Die Sache wurde genau geprüft und bestätigt. Nach der Heilung der Bläschen zeigte sich die Haut pigmentirt. Durch vergleichende Versuche wurde später nachgewiesen, dass bei diesem Kranken Sublimatlösungen und andere Antiseptica keine Blasenbildung hervorriefen. Dieser Fall gehört zu den prägnanten Symptomen vasomotorischer Störungen.

Vorsicht bei Anwendung des Cocains erfordern: sehr nervöse Personen, hysterische Frauen, Kinder unter sechs Jahren, Greise mit vorgeschrittener Arteriosklerose. Frauen sind überhaupt sehr empfindlich gegen Cocain, besonders während der Schwangerschaft und der Laktation. Nephritis bildet nach Rabow und Bourget eine absolute Kontraindikation gegen Cocain. Nach Lermoyez existirt auch eine regionäre Idiosynkrasie für Cocain. In erster Linie gehört hierher das Cavum tympani, der Nasenrachenraum, sodann die Nasenhöhle. Am besten wird Cocain in Larynx und Pharynx vertragen.

Nach Wölfler treten Intoxikationserscheinungen nach Injektionen am Kopf häufig auf. Ich habe sie nach Applikationen in der Nase und im Rachenraume viel öfter beobachtet als nach Bepinselungen resp. Injektionen im Rachen und im Kehlkopf.

Was die Wege der Intoxikationen durch Cocain anbetrifft, so hat Bresgen nachgewiesen, dass die häufigeren Vergiftungen nach Applikationen von Cocain in der Nase durch eine anatomische Disposition, auf welche Zuckerkandl aufmerksam gemacht hat, zurückgeführt werden können. Letzterer giebt nämlich an, dass ausser den Venae comitantes Arteriae ethmoidalis, noch eine Vene vorkommt, welche einen Nebenzweig der Arteria ethmoidalis anterior begleitend, eine wichtige Verbindung der Nase mit der Schädelhöhle darstellt. Sie dringt nämlich, jene Arterie begleitend, durch die Siebplatte in die Schädelhöhle ein und geht entweder in das Venengeflecht des Tractus olfactorius, oder in eine stärkere Vene am Orbitallappen über. Da nun aber nach Teichmann die Blutgefässe von Lymphgefässen begleitet werden, und auch auf der freien

Fläche der Nasenschleimhaut ausmünden, so muss das Cocain direkt und rasch auf das Gehirn einwirken. Bresgen ist geneigt anzunehmen, dass bei Bepinselungen im Nasenrachenraum, im Halse und im Larynx, ein Theil des Cocains verschluckt wird, durch den Magen resorbirt werden kann und Intoxication hervorruft. Seitdem er seinen Kranken das Schlucken nach der Bepinselung verbietet, sieht er keine schwereren Symptome auftreten. Dies stimmt auch mit meinen Beobachtungen überein.

Zahnärzte bestreben sich, die von ihnen so oft beobachteten Cocainvergiftungen darauf zurückzuführen, dass sie gezwungen sind, in sitzender Stellung des Patienten zu operiren, also bei anämischem Gehirn. Dieser Umstand ist nach Vamossy nicht stichhaltig, weil nach seinen Erfahrungen die Anämie die Resorption verzögert. Der Hauptgrund scheint nach dem Vorhergesagten in der individuellen Disposition zu liegen, aber auch durch die Wahl der Applikationsstelle bedingt zu sein. Es besteht ein bedeutender Unterschied zwischen der Resorptionsfähigkeit der Blase, der Urethra, der Conjunctiva, ebensowohl wie zwischen derjenigen der Nasen- resp. der Larynxschleimhaut. Aus Vamossy's statistischen Tabellen, welche vorwiegend die Monographien von Falck, Mannheim und Matisons berücksichtigen, ergeben sich folgende wichtige Daten über die letal verlaufenden Cocainvergiftungen.

Die kleinste toxische Gabe applicirt durch

den Gastrointestinaltractus betrug . . . . . 1,2 Cocain
das Rectum 1,2   -
die Urethra 0,8   -
die Mundhöhle (in den Zahn) . . . . 4 % Lösung
den Kehlkopf . . . . 4 % Bepinselung
Subconjunctival 0,04
Subgingival 0,06

Nach Schlenker kamen auf 297 Fälle von Cocaininjektionen 3 % schwere, 5 % leichte Vergiftungen.

Was den letalen Ausgang anbetrifft, so soll nach Maurel's und Meyer's experimentellen Untersuchungen der Tod durch Untergang resp. gewisse Formveränderungen der Leukocyten verursacht sein (!).

Eine andere Erklärung über die toxischen Eigenschaften des Cocains giebt Liebreich. Dieselben sollen durch Isatropylcocain, ein nicht anästhesirendes, dem Cocain manchmal beigemischtes Herzgift, hervorgerufen werden. Dieser Ansicht widerspricht die Erfahrung, dass Intoxikationen auch beim Gebrauch ganz reiner Präparate vorkommen.

Aus Mannheim's Statistik ersehen wir, dass auf 99 Fälle von Cocainvergiftung, dieselbe 51 mal nach subcutaner Injection, 9 mal nach Ein-

träuflungen ins Auge, 2 mal ins Ohr, 5 mal nach Einblasung oder Einpinselung in die Nasenhöhle, 2 mal in den Rachen, 3 mal in den Larynx
etc. erfolgte.

Auf 176 Fälle von Cocainvergiftung, die Falk gesammelt, kommen
12 Fälle auf die Nase, 11 auf den Larynx, 7 auf den Mund und Rachen,
36 subgingival, 21 auf das Auge.

Der Eintritt der Vergiftungserscheinungen schwankt zwischen
5—10 Minuten. Ihre Dauer ist der Gabe nicht proportional. Nach Mannheim's Angaben verstrichen bis zur Wiederkehr des normalen Zustandes
mehr als 24 Stunden in 16 von 99 Fällen.

Die Leichtigkeit, mit der sich Kranke an Cocain gewöhnen,
besonders in der Form von Insufflationen, Pulverisation oder Bepinselungen der Nasenmuscheln und die Gefahren einer chronischen
Cocainvergiftung, verbieten es dieses Mittel dem Patienten zum
Selbstgebrauch zu überlassen. Mir sind Fälle bekannt, wo progres-
siver Missbrauch des Cocains die Kranken ins Irrenhaus brachte.

Der Arzt darf nicht vergessen, dass durch Bequemlichkeit oder
Nachsicht nicht nur das Lebensglück des Patienten, sondern auch
seiner Familie gefährdet und untergraben werden kann.

Nach Reclus sollen Patienten nach subkutanen Injektionen
von Cocainlösungen mindestens eine Stunde unter Beobachtung
bleiben, da Ohnmachtsanfälle, Erbrechen, Prostration, sowie Nachblutungen plötzlich auftreten können, die sofortige ärztliche Vornahmen erheischen. Er plaidirt überhaupt für kleinere Dosen, besonders zu subkutanen Einspritzungen.

Die hier angeführten Zahlen machen keinen Anspruch auf absolute Genauigkeit. Sie erweisen aber zur Evidenz die Schattenseiten des Cocains und mahnen zur grossen Vorsicht.

Die Behandlung der Cocainvergiftung ist je nach den Symptomen und dem Grade der Intoxikation verschieden. Leichte Fälle
erfordern keine speciellen Maassregeln, ausser horizontaler Lagerung
und Entfernung beengender Kleidungsstücke.

Tritt Herzschwäche auf, so sind Wein, Cognac, Kaffee indicirt.
Bei Gehirnanämie soll Amylnitrit günstige Wirkung hervorrufen.
Bei Lähmung der Athmungscentren sind künstliche Respiration und
Faradisation des Phrenicus energisch durchzuführen. Kollaps wird
gewöhnlich mit grossen Gaben von Aether subkutan behandelt.
obwohl Schleich diese Behandlung als geradezu schädlich betrachtet, eine Ansicht, der ich mich nicht anschliessen kann (cf. S. 288,
Kasuistik). Lermoyez empfiehlt gegen Kollaps Coffeininjektion,
Morphin oder Chloral im Klysma. Energie und Ausdauer seitens
des Arztes können sogar die schwersten Fälle glücklich überwinden.

Die schweren Vergiftungen fangen mit denselben Symptomen an wie die leichteren Fälle. Sie ziehen sich aber in die Länge, können bis 48 Stunden andauern und mit Erbrechen, Uebelkeit, Schwindelanfällen, Muskelschwäche einhergehen. Bei Exitus letalis treten Ohnmachten, Konvulsionen und Herzparalyse auf.

Wegen der häufigen Intoxikationserscheinungen nach Gebrauch von Cocain wurden seit längerer Zeit verschiedene Versuche mit Präparaten angestellt, welche anästhesirende Eigenschaften aufzuweisen hatten.

Zu diesen Körpern gehören das Tropacocain und das Eucain.

Das Tropacocain, welches den chemischen Namen Benzoyl-pseudotropein trägt, wurde von Giesel aus der japanischen, kleinblättrigen Cocapflanze dargestellt. Liebermann fand, dass es aus Benzoësäure und Pseudotropein besteht. Es gelang ihm auch, aus diesen Bestandtheilen das Tropacocain synthetisch darzustellen.

Das Präparat ist nur halb so giftig wie Cocain, es anästhesirt rascher und länger. Die hervorgerufene Hyperämie ist geringer und durch Zusatz von Natrium chlorat. vermeidbar. Die Lösungen sind weniger zersetzbar als das Cocain.

Das Tropacocain bildet weisse im Wasser lösliche Nadeln.

In der Nase und im Larynx bietet es nach Seiffert keine Vortheile.

Eucain. Für den etwas komplicirten chemischen Namen Benzoylmethyl-tetramethyl-γ-Oxypiperidinkarbonsäuremethylester ist die Bezeichnung Eucain gewählt worden. Dieses von Schering gelieferte Präparat wird als Ersatz für Cocain stark empfohlen.

Die Eucainbase selber ist wie die Cocainbase in Wasser fast unlöslich. Ihr salzsaures Salz, das Eucainum hydrochlor., löst sich leicht in Wasser, zersetzt sich nicht durch Kochen und kann daher sterilisirt werden.

Nach meinen Erfahrungen bleiben 9,5 %-ige Lösungen einige Zeit klar, stärkere Lösungen (im warmen Wasser gelöst) bilden Niederschläge.

Das Präparat ist ebensowohl in pharmakologischer wie in klinischer Hinsicht, sowohl in der Zahnheilkunde wie in der Ophthalmologie und der Laryngologie geprüft worden.

Ich benutze es tagtäglich seit etwa $1^1/_2$ Jahren und kann nur Günstiges über dieses Mittel berichten. Vor dem Cocain besitzt das Eucain einen bedeutenden Vorzug, es ist kein Herzgift, wenigstens nicht in der gebräuchlichen Maximaldosis. Dies wird von Schleich, Reichert, Foster und Vinci einstimmig anerkannt.

Im Gegensatz zu diesen Ansichten behaupten Pouchet und

Reclus, dass Eucain ebenso wie Cocain das Herz ungünstig beeinflusse. Ersterer stützt sich dabei auf seine Experimente an Fröschen. Bei Injektion von 0,002 entstand Arrythmie, der Puls wurde verlangsamt, während bei gleicher Dosis Cocain keine Herzstörungen auftraten. Diese Ansicht mag wohl für Frösche richtig sein, am Menschen hat sie sich nicht bewährt.

In einer späteren Arbeit über Eucain hat Reclus[1]) über weitere Erfahrungen mit Eucain B berichtet und betont, dass dieses neue von Silex in Berlin erfundene Mittel, dessen chemische Zusammensetzung eine Verbindung von Benzoylvinyldiacetonalkamin mit Salzsäure darstellt, sich vom Eucain A durch folgende Vorzüge unterscheidet.

Das Eucain B lässt sich durch Kochen sterilisiren, die Lösungen sind haltbar, zersetzen sich auch nach 4 Monaten garnicht und behalten ihre anästhesirende Wirkung in vollem Maasse. Dabei ist das Eucain B weniger giftig als Cocain, denn ersteres kann bei 0,5 bis 0,6 p. dos. zur Injektion benutzt werden, obwohl 0,2—0,5 Eucain B gewöhnlich genügen und vollständige Anästhesie erzeugen. Was die Löslichkeit des neuen Präparates anbetrifft, so löst nach Reclus Wasser von Zimmertemperatur nur 5 % Eucain B. Heisses Wasser löst zwar 9 % auf, aber das Salz krystallisirt bei dem Erkalten aus der Lösung, obwohl die Krystalle bei dem Erwärmen sich wieder verflüssigen. Nach Schering löst sich Eucain B in kaltem Wasser nur im Verhältniss von 3,5 : 100. Sowohl Eucain A wie B erweitert die Blutgefässe. Die Einspritzungen von Eucain schmerzen stärker wie Cocain.

Das Eucain ist entschieden weniger toxisch als Cocain und kann dreist ebenso subkutan wie auf Schleimhäuten Anwendung finden.

Jobson Horne und Macleod Yearsley haben nach Eucain vermehrten Speichelfluss beobachtet. Die Anästhesie sahen sie 10 bis 20 Minuten anhalten, sie bildete sich etwas langsamer aus, der Puls war nicht beeinflusst. Die Ischämie war nicht so hochgradig nach Eucain wie nach Cocain. In keinem Falle traten Nachblutungen auf.

Aus den von Vinci im Liebreich'schen Laboratorium ausgeführten Untersuchungen ergeben sich folgende Thatsachen: Das salzsaure Eucain krystallisirt aus Methylalkohol in glänzenden Prismen, kann auch aus wässerigen Lösungen auskrystallisiren und zwar in der Form von glänzenden Blättchen oder Tafeln. Letzteres Präparat ist seines weniger schlechten Geschmackes wegen für die Schleimhäute des Rachens und des Kehlkopfes vorzuziehen. Es wirkt auch weniger reizend und ruft weniger Hyperämie hervor.

---

[1]) Bulletin médical 1898, No. 26.

Zerstäubte Lösungen, im Larynx angewandt, werden von manchen Kranken schlecht vertragen, rufen Brennen in der Trachea und Salivation hervor, manchmal auch Stunden lang anhaltendes Oppressionsgefühl.

In kleinen Gaben ruft Eucain Anfangs Erregung, erhöhte Reflexe, sodann Schwäche der Muskeln und Dyspnoë hervor, die erst nach einigen Stunden verschwinden.

Nach grossen toxischen Gaben (0,10—0,15 pro kg) treten bei Thieren nach subkutaner Einspritzung Krämpfe auf, theils tonischen, theils klonischen Charakters. Das Bewusstsein geht verloren, Dyspnoë tritt auf, Muskelkontraktionen bis zu Opisthotonus, später Stunden lang dauernde Lähmungen der Extremitäten. Trotzdem genesen die Thiere auch nach grossen Dosen häufiger als nach Cocain, das ganze Centralnervensystem wird aber von dem Mittel beeinflusst.

Das Eucain bewirkt beim Menschen (nach subkutaner Injektion) deutliche Pulsverlangsamung und leichte Steigerung des Blutdrucks, während bei Cocain der Puls Anfangs beschleunigt, sodann verlangsamt, der Blutdruck zuerst nicht alterirt, sodann erhöht wird. Die Verlangsamung des Pulses durch Eucain kommt auf Grund der Vagusreizung zu Stande. Sie beträgt 20—30 Schläge in der Minute.

Bei intravenösen Injektionen erfolgt der Tod durch Lähmung des Athmungscentrums, das Herz schlägt noch einige Minuten nach dem Tode weiter (Vinci).

Eucain ruft beim Menschen eine starke örtliche Anästhesie hervor, aber nur, wenn entsprechend starke Lösungen (9—9,5 %) benutzt werden. Eine Röthung der Mucosa der oberen Luftwege tritt nach Bepinselung auf. Dies ist in der Nase am deutlichsten zu konstatiren. Auch klagen alle Kranken über einige Minuten anhaltendes Brennen, besonders bei Applikation im Rachen.

Hinsichtlich der Schnelligkeit und Ausbreitung der Wirkung muss ich bemerken, dass dieselbe bei Eucain etwas später als bei Cocain eintritt.

Ausser den Vorzügen der geringen Toxicität und der grossen Haltbarkeit besitzt das Eucain den Vortheil einer relativen Billigkeit. Ein Gramm kostet 50 Pf., etwa die Hälfte des Preises des Cocains.

Was die Dosis anbetrifft, so sind die 6 %-igen Lösungen in unserer Specialität zu schwach und benutze ich 9 %-ige Solutionen, besonders bei Operationen im Larynx.

Ueber submuköse Injektionen besitze ich bisher keine Erfahrung. Zahnärzte berichten, dass nach Einspritzungen ins Zahnfleisch öfters Schwellungen der Wange auftreten. Aus diesem Grunde müsste man von Injektionen in die Submucosa des Larynx, wegen Gefahr eines Larynxödems, absehen.

In letzter Zeit ist mir ein schwerer Fall von Eucainvergiftung vorgekommen, der glücklicher Weise in Genesung überging.

Kasuistik. Der Fall betrifft eine Patientin, deren Krankengeschichte ich in meiner Arbeit über Elektrolyse[1]) als Beobachtung No. 2 (Rhino- und Laryngosklerom) publicirt habe.

Die Kranke, von ihrer Stenose durch mechanische Dilatation befreit, besuchte mich fast jedes Jahr, um Recidiven vorzubeugen. Im Jahre 1896 wurde ihr wegen steigender Dyspnoë die Kanüle wieder eingesetzt. Im März 1897 kam die Patientin nach Warschau, um die Kanüle entfernen zu lassen. Ich fand die Stimme relativ gut und kräftig, die Stimmbänder beweglich. Die Verengerung des Kehlkopfes war durch eine starke Infiltration der Taschenbänder und der aryepiglottischen Falten bedingt. Die Taschenbänder berührten sich fast vollkommen. Das linke Lig. aryepiglott. bildete einen rundlichen, etwa 1 cm hohen, ziemlich scharf abgesetzten, nach dem Larynx zu prominirenden Tumor. Ich entfernte den grössten Theil desselben mittels der galvanokaustischen Schlinge. Nach zwei Wochen schritt ich zur Entfernung der kugelartigen Prominenz am Taschenbande. Hier, wie auch bei der ersten Operation, pinselte ich mit einer warmen Lösung von 9 % Eucain. Da Patientin diesmal schlecht hielt, immerwährende Schluckbewegungen machte, liess ich von meinem Gehülfen den Larynx und Pharynx mit einer 5 %-igen Lösung (mittels Spray) bespritzen.

Nach einigen Minuten prüfte ich die Empfindlichkeit; sie war garnicht herabgesetzt. Die Procedur wurde wiederholt, doch ebenfalls ohne Resultat, trotzdem 20,0 der 5 %-igen Lösung schon verbraucht waren.

Durch einen anderen Kranken in Anspruch genommen, liess ich noch einmal die Pulverisation vornehmen und verliess das Operationszimmer auf einige Minuten. Als ich zurückkehrte, bemerkte mein Gehilfe, dass die Reflexe jetzt ganz geschwunden und die Operation begonnen werden kann. Ich führte auch dieselbe rasch aus, ohne jede Schmerzempfindung von Seiten der Patientin. Gleich nach der Operation wurde die Kranke sehr blass, schwach, ihre Bewegungen hölzern, die Sprache unverständlich. Sofort wurde sie horizontal gelagert und von Kleidern befreit. Eine Intoxikation war evident. Die Frau lag mit starrem Auge, unbeweglich, mit halbgeöffnetem Munde, leichenblass, wie gelähmt, reagirte wenig auf

---

[1]) Elektrolyse bei Erkank. der oberen Luftwege (Therap. Monatshefte 1893).

Ansprache, war kaum im Stande die Zunge herauszustrecken. Puls 56, Athem flach, unregelmässig, stockend. Unvermögen zu trinken. Eingeflösster Wein gelangt in die Trachea, ruft Husten und Würgen hervor. Hände und Füsse kalt, schweissig. Die Gesichtszüge nehmen einen verhängnissvollen Ausdruck an, das Athmen wird immer flacher.

Wir beginnen die künstliche Respiration und sind gerade im Begriff eine Aetherinjektion vorzunehmen, als plötzlich Konvulsionen von ganz kurzer Dauer eintreten. Klonische Krämpfe der Extremitäten, Schaum im Munde, stierer Blick, cyanotische Färbung der Lippen.

Nun werden 2 Spritzen Aether à 5,0 subkutan injicirt, die künstliche Athmung energisch fortgesetzt, der Phrenicus mit starken Induktionsströmen, ebenso wie das Herz, gereizt. Nach etwa 20 Minuten werden noch einmal 2 Spritzen injicirt.

Unter dem Einfluss dieser starken Excitantien wird die Respiration etwas tiefer, die Pausen immer geringer, aber sofort nach Sistirung des Stromes tritt die Stockung wieder ein.

Nach etwa einer halben Stunde treten die Lähmungserscheinungen zurück. Der Puls hebt sich (80). Die Bewegungen der oberen Extremitäten kehren langsam zurück, die Prostration dauert aber fort. Wein, Cognac werden vorsichtig eingeflösst und bringen nach einer bangen Stunde den Kräftezustand so weit, dass die Kranke im Wagen nach meiner Abtheilung im St. Rochus-Hospital übergeführt werden kann. Während der Fahrt wird Wein verabreicht. Die Frau gelangt glücklich ins Hospital, wo sie ganz erschöpft ins Bett gebracht wird.

Die Intoxikation fand um 12 Uhr Mittags statt. Vier Stunden später besuchte ich die Kranke. Der Puls war ruhig, sie hatte vorher einmal erbrochen; die Respiration war normal. Am Abend (etwa 10 Stunden nach dem Ereigniss), fand ich sie im Bette sitzend. Sie war vollkommen erholt, forderte Wein, klagte über Schmerzen beim Schlingen und über Hunger. Am nächsten Morgen war ausser Schwäche nichts Besonderes in ihrem Zustand zu konstatiren.

Was nun die Dosis des benutzten Eucains anbetrifft, so stellte es sich heraus, dass mein Gehilfe, ausser den 20,0 einer 5 %-igen Eucainlösung, noch einmal 10,0 einer 10 %-igen Eucainlösung während meiner Abwesenheit eigenmächtig benutzt hatte. Es kamen also zur Anwendung im Ganzen 40,0 einer 5 %-igen Eucainlösung zur Zerstäubung. Dies entspricht einer Dosis von 2,0 Eucain.

Während des Sprays hatte die Kranke es vernachlässigt, die sich im Munde ansammelnde Flüssigkeit auszuspucken. Sie hatte auch, wie ich dies nachträglich erfahren, während der Pulverisation, statt zu phoniren, tief inspirirt.

Heryng.19

Ein Theil des Medikaments gelangte also sicherlich direkt durch die Bronchien zur Resorption.

Ich benutzte bisher 5%-ige Eucainlösungen als Spray täglich und habe nie, auch beim Gebrauch von 20,0, Intoxikation beobachtet. Dabei war diese Patientin an das Eucain schon gewöhnt.

Unser Fall beweist, dass Vergiftungserscheinungen bei einer Dosis von etwa 1,5 bis 2,0 Eucain (in Sprayform) auftreten und sehr gefährliche Erscheinungen von Lähmung der Athmungscentren bedingen können.

Antipyrinum. Dies von Knorr im Jahre 1884 dargestellte Präparat wirkt in erster Linie fieberwidrig, ausserdem schmerz- und blutstillend.

Das Antipyrin gehört zu den wirksamsten die Temperatur herabsetzenden Mitteln und besitzt antiseptische Eigenschaften.

Es wird rasch resorbirt und erscheint im Harn schon nach einer Stunde. Durch Zusatz von Eisenchlorid färbt sich derselbe tiefroth.

Antipyrin galt für ungiftig. Nach Falkenheim sollen sogar 25,0 an einem Tage, ohne Schaden, benutzt werden (!).

Antipyrin ruft bei manchen Personen Intoxikationserscheinungen hervor, nämlich Erbrechen, Kollaps (sogar mit tödtlichem Ausgange) und ganz eigenthümliche Exantheme auf der Haut und der Rachen- und Mundschleimhaut. In letzter Zeit hat Glauer an sich selber nach Antipyrin (Migränin) Fieber, Erythem des Rachens, Blasenbildung am harten Gaumen, Schwellung der Lippen, profuse Salivation, neben Erythem auf der Zunge, an den Füssen, Ekzem am Scrotum beobachtet. Dieser Zustand dauerte eine Woche und wiederholte sich nach erneuertem Einnehmen von 1,0 Migränin mit demselben Symptomenkomplex.

Auf seinen schmerzstillenden Einfluss hat im Jahre 1892 Gleason aufmerksam gemacht. Er berichtet, dass er Antipyrin sowohl rein, als in Verbindung mit Cocain, Menthol zur Bepinselung angewandt hat und die Anästhesie Stunden lang anhält. Bei interner Darreichung entwickelt Antipyrin antispasmodische Wirkung. Es soll auch den Reflexhusten vermindern und das lästige reflektorische Würgen und Aufstossen bei gewissen Formen von Pharyngitis beseitigen.

Im Jahre 1891 haben Coupard und St. Hilaire das Antipyrin als lokales Anästheticum empfohlen und zur Bepinselung Lösungen von 4,0—16,0 auf 10,0 Wasser angewandt. Diese Lösungen sind zugleich gegen entzündliche Kongestionen der Mucosa wirksam.

Weitere Versuche mit diesem Mittel stammen von Wróblewski. Er verwendet es mit einem Zusatz von Cocain als Anaestheticum nach folgender Formel: 　　　Rp. Antipyrini　　　　2,0

　　　　　　　　　　　Cocaini mur.　　　　1,0

　　　　　　　　　　　Aq. destill.　　　　10,0

　　　　　　　S. Zur Bepinselung.

Bepinselungen mit diesem Gemisch genügen, um eine halbstündige Anästhesie der Nasenschleimhaut hervorzurufen und sogar blutige Operationen am Septum schmerzlos ausführen zu können.

Noch günstiger wirken submuköse Injektionen von 50 %-iger wässeriger Antipyrinlösung. Von dieser Lösung injicirte Wróblewski mit bestem Erfolg tuberkulösen Kranken bei Dysphagie 2 Theilstriche der Heryng'schen Spritze. Die schmerzlindernde Wirkung dauerte einen Tag, sie entwickelte sich erst eine Stunde nach der Injektion. Der Einstich selber verursachte einen etwa 15 Minuten lang andauernden brennenden Schmerz. Durch diese Erfahrungen aufgemuntert empfiehlt Wróblewski die submukösen Injektionen zur Anästhesie des Kehlkopfs, bei endolaryngealen Eingriffen wie Curettement etc., bei Operationen am Zungengrunde, an den Tonsillen u. s. w.

Die Vortheile dieser Methode bestehen nicht nur in einer vollkommenen Anästhesie während der Operation, sondern in der Verminderung des Schmerzes nach dem Eingriffe, und zwar auf die Dauer von 8—12 Stunden.

Bei Mandelexstirpation genügen Einspritzungen in die Mandeln selbst, um. nach Verlauf von 15—30 Minuten eine vollkommene Anästhesie zu erzeugen. Die von Wróblewski benutzte Dosis beträgt 0,18—0,36.

Die Methode ist vollkommen gefahrlos. Ueble Zufälle, wie dieselben von Levin bei interner Darreichung angegeben werden, sind nicht beobachtet worden.

Bei Arteriosklerose, bei Angina pectoris, bei Herz- und Nierenkranken, bei Diphtheritis, bei Phthisikern und Kindern soll das Mittel mit grosser Vorsicht benutzt werden.

Einige Worte erfordern die sog. Anginapastillen. Sie sind von Avellis empfohlen worden und bestehen aus Cocain und Antipyrin. Jede Pastille enthält 0,002 Cocain und 0,2 Antipyrin mit Vanillenzucker. Dosis: 3—4 Pastillen täglich, doch werden auch 6—10 pro die nach Schech ohne Schaden gebraucht. Sie bringen Linderung bei entzündlichen oder tuberkulösen Affektionen der hinteren Larynxwand. Bei Perichondritis bleiben sie, ebenso wie bei grossen Geschwüren der Aryksnorpel und dem oberen Epiglottisrande wirkungslos.

Orthoform. Einhorn und Heinz haben im Jahre 1887 auf Grund einer Reihe von Untersuchungen nachgewiesen, dass dem Orthoform (Amido - m - Oxybenzoësäuremethylester) anästhesirende Eigenschaften zukommen.

Das Orthoform bildet ein leichtes, weisses, voluminöses Pulver, das sich zusammenballt, ohne Geschmack und Geruch. Es ist nicht

hygroskopisch, schwer löslich in Wasser, leichter löslich in ange-
säuertem Wasser, Glycerin und Alkohol. Um Orthoform in ver-
dünntem Alkohol zu lösen, verschreibe man folgende Formel:

Rp. Orthoform.	1,0
Solve in Spir. vini rect.	2,0
Adde Aquae destill.	2,0

S. Zu Pinselungen.

Mit Olivenöl bildet Orthoform (1 : 4) eine Emulsion, die nach
Kassel[1]), in den Kehlkopf eingespritzt, längere Anästhesie hervorrufen soll. Ich habe keinerlei Vorzüge von dieser Methode konstatiren können.

Das salzsaure Orthoform ist in Wasser gut löslich und besitzt
schwache antiseptische Eigenschaften.

Orthoform ist absolut ungiftig und wird als Hydrochlorid per os
in der Dosis von 0,5—1,0 gut vertragen. Es entfaltet seine anästhesirende Wirkung überall da, wo es mit sensiblen blossliegenden
Nervenendigungen zusammenkommt. Auf normalen Schleimhäuten
und intakter Haut ist es unwirksam. Bei ulceröser Stomatitis, tuberkulösen Geschwüren leisten 10—20%-ige Lösungen des salzsauren
Salzes ausgezeichnete Dienste. Bei Larynxphthise wirkt es ā̃ā mit
Talk, mit einem Zusatz von Eucain 1 : 3 Orthoform geradezu vortrefflich, ruft Stunden lang dauernde Analgesie hervor. Man verbiete
nach der Insufflation das Ausspülen des Halses, das Nachtrinken und
die Nahrungsaufnahme während einer Stunde.

Klausner's[2]) Orthoform neu ist chemisch der m-Amido-p-
Oxybenzoësäuremethylester. Seine Vortheile bestehen darin, dass
das Pulver gleichmässig fein ist, sich weniger zusammenballt, sich
daher besser zur Insufflation eignet, auch billiger ist als das alte
Orthoform.

3. Allgemeine Anästhesie.

Bei der Ausführung extralaryngealer Operationen, wie der
Tracheotomie und der Laryngotomïe, die heutzutage von vielen
Laryngologen selber ausgeführt werden, sind wir öfters genöthigt zur
allgemeinen Narkose unsere Zuflucht zu nehmen. Die ausführliche
Beschreibung der Technik dieses Verfahrens scheint mir deshalb
nothwendig und am Platze, weil eine richtige Narkose Uebung und
Erfahrung erfordert. Durch Vernachlässigung gewisser Vorsichts-
maassregeln sind mehr Fälle von sogenanntem Chloroformtod ver-

---

[1]) Kassel, Ueber Orthoformemulsion (Therap. Monatsh. 1898, No. 10).
[2]) Münchener med. Wochenschr. 1898, No. 42.

schuldet worden als durch organische Herzfehler, denen gewöhnlich der unglückliche Ausgang zugeschrieben wird.

Ich habe bei der Bearbeitung dieses Kapitels die Arbeiten von Kappeller[1]), Luther[2]), Braatz[3]), Schleich[4]), Czempin[5]), Schwartz[6]) u. A. benutzt und Schleich's geistreiche Ansichten ausführlicher berücksichtigt.

Wem die Grenzen dieses Kapitels zu weitläufig erscheinen, der wird dies wegen der eminenten Wichtigkeit dieser Frage für den Laryngologen und Rhinologen entschuldigen müssen.

a) **Chloroformnarkose.**

Die Gefahren der Narkose, sagt Schleich, werden von manchen Seiten als unvermeidliche Anhängsel angesehen im Vergleich mit ihren Vortheilen; denn die Thatsache, dass nur Einer von 2000 chloroformirten oder von 10000 ätherisirten Menschen stirbt, enthält logisch nicht den geringsten Beruhigungsgrund für denjenigen, welcher im Augenblick narkotisirt werden soll. Die Gefahr ist also unberechenbar, bei jeder Narkose gegenwärtig und bestätigt den Ausspruch Bardeleben's, dass der Chloroformtod nicht aus der Welt zu schaffen ist, so lange wir Chloroform anwenden. Nun zeigt die Erfahrung, dass gerade die kräftigsten, blühendsten, augenscheinlich gesündesten Individuen, im Alter von 24—36 Jahren, einen Procentsatz von 23,3 aller Todesfälle ausmachen, während die Kranken im Allgemeinen nur 9 % der Statistik des Chloroformtodes einnehmen."

„Wir ersehen daraus, dass nur bei Krankheitszuständen narkotisirt werden soll, die ohne Operation das Leben gefährden, wenn auf keine andere Weise den humanen Postulaten der Schmerzlinderung Genüge geschehen kann."

b) **Technik der Narkose.**

Die erste Bedingung zur Erlangung eines normalen Verlaufes der Narkose ist die Reinheit des Präparates.

---

[1]) Anaesthetica. Deutsche Chirurgie 1880, Lief. 20.

[2]) Luther: Ueber Chloroform, seine Wirkung und Folgen (Klinische Zeit- und Streitfragen, 1893, VII. Bd., 8. Heft).

[3]) Braatz: Kann man die Gefahren des Chloroforms verringern? Berliner Klinik 1893, Heft 62.

[4]) Schleich: Schmerzlose Operationen. 1897.

[5]) Czempin: Die Technik der Chloroformnarkose. 1897.

[6]) Schwartz: De l'administration du chloroforme 1889 (Revue generale de Clinique et de Therapeutique).

Gutes, reines Chloroform soll neutral reagiren, einen süsslichen, angenehmen, nicht reizenden Geruch besitzen und auf die Hohlhand gegossen vollständig verdunsten. Das Chloroform muss vor Licht geschützt, in gelben, mit Kork verstopften, bis voll an den Hals gefüllten Flaschen (von 100—150,0) am kühlen Ort aufbewahrt werden. Das englische Chloroform von Dunkan verdient vor anderen Präparaten den Vorzug.

Das Chloroform wird applicirt entweder durch Aufgiessen auf eine trichterförmig eingerollte, mit etwas lockerer Watte gefüllte Kompresse, die über Nase und Mund gestülpt wird, oder wir verwenden specielle, zu diesem Zweck konstruirte Masken oder Apparate. Am meisten verbreitet ist die Maske von v. Esmarch. Sie besteht aus einem Drahtgerüst und einem Flanellüberzug zum Aufgiessen des Chloroforms. Kompendiöser ist die Chloroformmaske von Schimmelbusch aus Aluminium. Sie ist zusammenlegbar, statt Flanell werden zu jeder Narkose frische Mullkompressen eingelegt.

Die Girard'sche Maske gestattet ein schnelles Auswechseln des Ueberzuges und erleichtert den Luftzutritt durch den am Rande gelassenen Zwischenraum. — Der Junker'sche, von Krohne & Co. modificirte Chloroformapparat bietet manche Vortheile. Er besteht aus 3 Theilen: einer speciellen dem Munde dicht anliegenden Maske mit Ventil, mit einer kleinen, bei der Athmung sich hebenden Feder, einer graduirten zum Einhängen bestimmten Flasche und einem Doppelballon, der mit der Flasche und der Maske durch Gummiröhren verbunden ist, die mit Chloroform gesättigte Luft zur Maske leitet. Bei Anwendung der gewöhnlichen Maske und Flasche wird in der Minute 11,0 Chloroform verbraucht, bei Benutzung des Junker'schen resp. Krohne'schen Apparates nur 0,69 in der Minute.

Vor jeder Narkose ist eine genaue Untersuchung der Cirkulations- und Respirationsorgane obligatorisch. Man vernachlässige auch nicht die Nase auf ihre Wegsamkeit zu untersuchen, ebenso den Nasenrachenraum und die Mundhöhle.

Bei Verdacht einer Nierenerkrankung muss der Harn untersucht werden. Bei Potatoren, Hysterischen, Neurasthenikern, Morphinisten ist die Narkose öfters von stürmischen Excitationssymptomen begleitet, die durch eine präventive Morphiuminjektion gelindert werden können.

Jede Narkose erfordert Vorbereitung der Zungenzange resp. eines doppelten, dicken, in eine gebogene Nadel eingefädelten Seidenfadens und eines Mundsperrers.

Man sorge am Abend vor der Narkose für genügende Stuhlentleerung. Der Kranke soll womöglich nüchtern chloroformirt werden.

Alle überflüssigen Kleidungsstücke werden entfernt, ebenso das Schuhzeug. Die Brust soll entblösst sein, um die Art der Athmung kontrolliren zu können. Falsche Gebisse müssen absolut entfernt werden. Der Kranke wird horizontal gelagert, womöglich ohne Kissen.

Während der Narkose soll jedes Geräusch, jedes laute Gespräch vermieden werden. Das laute Zählen von Seiten des Kranken, welches quasi seine Aufmerksamkeit ablenken sollte, ist nicht empfehlenswerth. Die Maske wird anfangs in einiger Entfernung von Mund und Nase gehalten und Chloroform in ganz kleinen Dosen tropfenweise aufgegossen.

Ueber die Tropfmethode einige Worte. Sie ist zuerst von Sedillot, sodann von Labbé, Rydygier und Anderen empfohlen worden und hat allgemeinste Verbreitung gefunden. Im Beginn der Narkose sollen nach Rydygier 12 Tropfen in der Minute, während der Narkose 4—6 Tropfen zugegossen werden. Ein solches schablonenmässiges Verfahren hat aber seine Nachtheile. Dieses ununterbrochene Aufträufeln wendet öfters die Aufmerksamkeit des chloroformirenden Arztes vom Kranken ab und koncentrirt sie zu sehr auf die mechanische Thätigkeit selber. Das Chloroform wirkt different auf verschiedene Menschen; die Dosirung muss also für jeden eine verschiedene sein. — Dagegen brachte die Tropfmethode einen evidenten Vortheil mit sich, nämlich das Verlassen der unnöthigen und schädlichen Verabreichung grosser Dosen Chloroforms, besonders im Beginn der Narkose, wodurch ihre Gefahren bedeutend verringert werden.

Das Excitationsstadium ist bei kleinen Dosen viel kürzer und schwächer, und auch nach der Narkose tritt Erbrechen seltener ein wie bei dem larga manu verabreichten Chloroform.

Die Physiologie der Chloroformnarkose ist zuerst von Flourens genauer erforscht worden. Es wirkt lähmend auf das Gross- und Kleinhirn, auf das Rückenmark, zuletzt auf die Medulla oblongata. Ob das Chloroform zuerst als Nierengift, sodann als Herzgift wirkt (Luther), ist nicht definitiv nachgewiesen. Nach Pohl wirkt das Chloroform durch seine Fähigkeit, Lecithin und Cholestearin zu lösen. Hierauf beruht nach Luther seine physiologische wie pathologische Wirkung. Nach der Narkose bleibt ein kleiner Rest Chloroform im Organismus gebunden, nicht nur an die rothen Blutzellen, sondern auch an das Blutplasma. Das Wesen seiner Wirkung auf die Organe beruht nach E. Fränkel nicht in der fettigen Entartung, die sekundär auftritt, sondern in einer Koagulationsnekrose, in Kerntod, sowohl in der Leber, der Niere, wie im Herzen.

Ueber die Bedeutung der Pupillenenge herrschen in letzter Zeit Differenzen.

Nach Czempin ist die engste Pupille der Normalpunkt der Chloroformnarkose.

„Im Moment der engsten Pupille ist der Betäubte sowohl ausserhalb jeder Lebensgefahr von Seiten des Betäubungmittels, wie anderseits jede Schmerzempfindung, Bewusstsein und willkürliche Muskelthätigkeit aufgehoben ist."

Nach Schleich beruht nun die Ansicht Czempin's, dass die engste Pupille als Stadium der ungefährlichen Narkose bezeichnet werden kann, auf einem verhängnissvollen Irrthum: Man beobachte aufmerksam, sagt Schleich, den Uebergang von tiefnarkotischer Pupillenenge in Pupillenweite, auf ihre mittlere Stellung, und vernachlässige ja nicht die rhythmischen Athmungs- und Pulsbewegungen.

Absinken der Pulswelle und der Athmungsintensität, plötzliche Pupillenveränderung, Verfall der Gesichtszüge bedeuten in jedem Stadium der Narkose, auch in dem der Excitation, unmittelbare Gefahr, Herzerschlaffung.

„Erhält man durch Regulation von Zugiessen und Fortnehmen der Maske die Pupille in mittlerer Weite, so kann in allergrösster Ruhe die Narkose fort verlaufen. Treten plötzlich extreme Pupillenweite oder Enge auf, so muss das Chloroform sofort entfernt werden."

Brechbewegungen im Beginn der Narkose sind meist Symptome peripherischer Magen- oder Pharynxreizung, ohne Bedeutung, während Brechbewegungen im Stadium der Pupillenenge durch Zugiessen von Chloroform beseitigt werden können.

Dagegen sind nach Schleich Brechbewegungen im Stadium des Ueberganges aus der Pupillenenge in die durch fortgesetzte Gaben erreichte Pupillenweite als Symptome einer Reizung der Medulla oblongata aufzufassen. Hier muss das Chloroform bis zum Schwinden dieser Symptome entfernt werden.

Der Kornealreflex ist kein sicheres Zeichen der vollen Narkose. Er ist sogar nicht ganz unschädlich, weil dies häufige Betasten der Cornea Entzündung, selbst Ulceration hervorrufen kann.

Der Verlust der Association der Augenbewegungen ist nach Kapeller, was Regelmässigkeit des Auftretens anbetrifft, in einer Linie mit der Pupillenenge zu stellen.

Häufig äussert sich die Chloroformintoxikation durch einen Symptomenkomplex, den wir als *Asphyxie* bezeichnen. Dieser gefährliche Zustand tritt so häufig ein, dass auf Grund der Statistik wir sagen können: unter 319 Chloroformirten läuft einer Gefahr zu ersticken.

Bei der Chloroformasphyxie handelt es sich nach Braatz nicht um eine Asphyxie im gewöhnlichen Sinne, also um eine Erstickung durch Ueberladung mit Kohlensäure. Bei der ersten tritt eine blutdruckerhöhende Wirkung ein, während Chloroform den Blutdruck herabsetzt, depressorisch wirkt, durch Lähmung des Herzmuskels Vergiftung der Herzganglien.

Die Asphyxie tritt unverhofft ein und ist vom Zufall abhängig. Sehr treffend schildert sie J. Sylk mit den Worten: „Bei der Asphyxie fühlt jeder Zuschauer sein Herz bis an den Hals schlagen, während das Leben des Patienten an einem dünnen Faden hängt.“

Wir wollen nun der Athmung während der Narkose, unsere Aufmerksamkeit schenken. Die Athmung des Kranken wird kontrollirt durch das Auge, das Ohr und das Gefühl, d. h. durch die dem Munde genäherte Hand.

Eine Behinderung der Athmung kann bedingt sein durch folgende Umstände: 1. durch schlechte Lagerung des Kopfes, 2. durch erschwerte Nasenathmung, 3. durch Zurückfallen der Zunge, 4. durch Ansammlung von flüssigen Sekreten in der Nase und im Nasenrachenraume.

Die anormale Lagerung des Kranken führt zur Abknickung des Kopfes, und zwar sowohl nach vorn, wie nach hinten. Liegt z. B. der Kopf durch ein unter den Hinterkopf gelegtes Kissen zu stark nach vorn, so wird die Trachea abgeknickt und verengt. Wenn die Schultern zu hoch liegen, so sinkt der Kopf nach hinten, die Luftröhre wird gedehnt und verengt.

Die geeignetste Lage bei der Narkose ist die vollkommen flache Lagerung auf dem Rücken ohne oder mit ganz geringer Erhöhung des Kopfes.

Störungen der Nasenathmung haben ihren Grund entweder in einer angeborenen oder in acquirirter Unwegsamkeit der Nase, diffusen Schwellungen, Polypen, Septumdeviation. Jedes weitere Hinderniss während der Narkose wirkt in solchen Fällen doppelt störend auf ihren normalen Verlauf.

Zu diesen unliebsamen Ereignissen gehört auch das Zurücksinken des Zungengrundes. Zugleich mit der Lähmung der allgemeinen Muskulatur tritt auch während der Narkose die Lähmung der Zunge, Gaumen und Rachenmuskeln auf; diese Gebilde fallen bei Rückenlage des Kranken nach der Wirbelsäule zu. Der Kehldeckel sinkt mit dem Zungengrunde nach hinten und bedingt eine hochgradige Störung des Luftzutrittes. Ein lautes, sägendes, schnarchendes Geräusch tritt alsdann auf. Um diesem Zurücksinken entgegenzuwirken, muss die Zunge mit der Zungenzange nach vorne gezogen werden, wodurch der Kehldeckel vom Larnyx entfernt wird. Eine andere Methode besteht in dem Verschieben des Unterkiefers.

Das Anlegen der Zungenzange ist für den Kranken insofern peinlich, als die Zunge gequetscht wird und nach dem Erwachen Schmerzen längere Zeit fortbestehen. Auch das Durchführen eines doppelten Seidenfadens durch die Zungenspitze, welches von manchen Aerzten als wenig schmerzhaft angesehen und angewandt wird, ist jedenfalls keine angenehme und einige Tage peinlich empfundene Procedur. Die beste und einfachste Methode ist nach Czempin, den Kopf auf die Seite zu legen, und zwar dem chloroformirenden Arzte zugewandt. Zeigt sich dies Verfahren aber nicht genügend, so schreite man zum Vorwärtsschieben des Kiefers; ein Luxiren desselben ist ganz unnöthig. Zum Vorwärtsschieben genügt es, zwei Finger der einen Hand am Kieferwinkel anzulehnen und einen Druck nach vorne auszuüben. Dieser Druck soll nie excessiv, nie zu stark ausgeführt werden. Es ist dagegen indicirt bei grossen sich berührenden Rachenmandeln, bei verdicktem, geschwollenem, der hinteren Rachenwand nahe liegendem Zäpfchen, bei sehr dicker und fleischiger Zunge. Tritt während der Narkose das charakteristische gurgelnde, eine Ansammlung von Schleimmassen verrathende Geräusch auf, so ziehe man den Kopf des horizontal gelagerten Kranken über den Tischrand, lasse ihn hängen, unterstütze ihn aber leicht durch Anlehnen der Hände. Das Sekret fliesst dann in den Recessus der Nasenhöhle und entleert sich von dort, dem Gesetz der Schwere folgend, nach aussen. (Czempin).

Bei seitlicher Kopflagerung fliesst es in die nach unten gelegene Backentasche. Die entgegengesetzte Schulter wird, mittels eines Kissens oder durch Anziehen des Armes erhöht.

Die Flüssigkeiten und Sekrete werden auch manchmal mit dem Schwamm oder dem Finger entfernt oder ausgewischt. Dieses Verfahren ist lästig, unbequem und öfters zwecklos.

Die Störungen der Herzfunktion, der gefährliche Stillstand des Herzens im Beginn der Narkose durch reflektorischen Vagusinsult, also Synkope, hat nach Schleich sein Prodromalstadium in Myosis oder Mydriasis, im Absinken der Pulswelle und Beschleunigung derselben, im Gesichtsausdruck, der Kollaps andeutet. Prädisponirt zu diesem Zustande sind die Nervösen, Anämischen, Chlorotischen, Morphinisten, Alkoholisten, Personen, bei denen durch irgend welchen Grund eine mangelhafte Ernährung des Gehirnes stattfindet.

Das Chloroform wirkt hier schon im Beginn der Narkose lähmend auf die Centralapparate. Von den Potatoren sind die Branntweintrinker am meisten gefährdet. Man soll bei solchen Leuten den Schlaf nicht durch übermässige Gaben erzwingen, da er vielleicht gar nicht durch Chloroform zu erreichen ist. (Schleich).

Ueber den Puls noch einige Worte. Er kann sowohl an der Radialis bei genügender Assistenz, oder vom chloroformirenden Arzt an der Temporalis beobachtet werden. Im Anfang der Narkose ist der Puls wegen der Aufregung, der Angst klein und schnell, unregelmässig.

Eine rapide Beschleunigung ist fast immer das Anzeichen von Erbrechen. Bleibt dabei die Athmung normal, so wird ruhig weiter chloroformirt und dadurch das Würgen, die Brechneigung kalmirt.

Wird der Puls schwach, so ist dies, falls die Narkose sich lange hinzieht oder Blutverluste stattgefunden, von keiner besonderen Bedeutung. Dagegen erfordert ein schneller und kleiner Puls ohne gleichzeitiges Erbrechen eine sofortige Unterbrechung der Narkose.

Der Tod in der Narkose. Der grösste Theil der sog. Chloroformtodesfälle wird bedingt durch Unkenntniss oder Vernachlässigung der bei ihrer Anwendung nothwendigen Aufmerksamkeit oder durch Insufficienz vitaler Organe, also relativ unabhängig vom Chloroform.

Am häufigsten wird er verschuldet durch zu grosse Gaben des Chloroforms oder Behinderung der Athmung. Der Herztod ereignet sich öfters im Anfang der Narkose, bei jugendlichen, kräftigen Personen, ganz plötzlich. Der Kranke wird wachsbleich, pulslos und stirbt trotz aller angewandten Hülfsmittel an primärer Herzlähmung vor der Lähmung der Athmungscentren. Diese Fälle sind höchst selten. Seltener tritt ein reflektorischer Glottiskrampf auf, und der Kranke erstickt. Ist ein Versagen des Herzens eingetreten, so kommen zur Anwendung: Massage des Herzens, Schläge auf die Herzgegend im Rhythmus der Pulsfrequenz, künstliche Athmung, subkutane Aetherinjektionen, invertirte Lage. Die Faradisation der Phrenici, ebenso des Herzens sind nach Braatz nutzlos, ja sogar schädlich.

Bei Larynxkrampf ist die sofortige Tracheotomie lebensrettend. — Die künstliche Athmung soll im Kapitel Erstickungsanfälle besprochen werden.

Die Gefahren der Narkose äussern sich auch nach ihrem Ablauf 6—8—10 Stunden. Die Kranken sterben an Kollaps unter Somnolenz, allgemeiner Schwäche, Shock, besonders nach Operationen an inficirten Kranken, deren Herzkraft durch die Infektion herabgesetzt ist. Das Chloroform soll direkt die Niere schädigen, da Luther in 95 % nach der Narkose Eiweiss im Harn nachgewiesen hat. Daraus ergiebt sich die Kontraindikation des Chloroforms bei Nierenkranken.

Chloroform bei Kindern. Kinder vertragen das Chloroform im Ganzen recht gut; Kinder unter sechs Jahren werden nach Schwarz am besten mit etwas grösserer Dosis überrascht, weil

dadurch ihre sehr lebhafte Opposition im Anfang der Narkose am
schnellsten bekämpft wird. Sobald dieselben den Athem einhalten
(was ja auch bei älteren Personen vorkommt), empfiehlt Schwarz,
dieselben leicht zu zwicken, um sie zum Schreien zu bringen. Doch
ist auch bei Kindern Vorsicht anzurathen, da durch die tiefe Inspiration bedeutende Mengen von Chloroform eingeathmet werden.

Nach Hinkel[1]) soll bei Operationen der adenoiden Wucherungen
und der hypertrophischen Tonsillen das Chloroform gemieden werden,
da tödtlicher Ausgang konstatirt worden ist.

Ueber Schleich's Verfahren der allgemeinen Narkose mit
ätherischen Siedegemischen sind die Akten nicht geschlossen.

Folgende Regeln sind bei der Narkose nach Schleich zu befolgen:

1. Man beobachte genau das Gesicht des Kranken und die
Pupille, Athmung und Puls. Jede Unregelmässigkeit des Pulses erfordert Vorsicht.

2. Im Beginn der Narkose sind tastende Versuche mit einzelnen
spärlichen Dosen des Narcoticums, gemischt mit Luft, durch un-
unterbrochenes Auf- und Abnehmen der Maske angezeigt.

3. Bei Veränderungen der Athmung und des Pulses im Sinne
der paralytischen Herabsetzung ihrer Leistung, bei sprungweiser Veränderung der Pupille: Chloroform weg.

4. Genaue Prüfung, ob die Abnahme des Bewusstseins der Excitation vorangeht oder ihr folgt. Im ersteren Falle nimmt die Narkose den typischen, im letzteren den atypischen Verlauf.

5. Turgor des Gesichts im Excitationsstadium, Stridor, stertoröses
Athmen, Cyanose sind Vorboten der Asphyxie.

6. Aus dem postnarkotischen Schlaf soll Patient nicht unnöthig
schnell geweckt werden, denn er ist ausser jeder Gefahr. Man erhebe den Kopf nicht zu früh und lasse den Patienten sich nicht er-
erheben, da Erbrechen durch Anämie des Kopfes öfters hervorgerufen oder schon bestehendes gesteigert werden kann.

Nach Lehmann (Horn) ist bei Patienten, bei denen im Anfang
der Narkose die Augenlider offen oder halboffen bleiben und nach
dem Schliessen sich wieder öffnen, zu befürchten, dass die Narkose
sich schwer gestalten, von Synkope, Asphyxie oder stürmischen Ex-
citationserscheinungen begleitet sein wird.

Als *Kontraindikationen* für das Chloroform gelten: abnorm
niedrige Temperaturen unter 36° C.; z. B. bei inkarcerirten Hernien,
Traumatismen schwerer Art, grosse Blutverluste, Angina pectoris,

---

[1]) New-York. med. Journal. Oktober 1898.

Arteriosklerose, Fettherz, Myocarditis, nicht kompensirte Herzfehler, pleuritische, besonders linksseitige Exsudate, pleuritische Verwachsungen, welche die Erweiterung der Lungen stark beeinträchtigen, hochgradige Veränderungen tuberkulöser Natur, diffuse, mit reichlicher Sekretion einhergehende akute Bronchialkatarrhe, Anämie und Chlorose, Alkoholismus, hochgradiger Morphinismus oder Cocainsucht, zu hohes Alter. Obwohl nach Schleich bei näherem Zusehen keiner dieser Zustände als wirkliche Kontraindikation sicher nachgewiesen werden kann, so ist es dennoch rathsam, in solchen Fällen die grösste Vorsicht zu beobachten und die Umgebung des Kranken auf die Gefahr der Narkose aufmerksam zu machen.

c) Die Aethernarkose.

Sie bietet bei Operationen am Halse und in der Nase keinerlei Vortheile, besitzt sogar evidente Schattenseiten. Die Aethermaske verdeckt das Gesicht und einen Theil des Halses, beengt das Operationsfeld und kann dasselbe inficiren.

Der Eintritt des Schlafes in der Aethernarkose verzögert sich ebenso wie seine Tiefe in unangenehmer Weise. Die Speichelproduktion ist stark vermehrt und überschwemmt bei der Laryngotomie das Operationsfeld, erschwert das Orientiren, ruft Husten, Würgen, Schlingbewegungen hervor. — Lungenleiden und Bronchialkatarrhe bilden Kontraindikationen für die Aethernarkose, welche fast ebenso viel Opfer fordert wie das Chloroform und in manchen Fällen keine vollständige Analgesie erzeugt (Kapeller).

Mikulicz und Popper haben die irrige Ansicht der Unschädlichkeit des Aethers stark erschüttert, besonders wenn man nicht nur die Todesfälle auf dem Operationstisch, sondern auch die Gefahren fürs Leben ins Auge fasst. Die von Küster angegebene Zahl der Todesfälle bei Aethernarkose (ein Todesfall auf 27000) ist längst widerlegt.

Eine weitere Kontraindikation für dieses Narcoticum bilden gewisse Fälle von Larynxerkrankungen mit gleichzeitiger Tracheobronchitis, die bedenklichen Exacerbationen durch die Aetherdämpfe unterliegen kann.

Schleich's Experimente an Thieren haben den ungeheuren Kollaps der Aetherlunge, die vollendete Atelektase derselben zur Evidenz nachgewiesen.

d) Die Bromäthernarkose. Bromäthyl.

Aether bromatus, Bromäthyl (nicht mit Bromäthylen zu verwechseln) ist ein in letzter Zeit für Narkosen von kurzer Dauer eingeführtes Anaestheticum, das besonders bei Kindern von Huffter,

Dartres, Helme, Texier, Lermoyez, M. Schmidt u. A. empfohlen wurde.

Dieses Mittel ist von Serullas im Jahre 1828 entdeckt und hat die Formel C_2H_5Br.

Das bei 40,7 siedende Präparat wird nicht immer rein geliefert. Gutes reines Bromäthyl bildet eine wasserklare Flüssigkeit, die auf die Hand gegossen, sich vollständig verflüchtigt.

Gelbes Bromäthyl ist unbrauchbar, chemisch schon zerlegt, scheidet Brom aus und reizt die Schleimhäute. Reines Bromäthyl besitzt einen angenehmen ätherischen Geruch, zersetzt sich aber bald bei Licht- und Luftzutritt, muss daher in zugelötheten Glasgefässen aufbewahrt und vor Licht geschützt werden.

Das Bromäthyl ist in seiner Wirkung dem Chloroform sehr ähnlich. — Der Unterschied besteht in dem Mangel des Excitationsstadiums, das bei der Bromäthylnarkose kaum angedeutet ist. — Es wirkt sehr schnell auf das Gehirn, viel langsamer auf die Medulla, und ruft im Anfang der Narkose keine Synkope hervor.

Der Kranke, sagt Helme, wird trotz dem Anschein einer Schmerzempfindung sehr schnell gefühllos. Da dies Mittel die Vasomotoren lähmt, Kongestionen zum Kopfe hervorruft, so können wir den Kranken ohne Furcht vor Ohnmachten auch sitzend operiren (Lermoyez).

Das Bromäthyl wird in folgender Weise angewandt. Bei Kindern wird 5—10, bei Erwachsenen 10—20,0 auf einmal auf die Maske gegossen, und zwar so wenig wie möglich mit Luft gemischt.

Die Maske muss daher mit Wachsleinwand überzogen sein und dicht der Nase und dem Munde anliegen. Sehr praktisch ist die Esmarch'sche Maske oder die Maske von Curschmann. Der Schlaf tritt bei Kindern nach etwa 10 Inspirationen ein, bei Erwachsenen in circa 2 Minuten. Kinder müssen, da sie sich wehren, festgehalten werden.

Gleich mit den ersten Athemzügen sehen wir das Gesicht sich röthen, doch darf es nicht zur Cyanose kommen.

Spätestens eine Minute nach dem Verlust des Bewusstseins muss operirt werden. Wird die Maske zu lange belassen, so entstehen Muskelkontraktionen, Trismus, der störend auf den Verlauf der Operation wirkt und die Anlegung des Mundsperrers erfordert. Der Trismus schwindet aber nach kurzer Zeit von selbst, sobald der Schlaf weniger tief wird. Die Anästhesie dauert gewöhnlich etwa 2 Minuten, sie muss daher vollkommen ausgenutzt werden.

Das Erwachen kommt leicht zu Stande; Erbrechen tritt nicht auf; Kopfschmerzen fehlen. Die Betäubung weicht sehr schnell, der

Allgemeinzustand wird nicht alterirt. Länger dauernde Bromäthyl-
narkosen bieten eine grössere Gefahr als Chloroform und Aether.
(Dartres). — Das Mittel soll nur bei kurzdauernden Operationen
benutzt werden. Beim zu schnellen Erwachen kann noch 1—2 mal
Bromäthyl zugegossen werden. Genügt dies nicht, so soll nach
Hartmann die Chloroformnarkose eingeleitet werden. — Um Gefahren zu meiden muss die Pupille beobachtet werden. — Erweiterung derselben, Injektion der Conjunctiva bedeutet Nachlass der
Narkose.

Trotz aller Vorsichten sind Todesfälle vorgekommen. Sie sollen
nach Lermoyez bedingt sein durch Verwechslung von Bromäthyl
mit dem giftigen Bromäthylen, durch Benutzung unreiner Präparate,
durch zu lange unterhaltene oder mehr als 2 mal wiederholte Narkose. Das Bromäthyl ist am meisten bei Kindern zwischen 3 bis
16 Jahren indicirt. Bei Kindern unter 2 Jahren wähle man lieber
das Chloroform, das in diesem Alter sehr gut vertragen wird. Eine
Kontraindikation bilden Herz- und Lungenleiden. Bromäthyl passt
also vor Allem für kurze Operationen bei jugendlichem Alter, da
ältere Personen, besonders Alkoholiker, damit schwer zu betäuben
sind und auch eine lange Excitation danach beobachtet worden ist.

4. Aseptik und Antiseptik. Antiseptica.

Die Infektion durch manuelle Eingriffe oder Berührung mittels
unreiner resp. ungenügend sterilisirter Instrumente ist in unserem
Gebiete viel häufiger als man es vermuthen sollte, und kommt auch
häufiger vor als darüber berichtet wird.

Die Gefahr der Ansteckung wird noch vergrössert durch die
unberechtigte Annahme mancher Aerzte, dass eine 2%-ige Karbollösung Infektionsstoffe zu vernichten vermag. Da alle Instrumente
auf ihrem Wege zum Larynx die Mund- und Rachenhöhle passiren,
so kommen sie nothwendigerweise mit verschiedenen pathogenen und
nicht pathogenen Pilzen in Kontakt; sie werden verunreinigt. Dennoch ist für unser Gebiet die Aseptik bei Operationen im Rachen
und Kehlkopf, ebenso wie für die grosse Chirurgie obligatorisch.

Die Antiseptik ist für die Schleimhäute im Allgemeinen
schwer durchzuführen und ganz speciell für die Larynx- und Rachenhöhle. Die tiefe Lage dieser Organe, ihre bedeutende Empfindlichkeit gegen stärker wirkende Mittel, die Resorptionsfähigkeit dieser
Höhlen und speciell der Mundhöhle, dürfen nicht ausser Acht gelassen werden.

Fast alle zur Desinfektion der Haut benutzten Mittel reizen die Schleimhaut der Respirationsorgane, vermehren die Sekretion, bedingen katarrhalische Entzündungen, Trübungen und Abschilferungen des Epithels, manchmal Erosionen. Durch unvorsichtigen Gebrauch stärker wirkender antiseptischer Mittel wird die Ansiedelung und Vermehrung der pathogenen Keime geradezu erleichtert. Trotzdem dürfen wir die Antiseptik nicht absolut verwerfen, sondern müssen danach trachten, Mittel zu finden, welche die pathogenen Keime, wenn auch nicht direkt abtödten, so doch wenigstens in ihrer Entwickelung hemmen, ohne dabei Reizerscheinung hervorzurufen.

Von manchen Seiten wurden Einwände gegen die Nothwendigkeit und Wirksamkeit einer Desinfektion der oberen Luftwege erhoben. Dies beruht auf einer unrichtigen Auffassung dieses Vorganges und widerspricht den von Koch und Behring nachgewiesenen Grundsätzen.

Wir wollen dieselben wegen ihrer eminenten Wichtigkeit in groben Zügen skizziren.

Antiseptica nennen wir eine Reihe von Substanzen, welchen die Fähigkeit zukommt, die Mikroorganismen und ihre Sporen in ihrer Entwicklung zu vernichten.

Nach Behring wurde erst in späterer Zeit auf Grund von Koch's ätiologischen Untersuchungen das Wort: antiseptisch in seinem heutigen Sinne gebraucht, bis schliesslich seine ursprüngliche Bedeutung „fäulnisswidrig" ganz verloren ging und dem Begriffe „entwicklungshemmend" Platz machte.

Als „Desinfektion" bezeichnet Koch das Unschädlichmachen der lebenden Krankheitserreger.

Es galt damals, diejenigen Desinfektionsmittel herauszufinden, welche die Eigenschaft besassen auch die widerstandsfähigsten Mikroorganismen abzutödten.

Koch betonte sehr präcise den Unterschied zwischen solchen Desinfektionsmitteln, welche bloss sporenfreie Bakterien tödten, und solchen, die im Stande sind auch sporenhaltiges Infektionsmaterial zu vernichten.

Während nun früher bei keiner menschlichen Infektionskrankheit solche Dauerformen mit Sicherheit ausgeschlossen werden konnten, steht gegenwärtig die Sache anders.

Von den Bakterien der Cholera, des Abdominaltyphus, der Diphtherie, des Rotzes, der Tuberkulose wissen wir, dass sie keine Sporen bilden. Kokken, sowohl Staphylokokken, wie Streptokokken sind stets sporenfrei.

Es können jetzt nach Behring auch solche Mittel zur Desinfektion Verwendung finden, die der Anforderung, alle, auch die widerstandsfähigsten Bakterienkeime zu tödten, nicht nachkommen, wenn sie nur die in Frage kommenden Infektionskeime mit Sicherheit vernichten.

Wir desinficiren nicht Bakterien, sondern lebende und todte Körper, welche Träger der Bakterien sind, insofern, als durch dieselben Infektionsstoffe repräsentirt werden (Behring).

Nach Behring liegen überhaupt folgende Möglichkeiten vor, um desinficirend vorzugehen:

1. Die mechanische Entfernung der Infektionsstoffe aus inficirten Gegenständen.

2. Die Abtödtung der lebenden Krankheitserreger.

3. Die Wachsthumverhinderung derselben.

4. Die Aufhebung ihrer infektiösen Eigenschaften, welche dadurch zu Stande kommen kann, dass den pathogenen Bakterien die Fähigkeit genommen wird, krankmachende Stoffwechselprodukte zu liefern.

5. Die Zerstörung, resp. das Unschädlichmachen der von Krankheitserregern im inficirten Organismus producirten Stoffe.

Die Ansicht Schimmelbusch's, dass auch die stärksten antiseptischen Mittel schon nach kürzester Frist nicht im Stande sind, eine frisch inficirte Wunde zu desinficiren, ist durch Henle's und Friedrich's Untersuchungen erschüttert worden.

Wir wissen heute, dass Reinkulturen virulenter Bakterien sowohl in Bezug auf ihre Intensität, wie auch die Zeit ihrer Wirkung sich in der Wunde anders verhalten, wie das aus der Aussenwelt stammende Infektionsmaterial, Die Reinkulturen dringen sofort in das Gewebe, in die Gefässe. Das aus der Aussenwelt stammende, die Wunde inficirende Material muss sich erst den Bedingungen des neuen Nährbodens anpassen. Es braucht viel mehr Zeit, um in die Tiefe zu dringen. Auch ist nach Rydygier der Vorwurf, dass die Antiseptica das lebende Gewebe krankhaft verändern, für gewisse Antiseptica in entsprechender Verdünnung nicht stichhaltig. Ich habe schon an anderer Stelle auf die energische antiseptische Wirkung gewisser Farbstoffe hingewiesen und lege den grössten Nachdruck auf die hundertemal von mir bestätigte Thatsache, dass nach operativen Eingriffen im Rachen, im Larynx, in der Nase, besonders an den Mandeln, eine sofort applicirte 2% Malachitgrünlösung die reaktive Entzündung und Eiterung einschränkt, manchmal coupirt.

Nach diesen Auseinandersetzungen können wir zur speciellen Betrachtung der Wirksamkeit gewisser Desinfektionsmittel und ihrer Eintheilung übergehen.

Die antibakteriellen Desinfektionsmittel werden in die *anorganischen* und die *organischen* getheilt.

Zu den anorganischen, die uns am meisten interessiren und am häufigsten angewandt werden, gehören die Metalle und ihre Salze, die Alkalien und gewisse, im gasförmigen Zustande wirkende Mittel (Formalin).

Zu den organischen gehören: das Jodoform und Chemikalien wie Phenol etc.

Alle hier aufgezählten Mittel dienen zur Desinfektion sowohl todter wie belebter Körper. Sie sollen nur in Kürze besprochen werden, insofern sie zu praktischen Zwecken sich in der Laryngo- und Rhinochirurgie als nützlich bewährt haben.

Die Zahl dieser Mittel ist sehr beschränkt. Dennoch können wir mit denselben bis zu einem gewissen Grade auskommen, wenn wir die Antiseptik mit der Aseptik combiniren.

Dieses Verfahren muss für unsere Specialität als Regel aufgestellt werden.

Die uns obliegenden Desinfectionsmaassregeln zerfallen in zwei Gruppen. Die erste betrifft die Desinfektion des Arztes, der Assistenz und des Patienten. In der zweiten soll die Sterilisation und Desinfektion der Instrumente und der Verbandstoffe besprochen werden.

5. Desinfektion des Operateurs.

Alle Operationen im Rachen und Larynx erfordern ebenso wie die digitale Exploration dieser Höhlen eine strenge Aseptik der Hände resp. des untersuchenden Fingers. Das Princip der Asepsis ist sehr einfach. Es basirt auf dem Grundsatz, an die gesetzten Wunden keine pathogenen Keime heranzulassen. Die Durchführung dieses Princips ist aber in der Praxis komplicirt und schwierig. Wir sind ja, sagt Dührssen, ganz auf die Gewissenhaftigkeit der Assistenz und des Dienstpersonals, dem die wichtigsten Aufgaben der Asepsis zukommen, angewiesen.

Alles ist hier Vertrauenssache. Wer kann dem Operateur bürgen, dass der ihm gereichte Tupfer statt mit der sterilen Kornzange, mit inficirten Fingern gefasst und gereicht war; dass die Instrumente wirklich die nöthige Zeit ausgekocht und gereinigt waren. — Die Gefahr der Luftinfektion soll im Vergleich mit der Kontaktinfektion sehr gering sein, obwohl sie in der letzten Zeit in den Vordergrund gerückt wurde (Flügge).

Nach Dührssen gewinnen die in der Luft suspendirten Keime nur dann Bedeutung, wenn sie einen Nährboden finden, an dem sie sich ansiedeln können. Als ein solcher sind Blutcoagula zu betrachten.

Daraus folgt für unsere Specialität die Vorschrift, nach blutigen Operationen im Pharynx und im Nasenrachenraume in den ersten Tagen keine Digitaluntersuchungen vorzunehmen, falls sie aber absolut nöthig sind, die peinlichste Aseptik des untersuchenden Fingers durchzuführen.

Ein wirkliches Sterilisiren der Hände durch unsere derzeitig angewandten Methoden ist jedoch kaum zu erwarten. Wir wissen ja, wie tief in den Ausführungsgängen der Hautdrüsen, in den Schrunden und Rissen der Epidermis, am Nagelfalz und im Unternagelraum die regelmässigen Epiphyten der Haut sitzen und wie schwer sie zu entfernen sind.

Manche Chirurgen, unter ihnen Mikulicz, sind deshalb zur Antiseptik zurückgekehrt, und zwar auf Grund folgender Betrachtungen.

Jeder Gegenstand, der mit der Wunde in Berührung kommt, ist vorher mit elnem Antisepticum durchtränkt oder wenigstens oberflächlich benetzt worden. Die Objekte sind zwar nicht steril, zweifellos haften an ihnen Bakterien der verschiedensten Art, aber es gelangen mit ihnen zugleich jedes Mal kleine Mengen des angewandten Antisepticums zur Wunde resp. zum Operationsgebiete. Sie unterstützen das Gewebe im Kampf mit den Bakterien in ausgiebiger Weise.

Unser Terrain, sagen aber die Gegner der minütiösen Aseptik der Hände, fordert sogar bei der Digitaluntersuchung keine solche absolute Sterilisation, zu der z. B. der Chirurg bei Operationen in der Bauch- oder Pleurahöhle geradezu verpflichtet ist. Sodann operiren wir ja öfters in eiternden oder krankhaft degenerirten Geweben.

Jene Herren scheinen aber die Gefahren der Mischinfektion zu vergessen: die Wundrose, die phlegmonöse Entzündung, die Blutvergiftung. Diese Betrachtungen genügen wohl, um jeden von der Nothwendigkeit einer strengen Aseptik der Hände zu überzeugen.

Um Keimfreiheit der Hände zu erzielen, müssen nach vorhergehender Kürzung der Nägel, Reinigung des Nagelbettes und des Unternagelraumes die Hände mindestens 5 Minuten in warmem Wasser mit Seife gebürstet und mit klarem Wasser abgespült werden. Sodann beginnt die Alkoholbehandlung erst mit der Bürste, die bis dahin im Alkohol lag, dann mit dem Flanell, mit dem der Alkohol durch drehende und stopfende Bewegung unter das Nagelbett getrieben wird.

Aus Goenner's in diesem Jahre angestellten bakteriellen Untersuchungen wissen wir aber, dass Alkohol nur dann Staphylokokken

und den Bacillus pyocyaneus abtödtet, wenn der untersuchende
Finger 5 Minuten lang damit gebürstet wird. Das Abreiben des
Fingers mit einem in Alkohol getauchten Tampon ist ganz ungenügend.
Bürsten werden heute mit Vortheil durch entsprechend präparirte
Holzspähne ersetzt, die nach dem Gebrauch vernichtet werden. Die
Bürsten sind nämlich schwer zu desinficiren. Trotz der grössten
Aufmerksamkeit können sie die Infektion verschleppen. Nach gründ-
licher Waschung der Hände mit heissem Seifenwasser und Abspülung
in fliessendem Wasser wird 60%-iger Alkohol benutzt, sodann eine Sublimatlösung von 1 : 1000. Während der Operation genügt ein Abspülen der schon sterilen Hände in lauwarmem Wasser oder einer
3%-igen warmen Borsäurelösung.

Die Seifen spielen bei der Desinfektion der Hände auch eine
gewisse Rolle, da manchen Sorten antiseptische Eigenschaften zukommen. Nach Reithoffer besitzt die sog. Mandelseife die stärksten
desinficirenden Eigenschaften, sodann die Kaliseifen. Einprocentige
Lösungen sind im Stande, nach einigen Minuten die Cholerabacillen
zu vernichten. Typhusbacillen forderten 10%-ige Lösungen. Kombinationen von Seife mit verschiedenen antiseptischen
Mitteln zeigten sich wirkungslos. Leider widerstehen die
Eiterkokken den Seifen vollständig, was besondere Berücksichtigung
erfordert.

Poten hat durch seine Versuche die Behauptung Ahlfeld's
und Fürbringer's, dass dem Alkohol stark desinficirende Eigenschaften zukommen, entkräftet. Frisch in Alkohol hineingeimpfte
Kulturen von Staphylo- und Streptococcus werden zwar abgetödtet,
aber bei sporenhaltigem Material versagt der Alkohol vollkommen.

Nach Poten wirkt der Alkohol dadurch, dass er die Fettschicht
löst und somit eine mechanische Entfernung der auf der Haut sitzenden lockeren Epidermisschichten und der in ihnen enthaltenen Bakterien ermöglicht. In letzter Zeit ist durch Krönig das Vertrauen
in die Möglichkeit einer absoluten Desinfektion der Hände sehr erschüttert worden. Nur scheinbare Keimfreiheit, sagt Krönig, ist
mit der Alkohol-Heisswassermethode zu erzielen. Der Alkohol bewirkt eine Gerbung der Hautoberfläche, so dass die Bakterien der
tieferen Schichten gefesselt bleiben. Unter dem Einfluss der feuchten
Wärme treten sie aber wieder heraus (Döderlein).

Ungeachtet dieser wichtigen Einwände, die in der grossen
Chirurgie berücksichtigt werden müssen, genügt für unsere Zwecke
in den meisten Fällen die bisherige Desinfektionsmethode, speciell
die Heisswasser-Alkoholbehandlung. Auch verdünnter (66°) Alkohol
soll zur Desinfektion genügen.

Trotzdem dürfen wir aber auf die antiseptischen Lösungen bei Händedesinfektion nicht verzichten nnd verdient, wie gesagt, Sublimat (1 : 1000) jedenfalls den Vorzug vor Lysol.

Das Eintauchen der Hände in Alkohol, ohne vorherige, sorgfältige Abbürstung mit Seifenwasser ergiebt keine richtige Sterilisation.

Wir kommen nun zum Sublimat zurück.

Bei Anwendung stärkerer Sublimatlösungen zur Desinfektion (0,25 %) wird durch Fällung des Eiweisses das Eindringen in die tieferen Schichten verhindert. In noch höherem Grade tritt das auf bei Oberflächendesinfektion.

Dieser Uebelstand wird durch Zusatz von Kochsalz oder von Kaliumchlorid beseitigt. Die Quecksilberlösungen mit Chloriden verdienen aber ihrer grösseren Haltbarkeit wegen den Vorzug. Sie vermindern auch die reducirende Wirkung des Lichtes.

Zur Bereitung von Sublimatlösungen ist es rathsam, destillirtes statt abgekochtes Wasser zu benutzen.

Letzteres bildet unlösliche Niederschläge, die zu Boden sinken, das Sublimat binden und seine Wirkung abschwächen.

Nach Krönig und Paul steigert der Zusatz von Natriumchlorid die Desinfektionskraft wässriger Sublimatlösungen, während Salzsäure dieselbe herabsetzt.

Sehr praktisch sind die von Angerer angegebenen Pastillen, die Sublimat- und Kochsalz $\bar{\bar{a}}$ 0,1 enthalten und durch Zusatz von Fuchsin das Wasser rosaroth färben. Es ist immer vortheilhaft, die Sublimatlösung vor dem Gebrauch frisch zu bereiten.

In letzter Zeit wird das Formalin (Formaldehydum solutum), eine 40 %-ige Lösung des Aldehyds der Ameisensäure, viel zur Desinfektion gebraucht, und zwar wegen seiner hohen bactericiden Kraft, seiner geringen Toxicität und seiner Unschädlichkeit für die Haut.

Lösungen von $\frac{1}{2}$—2 % genügen zur Desinfektion von Kleidern, Wohnungen, Fäkalien. Nach Behring ist das Formaldehyd ein sporentödtendes Mittel, und zwar nächst dem Jodtrichlorid das beste, welches wir bis jetzt kennen. Für Instrumente genügen ebenfalls 2 %-ige Lösungen.

6. Desinfektion der Assistenz.

Bei der Ausführung operativer Eingriffe sind die assistirenden Personen, ebenso wie der Operateur, zur grössten Reinlichkeit verpflichtet. Alle, sogar die kleinsten Details der Reinigung und Sterilisation der Instrumente vor und nach der Operation, müssen vom

Operateur resp. Assistenten vorgenommen werden, nicht vom Dienstpersonal, welchem das richtige Verständniss für diese Proceduren abgeht.

Auch die besten Heilgehülfen sündigen in dieser Hinsicht und geben uns nie eine sichere Garantie, dass die ihnen auferlegten Pflichten gewissenhaft erfüllt werden.

Krankenwärter, barmherzige Schwestern, müssen lange Zeit geschult und überwacht werden, ehe man ihnen die Anfertigung von Wattepinseln, das Reinhalten der Spritzen, Kanülen, Doppelröhren, die Sterilisation der Instrumente und der Medikamente überlässt..

Was nützt uns denn die genaueste Sterilisation der Instrumente, wenn, wie ich dies schon gesehen, der Heildiener dieselben mit beschmutzten Lappen abtrocknet oder Wattepinsel zubereitet, ohne seine unsauberen Finger gründlich gereinigt zu haben.

Nur durch grösste Aufmerksamkeit, durch persönliches Eingreifen wird das Risiko einer Infektion für unsere Kranken vermindert. Alle bei der Operation thätigen Personen müssen ihre Hände ebenso sorgfältig desinficiren, wie der Operateur selber.

Der Operateur darf nie vergessen, dass jede Vernachlässigung der Grundsätze der Aseptik und der Reinlichkeit die Assistenz demoralisirt und sie geradezu zur Nachlässigkeit ermächtigt.

7. Desinfektion des Patienten.

Je nach dem Operationsgebiet wird die Desinfektion auf verschiedene Weise durchgeführt.

Besondere Aufmerksamkeit erfordert die Nasenhöhle. Sie ist öfters der Sitz chronischer eitriger Processe. Ihr Sekret kann während der Operation das Athmen erschweren, in den Rachen herunterfliessen, störende Schlingbewegungen auslösen und fordert deshalb eine Ausspritzung mit lauwarmer, 4 %-iger Borsäurelösung.

Ohne uns irgend welchen Täuschungen über die Möglichkeit einer länger dauernden Sterilisirung der Mundhöhle hinzugeben, ist es jedenfalls angezeigt, mittels warmer Lösungen von Thymol und Acidum salicylicum eine Reinigung derselben vorzunehmen. Die Vorschrift für diese Lösungen ist schon im Kapitel „Gargarismen" geliefert worden.

Vor der Operation soll der Patient seine Hände gründlich waschen, um die zum Halten der Zunge bestimmten sterilisirten Leinwandlappen oder Mullkompressen nicht zu inficiren.

Bei blutigen Operationen empfehle ich, nach Ablegen der Oberkleider, Männern das Anlegen eines frisch geplätteten Nachthemdes, Frauen einer weissen Nachtjacke.

Schürzen aus Vixatin für die Kranken müssen vor jeder Operation mit warmem Seifenwasser, sodann mit Sublimatlösungen (1 : 1000) gereinigt werden.

Lermoyez sagt in seinem ausgezeichneten Artikel über Aseptik bei Ohr-, Nasen- und Rachenerkrankungen, dass in unserem Gebiete grosse Reinlichkeit eine strikte Aseptik der Hände ersetzen kann, wenn nur die von uns benutzten Instrumente aseptisch gehalten werden. Er führt als Beispiel die Bakteriologen an, die ja alle Kulturen mit sterilisirten Platindrähten ausführen und gewiss rein arbeiten, weil ihre Instrumente ausgeglüht, also steril bleiben. Ich kann dieser Meinung nicht beistimmen. Sie giebt dem Operateur und besonders der Assistenz zu viel Spielraum und führt allmählich zur Vernachlässigung in der strikten Ausführung der Grundsätze, deren Nothwendigkeit wir soeben besprochen und nachgewiesen haben.

Ein Zuviel ist hier minder schädlich als ein Zuwenig, das wird wohl Jeder, dem das Wohl seiner Kranken am Herzen liegt, zugestehen.

8. Desinfektion und Sterilisation der Instrumente.

a) Desinfektion.

Gewöhnlich spült man benutzte Instrumente im Wasser ab mit oder ohne Zusatz von Antisepticis. Dasselbe Spülwasser wird aber gewöhnlich für eine grössere Reihe von Untersuchungen sowohl gesunder wie kranker Halsorgane benutzt, was den Bedingungen der Reinlichkeit und Hygiene nicht im mindesten entspricht und gar keine Garantie gegen die Infektion bietet.

Folgendes Verfahren muss also grundsätzlich bei der Desinfektion von Untersuchungs- und Operationsinstrumenten eingeschlagen werden.

Jedes zur Untersuchung benutzte Instrument wird sterilisirt, sodann mit sterilisirtem Wasser abgespült und erst dann in ein Gefäss mit 2 %-iger Borsäurelösung eingelegt. Vor der Anwendung wird das Instrument mit einem sterilisirten Leinwandlappen abgetrocknet.

Untersuchungsinstrumente, die bei tuberkulösen, syphilitischen, mit eitrigen phlegmonösen oder diphtheritischen Processen, überhaupt mit infektiösen Krankheiten behafteten Personen benutzt waren, müssen vorerst sorgfältigst in einer Sodalösung abgespült, sodann sterilisirt werden.

Den grössten Nachdruck lege ich jedenfalls auf das Abspülen in reinem fliessenden Wasser, ferner darauf, dass schon benutzte Instrumente erst von Sekreten gründlich gereinigt in die Desinfektionsflüssigkeit hineinkommen. Diese Art der Desinfektion kann Anwendung finden, wo keine Apparate für Sterilisation zur Hand sind. Dann müssen aber die Instrumente in 5 %-iger Karbollösung 15 Minuten verbleiben, sodann in 2 %-iger Borsäurelösung abgespült werden. Es ist daher wünschenswerth und rationell, dass die zum Abspülen benutzten Gefässe mit einer Wasserleitung verbunden seien und ein Abflussrohr besitzen. Eine derartige Einrichtung ist von M. Schmidt in seinem Privatambulatorium seit einiger Zeit eingeführt worden und verdient grösste Verbreitung.

Der Instrumentenschrank mit Spülvorrichtung von M. Schmidt enthält im unteren Theile Transformatoren für Licht, Galvanokaustik, zum Betriebe eines Motors, im Anschluss an eine Wechselstrom-Centrale, mit allen erforderlichen Schaltungen und Rheostaten. Er ist auch für transportable Akkumulatoren eingerichtet, welche von einem entfernt liegenden Elektricitätswerke geladen werden können. Sein Preis schwankt zwischen 550—560 M., ist also nicht allen zugänglich.

Uns interessirt am meisten der Spülapparat, der eine Vertiefung der oberen Tischplatte ausfüllt, mit einer Wasserleitung verbunden und mit Abfluss versehen ist.

Der zwischen den Spülschalen befindliche Krahn erlaubt es, durch entsprechende Stellung die Glasschalen zu füllen. Diese sind in einen Blechkasten mit Abflussrohr eingesetzt, werden ausgehoben und in den Kasten entleert. Die mit Glasscheiben bedeckte Platte dient für Arzeneibehälter, Schüsseln, Instrumente etc. In einer Vertiefung ist ein Kasten aus vernickeltem Blech für Watte eingesetzt.

Der Spülapparat allein kostet bei Braunschweig 60—70 M. Er hat den Nachtheil, dass die Schalen mit der Hand ausgehoben und entleert werden müssen. Die Finger kommen also mit beschmutztem Spülwasser in Berührung. Auch ist der Behälter für sterilisirte Watte derselben Gefahr ausgesetzt, daher nicht am richtigen Platze.

Da das Spülwasser nach jeder Benutzung unbedingt durch reines ersetzt werden muss, ein fortwährendes Wechseln zeitraubend und unbequem ist, so habe ich in meinem Operationszimmer eine Einrichtung getroffen, die es erlaubt, Instrumente in reinem Wasser abzuspülen.

Mein Spülapparat besteht aus einer vernickelten, länglich viereckigen, die Spülschüsseln enthaltenden Kupferplatte, die in eine Marmorplatte eingelassen auf einem kleinen Holzschrank ruht (Fig. 94). Der obere Theil ist für den Spülapparat bestimmt. Der untere mit 8 Schubladen versehene Theil besitzt an der Rückseite eine für das Abflussrohr bestimmte Oeffnung.

Die 55 cm lange, 50 cm breite Kupferplatte ist mit 2 runden, 12 cm tiefen, 25 cm breiten Kupferschüsseln versehen, in welche Glasschalen (G G) eingelegt werden, die mit trichterförmigen $2^1/_2$ cm langen und 3 cm weiten Ansätzen endigen (Fig. 95).

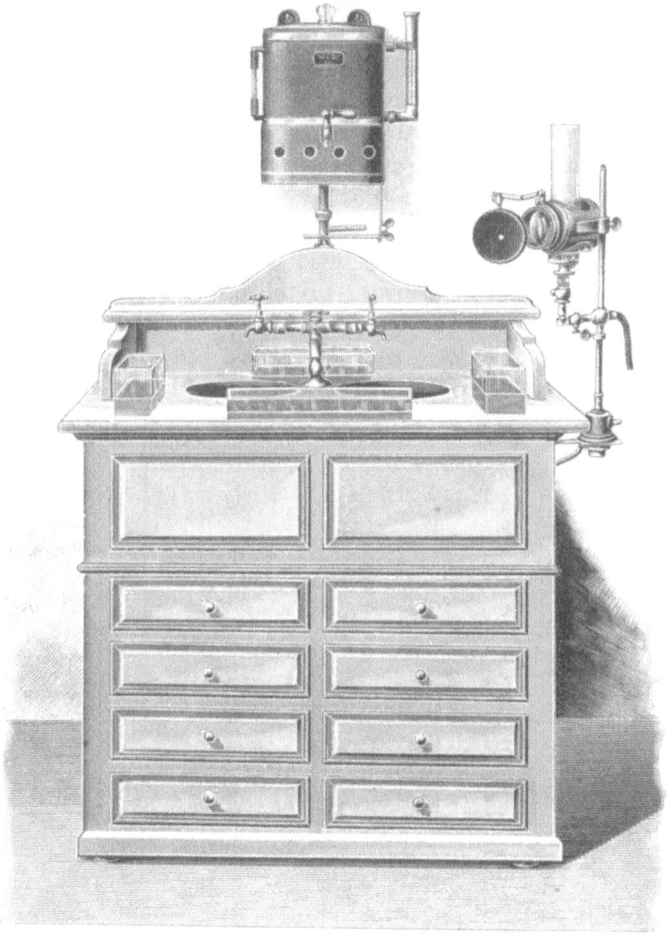

Fig. 94.
Spülapparat mit Wasserleitung nach Heryng.

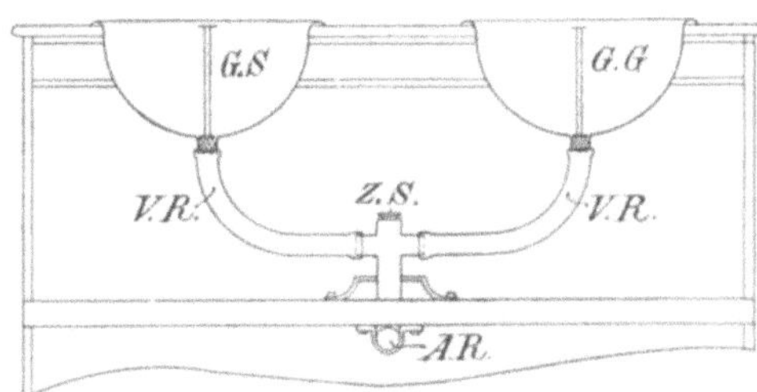

Fig. 95.
Derselbe Apparat im Durchschnitt.

Diese Ansätze werden mittels zweier dickwandiger Gummiröhren (V R) mit dem kupfernen Zwischenstück (Fig. 95 Z. S.) verbunden, das wieder mit dem Hauptabflussrohr (A R) kommunicirt.

Die Glasgefässe fassen (bis 5 cm unterhalb des Randes gefüllt) $1^1/_2$ Liter Wasser, welches mittels eines über den Glasschüsseln angebrachten, mit zwei Krähnen versehenen horizontalen Armes zugeleitet wird (Fig. 94). Die Glasschalen sind unten mit Kautschukstöpseln, welche mit dicken Glasstäben versehen sind, geschlossen (Fig. 95, G. S). Nach jeder Benutzung wird der Stöpsel entfernt, das Wasser fliesst ab und wird durch frisches sofort ersetzt.

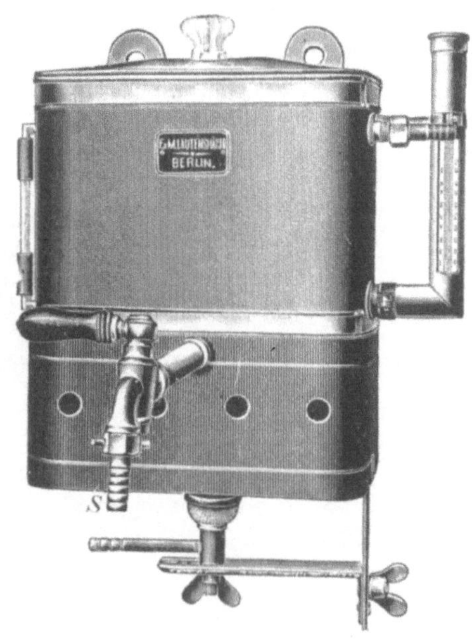

Fig. 96.
Apparat zur Herstellung sterilen Wassers von Lautenschläger.

Die eine Schale dient zur Aufnahme der schon benutzten Instrumente, die daselbst abgespült, sofort in die zweite, mit sterilisirtem Wasser gefüllte Schale oder in eine mit 2 %-iger Borsäure gefüllte Kuvette hineingelangen.

Der mit einem Kühlrohr versehene Sterilisator (Fig. 96) ist von Lautenschläger konstruirt worden, fasst 6 Liter und besitzt ein Wasserstandrohr und Thermometer.

Auf der Marmorplatte befinden sich vorn einige längliche Kuvetten für sterilisirte Instrumente.

Für Aerzte, die über keine Wasserleitung in ihrer Wohnung verfügen, möchte ich folgende billigere Vorrichtung empfehlen, deren Details aus der beigefügten Zeichnung leicht ersichtlich sind (Fig. 97).

In einem blechernen Waschtische, der im oberen Theile einen Wasserbehälter mit Wasserstandrohr (W R) und zwei Abflusskrähnen (K K) enthält, sind zwei Vertiefungen für Glasschalen von den schon angegebenen Dimensionen angebracht. Im unteren Theil befindet sich der zum Abfliessen des Spülwassers bestimmte Kübel. Von beiden Seiten sind 6 Schubladen für Instrumente angebracht. In Fig. 98 ist der Spülschrank im Durchschnitt dargestellt.

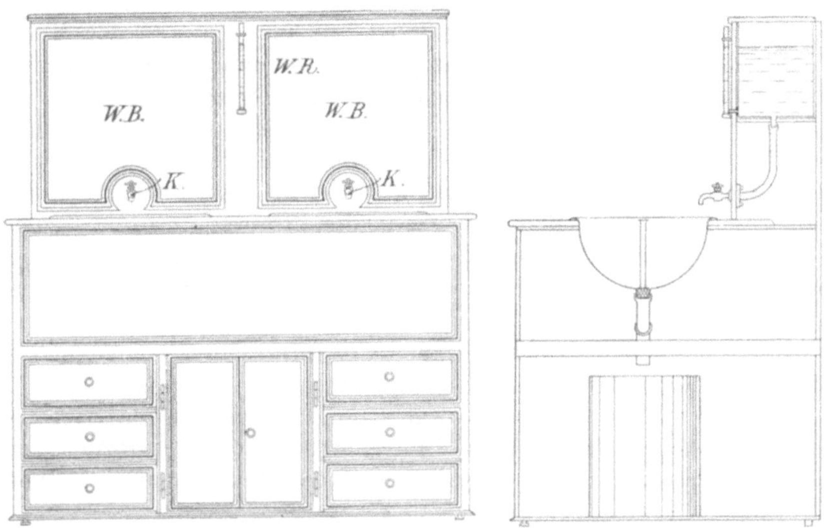

Fig. 97.
Spülapparat mit Wasserbehälter nach Heryng.

Fig. 98.
Derselbe Apparat im Durchschnitt.

Glaskuvetten mit Deckel werden von beiden Seiten aufgestellt zur Aufnahme von Kehlkopfspiegeln, Sonden und gerieften Stäben. Für die Nasenspecula nach Voltolini dient eine Glaskuvette, in welcher eine Nickelinplatte mit 4 Oeffnungen eingesetzt wird. Die Specula befinden sich in einer 5%-igen Karbolsäurelösung. Die hier beschriebene Einrichtung entspricht sowohl den Forderungen der Reinlichkeit wie der Aseptik und hat sich als unseren Zwecken vollkommen entsprechend bewährt.

b) Sterilisation der Instrumente durch Auskochen.

Zu den sichersten, die pathogenen Keime vernichtenden Mitteln gehört die Hitze und vor Allem das kochende Wasser.

Milzbranddauersporen werden im kochenden Wasser schon nach 2 Minuten getödtet, Bacillen und Kokken schon nach 1—5 Sekunden.

Obwohl es Dauersporen giebt (Heubacillen, Bacillen der Gartenerde, Globig's Kartoffelbacillus), die sogar nach vierstündigem Kochen lebensfähig bleiben, so genügt es für unsere Zwecke, die Instrumente auszukochen und die Verbandstoffe in gespannter Dampfatmosphäre zu sterilisiren.

Die Sterilisation der Metallinstrumente wird am besten durch Hitze ausgeführt. Die trockene Hitze, das Durchziehen und Anwärmen über der Flamme erfüllt nicht unseren Zweck und schädigt die Instrumente.

Wir verdanken Davidsohn und Schimmelbusch den Nachweis, dass ein Abkochen in siedendem Wasser mit einem Zusatz von Soda eine vollständige Sterilisation zu Stande bringt.

Der Werth dieser Methode beruht nicht nur in der Gründlichkeit ihrer Wirkung, sondern auch in der Leichtigkeit und Billigkeit ihrer Anwendung. Ein Topf mit kochendem Wasser genügt allenfalls zur Sterilisation und ist auch in der ärmsten Hütte zu finden.

Im Operationszimmer des Chirurgen werden specielle Apparate zu diesem Zweck benutzt, die mit Petroleum-, Spiritus- oder Gaslampen geheizt werden.

Der beste Apparat ist der von Schimmelbusch angegebene. Er ist so bekannt, dass seine Beschreibung überflüssig ist.

Was den Zusatz von Soda anbetrifft, so erleichtert derselbe die Auflösung von Eiter, Schleim, Blut und soll auch das Rosten verhindern. Sodalauge (1 %) ist entschieden dem Bikarbonat (in Pulver) vorzuziehen.

Die Lauge soll, nach Levai, 2 Minuten vor dem Einlegen der Instrumente dem siedenden Wasser zugefügt werden.

Um Messer, scharfe Zangen, Doppelküretten vor dem Stumpfwerden zu schützen, ist es rathsam, dieselben beim Kochen in Watte oder Mull einzuwickeln.

Sollen Instrumente nach der Sterilisation aufbewahrt werden, so ist ein sorgfältiges Abtrocknen derselben vorzunehmen.

Röhrenförmige Schlingenschnürer, Kanülen etc. werden durch leichtes Anwärmen über der Flamme von Wasser befreit.

Aluminiumgegenstände können nicht in Sodalösungen gekocht werden.

Auch durch Eintauchen in Chloroform auf 10 Minuten können wir eine Sterilisation auf kaltem Wege erlangen. Dieses Mittel darf natürlich für Hartkautschuk und Celluloidgegenstände keine Anwendung finden.

Lermoyez empfiehlt für letztere das Phenosalyl in wässeriger 1 %-iger Lösung. Es ist von Christmas geprüft und angegeben worden. Es besteht aus:

Karbolsäure	9,0
Salicylsäure	1,0
Milchsäure	2,0
Menthol	0,10.

Dieses Mittel ist vollständig ungiftig, nicht kaustisch. Es tödtet den Staphylococcus aureus in 10 Minuten; tuberkulöses Sputum mit 5 Volumen dieses Präparates gemischt, ist in 15 Minuten vollkommen steril. Lermoyez empfiehlt es für Glas, Kautschuk, Haarpinsel und Spiegel. Eintauchen auf 30 Minuten genügt zur vollständigen Desinfektion. Kehlkopfspiegel können ohne Schaden 48 Stunden in dieser Lösung verbleiben (natürlich wenn sie gut gefasst sind, wie die Spiegel von Dörfel). Stahlgegenstände bilden eine Ausnahme; sie werden fleckig und stumpf.

c) Sterilisation der Spritzen und Kanülen.

Bei submukösen Injektionen ebensowohl wie bei Probepunktionen und Einspritzungen in den Kehlkopf ist eine absolute Reinheit der Instrumente und der Medikamente obligatorisch.

Die Infektion durch unreine Spritzen hat schon manchem Patienten das Leben gekostet. Bouchard, Brieger und Ehrlich haben Uebertragungen von Erysipelas und Phlegmone, die tödtlich endigten, publicirt. König und v. Eiselsberg berichten über Infektion von Tuberkulose, die durch verunreinigte Pravazspritzen bedingt war.

Die Ansteckung wird vermittelt entweder durch ungenügende Reinigung der Haut, schlecht sterilisirte Spritzen, oder unreine Medikamente.

Eine gute Spritze soll nur aus Glas und Metallansätzen bestehen. Hartkautschukansätze sind zu verwerfen. Asbeststempel sind entschieden den Lederstempeln vorzuziehen. Die Glasröhren müssen dick, gut kalibrirt und mit genau gearbeiteten Gewinden versehen sein. Zur Dichtung werden Lederscheibchen benutzt. Nur solche Spritzen lassen sich durch Auskochen sterilisiren. Die Spritzen von Overlach und George Meyer entsprechen diesen Forderungen, da sie Asbeststempel besitzen. Nach dem Auskochen werden dieselben mit absolutem Alkohol gereinigt. Sogar eine 3 %-ige Karbolsäurelösung ist nach Schimmelbusch nicht im Stande, die Spritzen vollkommen zu sterilisiren.

Sollen Spritzen mit Lederstempel sterilisirt werden, so empfiehlt sich folgendes, von Hofmeister angegebene Verfahren: Die Spritzen werden demontirt, Stempel und Dichtungsringe durch Aether von Fett befreit. Sodann kommen sie auf 24 Stunden in eine 2—4%-ige Formalinlösung. Nach Auswaschen des Formalins ist die Spritze kochfertig. Die Lederstempel verlieren in der Formalinlösung weder ihre Weichheit noch ihre Haltbarkeit.

9. Sterilisation der Verbandstoffe und der Medikamente.

Die für uns in Betracht kommenden Verbandstoffe sind bei der heutigen Entwickelung und Vervollkommnung des fabrikmässigen Betriebes meistentheils gut sterilisirt, so dass eine Zubereitung derselben von Seiten des Arztes vollkommen unnöthig ist. Jedenfalls ist es rathsam, die angekauften Verbandstoffe einer Nachprüfung zu unterwerfen, wenn die Bezugsquelle nicht genau bekannt ist.

Wir brauchen eigentlich nur reine entfettete sterilisirte Watte zur Pinselverfertigung, sterilisirte Mullkompressen zum Fixiren der hervorgestreckten Zunge, ferner Jodoformgaze zur Tamponade der Nase oder des Nasen-Rachenraumes. Unsere Aufgabe besteht also nur darin, das uns gelieferte sterile Material nicht durch Berührung mit schmutzigen Händen zu verunreinigen.

Die Watte muss in sterilen Glasgefässen, die mit einem entsprechenden Glasdeckel versehen sind, aufbewahrt werden. Bei Anfertigung der Wattepinsel müssen die Hände sorgfältig gewaschen, die Finger nachträglich mit Alkohol, sodann mit Sublimat gereinigt werden. An anderer Stelle haben wir der Methode von Lermoyez Erwähnung gethan, die darin besteht, die Wattepinsel in Alkohol zu tauchen und durch Anzünden zu sterilisiren.

Gut in Lauge gewaschene, vor dem Gebrauch geplättete Leinwandkompressen müssen in sterilisirten Blechkästen aufbewahrt werden.

a) Sterilisation des Wassers.

Wir verdanken K. Fränkel den Nachweis, dass Grundwasser absolut steril, d. h. bakterien- und keimfrei ist. Dringt es aber zur Erdfläche empor, so wird es verunreinigt, ebenso wie Regenwasser. das auf seinem Wege zur Erde aus der verunreinigten Atmosphäre Staub und Keime mitnimmt. Quell- und Brunnenwässer sind nie bakterienfrei, da sie durch Brunnenröhren oder Erdschichten mit Zersetzungsstoffen imprägnirt werden. Dass stehendes Wasser aus Teichen oder seichten Seen stammend, infektiöse, höchst giftige

Eigenschaften (Cholerakeime) besitzen kann, ist durch Koch's Untersuchungen bekannt. Aber auch in den grossen Behältern der Wasserleitungen, z. B. in Freiburg, sind pathogene Pilze nachgewiesen worden (Tills).

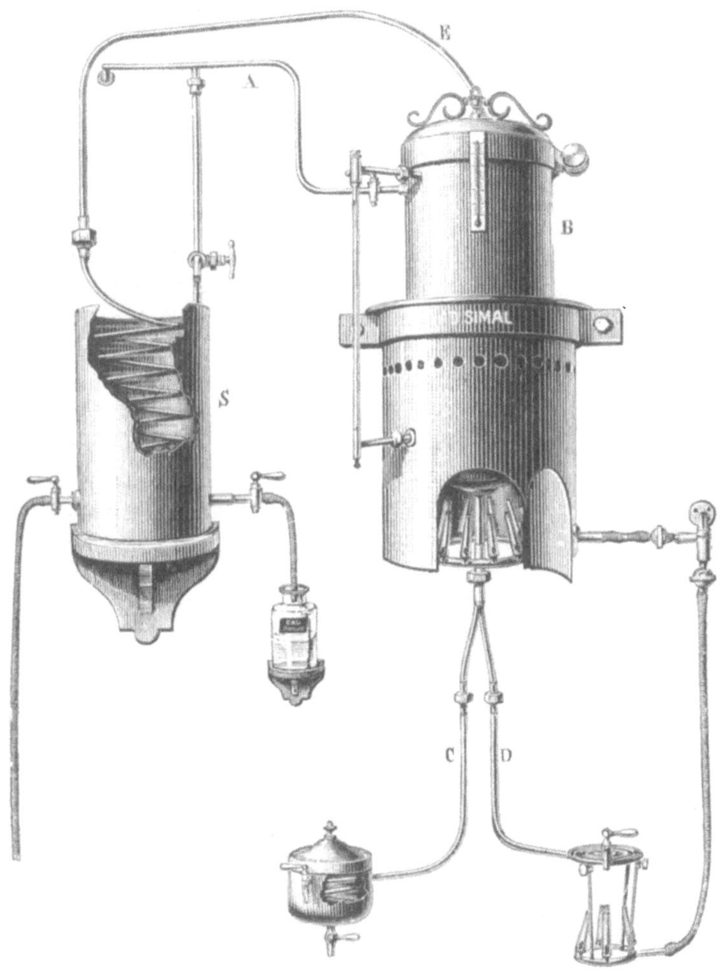

Fig. 99.

Apparat zur Sterilisation von Wasser nach Lermoyez und Helme.

Im Fluss- und Quellwasser hat man Eiterkokken nachweisen können (Staphylococcus pyogenes). Gewisse pathogene Pilze gedeihen monatelang in destillirtem Wasser und vermehren sich in demselben geradeso wie im Seewasser.

Die Existenz von Saprophyten im Wasser erschwert den pathogenen Pilzen ihre Vermehrung. Sie gehen schneller zu Grunde in bakterienreichen Flüssigkeiten als in sterilisirtem Wasser.

Aus den soeben angeführten Thatsachen ersehen wir, dass zur Reinigung der Haut vor der Operation, zur Ausspritzung von Körperhöhlen, zur Reinigung von Wunden nur absolut keimfreies Wasser benutzt werden soll.

Um Wasser von Bakterien zu befreien, können folgende Methoden angewandt werden.

Es werden dem Wasser solche Mittel, die das Niedersinken der Bakterien erleichtern, hinzugesetzt. Zu den Sinkstoffen zählen wir: pulverisirte Kohle, Koks, Sand, kohlensauren Kalk etc. Dieses Verfahren ist für unsere Zwecke absolut ungenügend. Ebenso ungenügend ist das Filtriren des Wassers. Auch die besten Filter, wie der von Chamberland-Pasteur werden bald verunreinigt und dadurch unzuverlässig.

Borsäure, Salicylsäure und Karbolsäure (1—2%) sind ungenügend und werden durch die Sterilisation des Wassers mit grossem Vortheil ersetzt.

Sie ist ebenso einfach wie billig. Durch Aufkochen in absolut reinen Gefässen wird das Wasser im Zeitraum von 15 Minuten steril. Aufbewahrt wird es in reinen, mit sterilisirter Watte verstopften Gefässen.

Um grössere Mengen von sterilisirtem Wasser zu erhalten, sind specielle Apparate konstruirt worden.

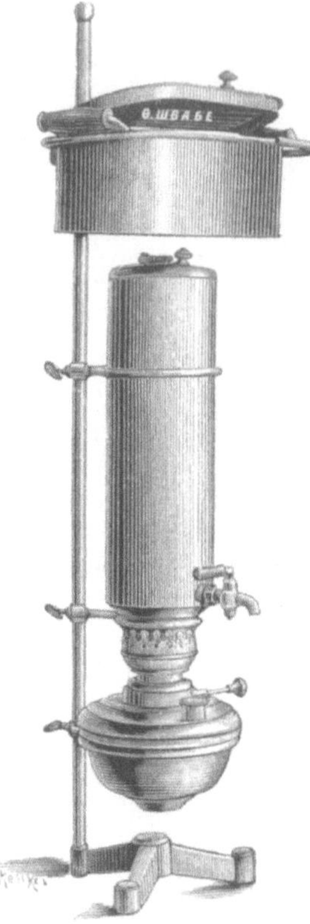

Fig. 100.
Sterilisationsapparat nach
Dr. v. Stein.

Lermoyez und Helme haben einen sinnreichen, obwohl etwas komplicirten Apparat angegeben, der allen Anforderungen entspricht. Das Wasser wird in demselben entweder eine Stunde lang gekocht, oder 2 Tage lang sterilisirt (je eine Viertelstunde). Der Kessel fasst 40 Liter und kann ebenso kaltes wie auch heisses sterilisirtes Wasser liefern. Zur Heizung wird Gas benutzt. Aus der beigefügten Zeichnung (Fig. 99) ist die Konstruktion des Apparates ersichtlich.

Der von Lautenschläger angegebene, mit einer Kühlvorrichtung versehene und relativ billige Apparat (Fig. 96) ist schon erwähnt worden.

S. v. Stein hat seinen Sterilisationsapparat konstruirt, der gewisse Vorzüge bieten soll, da er zur Sterilisation von Wasser, von Instrumenten und zur Heissluftsterilisation benutzt werden kann.

Der Apparat besteht aus einem doppelwandigen cylinderförmigen Kupferkessel, der an einem eisernen Stativ befestigt ist und durch eine mit grossem Brenner versehene Petroleumlampe geheizt wird. Im unteren Theile des Kessels befindet sich der für das Wasser bestimmte Abflusskrahn. Der innen hohle cylindrische Kessel spielt hier die Rolle des Glascylinders, er giebt genügenden Zug, um zwei Liter Wasser binnen 10 Minuten zum Kochen zu bringen (Fig. 100).

Ueber diesem Cylinder wird am Stativ in entsprechender Entfernung eine Blechwanne angebracht, die verschiedene Zwecke erfüllt. Mit Wasser gefüllt wird sie als Sterilisationskasten benutzt und besitzt gitterförmige mit hölzernen Handgriffen versehene Einsätze. Zum Sterilisiren von Verbandzeug dient ein besonderer Blechkasten mit doppelten Wänden, er liefert binnen 10 Minuten eine Temperatur von 160—170° C.

Der Apparat kann statt mit Petroleum auch mit Gas geheizt werden. Sein Preis beträgt (bei Schwabe in Moskau) 80—90 M.

b) Sterilisation der Medikamente.

Es kommen hier in Betracht: Tanninlösungen, Alaun, Borax, Talk. Aus der Gruppe der Narcotica müssen Tinctura opii simplex, Eucain sterilisirt werden.

Die Antiseptica, mit Ausnahme des Jodoforms und der Borsäure, bedürfen keiner speciellen Maassregeln.

Die narkotischen Mittel werden durch einfaches Aufkochen desinficirt. Eine Ausnahme bilden das Morphin und das Cocain.

Morphiumlösungen zersetzen sich nach Welmann in Oxydimorphin schon bei 40° C. Cocain verwandelt sich durch Kochen in Ecgonin und verliert seine anästhetischen Eigenschaften.

Um das Cocain zu sterilisiren, genügt ein Zusatz von $^1\!/_2$—1%-iger flüssiger Karbolsäure. Die Lösungen müssen in gut gereinigten mit Glasstöpsel versehenen Gefässen oder Eprouvetten aufbewahrt, am besten immer frisch zubereitet werden.

Vaselin und Glycerin werden durch Aufkochen im Wasserbad sterilisirt und in absolut reinen Glasgefässen in kleinen Mengen aufbewahrt.

Die Arzneiflaschen sollen womöglich mit kleinen Glasglocken, wie für mikrochemische Reagentien, bedeckt und mit aufgebrannten Aufschriften versehen sein. Glasbehälter für Lapislösungen aus gelbbraunem Glas sind den dunklen vorzuziehen. Einen recht praktischen drehbaren Ständer mit 4 Platten für Arzneiflaschen zeigt uns Fig. 103 (Operationstisch S. 324).

Heryng. 21

Die Schalen für Medikamente ersetzt v. Stein durch kleine Reagensgläschen, die in einen Holzständer gestellt werden (Fig. 101) und sterilisirbar sind.

Eucainlösungen halte man am besten in zollweiten, etwa 10 cm hohen, mit Glasstöpseln versehenen Eprouvetten, weil darin die Lösungen sterilisirt resp. vor dem Gebrauch erwärmt werden können, was auch ihre Wirksamkeit bedeutend steigert.

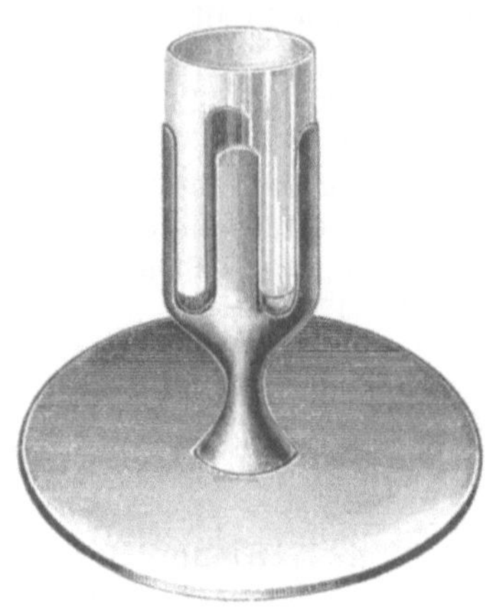

Fig. 101.
Ständer mit Eprouvette für
Medikamente (v. Stein).

Ein Eintauchen der Pinsel in die Flaschen selbst ist nicht zu empfehlen. Die Lösungen werden dadurch stets inficirt und verdorben.

Jodtinktur, Mentholöl verflüchtigen sich relativ schnell, wenn sie nicht in gut verschlossenen Flaschen aufbewahrt werden. Gute Korkpfropfen sind Glasstöpseln vorzuziehen, da letztere selten genau eingeschliffen sind.

Lösungen von Argent. nitric. werden nach relativ kurzer Zeit auch in braunen Flaschen zersetzt, bilden am Boden einen schwarzen Niederschlag. Sie sollen ebenso wie Anilinfarbstoffe (Pyoctanin, Malachitgrün) nur in kleinen Quantitäten verschrieben werden.

Der normale Verlauf nach der Operation wird dem Operateur, der die hier skizzirten Vorschriften befolgt, reichlich die Mühen und den Zeitverlust lohnen.

10. Einrichtung des Operationszimmers.

Ist ein Operationszimmer überhaupt für Laryngo- und Rhinochirurgen nothwendig?

Diese Frage wird jeder Specialist, der viel, also tagtäglich zu operiren hat, aus Gründen der Reinlichkeit und Bequemlichkeit bejahen müssen.

Laryngo- und Rhinochirurgie sind ja bisher noch nicht getrennt worden. Wenn auch bei Larynx- und Rachenoperationen eine specielle Einrichtung überflüssig erscheinen könnnte, so ist sie es gewiss nicht bei Operationen im Nasenrachenraume und in der Nase, die öfters blutig verlaufen, eine genaue Sterilisation der Instrumente, also Sterilisationskasten, Behälter für Verbandstoffe, Wascheinrichtungen etc. erfordern.

Die nachfolgenden Zeilen sind für Kollegen bestimmt, die das Bedürfniss fühlen, die grösste Garantie gegen die Möglichkeit einer Infektion ihren Kranken zu bieten, und denen ihre materielle Lage es gestattet, ihr Operationszimmer mit den für chirurgische Eingriffe nothwendigen Einrichtungen zu versehen.

Die Lage des Zimmers sei womöglich nach der Sonnenseite, da eine Untersuchung bei Sonnenlicht manchmal von grösstem Nutzen

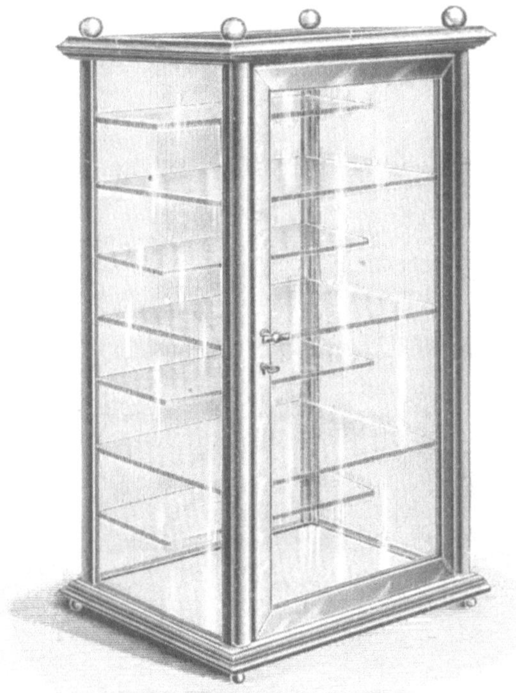

Fig. 102.
Vernickelter Glasschrank für Instrumente.

ist und durch nichts ersetzt werden kann. Besitzt das Zimmer zwei Fenster, so ist es vortheilhaft, vor eines derselben einen schmalen Holztisch mit Glasplatte zu stellen.

Vorhänge von Tüll und Tuchvorhänge zur Verdunkelung des Zimmers, die durch Zug nach einer Seite geschoben werden können, sind vor den (mit möglichst grossen Scheiben versehenen) Fenstern anzubringen.

Der Fussboden wird am besten mit Linoleum bedeckt. Es lässt sich gut reinigen, ist relativ billig und nutzt sich wenig ab.

Ist Wasserleitung im Hause, so sind Waschgefässe mit centralem Abfluss den englischen Umkippschüsseln vorzuziehen, da ihr äusserer Behälter nicht gut gereinigt werden kann.

Schnellwärmer über der Waschschüssel sind sehr zu empfehlen.

Oelanstrich der Wände, etwa $1\frac{1}{2}$ Meter hoch, ist recht praktisch, aber nicht absolut nöthig.

Die innere Einrichtung sei möglichst einfach. Die leichteren aus Holz mit Nickelblech bedeckten Operationsschränke (Fig. 102) sind praktischer und billiger als die plumpen eisernen Schränke der

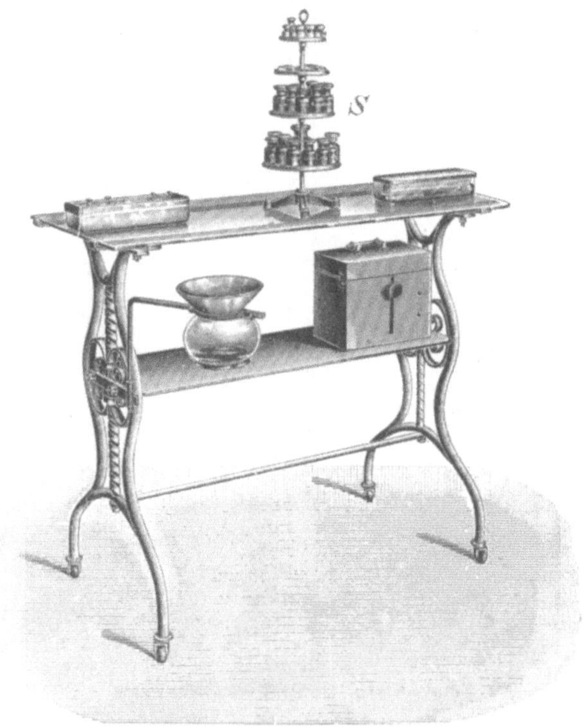

Fig. 103.
Operationstisch mit Glasplatte, mit beweglichem Spucknapf nach Heryng.

grossen Operationssäle. Zwei kleine Tische mit doppelten Glasplatten auf Rollen, ein länglicher Operationstiich (Fig. 103) haben sich als praktisch erwiesen. Die obere Glasscheibe ist für Instrumente bestimmt, die untere eiserne Platte dient für zwei Akkumulatorenbatterien für Licht und Galvanokaustik. Der bewegliche Spucknapf aus blauem Glas ist unter der Glasplatte seitlich angebracht und kann hoch oder niedrig gestellt und dem Kranken genähert werden. Der Tisch ist 80 cm hoch, steht auf Rollen. Die Glasplatte hat eine Länge von 100 cm, eine Breite von 50 cm. Sie liegt auf 4 vernickelten mit Vorsprüngen versehenen Eisenschienen. Preis des Tisches mit Spucknapf 80 Mk.

Ein grosser eiserner mit Marmorplatte bedeckter Tisch für Sterilisationsapparate mit Gasheizung wird an einer Wand aufgestellt.

Ständer mit drei Pulten dienen für die mit sterilisirtem Verbandmaterial gefüllten vernickelten Kästen.

Ein eiserner zum Hochstellen eingerichteter Stuhl, ein Operationsstuhl nach dem schon angegebenen Modell (S. 51) und einige

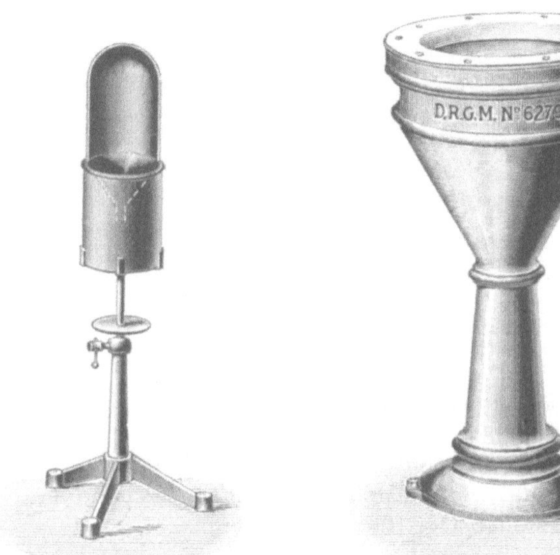

<table>
<tr><td align="center">Fig. 104.
Spucknapf nach v. Stein.</td><td align="center">Fig. 105.
Spucknapf mit Wasserleitung nach Hössle.</td></tr>
</table>

Wandpulte für Flaschen mit Desinfektionsflüssigkeiten und Medikamenten bilden die allen Forderungen entsprechende Ausstattung.

Der Spülapparat wird links vom Operateur an der Wand placirt.

Spucknäpfe sollen nie auf dem Operationstisch neben Gefässen mit Watte oder neben Instrumenten aufgestellt werden.

Der Spucknapf aus Blech von S. Stein ist für Polikliniken praktisch (Fig. 104).

Eine ähnliche Konstruktion hat der von Hössle in München konstruirte mit Wasserspülung versehene Spucknapf, der aber unästhetisch aussieht (Fig. 105).

Zum Gurgeln nach Pinselungen habe ich einen trichterförmigen grossen, in eine Marmorplatte eingelassenen Porcellaneinsatz anbringen lassen, in dem das aus der Wasserleitung bezogene Wasser

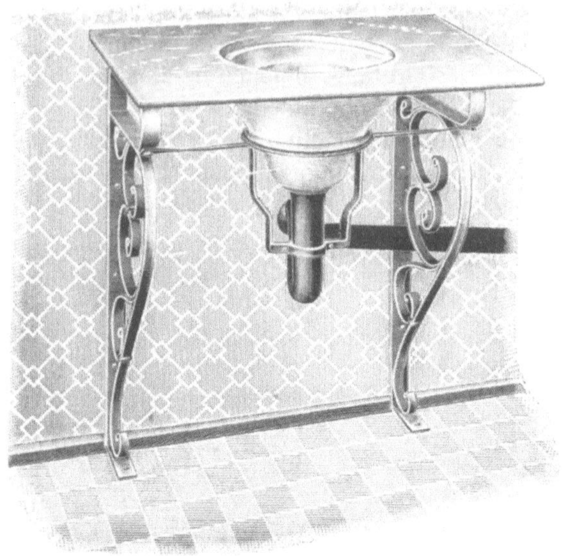

Fig. 106.
Wandständiger mit Wasserleitung verbundener Spucknapf nach Heryng.

unter starkem Druck an den Wänden spiralförmig cirkulirt und die Sputa wegspült. Der Apparat hat einen Syphon und wird an der Wand aufgestellt (Fig. 106).

11. Ereignisse während der Ausführung endolaryngealer Operationen.

Hierher gehören: Ohnmachten während oder vor der Operation, bedingt durch Cocain- oder Eucainvergiftungen; hysterische Anfälle; Blutungen; akute, stenotische Erscheinungen mit Erstickungsanfällen.

Die Symptome der Cocain- und Eucainvergiftung sind schon an anderer Stelle besprochen und ihre Therapie erörtert worden (Anaesthetica).

a) Hysterische Anfälle.

Hysterische Anfälle während der Operation, manchmal mit kataleptischem Charakter und Stimmritzenkrampf, habe ich zweimal beobachtet, und zwar mit sehr ernsten, das Leben bedrohenden

Symptomen. Die grösste Gefahr liegt in der Stockung der Respiration und der Herzschwäche.

Die Therapie gipfelt in folgenden Punkten: Horizontale Lagerung. Entfernung beengender Kleidungsstücke, subkutane Aetherinjektion (2—3 Spritzen) und künstliche Athmung, lege artis ausgeführt. Man unterlasse das Eingiessen von Wein resp. Cognac, da gewöhnlich Trismus besteht und ersetze sie, falls dies möglich, durch Klystiere aus Wein mit Moschus (M. Schmidt), da die Anfälle gewöhnlich während der Anästhesirung mit Cocain oder nach derselben eintreten und das Schlingen erschwert ist. Die Flüssigkeiten gelangen daher in die Trachea, rufen heftige Hustenparoxysmen hervor und vergrössern die Intensität der stenotischen Erscheinungen.

Technik der künstlichen Athmung und ihre Gefahren.

Die künstliche Athmung soll nach Silvester auf folgende Weise ausgeführt werden:

Der Arzt stellt sich hinter und etwas seitlich vom horizontal gelagerten Patienten, umgreift mit beiden Händen die Arme des Kranken an seinen Handgelenken, hebt sie sodann gestreckt bis über dessen Kopf empor und zugleich soweit wie möglich nach hinten. Dieses Manöver bildet die künstliche Inspirationsbewegung durch Hebung der Rippen.

Die Exspirationsbewegung wird dadurch bewirkt, dass die beiden, bisher gestreckt gehaltenen Arme in den Ellenbogengelenken flektirt, die Ellenbogen gegen die seitliche Thoraxwand gedrückt, sodann die Handgelenke in der Gegend des unteren Thoraxrandes auf der vorderen Wand etwa 15—20 mal in der Minute zusammengedrückt werden.

Das Alles muss taktmässig gemacht und energisch längere Zeit fortgesetzt werden, bis sich spontane Athmungsbewegungen einstellen.

Von den bisherigen Methoden verdient nach Ziemssen die elektrische Reizung des N. phrenicus, falls ein kräftig wirkender Induktionsapparat vorhanden ist, den Vorzug. Die eine Schwammelektrode setze man auf die Gegend der M. scaleni, deren Reizung an sich bereits die Inspiration verstärkt, die andere auf die Magengrube am Zwerchfellansatze. Der Strom wird im Rhythmus einer langsamen Respiration abwechselnd geöffnet und geschlossen.

Zur kräftigen Exspiration genügt die rhythmische, seitliche Kompression des Thorax, bei welcher der Magen nicht gedrückt wird. Die Faradisation der Phrenici ist, wie ich dies schon erwähnt, deshalb nutzlos, da sie nur die Inspiration beeinflusst und nach S. Meyer das Herz nicht anregt, sondern lähmt.

Die künstliche Athmung bietet bei unrichtiger Anwendung gewisse Gefahren für den Patienten.

Brosch fand bei der Sektion einer Leiche, an der vergebens die künstliche Athmung angewandt worden war, den Larynx, die Trachea und die Bronchien mit Speiseresten angefüllt.

Die Vermuthung, dass durch die künstliche Athmung Speisereste aspirirt werden können, ist durch zahlreiche Versuche an der Leiche bestätigt worden.

Um das Regurgitiren von Mageninhalt und dessen Aspiration in die Luftwege zu verhüten, empfiehlt B r o s c h, einen elastischen Schlauch in den Oesophagus einzuführen, der wenigstens 10 cm aus dem Munde hervorragt, und dann erst mit der künstlichen Respiration zu beginnen.

Diese Methode ist unbequem und nicht immer ausführbar.

Eine Aspiration von Mageninhalt kommt gewöhnlich zu Stande bei ungeschickt und roh ausgeführter künstlicher Athmung, wenn mit der flachen Hand die Magengend gegen das Zwerchfell stark gedrückt wird. Bei richtig ausgeführter künstlicher Respiration ist das Regurgitiren des Mageninhalts ein höchst seltenes Ereigniss.

b) Blutungen.

Blutungen nach operativen Eingriffen werden verursacht oder unterhalten: durch Anlage zur Hämophilie, Arteriosklerose, Herzfehler, Aortenaneurysma, Struma, örtliche Hyperämie, venöse Stauungen, bei Abdominalplethora, Schwangerschaft.

Wir können die Blutungen eintheilen in parenchymatöse, arterielle und venöse. Die Blutung tritt ein entweder während der Operation oder als Nachblutung.

Da das Cocain die Gefässe kontrahirt und ihre Erweiterung etwa 20—30 Minuten nach seiner Applikation auftritt, so sollen Kranke, die mit scharfen Instrumenten operirt worden sind mindestens eine halbe Stunde nach dem Eingriff unter ärztlicher Aufsicht verbleiben.

Durch Eucain wird keine Gefässkontraktion verursacht, es verdient daher, ebenso wegen seiner geringeren Toxicität, in manchen Fällen den Vorzug.

Wird die parenchymatöse Blutung durch horizontale Lagerung, Verbot des Räusperns und des Hustens nicht sistirt, erweisen sich Gurgelungen mit eiskaltem Wasser als nutzlos, so ist eine Bepinselung mit koncentrirter Antipyrinlösung oder 10%-iger warmer Gelatinlösung zu versuchen.

Bilden sich immer neue Blutgerinnsel im Larynx, tritt erschwertes Athmen hinzu, so entferne man mit einem in Cocainlösung (5%) getauchten Wattepinsel. die Coagula, oder lasse sie aushusten und untersuche rasch aber genau die operirte Stelle, ob nicht ein spritzendes Gefäss zu sehen ist.

Dauert die Blutung längere Zeit, wird sie copiös, so ist sicherlich ein arterielles Gefäss durchtrennt, wenn auch manchmal kein eigentliches Spritzen zu sehen ist. In solchen Fällen fliesst nämlich das Blut unter dem Gerinnsel in die Luftwege und erzeugt zunehmende Athemnoth, bis plötzlich durch Hustenstösse grössere Blutmengen herausbefördert werden.

In solchen Fällen ist folgendes Verfahren vorzunehmen. Ein in 5%-ige Cocainlösung getauchter Wattepinsel wird auf die blutende Stelle fest aufgedrückt und 1 Minute gehalten.

Sofort nach Entfernung des Pinsels ist die blutende Stelle sichtbar und wird kauterisirt. Der Brenner wird hellroth, nicht weissglühend angelegt.

Auf diese Weise ist es mir bisher immer gelungen, sogar gefahrdrohende arterielle Blutungen zu stillen.

Bei länger dauernden parenchymatösen Blutungen hat sich ein Gemisch von Acidum lactic. conc. $\widehat{aa}$ mit Liq. ferri sesquichlor. als wirksam erwiesen. Liq. ferri pur. ist nicht zu empfehlen. Die Coagula haften zu fest an der Mucosa, verdecken die blutende Stelle, rufen Reiz, Hyperämie, sodann Verschorfung hervor, während die Blutgerinnsel bei Anwendung der erwähnten Mischung viel lockerer haften und leichter expektorirt werden.

Bei stärkeren Nachblutungen im Hause des Patienten muss, wenn kein galvanokaustischer Apparat zur Verfügung steht, die Unterbindung der Carotis, die Laryngotomie oder die doppelte Tamponade ausgeführt werden.

Die Ausführung der doppelten Tamponade, d. h. von unten und oben, erfordert präventive Tracheotomie, falls diese nicht schon früher ausgeführt war.

Ich empfehle alsdann folgendes, im Jahre 1894 von mir publicirtes Verfahren (Therap. Monatshefte).

Nachdem die blutende Stelle durch Spiegeluntersuchung aufgefunden ist, wird die Trachealkanüle entfernt und der Wundkanal mit 10%-iger Cocainlösung in der Richtung nach dem Larynx mit einem entsprechend gekrümmten, gerieften, mit Watte umwickelten Stab bis zum Nodus epiglottidis bestrichen. Auf dieselbe Weise wird nun eine dünne entsprechend gebogene Bellocq'sche Röhre, die mit einem doppelten festen Seidenfaden versehen ist, bis in die Mundhöhle geführt. Nach ihrer Entfernung ragen nun sowohl vom Munde, wie aus der Trachealöffnung zwei Seidenfäden hervor. An einem der unteren Fadenenden befestigt man einen Jodoformgazetampon von Haselnussgrösse. Er wird mit Hülfe einer kurz gebogenen Zange bis unter die Stimmbänder geführt. Durch Zug am oberen Fadenende wird die Einführung nach oben erleichtert und der Faden am Ohr fixirt. Nun wird mittels derselben Zange ein walnussgrosser Tampon aus Jodoformgaze in den Larynx geführt, der untere Faden stark angezogen, die Kanüle eingesetzt und der Seidenfaden an derselben befestigt. Die Blutung steht nach kurzer Zeit und können die Tampons nach 1—2 Stunden entfernt werden.

Tamponade des Larynx und der Trachea. Blutungen aus dem Kehlkopfe, die trotz der oben angegebenen Mittel nicht zu stillen sind, erfordern die Tamponade der Trachea mittels der Trendelenburg'schen oder der Hahn'schen Tamponkanüle, also vor allem präventive Tracheotomie. — Diese soll, wo dies angeht, von erfahrenen, technisch vollkommen ausgebildeten Chirurgen vollzogen werden, weil die Bedingungen ihrer Ausführung durch die Aufregung des Kranken, den Blutverlust erschwert werden. Da der Trendelenburg'sche Apparat erst vorbereitet, d. h. mit Condom versehen werden muss, so ist es rathsam, die Hahn'sche Kanüle zu benutzen, die immer armirt, d. h. mit einem Schwammüberzug bedeckt ist.

Man tauche sie vor der Benutzung in siedendes Wasser, umwickle den Schwamm mit einigen Touren Jodoformgaze und bestreiche sie mit reinem Vaselin. Auf diese Weise wird beim längeren Verbleiben der Kanüle die Gefahr einer sekundären Infektion vermindert, obwohl nicht ganz sicher ausgeschlossen. Wir wissen ja, wie schwer Schwämme überhaupt zu desinficiren sind, da sie nach einiger Zeit sich mit zersetzenden Wundsekreten imprägniren. — Nach meinen Erfahrungen braucht der Trendelenburg'sche Apparat nicht länger als 24 Stunden zu verbleiben und kann durch Tampons aus Jodoformgaze ersetzt werden. Um das Herabgleiten der Gaze zu verhindern, empfiehlt Chiari, die Streifen in einen Sack von Gaze zu stopfen.

Eine fernere Komplikation entsteht dadurch, wenn zu viel Gaze in den Larynx gestopft wird, sie aufquillt, sich lockert und aus dem Kehlkopf in den Schlund dringt, wodurch Würgen, Erbrechen und Hustenanfälle hervorgerufen werden. Nach der Tamponade muss daher der Kehlkopf rasch mit dem Spiegel besichtigt werden, um dieser Eventualität vorzubeugen. Finden wir die Gaze ausserhalb des Larynx im Schlunde, so wird 5%-iger warmer Cocainspray angewandt, um die Reflexe zu lindern. Sodann wird mittels einer dicken Kehlkopfsonde (Beniquet's eignen sich dazu vortrefflich) die Gaze an den richtigen Ort gebracht. Gelingt dies nicht, so ist eine erneuerte Tamponade nothwendig.

Vor der Einführung prüfe man die Kanüle auf ihre Dichte und Dehnbarkeit.

Ist die Kautschuckblase zu gross, so können dadurch gefährliche Erstickungsanfälle hervorgerufen werden. Dies geschieht, wie

Prof. Kosiński in Warschau zuerst nachgewiesen hat, unter folgenden Umständen. Wird eine zu grosse Kautschuckblase übermässig gedehnt, so drängt sie sich unterhalb der inneren Oeffnung der Kanüle hervor und verschliesst dieselbe. Sofort entsteht ein heftiger Erstickungsanfall mit hochgradigster Cyanose. Wird nun der Hahn des Ballons geöffnet, die Luft herausgeblasen, so schwindet die die Dyspnoe sofort. Diese Thatsache ist in letzter Zeit von Uchermann[1]) beobachtet und bestätigt worden. Derartige Erstickungsanfälle entstehen also nicht durch Druck und plötzliche Irritation der Nervi tracheales und Vagi und können nicht als reflektorischer Natur betrachtet werden.

Bei Operationen von Neubildungen im Larynx ist die Blutung gewöhnlich unbedeutend; doch sind zwei tödtliche Fälle beobachtet worden.

Ferrari berichtet über einen Fall von telangiektatischem Myxofibrom, wo nach Zerquetschung mit der Fauvel'schen Zange wenige Stunden nach der Operation die Blutung so abundant wurde, dass tracheotomirt, sodann der Larynx gespalten werden musste. Der Patient starb nach 2 Tagen infolge einer infektiösen Pneumonie.

Grünwald beobachtete einen Todesfall bei einem 73jährigen Manne, bei dem ein Tumor vom Stimmbande entfernt wurde. Der Patient litt an hochgradiger Arteriosklerose.

Ich rathe jedenfalls bei der Ausführung blutiger Eingriffe im Larynx, eine galvanokaustische Batterie und den Kuppelbrenner immer bereit zu halten.

c) Erstickungsanfälle.

Sie werden erzeugt entweder durch akuten Glottiskrampf, durch Steigerung einer schon bestehenden Stenose nach lokalen Eingriffen, wie Pinseln, Kauterisationen, nach Einführung von Schrötter'schen Röhren etc.

Bei ödematösen, entzündlichen Zuständen können unvorsichtig ausgeführte endolaryngeale Eingriffe in kürzester Zeit die Stenose so verschlimmern, dass, wenn nicht sofort tracheotomirt wird, der Tod binnen einigen Minuten eintritt.

Jeder Laryngologe, der mit Erfolg seine Specialität betreiben will, muss im Stande sein, die Tracheotomie auch unter den schwierigsten Verhältnissen auszuführen. Die Vernachlässigung der Technik dieser lebensrettenden Operation kann für den Arzt die schlimmsten Folgen nach sich ziehen, seine Stellung und seinen Ruf gefährden.

---

[1]) Archiv für Laryngologie, Bd. 8.

Die urgente Tracheotomie. Bei Operationen am verengten Larynx, wenn es sich z. B. um eine den Larynx stenosirende Neubildung handelt, muss man immer zur Tracheotomie vorbereitet sein.

Die Ausführung der Operation ist davon abhängig, ob wir ohne Assistenz oder mit ärztlicher Beihilfe tracheotomiren, ob eine Kanüle ein Dilatator, Wundhaken, Messer und Sperrpincetten zur Hand sind.

Wir wollen den schlimmsten Fall annehmen. Einem Kranken mit tuberkulöser Stenose haben wir wegen hochgradiger Dysphagie den Larynx mit Cocain gepinselt. Plötzlich tritt Larynxkrampf auf, der sich schnell steigert, Cyanose zur Folge hat und immer heftiger werdenden Stridor hervorruft.

Der Kranke ringt nach Luft, er erstickt. Sind wir im Besitz eines Schrötter'schen Rohres, so wird dasselbe unter Fingerleitung eingeführt und so lange belassen, bis die drohenden Symptome beschwichtigt sind. Ist kein Schrötter'sches Rohr zur Hand, so muss schleunigst tracheotomirt werden.

Der Patient wird auf ein Sofa oder einen Tisch gelagert, der Hals entblösst, in Ermangelung eines Rollkissens eine mit Handtuch umwickelte Flasche unter den Rücken geschoben und der Kopf fixirt. Der Schnitt beginnt von der Mitte der Cartil. thyreoidea bis zwei Finger unter die Cartilag cricoidea. Das Lig. cricothyreoideum wird in der Mittellinie entblösst, die Muskeln und die Fascie zur Seite geschoben, Gersuny's Doppelhaken am elastischen Bande in die Wundränder gelegt, das Lig. in der Mittellinie durchschnitten und eine dünne Kanüle eingeführt.

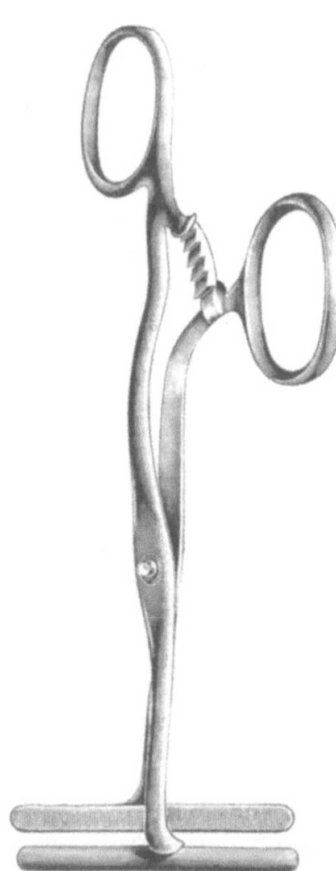

Fig. 107.
Pincette zur Tracheotomie
nach Botey.

Ist Zeit genug vorhanden, so wird die Tracheotomie ausgeführt mit Schonung der Cartilago cricoidea, weil ihre Durchtrennung nach v. Bergmann den weiteren Verlauf der Heilung ungünstig beeinflusst, öfters Nekrose des Knorpels hervorruft und zur Erschwerung des Decanulements führt.

Bei der Ausführung der Tracheotomie sollen folgende Punkte speciell berücksichtigt werden. Der Hautschnitt muss median, lieber zu lang als zu kurz ausfallen. Nach geschehenem Schnitte gehe man möglichst stumpf vor mit Sonde oder Pincette. Venenstämme werden zur Seite geschoben, oder zwischen zwei Péan'schen Pincetten unterbunden, die Haut wird mit der Botey'schen Pincette (Fig. 107) gefasst und die Wunde erweitert. Die Schilddrüse wird nach querer Durchtrennung der Fascie (nach Bose) mit stumpfen Haken nach unten geschoben. Die Eröffnung der mit einem scharfen Haken fixirten Trachea geschieht von unten nach oben. Man durchschneide 3—4 Ringe, entferne das Messer, sobald die Luft aus der Wunde dringt und gebe dem zweiblättrigen Dilatator vor dem Delaborde'schen den Vorzug.

Nun lasse man den Kranken aushusten, die Athmung sich beruhigen und führe erst dann die Kanüle ein. Ist dieselbe mit einem Mandrin versehen, so wird der Dilatator überflüssig.

Vor Stillung jedweder Blutung soll die Trachea nicht geöffnet werden, um gefahrdrohende Aspiration von Blut zu vermeiden. Man operire bei Erwachsenen nicht am hängenden Kopf, weil dadurch die Blutung vermehrt wird.

Was die Kanüle anbetrifft, so soll dieselbe mindestens 2 cm in die Trachea hineinragen, mit mobilem, möglichst schmalem Schild versehen sein und nicht früher als am dritten Tage nach der Operation entfernt werden.

Für Kinder ist das Hagedorn'sche Modell das passendste.

Die Einführung der Kanüle bei urgenter Tracheotomie bietet manchmal besondere Schwierigkeiten, und zwar nicht nur für minder geübte Chirurgen.

Die Tracheotome von Pitha, Langenbeck, die Dilatatoren von Trousseau, Delaborde, Lüer, Burow, Caselli, die von Chwat angegebene Kombination von Messer und Dilatator — sie alle haben als Ziel, die Einführung der Kanüle zu erleichtern.

Eine zweckmässige Kanüle, die sehr wenig bekannt ist, hat Egidi (Fig. 108) angegeben. Dieses Instrument, von seinem Erfinder als stabiler, zweiblättriger Trachealdilatator benannt, besteht aus zwei gebogenen, eine platte Trachealkanüle bildenden Theilen (a), die oben an zwei Platten derartig befestigt sind, dass sie mittels eines horizontalen Querbalkens entfernt, genähert und in jeder Stellung mit einer Schraube fixirt werden können (b). Diese Kanüle wird entweder mit der Hand, oder mittels eines speciellen Handgriffes c, (der aber entbehrlich ist) nach Eröffnung der Trachea geschlossen eingeführt und mittels der Schraube (E) erweitert. Die Oeffnung ist gross genug, um z. B. bei Croup etwaige Membranen zu entfernen, bei Aspiration von Blut ein Einführen des Katheters zu gestatten, blutende Gefässe mit der Péan'schen Pincette zu fassen. Der ganze Wundkanal bleibt übersichtlich, was bei späteren Operationen, z. B. bei Entfernung von Granulomen, evidente Vortheile bietet.

Diese Kanüle wird einige Tage in der Wunde gelassen, sodann durch eine gewöhnliche Kanüle ersetzt. Bei Fremdkörpern in der Trachea wird ihre Extraktion durch die Erweiterung des Trachealkanals begünstigt. (Verfertiger: Ernest Invernizi, Rom, Corso 49.)

Ist der Schnitt in der Trachea zu gross ausgefallen, so wird die Kanüle mit einem 1 cm breiten Jodoformgazestreifen umwickelt, dessen Enden an der Schildplatte befestigt werden.

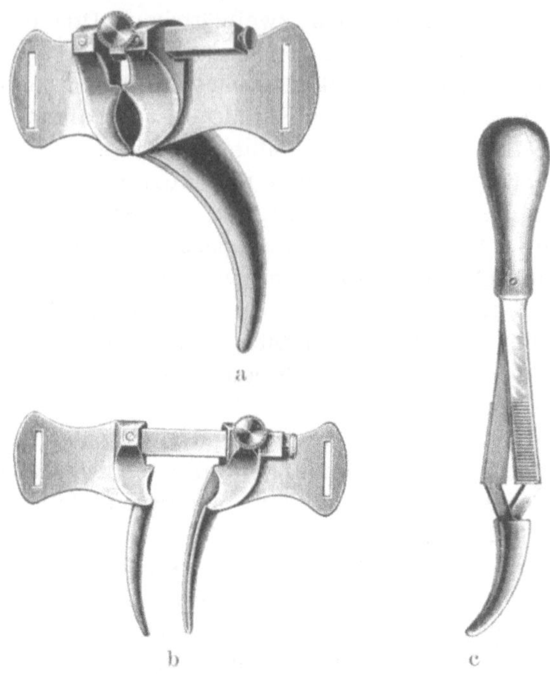

Fig. 108.
Zweiblätteriger Trachealdilatator nach Egidi.

Sind wir im Besitz der mit einem Mandrin versehenen Kanüle (Krishaber), so ist die Einführung leicht vorzunehmen. Fehlt der Dilatator, ist die Kanüle ohne Mandrin, so ist folgender kleiner Kunstgriff, den ich bei Mikulicz gesehen habe, angezeigt.

Die Kanüle wird perpendiculär zum Trachealschnitt gestellt, rechts vom Kranken. Mit ihrem Ende wird die rechte Hälfte der Trachealwunde nach unten gedrängt, so dass die Kanüle unter die linke Trachealwand eindringt. Nun wird die Kanüle rasch durch $^1/_4$ Drehung in die Längslinie des Halses gewendet und zugleich in die Trachea eingeschoben.

Viel aufregender für den Arzt sind die Fälle, wo sofort tracheotomirt werden muss und keine Kanüle zur Hand ist. In solchen Fällen muss improvisirt werden.

Wir nehmen ein Stück gewöhnliches Drainrohr von etwa zwei Zoll Länge mit dicker Wand, führen mit der Nadel durch das eine Ende einen doppelten festen Ligaturfaden quer durch und benutzen das Rohr als temporäre Kanüle. Zu demselben Zwecke kann ein dicker Gummikatheter oder Metallkatheter, der über der Flamme sterilisirt worden ist, benutzt werden.

Man kann im Nothfalle den gekrümmten Ansatz eines Larynxinsufflators aus Hartgummi benutzen, der mit dem Messer entsprechend gekürzt wird. Um sein vorderes Ende wird ein fester Seidenfaden doppelt gebunden.

Fehlt auch ein solches Rohr, sind aber Klemmpincetten zur Hand, so werden nach ausgeführtem Trachealschnitte die Wände der Trachea von beiden Seiten gefasst und die Pincetten seitlich hängen gelassen. Nun wird mit dem scharfen Bistouri ein halbmondförmiges Stück Trachealwand entfernt und eine etwa 8 mm weite Oeffnung angelegt, die vollkommen genügt, um die Athmung zu unterhalten, und Zeit giebt, eine Kanüle zu beschaffen. Fehlende Wundhaken können durch zwei dicke Haarnadeln ersetzt werden, die nach beiden Seiten rechtwinklig abgebogen sind.

Behält man die nöthige Ruhe, so kann man sich aus der Noth ziehen und den Kranken vor Erstickung retten.

Dr. Srebrny in Warschau hat in einem Falle von lebensgefährlicher Erstickung mit einem Federmesser tracheotomirt, eine Scheere zur Dilatation der Trachealwunde angewandt und so viel Zeit gewonnen, dass eine Kanüle angeschafft werden konnte.

Bei jeder Tracheotomie muss ein weicher dicker Katheter zur Hand sein, um beim Herabfliessen grösserer Mengen Blut in die oberen Luftwege dasselbe durch Aspiration zu entfernen. Der Katheter wird an eine grössere gut wirkende dichte Spritze angesetzt. Ist dieselbe nicht zur Hand, so kann sie der Mund des Arztes ersetzen, eine unangenehme eklige Procedur, wie ich dies aus eigener Erfahrung bestätigen kann.

Die Tracheotomie wird nach B. Fränkel bei chronischer Stenose gewöhnlich zu spät ausgeführt, weil die Kranken, die nicht selten einige bedrohende Dyspnoeanfälle glücklich überstanden haben, die Operation sogar bei lebensgefährlicher Dyspnoe aufschieben oder verweigern. Kommt es zum kritischen Moment, wo die Kanüle absolut eingeführt werden muss, so soll wegen der drohenden Erstickung der Eingriff sehr schnell gemacht werden, um nicht an der Leiche zu operiren. Solche Patienten sind sehr schwer zu chloroformiren. „Sie haben trotz enger Larynxspalte es erlernt, durch Selbststeuerung der Lunge und Willenskraft noch hinreichend Luft in die Lungen zu saugen, weil ihre Stenose sich allmählich entwickelt hat.“ Diese beiden wichtigen Momente fallen nach B. Fränkel bei der Narkose weg, ebenso die Zwangslage oder Zwangshaltung des Kopfes, die ihnen die Lufteinsaugung erleichtert. Sie in der Narkose zu operiren, bei vornübergebeugtem Kopfe ist sehr misslich. B. Fränkel hat in solchen Fällen die lokale subkutane Cocaininjektion in der Mittellinie des Halses versucht und dadurch vollkommene Anästhesie erlangt. Dosis für den Erwachsenen 0,04.

Die präventive Tracheotomie. Wird dieselbe von weniger geübten Aerzten ausgeführt, so fordert sie einige technische Bemerkungen.

Die Tracheotomie-a superior ist als die leichtere stets vorzuziehen. Man zögere nicht zu lange mit ihrer Ausführung — ein Umstand, der leider sehr oft vergessen wird. Leichte Chloroformnarkose kann bei gesicherter Assistenz in entsprechenden Fällen angewandt werden. Hier entscheidet der Zustand des Herzens und der Grad der Stenose. Ist schon Cyanose vorhanden, wird das Zwerchfell eingezogen, so ist die Narkose unnütz, sogar schädlich. Die Kranken empfinden wenig Schmerz bei der Incision. Sie liegen gewöhnlich ruhig und erwarten mit Sehnsucht die lebensrettende Operation.

Die tiefe Tracheotomie soll nur von geübten Chirurgen u. z. bei guter Assistenz ausgeführt werden. Bei Frauen bietet sie kosmetische Vortheile. In Kropfgegenden gehört die tiefe Tracheotomie, nach Billroth zu den schwierigsten Operationen, die manchmal garnicht beendigt werden kann.

Die Gefässe sind sehr zahlreich, unterliegen bisweilen Anomalien. Die Arteria Neubauri, die aus dem Arcus aortae entspringt, kommt öfters vor, als dies angenommen wird (nach Suchanek bei jedem 10.—11. Individuum). Auch die Arteria anonyma verläuft manchmal senkrecht bis zum Rande der Glandula thyreoidea. Der Isthmus ist zuweilen sehr breit, muss doppelt unterbunden, sodann durchtrennt und zur Seite geschoben werden.

Bei mageren Personen geht die Operation leichter von statten. Bei Fetten ist das Abpräpariren des Fettgewebes zeitraubend. Die Operation dauert viel länger als die hohe Tracheotomie und erfordert, falls dies möglich, Chloroformnarkose.

Die Unterbindung der Carotis bei unstillbarer Blutung und Unmöglichkeit der Ausführung der doppelten Tamponade, die Komplikationen des Wundverlaufs gehören in das Gebiet der Chirurgie

Einige Worte erfordert das erschwerte Decanülement. Dasselbe wird bei Kindern manchmal dadurch erzeugt, dass sie sich abgewöhnt haben, durch den Mund zu athmen. Alsdann empfehle ich eine Kanüle, die ich Entwöhnungskanüle nennen möchte.

Eine kurze Trachealkanüle, von einer dem Alter der Patienten entsprechenden Dicke und Länge (im Durchschnitt 2 cm lang, 6 mm dick), besitzt am Schilde einen koulissenartig gleitenden, mit einem Knopf versehenen Schieber. Er gestattet nach Belieben das Lumen zu verlegen, von einem halbmondförmigen Spalt bis zum vollständigen Abschluss.

Die Kanüle wird bei Kindern Abends eingeführt und die Oeffnung während des Schlafes progressiv verengt, endlich ganz zugeschlossen.

Diese Kanüle hat sich mir in vielen Fällen vortrefflich bewährt. Ich benutze sie bei Erwachsenen zur Prüfung, ob das Decanülement vorgenommen werden kann. Während der Sprechstunde wird z. B. dieser Apparat eingelegt und allmählich geschlossen. Der Kranke bleibt 1—2 Stunden in Beobachtung. Tritt Dyspnoe ein, so kann der Schieber auch vom Kranken selbst gelüftet werden.

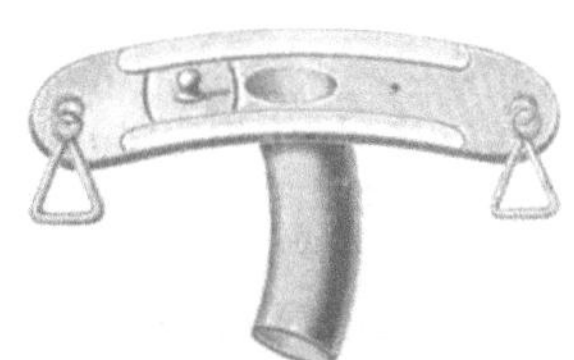

Fig. 109.
Entwöhnungskanüle
nach Heryng.

Dieser Apparat ist von Windler in Berlin konstruirt worden (Fig. 109).

12. Nachbehandlung.

Endolaryngeale Eingriffe, wie die Entfernung von Neubildungen, Fremdkörpern, Einschnitte, die immer fieberlos und gewöhnlich ohne entzündliche Reaktion verlaufen, bedürfen keiner speciellen Nachbehandlung. Man belästige die Kranken nicht mit antiseptischen Pinselungen, die nur reizen und wenig Nutzen bringen, da der Heilungsprocess vor allem Ruhe und Schonung des Stimmorganes fordert. — Nach stärkeren Aetzungen, mit festem Silbernitrat, mit Chromsäure, mit dem Galvanokauter, ist es rathsam, den Patienten im Zimmer zu halten, um durch Entfernung aller schädlichen Einflüsse den reaktiven Entzündungsprocess zu begrenzen.

Absolutes Schweigen ist strikt durchzuführen. Rauchen, Alkohol, heisse Getränke, gewürzte Speisen sind unzulässig, ebenso wie das Ausgehen an kalten, windigen, oder staubigen Tagen.

Die Nachbehandlung nach endolaryngealen Eingriffen ist je nach ihrem Sitz, ihrer Ausdehnung und den Symptomen, die sie hervor-

rufen, eine verschiedene. Glatte Wunden, nach Operationen mit dem
Messer, der scharfen Zange, der Doppelkürette, brauchen keine
specielle Nachbehandlung, besonders an den Stimmbändern, am
Taschenbande, an der inneren Epiglottisfläche. Nach galvanokaustischen Aetzungen am Rande der Epiglottis, an den Lig. ary-epiglottic.,
an der hinteren Larynxwand ist es rathsam, die Schorfe mit einer
Malachitgrünlösung ($1-2\%$) zu bepinseln, und zwar sofort nach ge-
stillter Blutung, während der noch bestehenden Anästhesie. Die reaktive Entzündung und Schwellung wird dadurch nach meinen
zahlreichen Erfahrungen bedeutend verringert, manchmal ganz vermieden. Man applicire anfangs die 1%-ige frische Lösung, vermeide
Nebenberührungen gesunder Theile und benutze nicht den Pinsel,
sondern geriefte mit Watte umwickelte Stäbe, um strikt lokal wirken
zu können. Der Schorf muss dunkelgrün gefärbt werden. Erscheint
er ungenügend tingirt, so ist die 2%-ige Lösung indicirt. Die Färbung soll $8-10$ Stunden anhalten; wenn sie früher abblasst, so
wird am Abend des Operationstages noch einmal gepinselt. Gesunde Stellen der Mucosa, die unabsichtlich mit Malachitgrün berührt wurden, zeigen am nächsten Tage eine weissliche Färbung,
sind mit einem hellgrauen Exsudat bedeckt, von einem entzündlichen Hofe umgeben und reinigen sich erst nach $2-3$ Tagen.

Um die nach der Operation auftretenden Schmerzen zu lindern,
besonders nach Operationen an der hinteren Larynxwand, hat sich
das Orthoform (neu) vortrefflich bewährt. Die Analgesie dauert
$6-8-10$ Stunden. Das Gurgeln, Trinken, Essen ist während einer
Stunde nach der Einblasung möglichst zu meiden. Aetzungen der
hinteren Larynxwand und am freien Rande der Epiglottis führen
manchmal ebenso wie die geschwürigen und entzündlichen Processe
am Zungengrunde zu einer abundanten, lästigen Schleimsekretion,
die bei Rückenlage, durch Hinabfliessen in den Larynx, höchst pein-
liche Hustenparoxysmen, besonders in der Nacht hervorruft und
unterhält. Um sie zu coupiren, lasse man den Kranken die Seitenlage einnehmen; das Sekret sammelt sich alsdann im Pharynx, wird
verschluckt oder expektorirt und überschwemmt nicht den Kehlkopf.

Gegen das lästige Trockenheitsgefühl nach Pinselungen des
Larynx und Pharynx, oder bei sekundären Entzündungen der Mucosa sind öftere Inhalationen mit Menthol oder Bromnatrium, sowie
Gurgelungen mit lauwarmer Boraxlösung mit Zusatz von Opiumtinktur von Nutzen.

Auch Gurgelungen mit kaltem Sodawasser (aus dem Syphon)
bringen Erleichterung. Hustenanfälle, die trotz abundanter Expek-

toration den Kranken die Nachtruhe stören, erfordern Morphin oder Codein, in nicht zu kleinen Gaben. Bei diffusen entzündlichen phlegmonösen, sich rasch ausbreitenden und zur Stenose führenden Processen sind bei robusten Kranken 4—6 Blutegel am Larynx zu setzen. Eiskompressen, Gurgelungen mit eiskaltem Wasser, Fruchteis lindern gewöhnlich die Dysphagie.

Sehr starke Schmerzen erfordern Cocainbepinselungen, die aber nicht mehr als zweimal täglich angewendet werden sollen. Bei sehr reizbaren Kranken sind dieselben durch den 5—10%-igen Spray zu ersetzen. Tritt keine Erleichterung ein, so versuche man die submukösen Cocaininjektionen, die aber präcise Instrumente und eine gewisse Uebung erfordern.

Die Details dieser Eingriffe sind in entsprechenden Kapiteln eingehend beschrieben worden.

Für Kranke mit chronischen Larynxaffektionen, besonders mit Larynx- und Lungenphthise, die gezwungen sind das Zimmer längere Zeit, manchmal Monate lang zu hüten, muss dasselbe noch weitere Bedingungen erfüllen als für Patienten die nur ein paar Tage in demselben verbleiben.

In solchen Fällen ist nicht nur für Hygiene, sondern auch für Komfort zu sorgen und die von Martin Mendelsohn in seinem bekannten Büchlein niedergelegten Ratschläge[1] soweit dies möglich zu befolgen.

Eine principielle Frage drängt sich dabei in erster Linie auf. Sollen materiell besser gestellte, mit Larynx- und Lungenphthise behaftete Kranke ihre Kur im Zimmer durchführen? Genügt eine ergiebige Ventilation, eine entsprechende Diät, um den Zustand solcher Kranken zu bessern? Können wir ihnen dadurch die freie Luftbehandlung, die klimatischen Kuren ersetzen; oder sollen sie in Sanatorien für Lungenkranke ihre Heilung resp. Besserung versuchen? Wie wenig Einigung in dieser Hinsicht herrscht, ersieht der Leser aus den von mir citirten (S. 267) Ansichten zweier in Sanatorien für Lungenkranke fungirenden Kollegen: Dr. Meissen und Dr. Besold. Ich habe mich bei Berücksichtigung dieser Frage dahin ausgesprochen, dass Larynxphtisiker, solange keine speciellen Sanatorien in südlich gelegenen Kurorten existiren, in den für Lungenkranke bestimmten Anstalten Aufnahme finden sollen und nicht als Ballast betrachtet, nicht abgewiesen werden dürfen. Materiell gut gestellte Patienten können den Winter in südlichen Kurorten zubringen. Eine bedeutende Zahl temporär geheilter oder gebesserter

---

[1] Der Komfort des Kranken. 1892.

Fälle, die ich zu beobachten Gelegenheit hatte, spricht für diese
Ansicht, die heute von der Mehrzahl der Fachkollegen getheilt wird.

Schlimmer steht es mit den weniger bemittelten Patienten. Für
sie sind die Privatsanatorien zu theuer, die Armensanatorien zu über-
füllt, gesellschaftlich unpassend, ihren Forderungen und Angewohn-
heiten nicht entsprechend. Manche wollen überhaupt ihr Heim nicht
verlassen, wollen im eignen Bett sterben, umgeben von ihrer
Familie, deren Trost und liebevolle Pflege ihnen werthvoller erscheint als der Anblick des ewigblauen Meeres, der immergrünen
Palmen, das geräuschvolle Leben an der Riviera und den südlichen
Kurorten.

Wir müssen den gerechten Forderungen dieser so zahlreichen
Klasse von Phthisikern Rechnung tragen und uns Mühe geben, ihren
Zustand zu lindern, ihnen die Trostlosigkeit ihres Daseins, das Nahen
des Todes zu verbergen. Dasselbe gilt auch für diejenigen Kranken,
die nicht aus dem Zimmer können und noch Monate lang das Kreuz
ihrer trostlosen Existenz zu schleppen haben. Für solche Kranke
muss die Wohnung einen gewissen Komfort bieten, vor allem aber
eine Reihe von hygienischen Vorschriften erfüllen, die hier wenigstens skizzirt werden sollen.

13. Das Krankenzimmer.

Der Komfort ist bei einer Krankenbehandlung kein Luxus,
sondern eine Nothwendigkeit. Der Kranke, sagt Mendelsohn, braucht
in noch viel höherem Grade als der Gesunde, Licht, Wärme, frische
Luft, Reinlichkeit, Sorgfalt und Regelmässigkeit in der Darreichung
von Trank und Speise. Das beste Zimmer der Wohnung ist als
Krankenzimmer gerade gut genug, also der Salon, jedenfalls ein
grosses geräumiges Zimmer, kein Durchgangszimmer. Man wähle
hohe luftige, trockene, womöglich nach dem Süden gelegene Räume,
mit einem Luftinhalt von $3{,}5 \times 5{,}5$ Bodenfläche auf $3{,}85$ Höhe.
Zimmer mit Oelanstrich verdienen den Vorzug. Die Diele soll mit
Oelfarbe gestrichen oder mit Linoleum bedeckt sein.

Alles was staubt und schmutzt oder Luft wegnimmt muss entfernt werden, also Teppiche, Läufer, Bettteppiche, Gardinen, Bett-
himmel, Vorhänge, Polstermöbel, Bücher und Schränke. Frische
duftende Pflanzen passen ins Krankenzimmer, müssen aber gewechselt
werden. Grosse Blumentöpfe, deren Erde selten gewechselt wird,
öfters fault, einen modrigen Geruch verbreitet, sollen aus dem
Krankenzimmer entfernt werden.

Die Diele wird mit nassen Lappen gereinigt, der Staub mit feuchten Tüchern abgewischt, bei geöffneten Fenstern, erst nachdem der Kranke das Zimmer verlassen hat. Im Winter wird erst nach gehöriger Lüftung das Krankenzimmer geheizt.

Man verlasse sich nicht auf die Zimmerventilatoren, sondern öffne das Fenster mindestens auf 15 Minuten und dringe auf tägliche strenge Durchführung dieser Vorschrift.

Aengstlichen Kranken mache man Koncessionen und erlaube ihnen, an kalten Tagen während der Lüftung das Bett mit einer spanischen Wand zu umgeben. Im Sommer bleiben alle Fenster geöffnet, falls das Zimmer nicht an staubigen Strassen gelegen ist. An heissen Tagen werden vor den Fenstern Holzjalousien angebracht oder die Fensterläden halb geschlossen. Vor der Sonne schützen sie besser als Vorhänge und Rouleaux. Letztere sollen aus grünem oder gelbem Stoffe angefertigt werden uud dicht anliegen. Bei sehr heisser trockener Luft wird die Diele ein paar mal täglich mit kaltem Wasser besprengt oder durch grosse in kaltes Wasser getauchte an Schnüren aufgehängte Lacken abgekühlt.

Die Temperatur des Zimmers kann zwischen 13—16° schwanken, bei Fiebernden 10—12, bei anämischen, fröstelnden Kranken etwa 15 betragen und soll mit dem Thermometer kontrolirt werden.

Zur Heizung benutze man keine eisernen Oefen, keine Gasöfen; erstere verbreiten immer einen brenzlichen Geruch, trocknen die Luft aus, erhitzen sich zwar sehr rasch, kühlen sich aber auch schnell ab. Sobald ihre Wände glühend werden, lassen sie Kohlenoxydgas durchtreten. Für Holz bestimmte Oefen sind den Kohlenöfen vorzuziehen. Holzkamine reinigen zwar durch ihren kräftigen Zug die Zimmerluft, geben aber zu wenig Wärme. Kachelöfen erfordern genaue Prüfung auf ihre Dichte, sie lassen manchmal durch die Fugen zwischen den Kacheln Gase durch. Man erkennt dies sofort durch den unangenehmen Dunst und durch Vorhalten eines angezündeteu Lichtes vor den Kachelspalten. Die Flamme wird dann durch die Gase nach dem Zimmer zu getrieben.

Das Bett, am besten aus Eisen, soll keine Federbetten, keine Plumeaux enthalten. Eine gewölbte, an den Ecken und Kanten gesteppte Rosshaarmatratze mit einem Rosshaarkissen und einer, resp. zwei wollenen Decken sind allen anderen vorzuziehen. Das Bett stelle man in die Mitte des Zimmers oder mit der schmalen Seite an die Wand. Nachtgeschirre sollen einen Deckel besitzen, nicht offen unter dem Bett stehen.

Grosse Aufmerksamkeit erfordern die neben dem Krankenzimmer befindlichen Klosette, falls sie keine Spülapparate besitzen,

— Spucknäpfe, stelle man immer auf Linoleumvorlagen. Bei geschwächten Kranken sind kleine, mit Henkel versehene Spucknäpfe, die mit Wasser gefüllt werden und welche Trichtereinlagen besitzen, recht praktisch, besser als die Dettweiler'sche Flasche, die an den Rändern mit Sputa öfters beschmutzt, die Hände des Kranken verunreinigt. Das Spucken in Taschentücher und Handtücher ist aufs Strengste zu verbieten. Sie werden gewöhnlich unter das Kissen gestopft und verunreinigen die Wäsche, verbreiten die Infektion. Sie sollen apart aufbewahrt, apart gewaschen werden.

Dieselben Maassregeln, aber in noch höherem Grade, müssen pedantisch bei Kranken, die an Syphilis oder Diphtherie erkrankt sind, beobachtet werden, um Infektionen zu verhüten. Man traue nicht zu sehr dem Satz, dass tertiäre syphilitische Produkte sicher nicht inficiren, besonders die Mund- und Rachenerkrankungen, und vergesse nicht, dass es Formen giebt, von denen sehr schwer auszusagen ist, ob sie als sekundärer oder tertiärer Natur betrachtet werden sollen.

Derartige Kranke müssen, wo dies nur möglich, — ich wiederhole dies nochmals, ihre eigenen Instrumente, als Spatel, Kehlkopfspiegel, eventuell Pinsel, Schrötter'sche Röhren besitzen, da eine Reinigung derselben schwer durchzuführen ist, besonders in der Wohnung des Patienten.

Instrumentenkunde.

1. Allgemeine Grundsätze bei der Ausführung endolaryngealer Operationen.

Der Kehlkopf bietet, abgesehen von seiner der direkten Besichtigung nicht ohne weiteres zugänglichen Lage, keine günstige Fläche für die Einwirkung der Instrumente. Die Grundsätze der endolaryngealen Eingriffe sind daher auf topographisch-chirurgische Verhältnisse zurückzuführen.

Unser Operationsfeld, sagt Oertel, bildet die innere Fläche eines senkrechten Rohres, zu welchem durch ein horizontales Rohr vorgedrungen werden muss. Die Instrumente müssen vorwiegend in vertikaler Richtung wirken, da die horizontale Fläche entsprechend dem Durchmesser des Rohres eine beschränkte ist. In diesem Rohre bilden die Taschenbänder und die Stimmbänder, zwei übereinander liegende Querfalten, die in grader Linie ausgespannt und so befestigt sind, dass sie ein Segment des Rohres ausfüllen. — Die schief verlaufenden Flächen der beweglichen Falten, d. h. der Taschen- und Stimmbänder, können durch Andrücken der Instrumente in vertikale verwandelt werden. Die Anwendung und Wahl der Instrumente hängt davon ab, wie der zu operirende Theil sich im Larynx inserirt. Frei hervorragende Neubildungen können mit der scharfen Zange oder mit der Schlinge operirt werden. Breit aufsitzende Geschwülste der oberen Stimmbandfläche werden mit Zangen operirt, deren Branchen von vorn nach hinten greifen. Membranartige Gebilde müssen durch einen oder mehrere Messerschnitte durchtrennt, gelappt, sodann erst mit der scharfen Zange entfernt werden. Tumoren der hinteren Epiglottisfläche eignen sich, falls sie mehr als halbkugelig prominiren, am besten für die Schlinge; wenn sie voluminös oder blutreich sind, für die galvanokaustische Schlinge. Tumorartige Infiltrate der Taschenbänder operire man mit der Landgraf'schen Doppelkürette, Neubildungen, die aus den Morgagni'schen Taschen hervorwuchern, werden am besten mit der Schein-

mann'schen Zange exstirpirt. — Bei Geschwülsten, die der unteren
Stimmbandfläche entspringen, ist die Zange von Scheinmann das
beste Instrument. Umgiebt die Geschwulst das Stimmband von 3
Seiten, von oben, seitlich und unten, so zerfällt die Operation in
2 Momente: Abtragung des oberen und seitlichen Abschnittes
mit der scharfen Zange, die fest an das Stimmband gedrückt, dasselbe vertikal stellt und es gestattet, den oberen und seitlichen Theil
zugleich zu fassen, Abtragung des unteren Segmentes mit der
Scheinmann'schen Zange. Kleine Polypen im vorderen Stimmbandwinkel werden mit scharfen Röhrenzangen, am besten mit der
Zange von Jurasz, deren obere Branche unbeweglich verbleibt, gefasst, von Manchen mit dem Türck'schen Polypenquetscher ausgerissen. Bei Granulationen und Excrescenzen, Vorsprüngen der hinteren Larynxwand, die gewöhnlich tuberkulöser Natur sind, benutze
man den scharfen Löffel. Welches Instrument im gegebenen Falle
mit Vortheil benutzt werden soll, darüber entscheidet nicht nur die
Erfahrung des Arztes, sondern auch seine Vorliebe und Gewandtheit
im Gebrauch eines gewissen Instrumentes. Die Details der Ausführung sollen an anderer Stelle besprochen werden.

2. Endolaryngeale Instrumente.

Alle im Kehlkopf verwendbaren Instrumente müssen solid gearbeitet, wenig voluminös und nicht komplicirt sein. Eine rundliche
Form ist die entsprechendste, da sie am wenigsten Licht und Luft
wegnimmt.

An jedem endolaryngealen Instrument können wir zwei Theile
unterscheiden: den buccalen und den laryngealen Theil. Der erste
bildet den längeren, horizontalen Arm des Instrumentes, der in den
Handgriff übergeht, der zweite den kürzeren perpendikulären Theil.

Der horizontale Arm besteht gewöhnlich aus einem geraden
Stiel. Türck hat an demselben eine seitliche Abbiegung vorgenommen, um das Licht mit der Hand nicht abzublenden. Sie ist
nicht absolut nothwendig, für manche Operationen sogar störend,
weil das Innehalten der Mittellinie dadurch erschwert wird.

Der laryngeale Theil besitzt entsprechend der Tiefe des Kehlkopfs eine verschiedene Länge. Je nach der Stellung der Epiglottis
und dem Ort der Operation wird er unter verschiedenem Winkel
abgebogen.

Aus diesem Grunde werden für endolaryngeale Instrumente
biegsame Röhren und Stiele benutzt.

Die im Larynx zur Operation benutzten Instrumente können eingetheilt werden:

1. in scharfe Instrumente, wie Larynxmesser, Scheeren, Guillotinen, scharfe Löffel, Doppelküretten, scharfe Zangen, mit ihren verschiedenen Modifikationen;

2. in stumpfe Instrumente; hierher gehören: Pincetten, Röhrenzangen, stumpfe Zangen, Quetscher, die kalte Schlinge.

Diese Eintheilung lässt sich nicht strikte durführen, da gewisse Instrumente wie z. B. der Türck'sche Polypenquetscher und die Türck'sche Röhrenzange zwei Abarten besitzen, eine mit stumpfen, die zweite mit scharfen messerartigen Branchen, trotzdem die Konstruktion dieser Instrumente dieselbe bleibt.

a) Larynxmesser.

Die Kehlkopfmesser werden eingetheilt: in ungedeckte und gedeckte Messer.

Die bedeutenden Schwierigkeiten, welche Operationen mit Kehlkopfmessern sogar für geübte Operateure bieten, sowie die Furcht vor Nebenverletzungen führten zur Konstruktion der gedeckten Messer.

Mit der Einführung des Cocains und der dadurch bewirkten Toleranz des Kehlkopfes wurde es möglich, die bisherigen Kehlkopfinstrumente zu verbessern und zu modificiren. Der scharfe Löffel die scharfe Zange, die Doppelkürette können das Messer in vielen Fällen ersetzen.

Was die Form der Messer anbetrifft, so ist sie je nach dem speciellen Zweck und dem Orte, an dem die Operation ausgeführt werden soll, verschieden.

Schrötter empfiehlt eine Modifikation, bei der die Messerklinge in einen biegsamen Silber- oder Neusilberstab eingelassen ist. Dieser Stab besitzt einen fixen Griff oder wird in dem gewöhnlichen Spiegelgriff befestigt. Seine Biegsamkeit gestattet, dem Instrumente jede beliebige Krümmung zu geben.

Schrötter ist ein entschiedener Gegner der ungedeckten Messer. In seinem bekannten Lehrbuch giebt er zwei Abbildungen von bedeutenden Verletzungen der Epiglottis, welche erfahrenen Operateuren passirt sind.

Derartige Zufälle können nach ihm auch bei sehr gut eingeübten Kranken vorkommen, wenn sie während der Operation ihre Ruhe verlieren und eine unvorhergesehene Bewegung ausführen.

Meiner Meinung nach sind Nebenverletzungen fast immer dem Operateur zuzuschreiben, wenn ohne genügende Einübung des Patienten, ohne genügende Cocainisirung operirt wird.

Sehr reizbare Kranke, die Cocain schlecht vertragen, bei denen schon die Untersuchung mit dem Kehlkopfspiegel bedeutende Schwierigkeiten bietet, Kinder, ängstliche, nervöse Personen, dürfen weder mit ungedecktem noch mit cachirtem Messer operirt werden.

Die Kehlkopfmesser können eingetheilt werden: in lanzenförmige Messer, in einschneidige und doppelschneidige, in geknöpfte und sichelförmige Messer.

Manche derselben sind obsolet geworden, wieder andere sind Modifikationen der älteren Instrumente, die nur den Namen gewechselt haben.

Die Handgriffe für ungedeckte Messer sind entweder fix, oder abnehmbar. Die Handgriffe werden aus Metall verfertigt, sollen nicht zu klein sein und gut in der Hand liegen.

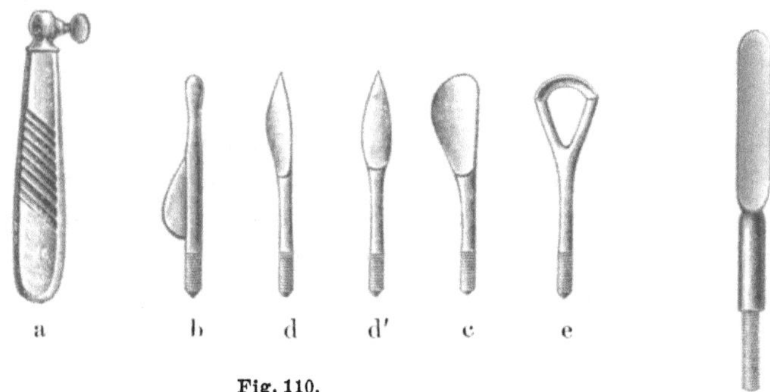

Fig. 110.

Kehlkopfmesser nach H e r y n g, drehbar. a Handgriff. b Sondenmesser
(Modifikation nach S t o e r k). c zur Durchtrennung der Epiglottis.   Fig. 111.
d d' lancetförmige Messer. e Fenstermesser für die hintere Larynxwand.

Die verschiedenen Messer werden mit Vortheil an einen entsprechend gebogenen Stiel angeschraubt. Ich benutze für dieselben meinen für die Küretten bestimmten Handgriff, der eine verschiedene Stellung und Fixirung der Messer gestattet (Fig. 110a) und auf Seite 365 in natürlicher Grösse abgebildet ist (Fig. 130).

Das dreieckige Fenstermesser (Fig. 110e) ist dem G o t t s t e i n'schen Instrumente nachgebildet und zur Entfernung weicher schwammiger Wucherungen, die der hinteren Larynxwand entspringen, bestimmt. Es muss in die hyperplastischen Theile mit einer gewissen Kraft eingedrückt werden.

Das am Ende abgerundete Messer (Fig. 111) ist zur Durchtrennung von Membranen und Synechieen im vorderen Stimmbandwinkel sehr geeignet und kann sowohl gedeckt, als auch ohne Schutzhülse angewandt werden.

Tobold's lancettförmige Messer in verschiedener Grösse dienen speciell für Einstiche der geschwollenen Mucosa.

Zur Incision resp. zur Spaltung der Epiglottis benütze ich entweder ein bauchiges Messer (Fig. 110 c) oder eine Modifikation des Störk'schen Messers, eine sog. Messersonde (Fig. 110 b), welche auch mit Vortheil zur Durchtrennung von Membranen im vorderen Stimmbandwinkel benutzt werden kann.

Statt des lancettförmigen Messers (Fig. 110d') möchte ich bei acuten Schwellungen der Schleimhaut die Doppelkürette empfehlen, mit der man kleine Stückchen der geschwollenen Mucosa ausschneidet. Die etwas grössere Blutung nach der Excision ist gerade von Vortheil. Die Schwellung schwindet schnell, die Dysphagie wird vermindert. Die kleine Wunde heilt schon nach ein paar Tagen.

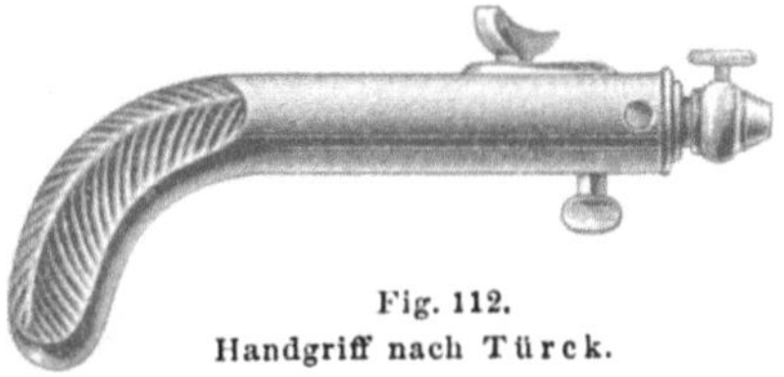

Fig. 112.
Handgriff nach Türck.

Ungedeckte Messer werden nach Art der Schreibfeder gehalten, gedeckte erfordern, entsprechend der Konstruktion des Handgriffes, eine besondere Fingerstellung.

Im Türck'schen Griff (Fig. 112), der auch für Pincetten eingerichtet ist, wird durch Vorschieben des brückenförmigen Ansatzes das gedeckte Messer entblösst.

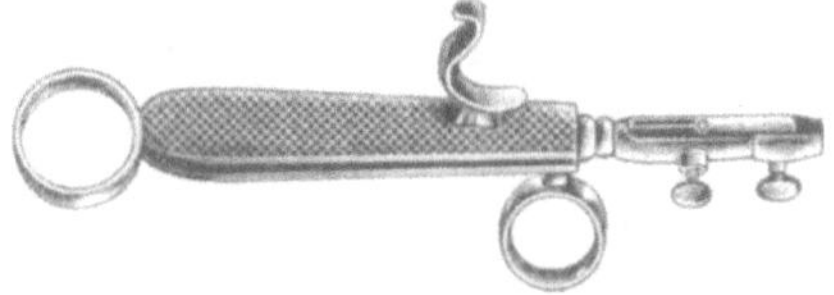

Fig. 113.
Griff nach Boeker.

Im Handgriff von Victor von Bruns wird das Messer durch Druck des Hebels aus der schützenden Scheibe vorgeschoben. Lässt man mit dem Fingerdruck nach, so schnellt das Messer durch Druck einer Feder von selbst zurück. Auf dieselbe Weise wird das gedeckte Messer im Griff von Boeker vorgeschoben (Fig. 113). Dieser Griff ist unbequem, die Befestigung der Instrumente unsicher und zeitraubend.

Störk befestigt seine Messer in eine gebogene Metallscheide, die in seinen bekannten Griff (Fig. 114), der für Guillotinen bestimmt war, hineinpasst. Eine Spiralfeder treibt das Instrument hervor. Sein Nachtheil besteht darin, dass der wirkende Theil des Instrumentes, sowohl das Messer wie die Guillotine, in die Scheide eingezogen werden und deshalb eine kompensirende Senkung der Hand erfordern.

Welchem von diesen Handgriffen der Vorzug gebührt, ist schwer zu entscheiden. Jeder Operateur bedient sich derjenigen Instrumente, die ihm am besten passen. Ich z. B. benutze immer ungedeckte Messer, ungedeckte Aetzmittelträger, und bin mit ihnen bisher ohne Nebenverletzungen weggekommen.

Beim Gebrauch des Messers kommt Alles darauf an, in kürzester Zeit soviel als möglich zu erreichen. Es ist jedenfalls rathsamer, einige kleine Schnitte auszuführen als einen zu grossen.

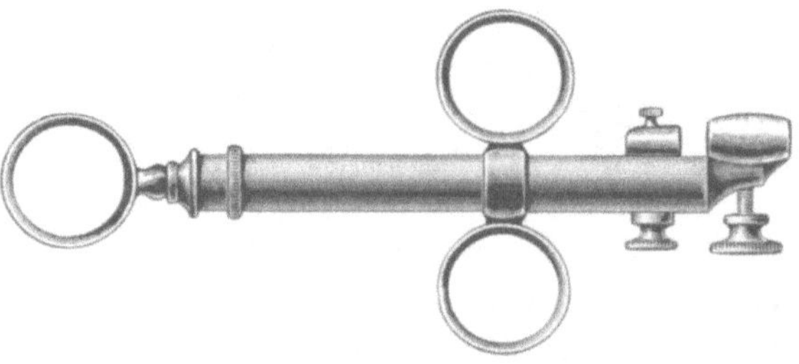

Fig. 114.
Handgriff nach Störk.

Alle komplicirten Vorrichtungen sind für geübte Operateure entbehrlich. Ein geübter Operateur wird aus der Unruhe des Larynx und des Pharynx den Moment erkennen, wann das Instrument entfernt werden muss und dasselbe schnell zurückziehen, ohne Unheil angestiftet zu haben. Angehende Specialisten mögen sich wohl anfangs cachirter Messer bedienen.

Bei Einführung ungedeckter Messer sollen folgende Regeln eingehalten werden:

Um nach erfolgtem Schnitte beim Entfernen des Messers die hintere Wand nicht zu verletzen, soll der Rücken des Messers an die hintere Epiglottisfläche angelehnt und längs derselben entfernt werden. Ist die Schneide nach vorne gerichtet, so wird nach dem Eingriffe der Rücken des Messers an die hintere Wand gedrängt, bis über die Epiglottis gehoben und erst dann aus der Mundhöhle entfernt. Man vermeidet eine Verletzung des Zungenrückens wenn man das Messer immer längs des harten Gaumens zurückzieht.

Gelingt die Durchtrennung mit dem Messer nicht vollständig, bleibt z. B. die Neubildung an einem Gewebsfetzen hängen, so wird sie mit der scharfen Zange entfernt.

Bei lineärer Abtragung von Stimmbandpolypen, die von der Kante entspringen, muss die Kraft, mit welcher der Widerstand der Gewebe überwunden werden soll, richtig abgeschätzt werden, damit das Messer durch das Stimmband hindurch die Trachea nicht verletze.

Die kurzen sägeförmigen Bewegungen des Messers sind nicht leicht zu erlernen. Die Operation fordert eine grosse Sicherheit der Hand und muss am ausgeschnittenen Larynx speciell eingeübt werden.

Die Kehlkopfmesser finden ihre Anwendung zu Skarifikationen ödematöser Theile, bei chronischer, mit Erweiterung der Blutgefässe einhergehender Laryngitis (H. Krause), bei Eröffnung von Abscessen, bei Durchtrennung von Narben und Verwachsungen, bei Erweiterung ringförmiger Membranen und zur Entfernung gestielter, am Rande der Stimmbänder sitzender Neubildungen.

Bei ödematösen Schwellungen oder tuberkulösen Infiltraten der Epiglottis sind nach Schmidt Entspannungsschnitte angezeigt. Dieselben müssen bei Perichondritis den Kehldeckel vollkommen durchtrennen, aber nur die Pars suprahyoidea.

Die Cocainanästhesie erleichtert manchmal nicht, sondern erschwert sogar derartige Operationen. Durch das Cocain verlieren nämlich die Stimmbänder ihre Elasticität und erschlaffen. Auch bei der Phonation spannen sie sich nicht mehr genügend. Aus diesem Grunde werden lineäre Messeroperationen am Stimmbandrande heut zu Tage nur von Wenigen ausgeführt.

Das von mir angegebene sichelförmige Messer (Fig. 115) ist zur Durchtrennung des Taschenbandes, zur Aufschlitzung des Morgagnischen Ventrikels bestimmt.

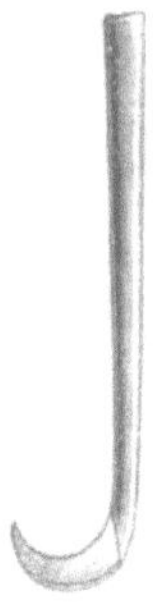

Es wird in zwei Grössen und zwei verschiedenen Krümmungen verfertigt und kann an meinem, für den

Fig. 115.

scharfen Löffel bestimmten Handgriff mittels der Stellschraube in jeder beliebigen Richtung gestellt und fixirt werden. Ich benutze dasselbe bei Tuberkulose des Morgagni'schen Ventrikels, die ziemlich häufig auftritt und gewöhnlich mit tuberkulöser Infiltration des Taschenbandes einhergeht. Es kann auch bei Prolapsus ventriculi angewandt werden, und zwar als Vorakt zur Excision der hypertrophischen Schleimhaut, ebenso bei Neubildungen, die aus dem Morgagni'schen Ventrikel hervorwachsen und deren Reste entfernt werden müssen. Erst nach Eröffnung der tiefsten Bucht wird genügender Zugang für den scharfen Löffel gewonnen und alsdann können Granulationen

sowie degenerirte Mucosatheile energisch entfernt werden. Die
Technik dieses Verfahrens erfordert eine specielle Beschreibung.

Nach genauer Anästhesie des Larynx versuche man mit einer
weichen, entsprechend abgebogenen, am Ende gerieften Kupfersonde
(Fig. 116) in den Ventrikel zu dringen. Derselbe besitzt bekanntlich
im vorderen Drittel eine tiefere Bucht. Ist dieselbe leicht mit der
Sonde zu erreichen, so wird diese mit Watte armirte, in 10%-iges
Eucain getauchte Kupfersonde zur Anästhesie der inneren Fläche
des Ventrikels benutzt. Entsprechend seiner Tiefe und Dimensionen
wählen wir dasjenige sichelförmige Messer, welches sich der Krümmung des Sondenendes am meisten nähert.

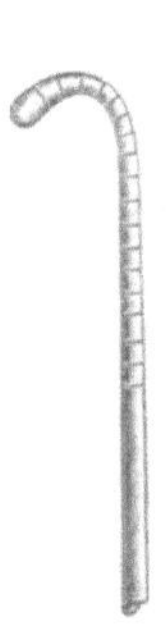

Fig. 116.
Hakenförmig gebogene
Kehlkopfsonde für den
Sinus Morgagni.

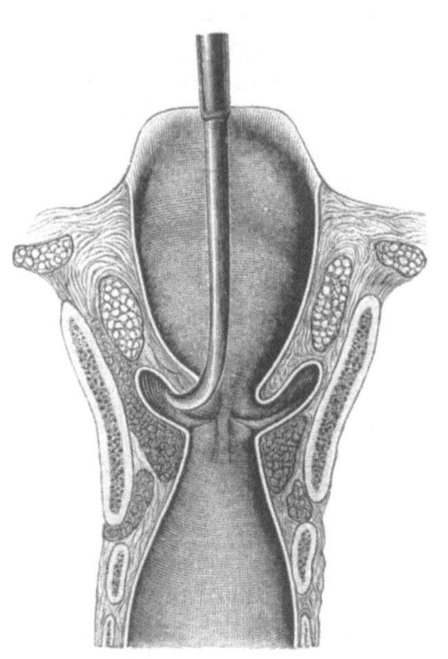

Fig. 117.
Frontalschnitt des Kehlkopfes nach Zuckerkandl.
Sichelförmiges Messer im rechten Sinus Morgagni.

Nach vollständiger Anästhesie des ganzen Larynx, des Pharynx
und des Gaumens wird unter Spiegelleitung das Instrument eingeführt. Während der Einführung muss der Kranke tief und regelmässig
athmen, jeden Hustenreiz bezwingen, keine Schlingbewegungen
ausführen. Wir drängen mit der Konvexität des Messers das wahre
Stimmband etwas nach unten, erweitern dadurch den Eingang in
den Ventrikel und führen das Messer in die tiefste Stelle der Bucht
hinein. (Fig. 117). Der Schnitt wird nach oben und etwas nach der

Mittellinie des Larynx zu ausgeführt und durchtrennt das Taschenband auf eine Länge von 6—8 mm. Das Instrument wird an der entgegengesetzten Seite aus dem Kehlkopf entfernt.

Der Schmerz ist ganz unbedeutend, die Blutung meist gering, obwohl gerade am Taschenbande bei Kürettement starke Blutungen beobachtet worden sind.

Das Messer muss sehr scharf, spitz und auf eine Länge von etwa 1 cm hohl geschliffen sein.

Finden wir bei der Sondenuntersuchung den Ventrikel verstrichen, flach, so dass die Landgraf'sche Kürette nicht leicht eingeführt werden kann, so schreite man zur Eröffnung der Tasche mit dem sichelförmigen Messer. Die Incision ist auch bei hoch nach oben sich hinziehender Bucht angezeigt, welche zuweilen als Blindsack sich senkrecht von dem quergelagerten Sinus abzweigt und ihrer Grösse nach mannigfachen Varietäten unterliegt (Zuckerkandl). Sie kann bis zum oberen Rand der Cartilago thyreoidea reichen. (Beim Orang und Gorilla bildet der Blindsack enorm entwickelte Kehlkopftaschen.)

Die Ausführung dieses Eingriffes kann nur bei sehr ruhigen, sich beherrschenden Kranken, bei guter Beleuchtung und entsprechend günstigem Bau des Larynx vollzogen werden. Nach Aufschlitzung des Ventrikels werden die gewöhnlich stark infiltrirten Schnittflächen mit der Landgraf'schen Doppelkürette excidirt. Das Innere des Ventrikels wird mit einem kleinen scharfen Löffel oder meiner transversalen Doppelkürette ausgeräumt. Granulationen und Infiltrate lassen sich leicht auf diese Weise beseitigen. — Die Wunde wird mit 2% Malachitgrünlösung gepinselt. Sie zieht sich rasch zusammen und ist in circa 2 Wochen geheilt. Ich habe diese Operation bisher nur einige Male ausgeführt und zwar mit gutem lokalen Resultate. Sie lässt sich nicht durch einfache Excision mit der Landgraf'schen Kürette ersetzen, da letztere keinen genügenden Eingang in die Bucht der M. Tasche findet und nur Theile des infiltrirten Taschenbandes zu entfernen vermag.

b) Scheeren.

Sie sind seit Einführung der scharfen Zangen und der Doppelküretten überflüssig geworden, schwer anwendbar, haben nur ein historisches Interesse.

Dasselbe gilt von den Messerscheeren, welche V. v. Bruns konstruirt und mit der er seine erste Polypenoperation an seinem Bruder im Jahre 1861 ausgeführt hatte. Das Instrument ist im Bruns'schen Atlas abgebildet (Fig. 30, Taf. 5).

Die von M. Schmidt konstruirte Scheere zur Durchtrennung der Infiltrate der hinteren Larynxwand kann durch die Doppelkürette mit Vortheil ersetzt werden.

c) Die Guillotine.

Nach Schrötter lässt sich der langdauernde Prioritätstreit, der über dieselbe gefochten wurde, dahin entscheiden, dass sie keinem der Betheiligten zukommt. Die Priorität gebührt mit vollem Recht Mathieu, der sie im Jahre 1862 für Fauvel konstruirt und dem Fahnenstock'schen Tonsillotom nachgebildet hat. Wir müssen trotzdem zugeben, dass Störk für die Vervollkommnung und Verbreitung dieses Instrumentes viel beigetragen und damit mit Erfolg operirt hat. V. v. Bruns hat zwar in seinem Atlas (Tafel 6 Fig. 17) ein ähnliches Instrument abgebildet, aber mit demselben nicht operirt.

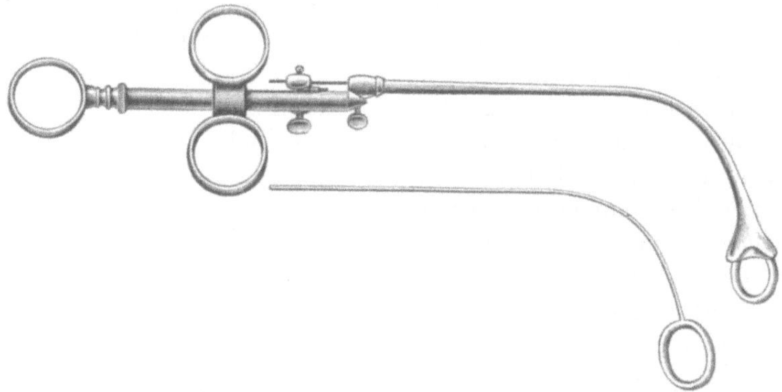

Fig. 118.
Guillotine nach Störk.

Bei der Konstruktion der Guillotine ging Störk von der Idee aus, ein Instrument zu schaffen das sogar bei heftigen Reaktionsbewegungen des Larynx keine unvorhergesehenen Verletzungen anrichten könnte. Es bestand aus einer Metallröhre, an deren unterem Ende sich eine Packfonghülse befand, in der das Ringmesser auf und ab bewegt werden konnte (Fig. 118). Diese Röhre wurde in dem von Störk angegebenem Griffe fixirt. Die Packfonghülse gestattete aber keine vollständige Annäherung an die Wurzel der Neubildung. Sie wurde deshalb später entfernt und durch einen krückenartigen Ansatz aus Stahl ersetzt, welcher dem Messer zur Stütze dienen sollte. Da trotzdem Verletzungen des gegenüberliegenden Stimmbandes vorkamen, liess Störk an der Guillotine eine löffelartige

Schutzkappe anbringen, die wieder den Nachtheil besass, den Polypen zu verdecken, und deshalb keine Verbreitung fand.

Angesichts der verschiedenen Modifikationen dieses Instrumentes und der Nothwendigkeit verschiedener Grössen des Ringmessers ist seine Anschaffung ziemlich kostspielig, da jede Guillotine zwei Messer (für links und rechts) erfordert.

Fragen wir nun vor allem, ob dieses Instrument wirklich Nebenverletzungen ausschliesst, so wird diese Frage nach Störk's eigenen Angaben verneinend ausfallen.

Störk giebt folgende Vorschriften für den Gebrauch seiner Guillotine. „Man dringe während der Inspiration schnell zwischen die Stimmbänder ein, berechne präcise die Tiefe, in der man sich befindet, und den Druck der Hand. Ist man vor Schluss der Glottis hineingelangt, so steht die Schneide schon unterhalb der Stimmbänder. Der Geübte merkt dies sogleich, der Ungeübte wird durch die Würgbewegungen irre geführt und schliesst das Instrument zwecklos." Schliesst sich der Larynx vor Einführung des Instrumentes, so hält Störk das gewaltsame Eindringen wegen der grossen Kraft der Larynxmuskeln für unstatthaft und schädlich, weil man Verletzungen und wochenlang dauernde Traumen anrichten kann. „Man kann in die Morgagni'schen Ventrikel hineinkommen und sie zerreissen oder den Oesophagus verletzen." In einem Falle entstanden danach solche Schlingbeschwerden, dass die Operation monatelang unmöglich wurde!

Das Verfahren Jelenfy's, der ohne Spiegelleitung mit der Guillotine im Larynx operirt, ist nicht zu empfehlen. Man soll mit ihr bis zu den geschlossenen Taschenbändern dringen, bei Nachlass der Kontraktion bis in die Trachea vorgehen, und beim Zurückziehen, wenn man die Stimmbänder zu berühren glaubt, das Instrument an den Polypen, dessen Lage man sich gemerkt, anlehnen und denselben operiren. Dass dies Jelenfy öfters gelungen, unterliegt keinem Zweifel; dass es minder Geübten öfters misslingt, ist sehr wahrscheinlich.

Es sind gegen die Guillotine verschiedene Einwände erhoben worden und zwar von Fachmännern, welche sich eines grossen Rufes als Operateure erfreuten.

Fauvel, der mit seinen plumpen Kehlkopfzangen mit wunderbarer Geschicklichkeit operirte, bemerkt, dass die abgeschnittenen Polypen in die Trachea fallen, so dass man sie dem Kranken nicht zeigen und keiner mikroskopischen Analyse unterziehen kann. Werden sie nicht ausgehustet, so können sie in die Bronchen dringen, Dyspnoe und Bronchitis verursachen (Moure).

Diese Einwände sind nach meiner Erfahrung nicht stichhaltig. Das Hinabfallen der Polypen ereignet sich auch bei Anwendung der Schlinge. Ich kann auch nicht bestätigen, dass die Blutung nach Benutzung der Guillotine grösser ist als bei der Zangenoperation. Dagegen ist die Abtrennung mit diesem Instrument nicht immer vollkommen; es bleibt ein Stück vom Stiel am Stimmbandrande, das durch Aetzen weggebrannt werden muss.

Schrötter sagt von der Guillotine, dass sie viel Raum wegnehme und schwer derjenigen Stelle anzupassen sei wo der Schnitt geführt werden soll.

Bei operativen Eingriffen im Larynx spielt der Widerstand der Gewebe eine grosse Rolle. Wird Cocainästhesie angewandt, so erschlaffen, wie ich schon bemerkt, die Stimmbänder, spannen sich beim Phoniren nicht genügend an. Die Guillotine gleitet daher öfters von der Neubildung ab. Sie muss mit einer gewissen Kraft gegen das Stimmband angedrückt werden.

In der Periode der Operationen ohne Cocain fiel dieser Umstand weg, da die Musculi thyreoarythaenoidei das Stimmband gegen das Instrument anpressten und den Gegendruck ausübten. Heutzutage verdient bei Polypenoperationen die scharfe Zange, die Schlinge, die Zange von Scheinmann den Vorzug vor dem Störk'schen Instrument, obwohl dasselbe in gewissen Fällen mit Erfolg benutzt werden kann.

d) Die Doppelküretten.

Bald nach der Einführung des scharfen Löffels ist H. Krause durch Erfindung seiner Doppelküretten den gesteigerten Forderungen der endolaryngealen Technik nachgekommen und hat damit einen grossen Fortschritt in der chirurgischen Behandlung der Larynxtuberkulose angebahnt.

In der That erwies sich das Krause'sche Instrument (Fig. 119) als ganz vorzüglich, um grosse infiltrirte Gewebsstücke oder Granulationswucherungen schnell und präcise zu entfernen. Sein eminenter Vortheil besteht in der glatten, reinen, wie mit einem Locheisen ausgeschnittenen Wundfläche. — Besonders erleichtert ist die Excision der tuberkulösen Infiltrate am oberen Epiglottisrande, ihren Seitentheilen, der hinteren Larynxwand und an den aryepiglottischen Falten.

Nach Krause's Angaben wurden zwei Modifikationen seiner Doppelkürette ausgeführt.

Bei der ersten sind die schneidenden Branchen übereinandergestellt, bei der zweiten stehen sie seitlich, also gegeneinander.

Trotz ihrer auf den ersten Blick etwas befremdenden Grösse bietet die Anwendung der Doppelküretten für den Geübten keinerlei Schwierigkeiten.

Anfänger kommen natürlich nicht sofort zum Ziel. Manchem begegnet es, ein zu grosses Gewebsstück erfasst, d. h. die Branchen zu tief in das Infiltrat gesteckt zu haben. Die Folge ist, dass ein ovales Loch ausgeschnitten wird und nur durch forcirtes Durchreissen der über dem oberen Fensterrand gelegenen Gewebsstücke das Instrument befreit werden kann. Dies beweist, dass die Operation nur unter genauer Kontrolle des Auges ausgeführt werden darf.

Mit der Doppelkürette können trotzdem nicht alle Stellen im Larynx erreicht werden, so z. B. die vorderen Stimmbandpartien, ebenso die Taschenbänder. Diesem Umstand ist durch die Landgraf'sche Ringkürette, die verstellbar und fixirbar ist und durch die Scheinmann'sche für die untere Stimmbandpartie bestimmte Zange, die an anderer Stelle besprochen werden soll, abgeholfen worden. Trotz dieser für die Entwicklung der chirurgischen Behandlung der Larynxphthise so wichtigen Verbesserungen entsprachen die bisherigen Instrumente nicht allen Forderungen.

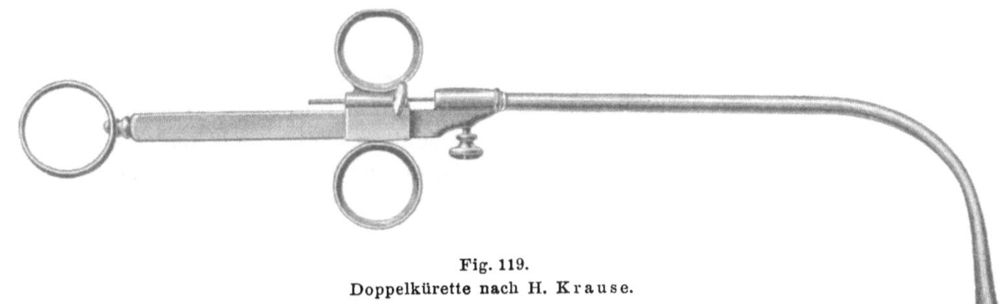

Fig. 119.
Doppelkürette nach H. Krause.

Die Krause'sche Doppelkürette war unbiegsam. Die Krümmung des absteigenden Schenkels durfte nicht verändert werden, da die Branchen alsdann nicht mehr genau schlossen. Sie wirkte nur in einer Richtung, entweder von vorn nach hinten, oder seitlich. Mittelstellungen der Branchen konnten also nur durch Schräghaltung des ganzen Instrumentes erzielt werden.

Wurde an der rechten Seite des Larynx operirt, so war eine Schrägstellung leichter möglich. Bei Operationen an der linken Larynxseite zeigten sich gewisse Unbequemlichkeiten in der Anlegung. Es war daher vor Allem nothwendig, die Krause'sche Doppelkürette verstellbar und in jeder Stellung fixirbar zu machen. Der erste Vortheil dieser Veränderungen ist darin bedingt, dass ein Führungsrohr nebst schneidendem Theile überflüssig wurde, was den Preis des Instrumentes verminderte; der zweite bestand darin, dass die Krümmung des Nickelinrohrs ohne Schädigung der Präcision der Kürette vorgenommen werden kann.

Ein fernerer Vortheil liegt in dem Umstand, dass bei vertikaler Stellung der Branchen (von vorn nach hinten) das grössere Fenster bald nach vorn, bald nach hinten gerichtet werden kann. Dies ist aber insofern wichtig, als bei Infiltraten der hinteren Larynxwand, je nachdem dieselben mehr nach dem Larynxinnern zu oder nach dem Oesophagus gelagert sind, es nothwendig wird, das grössere Fenster da anzulegen, wo die Hauptmasse des Infiltrates sich befindet. Bei der Anlegung der Doppelkürette wirkt der grössere Löffel hebelartig; er schält die infiltrirte Mucosa schalenartig aus. Das entfernte Stück zeigt daher eine leichte Krümmung. Am deutlichsten sieht man dies bei der Excision des infiltrirten oberen Epiglottisrandes. Wir sehen mit dem Spiegel, dass die operirte laryngeale Fläche einen grösseren Defekt aufweist, als die linguale Fläche, an welcher der kleinere Löffel angelegt worden war.

Das Bedürfniss nach einem verstellbaren Intrumente, dessen Branchen im Spiegel leicht kontrollirbar wären und das Operationsfeld nicht verdeckten, zeigte sich mir besonders bei der Entfernung der diffusen oder hügelartigen Infiltrate der hinteren Larynxwand. Mit der einfachen Kürette sind wir nicht immer im Stande, das ganze Infiltrat von unten zu durchtrennen. Reicht dasselbe nicht bis an die obere Fläche der hinteren Larynxwand, so wird dieser Theil wegen seiner normalen Konsistenz vom scharfen Löffel nicht vollständig durchtrennt.

Um den soeben besprochenen Forderungen, welche bei der Konstruktion von Doppelküretten gestellt werden müssen, gerecht zu werden, liess ich eine Kürette konstruiren, die schlank, biegsam, drehbar und fixirbar, mit verschiedenen Ansätzen, auch zur Aufnahme der Landgraf'schen Doppelkürette benutzt werden kann.

Die Präcision der neuen Doppelküretten, ebenso wie ihre Dauerhaftigkeit ist eine ganz vorzügliche. Versucht man ihre Schärfe an einem gewöhnlichen Papierblatt, so zeigt das herausgeschnittene ovale Stück vollkommen scharfe Ränder. Ebenso glatt sind die Ränder der ausgeschnittenen Gewebstheile. — Dank der Schärfe der Branchen können harte Infiltrate ebenso wie die Santorini'schen Knorpel leicht entfernt werden. Die Wunden heilen viel rascher als nach dem Gebrauch der sogenannten scharfen Zangen, welche durch Druck der Kanten sehr bald stumpf werden und das Gewebe immer quetschen und reissen.

Die drehbare Universalkürette wird in dem sehr praktischen und beliebten Krause'schen Griff fixirt (Fig. 119). (S. 355.)

Dieser Griff ist ganz aus Metall, sehr solid, besitzt einen verschiebbaren, mit 2 Ringen versehenen Schlitten und einen in der Achse des Instrumentes liegenden drehbaren Ring. Im Schlitten läuft ein horizontaler Kanal zur Einführung eines am Ende gerieften Drahtes, der mit einer Schraube fixirt wird. Die drehbare Kürette besteht aus folgenden Theilen (Fig. 120 u. 121).

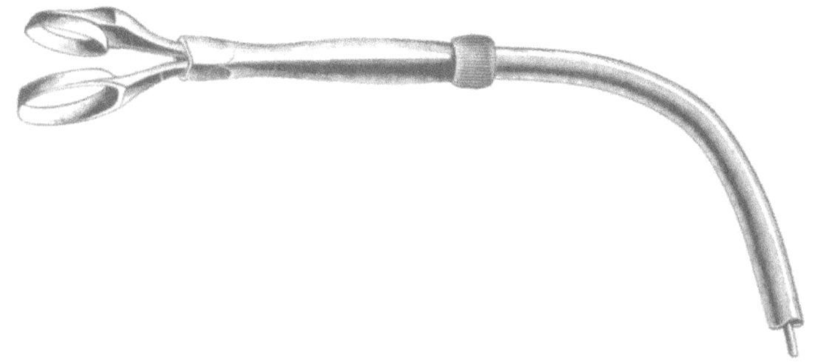

Fig. 120.
Drehbare Doppelkürette nach Krause-Heryng.

1. Dem abgebogenen Nickelinrohr *a*, in welchem die Doppelküretten eingeschraubt und mittels der Stellschraube *S* fixirt werden.

2. Einem biegsamen Metalldrahte (Fig. 121 f f′), der in das Nickelinrohr eingeschoben wird, an seinem hinteren Ende gerieft, am vorderen verdickten Theile mit einer Schraubenwindung versehen ist, in welche die verschiedenen Küretten eingeschraubt werden.

3. Aus einem kurzen Führungsrohr *c* (Fig. 121) mit vierkantiger Oeffnung, welche die sichere Führung der Küretten bewerkstelligt.

4. Aus verschiedenen Doppelküretten, die je nach dem Fall zur Anwendung kommen.

Das Instrument wird auf folgende Weise zusammengesetzt. Das kurze Führungsrohr (c) wird über den Draht f′, der einige Centimeter aus dem Nickelinrohr a herausgeschoben werden muss, gesteckt und an das Gewinde angeschraubt, sodann die entsprechende Kürette befestigt und durch die Stellschraube fixirt. Die Küretten müssen auf solche Weise in dem Führungsrohr a befestigt werden, dass eine an der Seitenfläche desselben befindliche, horizontale Linie, die am unteren Theile eingravirt ist, mit einem ebensolchen auf jeder

Kürette befindlichen Strich sich auf derselben Fläche befindet. Im
Jahre 1892 habe ich in den Therap. Monatsheften (Juli) zwei Modi-

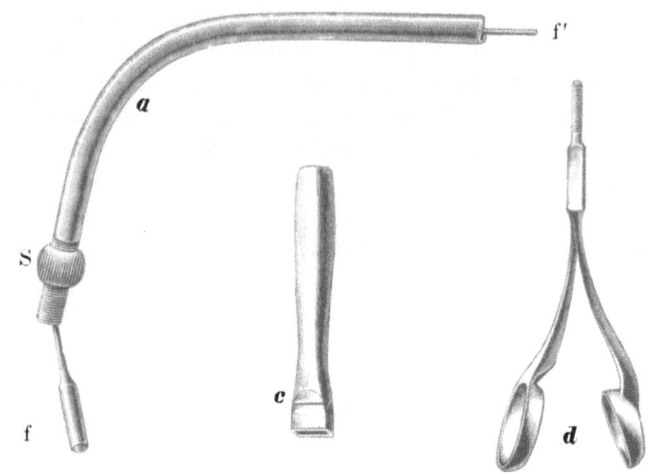

Fig. 121.
Krause'sche, von Heryng modificirte drehbare Doppelkürette.
a biegsames Nickelinrohr, S Stellschraube, f f' biegsamer Metalldraht mit Schraubenansatz,
c kurzes Führungsrohr, d Doppelkürette.

fikationen der Krause'schen Doppelkürette angegeben. Die erste
(Fig. 122) war für das Taschenband bestimmt. Ihre Branchen waren

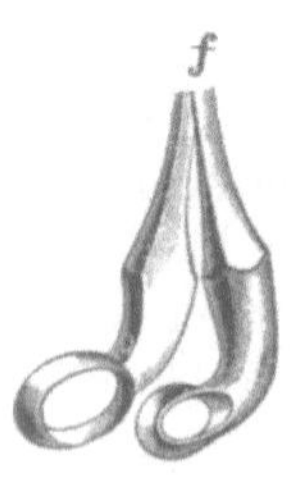

Fig. 122.

seitlich abgebogen, wie in der Scheinmann'schen
Zange (S. 378). In der zweiten Modifikation (Fig. 123)
lagen die seitlich gestellten ovalen Löffel nicht in einer
Ebene mit dem Stiel, sondern 1 cm vor demselben,
um ihr Anlegen an die hintere Wand (in der Rimula)
leichter kontrolliren zu können. Die oben beschriebenen
Modifikationen der Krause'schen Kürette erwiesen sich
als praktisch und die Ausführung der Operation erleichternd. Dennoch blieb ein Uebelstand zu beseitigen. Die Instrumente waren noch zu zahlreich, der
ganze Satz zu theuer, da drei (mit Anschluss der Landgraf'-
schen vier) specielle Doppelküretten nothwendig waren. Da aber
theure Instrumente ein bedeutendes Hinderniss zur Verbreitung
neuer Methoden bilden, so trachtete ich ihre Zahl einzuschränken
und glaube dieser Aufgabe durch Einführung meiner drehbaren
transversalen Doppelkürette nachgekommen zu sein
(Fig. 124).

Die neue transversale Kürette ist auch nur eine Modifikation des ersten Krause'schen Instrumentes. Durch Querstellung der schneidenden ovalen Flächen können aus dem Epiglottisrande, aus der hinteren Larynxwand, den Santorini'schen Knorpeln, den Aryfalten und bei Längsstellung der Branchen aus der Rimula und dem Nodus epiglotticus grössere Gewebsstücke mit einem Schnitt entfernt werden, als dies bisher mit der Krause'schen Kürette möglich war.

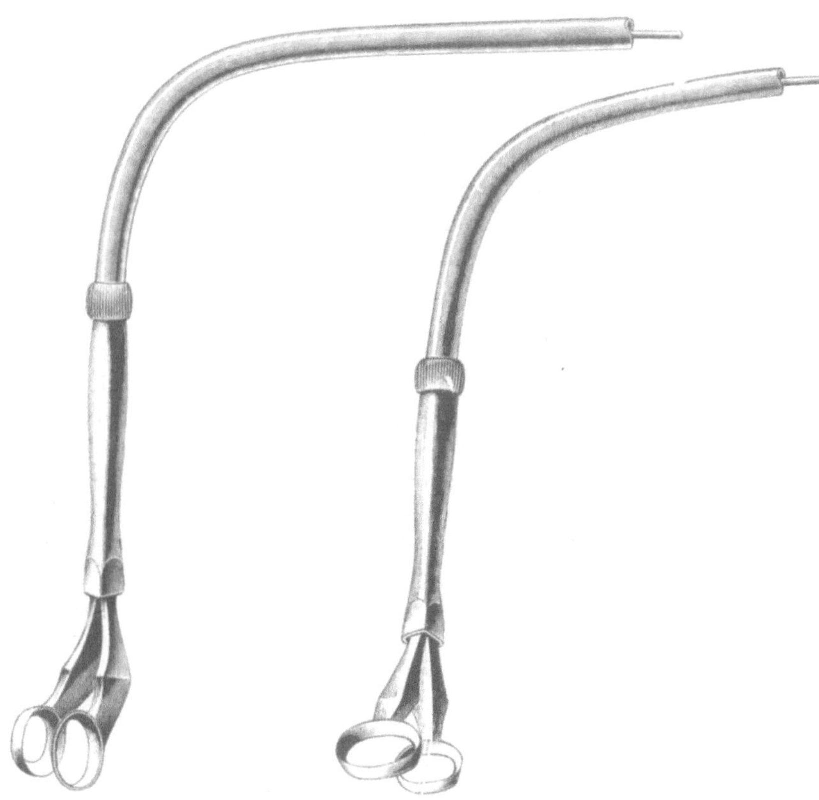

<table>
<tr><td align="center">Fig. 123.
Heryng's drehbare seitliche, vertikal
wirkende Doppelkürette.</td><td align="center">Fig. 124.
Heryng's transversale
Doppelkürette.</td></tr>
</table>

.Ebenso nützlich erwies sich diese Kürette bei Infiltraten der Taschenbänder, sie kann manchmal das Landgraf'sche Instrument mit Erfolg ersetzen. Aus dem oben Gesagten ist ersichtlich, dass wir mit Hülfe zweier drehbarer Doppelküretten, nämlich der vertikalen und transversalen, die ich der Kürze wegen als V- und T-Kürette bezeichnen werde, in der Mehrzahl der Fälle auskommen können. Die Instrumente müssen aus bestem Stahl verfertigt, haarscharf sein, und kann ich die von Windler in Berlin verfertigten empfehlen. Sowohl die einfachen wie die Doppelküretten sind für gewisse Fälle nothwendig; sie ergänzen sich in ihrer Wirkung und erlauben es, das ganze obere Kehlkopfterrain bis an die unteren Stimmbandflächen operativ vollkommen zu beherrschen.

Die Doppelküretten finden ihre Anwendung nicht nur bei der chirurgischen Behandlung der Larynxphthise, sondern auch bei Wucherungsprodukten und Granulationsbildungen sowohl entzündlicher wie auch lupöser und syphilitischer Natur, sowie zur Beseitigung benigner und maligner Neubildungen. Diese Instrumente werden mit Erfolg angewandt zur Entfernung von Neubildungen mit breiter Implantation, bei narbigen Strängen etc. Die Technik muss erlernt werden, fordert Uebung, und möchte ich dem Anfänger ihren Gebrauch entschieden abrathen. Die Doppelküretten werden in geschlossenem Zustande in den Kehlkopf eingeführt und während des Annäherns an die zu operirende Stelle, so weit dies nöthig ist, geöffnet. Die Branchen werden erst dann geschlossen, wenn man das Anlegen genau kontrollirt hat. — Der Abstand der Branchen soll maximum 8—10 mm betragen. Das gefasste Stück bleibt gewöhnlich im Fenster eingeklemmt und wird so herausbefördert. Kleine Stückchen werden von dem Kranken ausgehustet. Findet man beim Schluss des Instrumentes einen zu starken Widerstand, so ist es rathsamer, die Kürette zu öffnen und leer zu entfernen, als mit Gewalt ein Stück Gewebe herauszureissen.

Gerade solche abgerissenen Partien bluten stark, sie heilen schlecht, geben zu Granulationswucherungen Veranlassung, unterhalten Reiz und Dysphagie. Beim Anlegen der transversalen Kürette an die hintere Larynxwand vergesse man nicht, dass die Schneiden wegen der ungleichen Grösse der Fenster nicht auf einer Ebene liegen, dass also durch tieferes Eindrängen des grösseren Fensters dieser Uebelstand ausgeglichen werden muss. Die grösste Aufmerksamkeit, ich betone es noch einmal, muss man bei dem Gebrauch der Doppelküretten darauf richten, dass die entfernten Partien glatt durchgeschnitten und nicht durchgerissen werden, weil dadurch die Verheilung der Wunden verzögert wird.

Die Landgraf'sche Doppelkürette. Sie findet ihre Anwendung bei Membranbildung zwischen den Stimmbändern, bei tuberkulösen Infiltraten und Tumoren der hinteren Larynxwand und speciell an den Taschenbändern.

Ihre Wirkung ist aus der Konstruktion ersichtlich (Fig. 125). Das Instrument fasst von oben nach unten, die Schneiden gleiten

an einander vorbei, pressen aber nicht das Gewebe, wie in dem
Störk'schen Locheisen-Instrument. Die Kürette ist nach allen Seiten
drehbar und fixirbar, sie schneidet glatt durch, darf aber nur etwas
über die Hälfte des Fensters in das Gewebe eindringen.

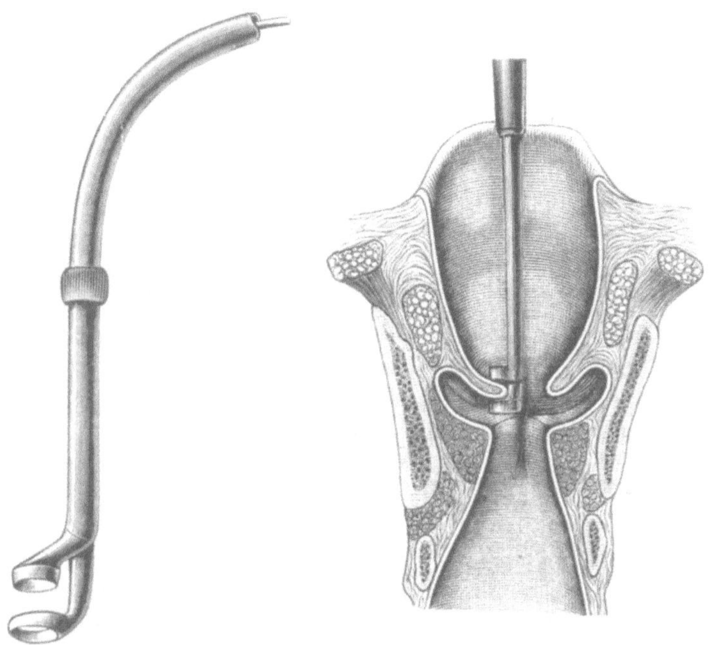

Fig. 125.
Doppelkürette nach Landgraf.

Fig. 126.
Landgraf'sche Doppelkürette in situ.
Entfernung des Taschenbandes.

Soll mit der Landgraf'schen Doppelkürette das Taschenband
excidirt werden, so ist es nothwendig, vorerst mit der hakenförmig
abgebogenen Sonde die Tiefe des Sinus Morgagni zu ergründen.
Die Technik dieser Untersuchung ist schon S. 350 besprochen worden,
ebenso die Ausführung der Anästhesie. Das geschlossene Instrument
wird bis zum Stimmband geführt, daselbst angelehnt, sodann geöffnet und in die vordere Sinusbucht seitlich gedrängt. Die Branchen
werden etwa 6—8 mm weit geöffnet und seitlich eingelegt auf
solche Weise, dass das infiltrirte Taschenband sich zwischen beiden
befindet und durch die obere Oeffnung das Taschenband genau gesehen wird. Die Entfernung der runden Löffel soll nie mehr als
1 cm betragen. Die Anlegung muss genau im Spiegel kontrollirt
werden, damit das Stimmband nicht zwischen die scharfen Branchen

gelangt und nicht zugleich mit dem Taschenband ausgeschnitten
werde. Das Instrument wird seitlich etwa $^3/_4$ seines Durchmessers
in die krankhafte Partie eingedrängt (Fig. 126). Zwei bis drei
Schnitte sind zur Abtragung
genügend, je nach der Ausdehnung des krankhaften
Processes.

Eine Modifikation der
Landgraf'schen Kürette zur
Abtragung der tuberkulös infiltrirten Epiglottis hat Heermann angegeben, und zwar
um dieselbe ganz oder theilweise in einem Schnitt zu
entfernen. Dieses Instrument

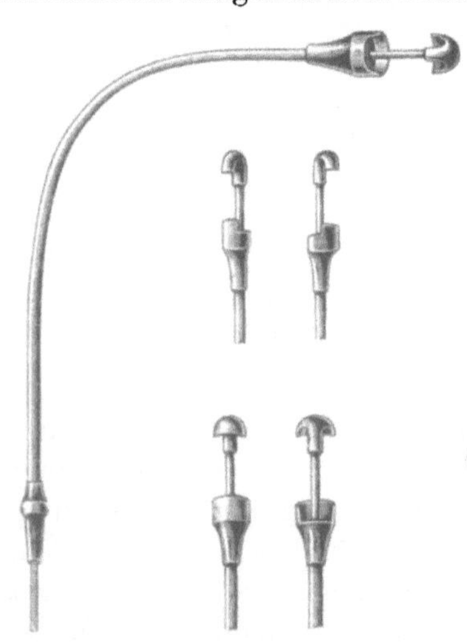

M. Schmidt's scharfe Zange für die Epiglottis.

ist in mehreren Grössen ausgeführt, die alle in den Krause'schen Griff
passen. Seine Indikation sah Heermann in dem Umstande, dass
bei dem geringen Durchmesser der Krause'schen Doppelküretten ein
wiederholtes Eingehen nothwendig war, so dass die Epiglottis in 10—12
Stückchen entfernt werden musste.
Die Blutung ist nach Heermann
dadurch eine ziemlich starke. Das
Instrument ist im Archiv für Laryngologie (8 Bd. Heft 2) abgebildet
und beschrieben worden; es scheint
mir im absteigenden Arm etwas zu
wenig gebogen. Es ist der von
mir bei Windler konstruirten, für
die Epiglottis bestimmten Doppelkürette ähnlich, die aber eine mehr
dreieckige Form besitzt. Nach
meinen Erfahrungen führt das Abtragen der Epiglottis in toto oder
in sehr grossen Stücken zu grösseren Blutungen, die nicht leicht gestillt werden können, wenn z. B.
kleine Arterien oder Venen an der

Fig. 128.
Doppelkürette nach Jurasz.

lingualen Epiglottisfläche durchschnitten werden. Das Operationsfeld
wird sofort mit Blut überschwemmt; die Stillung ist erschwert, da
man die spritzende Stelle nicht auffinden und mit dem Galvanokauter
nicht präcise ätzen kann. Ich bin deshalb bei der früheren Form

geblieben. Zur totalen Abtragung der Epiglottis benutze ich ausschliesslich die galvanokaustische Schlinge.

Schmidt's scharfe Kehldeckelzange (Fig. 127), die in drei
Grössen verfertigt wird, habe ich bisher nicht angewandt, da ich
bisher mit meinen Instrumenten gut ausgekommen bin und Instrumente, die eine beliebige Biegung gestatten, allen anderen vorzuziehen sind.

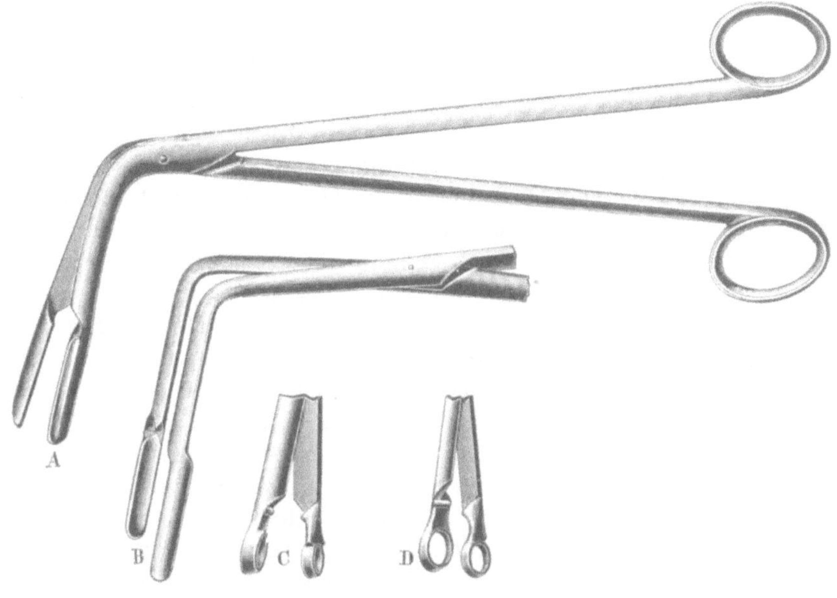

Fig. 129.
Gougenheim's schneidende Zangen. A von vorn nach hinten, B seitlich fassend.
Emporte-pièce. C von vorn nach hinten, D seitlich fassend.

Die Details der Ausführung des Kürettements in verschiedenen
Kehlkopfregionen bringe ich bei der Besprechung der chirurgischen
Behandlung der Larynxphthise.

Die Doppelkürette von Jurasz, welche im Handbuch der
Laryngologie und Rhinologie (Lieferung 23, S. 933) abgebildet und
beschrieben worden ist, dient zur endolaryngealen Exstirpation
maligner Kehlkopfgeschwülste. Die scharf geschliffenen Enden
dieses Instrumentes trennen ein gefasstes Gewebsstück in derselben
Weise wie die Doppelküretten und gestatten nach Jurasz' Angaben
„die Stimmbänder in ihrem ganzen Umfange, sowie alle übrigen
fassbaren Theile zu excidiren und die Weichtheile des Kehlkopf-
inneren gänzlich auszuräumen. Die Blutung ist unbedeutend". Ich

besitze keine persönliche Erfahrung über die Brauchbarkeit und Vortheile dieser Modifikation, deren Konstruktion aus der beigefügten Zeichnung ersichtlich ist (Fig. 128).

Die von Gougenheim angegebene, Emporte-pièce benannte Zange, ist nach dem Princip der Doppelküretten konstruirt worden (Fig. 129). Der Werth dieser Instrumente soll im Kapitel „Kehlkopfzangen" besprochen werden.

e) Der scharfe Löffel.

Im Jahre 1885 beschrieb Meyersohn in Warschau eine Kehlkopfkürette, die aus einem ausgehöhlten halbkugelförmigen kleinen Löffel bestand, die er aber in der Praxis zu erproben keine Gelegenheit hatte. Eine weitere Modifikation brachte Krause in demselben Jahre durch Angabe seiner fensterförmigen, dem Récamier'schen scharfen Löffel ähnlichen Kürette. Ihr Stiel war biegsam, der schneidende Theil lag mit dem Stiel in derselben Ebene, die Schneide konnte daher nur schaben, drang nicht tief genug in das Gewebe, um dasselbe aushöhlen und grössere Stücke herausholen zu können. Das wirksame Princip meiner Kürette beruht darin, dass die Schneide schräg zum Stiel gestellt ist, dass der gefensterte Löffel gebogen und rotirbar ist und in jeder beliebigen Stellung fixirt werden kann. Das Instrument, mit dem ich im Jahre 1886 meinen ersten Patienten operirt hatte, war nicht fehlerfrei. Der Griff war zu kurz, der Stiel zu biegsam, die Dimension der Kürette zu klein.

In der zweiten Modifikation dieses Instrumentes wurde diesen Uebelständen Rechnung getragen. Der massive Griff, der unbiegsame dickere Stiel entsprachen der bedeutenden Kraftanwendung, die manchmal zur Entfernung härterer Infiltrate nothwendig ist. Der scharfe Löffel erlitt ebenfalls Veränderungen, ebenso in der Grösse, wie in der Neigung der schneidenden Fläche. Eine rotirende Stellschraube gestattete, die Kürette in jeder beliebigen Stellung zu fixiren. Dennoch sah ich mich nach einigen Jahren genöthigt, dies letzte Detail zu verbessern. Ich fand nämlich, dass die Stellschraube bei öfterem Desinficiren des Instrumentes rostig wurde und den Dienst versagte. Diesem Uebelstande ist auf einfache Weise durch Beifügung einer Stellschraube (Fig. 130) abgeholfen worden. Die Küretten (acht an der Zahl, Fig. 131), sind von verschiedener Länge und Grösse. Der Griff ist aus stark gerieftem Holz, das ganze Instrument solide, die Küretten selber tragen in ihrem dickeren Ansatztheile die Schraubenwindung.

Dieses Instrument gestattet eine ausgiebige Wirkung bei Infiltraten der hinteren Larynxwand, der Taschenbänder, bei Granu-

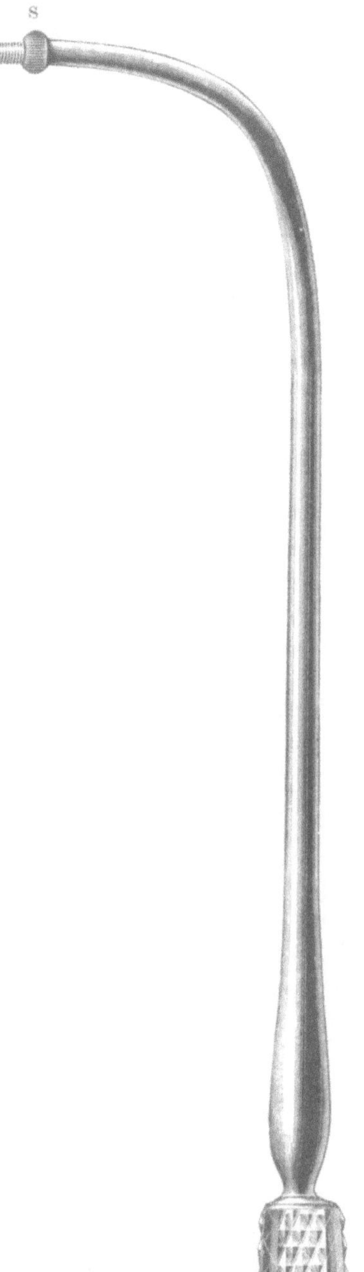

lationsbildungen und Infiltraten am Proc. vocalis, bei speckigen, ulcerirten Infiltraten am Nodus Morgagni des Kehldeckels. Bei hypertrophischen Stimmbandgeschwüren erwies sich aber diese Kürette ebenso wie bei den diffusen Infiltraten der Seitenstränge (Lig. aryepiglottica) und der Santorinischen Knorpel als mangelhaft.

Bei Anwendung der einfachen Kürette kann dieselbe je nach dem gegebenen Falle in folgenden 3 Stellungen fixirt werden:

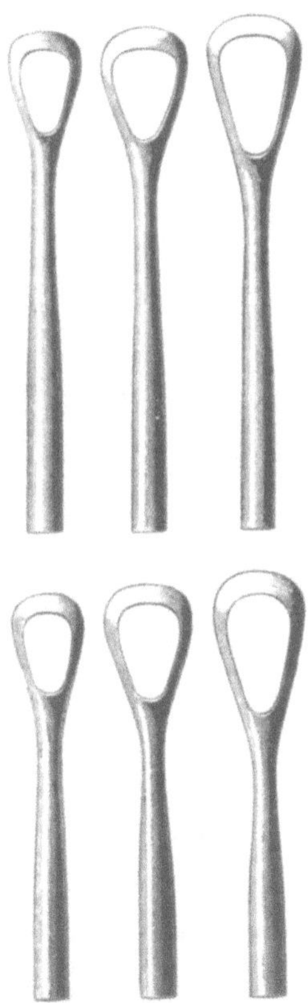

Fig. 130.
Heryng's Handgriff für den scharfen Löffel.

Fig. 131.
Heryng's scharfe Löffel in verschiedener Grösse.

1. Geradestellung der Schneide d. h. parallel zur hinteren Larynxwand (Fig. 132).
2. schräge Stellung nach rechts ⎫
3. schräge Stellung nach links ⎬ vom Patienten.

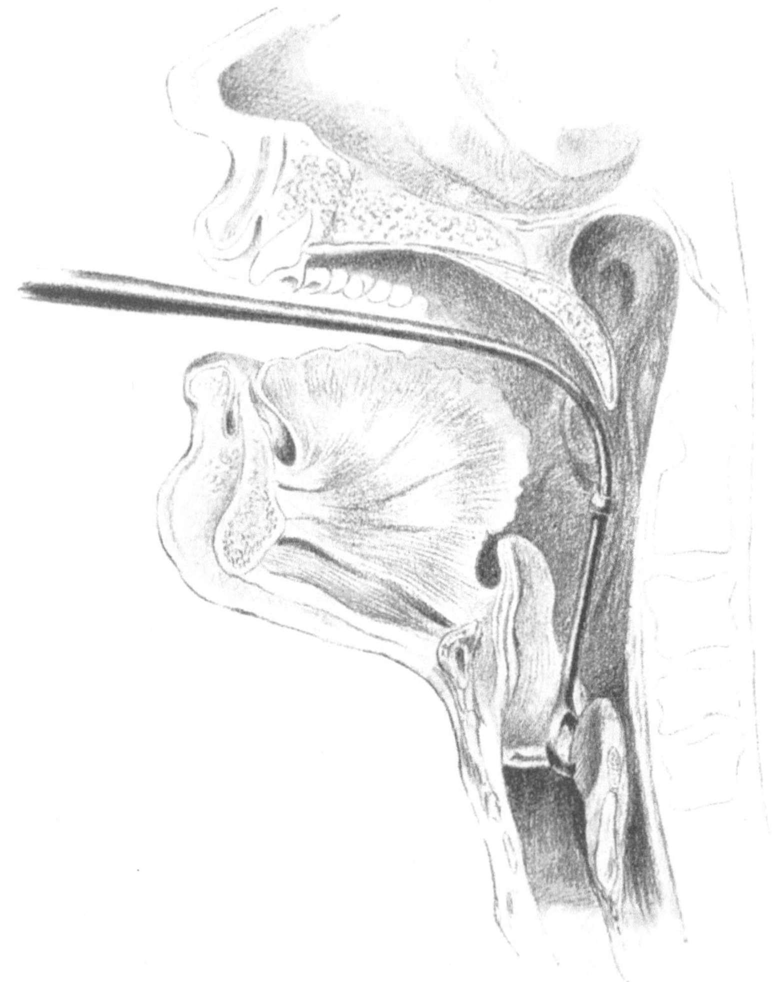

Fig. 132.
Heryng's scharfer Löffel. Seine Stellung bei Infiltraten der hinteren Larynxwand.

Die Kürette kann aber auch parallel der hinteren Larynxwand angelegt werden, obwohl der Stiel dem linken Mundwinkel genähert wird. In dieser Position ist die Kontrolle der richtigen Anlegung wesentlich erleichtert, da die Hand des Operateurs das Operationsfeld wenig verdeckt. Bei dem Gebrauch dieses Instrumentes verdienen folgende Punkte Berücksichtigung.

Der Griff soll fest in der rechten Hand liegen, der Daumen wird · längs dem Ansatze des Stieles angelegt (Fig. 133). Der rechte Oberarm wird rechtwinkelig zum Thorax gehoben und in Abduktion fixirt.

Die hebelnde, kurze und kräftige Bewegung fällt dem Handgelenke zu. Diese Bewegung muss derartig geregelt werden, dass nach Durchtrennung des Infiltrates die Kürette nicht brüsk emporgeschleudert wird, nicht an die hintere Larynxwand geräth oder der Stiel an die Oberzähne anprallt.

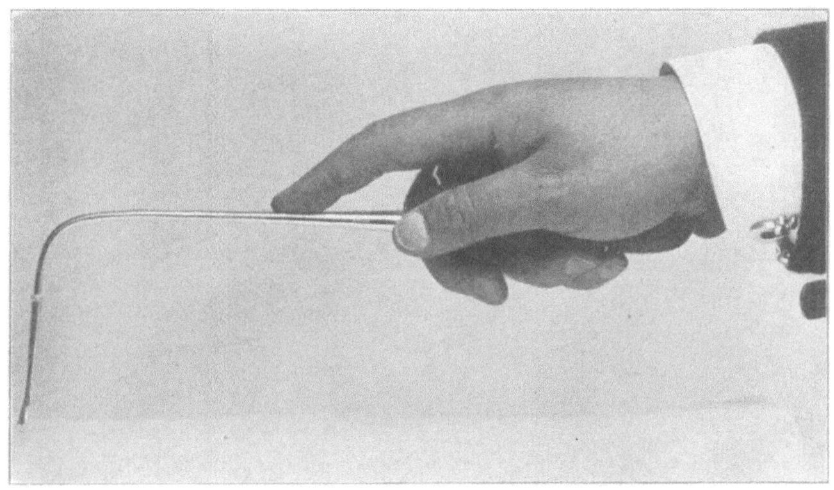

Fig. 133.
Handstellung bei Gebrauch der einfachen Kürette (Heryng).

Bei der Ausführung des Kürettements können folgende unerwartete Ereignisse vorkommen:

1. Die Kürette gleitet vom Infiltrate ab, (bei derber, narbiger Beschaffenheit des Infiltrates) und verletzt die hintere Pharynxwand (Fig. 134).

2. Die Kürette durchschneidet das Infiltrat zu drei Vierteln, bleibt aber an der Grenze der noch normalen Schleimhaut sitzen und das abgelöste Stück kann nicht heraus befördert werden. Es flottirt im Larynx, wie ein Polyp an seinem Stiele (Fig. 135), bewirkt heftige Husten- und Würganfälle, unterhält dadurch die Blutung und ruft bei ängstlichen Personen heftige Erstickungsanfälle hervor. Hier muss schnell mittels der quergestellten Doppelkürette der nicht durchschnittene obere Theil durchtrennt werden. Dieses

unerwartete Ereigniss bringt unerfahrene Operateure manchmal in unnöthige Aufregung, die sich öfters dem Patienten mittheilt.

Sofortige Anwendung des Cocainsprays, Gurgeln mit kaltem Wasser, festes sicheres Auftreten des Operateurs beruhigt den Kranken und erlaubt dem Arzte, nach einer kurzen Pause die Durchtrennung vorzunehmen. Sollte dieselbe mit der quergestellten Kürette nicht leicht von Statten gehen, so wende man die vertikale Doppelkürette an und entferne damit den mittleren Theil der Pars arytaenoidea, zugleich mit dem Anheftungspunkte des flottirenden Stückes.

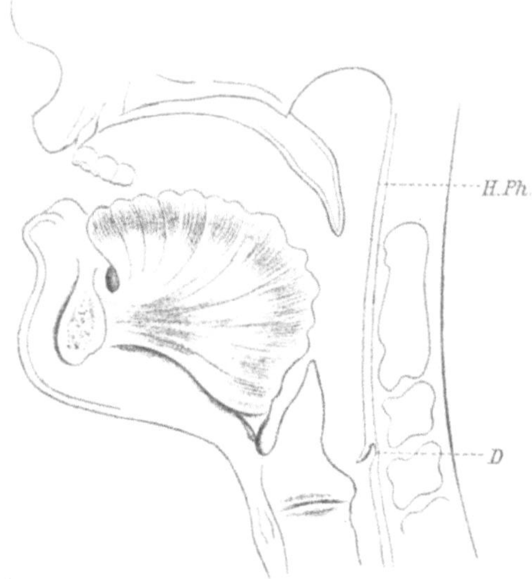

Fig. 134.
Unabsichtliche Verletzung der hinteren Pharynxwand D.

Bei tumorartigen Infiltraten der hinteren Larynxwand beginne man die Excision entweder mit der grössten Kürette, wodurch das ganze Infiltrat auf einmal entfernt werden kann, oder falls das Infiltrat sehr derb ist, mit einer Kürette mittlerer Grösse, die zuerst in der Nähe des linken Proc. vocalis an der hinteren Larynxwand angelegt werden soll.

Das Operiren von rechts nach links ist darin begründet, dass überhaupt alle Operationen an der rechten Larynxhälfte leichter auszuführen sind als an der linken Seite, weil wir, mit der rechten Hand operirend, das Instrument besser übersehen und leichter anlegen können. — Bei Operationen in der linken Larynxhälfte des Patienten wird die Führung des Instrumentes von rechts nach links durch die den Spiegel haltende linke Hand des Operateurs beeinträchtigt.

Die einfache Kürette wird mit Vortheil benutzt: 1. bei Infiltraten der hinteren Larynxwand und zwar in der Pars interarytaenoidea, 2. bei weichen Wucherungsprodukten am Rande der Stimmbänder,

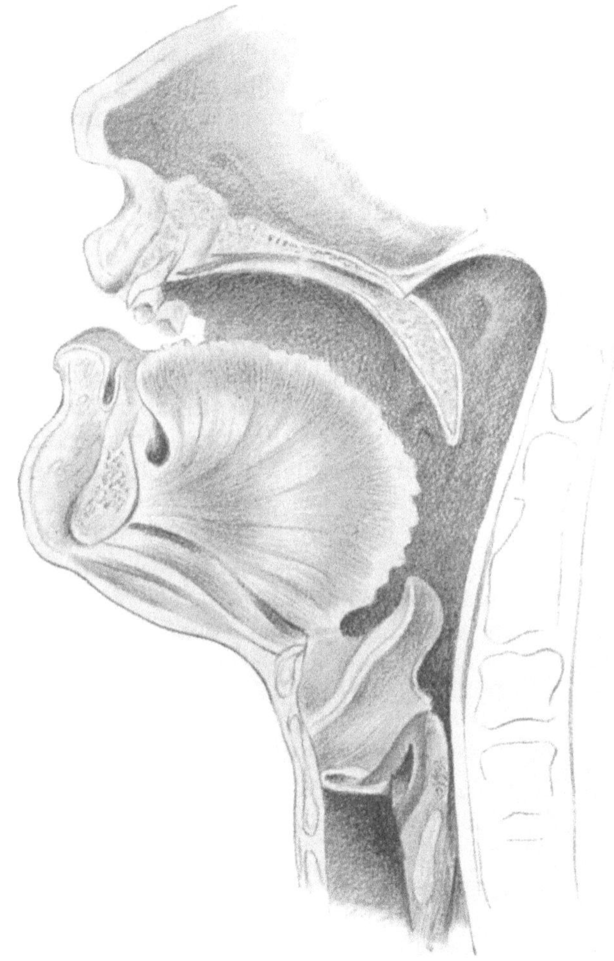

Fig. 135.
Unvollständige Durchtrennung eines tuberkulösen Infiltrates in der Rimula.

sowohl bei Neubildungen wie bei Tuberkulose, Lupus und Syphilis, 3. bei weichen Infiltraten der Taschenbänder und im Sinus Morgagni, 4. bei schwammigen, weichen Exkrescenzen (Papillomen) der laryngealen Epiglottisfläche, 5. bei Wucherungsprodukten an den Processus vocales.

An den Taschenbändern wie an der hinteren Larynxwand wird wie gesagt bei unvollständiger Durchtrennung die scharfe Zange oder die Doppelkürette zum Abtragen der flottirenden Gewebsstücke benutzt.

Sehr derbe narbige Infiltrate können mit der einfachen Kürette entweder gar nicht oder nur theilweise durchtrennt werden, ebenso normale Gewebstheile. Der scharfe Löffel gleitet in solchen Fällen ab, er reisst statt zu schneiden. Er versagt überhaupt im gesunden Gewebe.

Die Reihenfolge der Schnitte, die Technik, wird bei Besprechung der chirurgischen Behandlung der Tuberkulose noch einmal beschrieben werden.

Die Erlernung der Technik, sowohl der Doppelküretten wie auch des scharfen Löffels, muss an ausgeschnittenen menschlichen Kehlköpfen geübt werden.

Die Technik des scharfen Löffels erlangt man vorerst an Paraffinblöcken, resp. am Seifenstückchen, sodann am tuberkulös entarteten Larynx, und zwar an der infiltrirten hinteren Larynxwand und am Taschenbande. Ohne Vorstudien an der Leiche soll die Operation am Lebenden nicht in Angriff genommen werden.

Für die Doppelkürette benutze man grosse männliche Kehlköpfe, die in Spiritus gehärtet, an einem entsprechenden Stativ gut befestigt sind. Nur auf diese Weise kann die Wirkung des Instrumentes, seine richtige Anlegung und die etwaigen Schwierigkeiten studirt und beurtheilt werden. Dies gilt besonders für die Operationen am Taschenbande mit der Landgraf'schen Doppelkürette.

f) Kehlkopfzangen.

Im Jahre 1882 sind von Fauvel in Paris Zangen zum Ausreissen von Kehlkopfpolypen eingeführt worden, die mit der Zeit verschiedene Modifikationen erlitten haben. Wir können sie heutzutage in folgende Gruppen eintheilen.

1. Zangen mit nebeneinander liegenden Branchen, die seitlich in transversaler Richtung wirken.

2. Zangen mit übereinander liegenden Branchen, die von vorn nach hinten fassen.

3. Röhrenzangen, die drehbar sind und nach allen Richtungen wirken können.

Die Zangenoperation der Larynxpolypen, die Fauvel als französische Methode bezeichnet, hat auch in England Anklang gefunden, und zwar durch Mackenzie's gewichtige Autorität.

Die Vortheile der Larynxzangen bestehen vor Allem in dem

bedeutenden, bei gehöriger Einübung sich entwickelnden taktilen Gefühle, welches man mit diesen Instrumenten sich aneignen kann. Man kann damit die Grösse, die Beweglichkeit, die Konsistenz der Neubildungen abschätzen, mit einem Worte palpiren. Die Branchen der Zange sagt Störk, sind nichts anderes, als die fortgesetzten Fühler unserer Finger.

Man unterscheidet an der Larynxzange drei Theile:

1. Die Pars extrabuccalis. Sie soll bis zum Schloss 15 cm betragen. Am Handgriff befinden sich 2 Ringe, für den Daumen und den dritten Finger, öfters eine Sperrvorrichtung.

2. Die Pars intrabuccalis. Sie misst auch 15 cm. Davon kommen 5 cm auf die Pars pharyngea und 10 cm auf die Pars laryngea. Der Winkel zwischen beiden soll 90—92° betragen und geschweift sein, um den Kehldeckel nicht zu berühren.

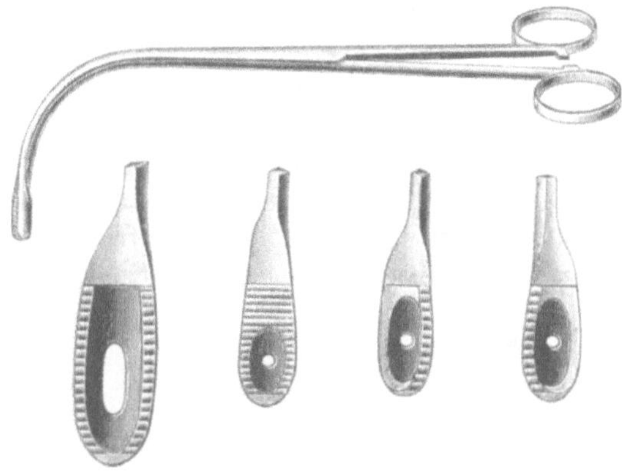

Fig. 136.
Zange nach Fauvel mit verschiedenen Löffeln.

3. Die Pars intralaryngea. Sie ist je nach dem Zweck verschieden gebaut, besonders was die Löffel anbetrifft. Diese sind entweder solid, oder ausgehöhlt, gefenstert, bald glatt, bald gerieft, manchmal mit spitzen Zähnen versehen. Die Fenster sollen der Neubildung mehr Platz verschaffen, die Häkchen das Ausgleiten verhindern. Die Branchen stehen, wie gesagt, entweder neben- oder übereinander. Fauvel gebrauchte mit Vorliebe die erste Modifikation, hat aber später auch die zweite Form benutzt. Eigenthümlich erschien sein Grundsatz, auch kleine, am Rande sitzende Polypen mit grossen plumpen Zangen zu operiren. Diese sollen, und dies bestätigen Mackenzie und Schrötter, weniger reizen als schlanke dünne Instrumente. Sie nehmen aber mehr Licht und Luft weg und verdecken die kleineren Neubildungen. Das Schloss der

24*

Fauvel'schen Zangen befand sich etwa in der Mitte der Branchen (Fig. 136). Es war dies ein Nachtheil, da die Löffel zu weit auseinandergingen und leicht anstiessen. Die Zange von Mackenzie (Fig. 137), die einige Zeit in England fast ausschliesslich bei Polypenoperationen benutzt wurde, bietet folgende Eigenthümlichkeiten. Der Handgriff ist dick und fest, die Löffel sind entweder gezähnt oder

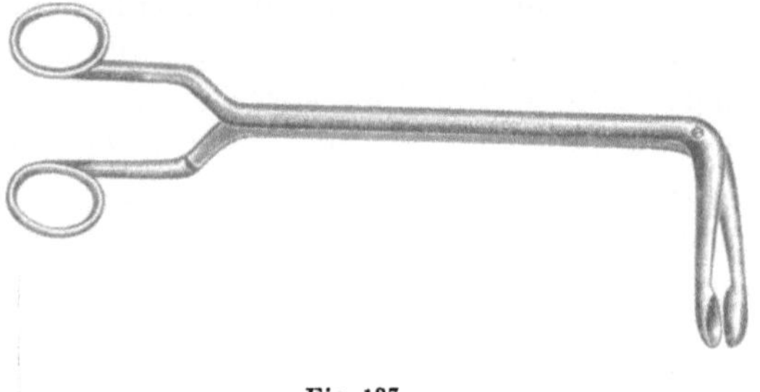

Fig. 137.
Zange nach Mackenzie.

scharf geschliffen. Sie fassen von vorn nach hinten. Die Biegung der Zange zwischen pharyngealem und laryngealem Theil ist fast rechtwinklig. Eine Modifikation seiner Zange, die Pfriem- oder Locheisenzange mit fensterartigen Branchen, erinnert an die Doppelkürette.

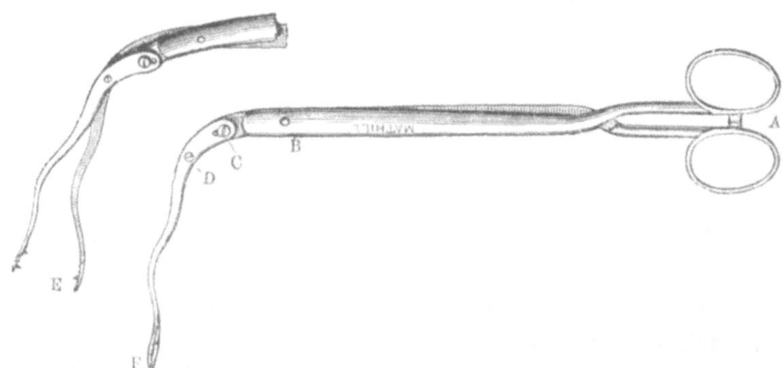

Fig. 138.
Zange von Krishaber, Modell Mathieu.

Sie unterscheidet sich aber dadurch, dass die scharfen Löffel sich nur mit den Rändern nähern, aber nicht ineinandergreifen, und daher nicht vollständig glatt durchschneiden.

Um dem Leser einen Begriff von der Willkürlichkeit zu geben, mit der Instrumente mit fremden Namen benannt worden sind, möchte ich folgendes anführen. Krishaber's Zange (Fig. 138) figurirt in

Reiner's Katalog (Fig. 3075) als Mandel'sche Zange, in Windler's Katalog (J. 1888, Fig. 791) und im Katalog von Schmidt (Fig. 563) als Zange von Mackenzie. Sie wurde thatsächlich von Mathieu für Krishaber konstruirt und ist in seinem Katalog (vom Jahre 1886 S. 229 Fig. 520) abgebildet als: „Pince à polypes endolaryngiens, agissant d'arrière en avant, de Krishaber, modèle Mathieu". Auch im Handbuche von Störk (S. 512 Fig. 136) figurirt sie als: Mackenzie'sche Zange.

Ueber die Kraftanwendung beim Herausreissen von Larynxpolypen finden wir bei Fauvel Angaben, die schier unglaublich klingen. Er sagt in seinem Buche wörtlich (S. 242): „Lorsque le chirurgien sera parfaitement sûr qu'il ne tient entre les mors de son instrument que le polype, ses efforts pourront être portés jusqu'à la limite la plus extrême, sans crainte d'occasionner de lésions du larynx ou de déterminer une souffrance trop vive. Nous avons vu des cas, où les efforts que nous avons employés pour arracher certaines tumeurs étaient comparables à ceux, nécessités pour l'évolution d'une dent. Il arrive quelquefois que pendant ces efforts la tumeur glisse entre les mors de la pince et l'on entend un bruit particulier, sec, vibrant, qui est produit par la corde vocale qui a été tendu outre mesure et qui reprend subitement sa position."

Die auf solche Weise operirten Patienten waren wirklich zu bedauern. Es ist sehr wahrscheinlich, dass nach diesen rohen Eingriffen Muskelzerreissungen im gezerrten Stimmbande eintraten und die Stimme auf längere Zeit lädirt blieb. Gegen den Gebrauch der sagittalen Zangen sprachen nach Fauvel die unbequeme Handstellung, das Anstossen des vorderen Löffels an die Epiglottis, das Verdecken der Neubildung durch die Löffel der Zange. Alle diese Vorwürfe sind unhaltbar und finden ihre Erklärung darin, dass dieser Autor mit zu grossen Zangen operirte.

Die Haltung der Zangen ist je nach ihrer Konstruktion verschieden. Die von vorn nach hinten greifenden Zangen werden mit dem Daumen und dritten Finger gefasst. Der zweite Finger liegt an der unteren Branche zur Stütze. Die Adduktion wird durch die obere Branche vermittelt.

Seitlich fassende Zangen erfordern eine andere Fingerstellung. Hier liegen die Ringe nebeneinander; der Daumen kommt in den linken, der dritte Finger in den rechten Ring. Der Zeigefinger wird gestreckt und liegt oben auf der rechten Branche etwa in ihrer Mitte (Fig. 140).

Der Oberarm wird horizontal gehalten, der Vorderarm vollständig in Adduktion flektirt, also dem Oberarm unter spitzem Winkel genähert.

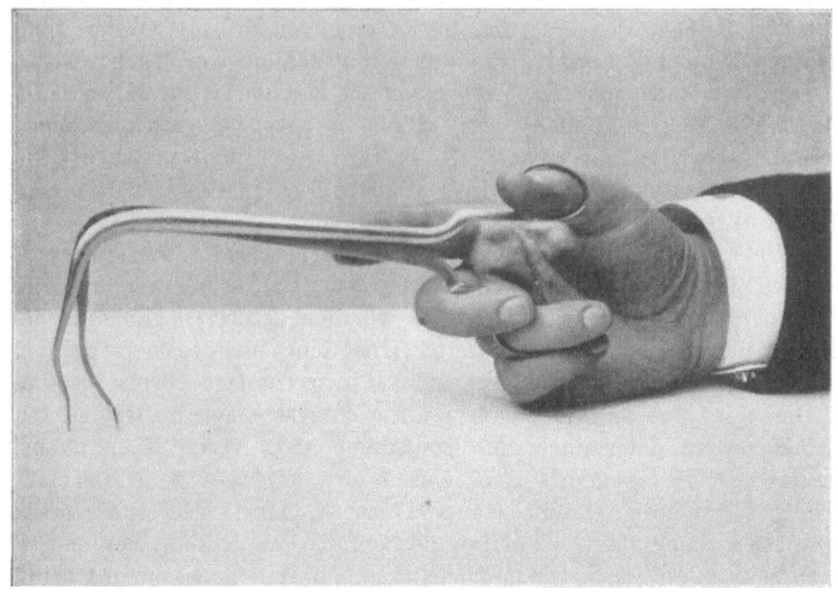

Fig. 139.
Handstellung beim Gebrauch der von vorn nach hinten greifenden Zangen.

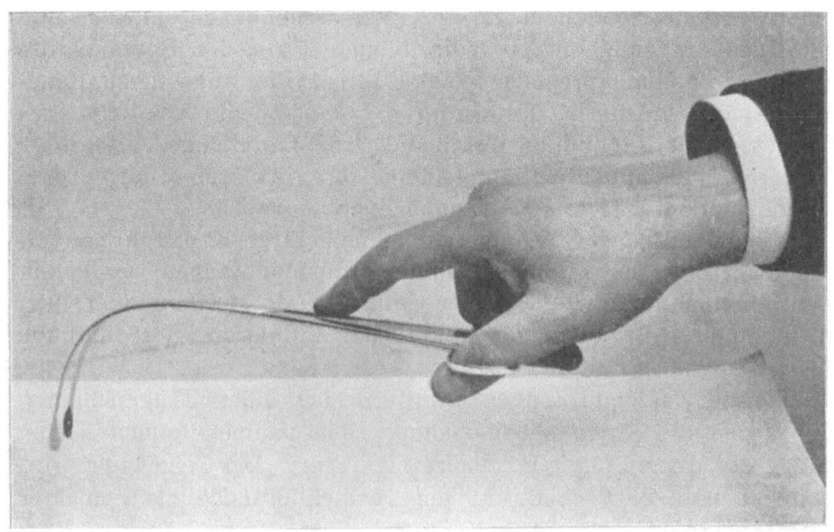

Fig. 140.
Handstellung der seitlich fassenden Zangen.

Die Bewegung der Zange soll im Handgelenk ausgeführt werden, und zwar bei den sagittalen Zangen in Supination, bei der lateralen Zange in Pronation.

Bei Benutzung von Zangen nach dem Mathieu-Krishaber'schen Princip, bei denen die obere Branche unbeweglich bleibt, wird der Daumen in den oberen Ring gelegt, der dritte Finger kommt in den

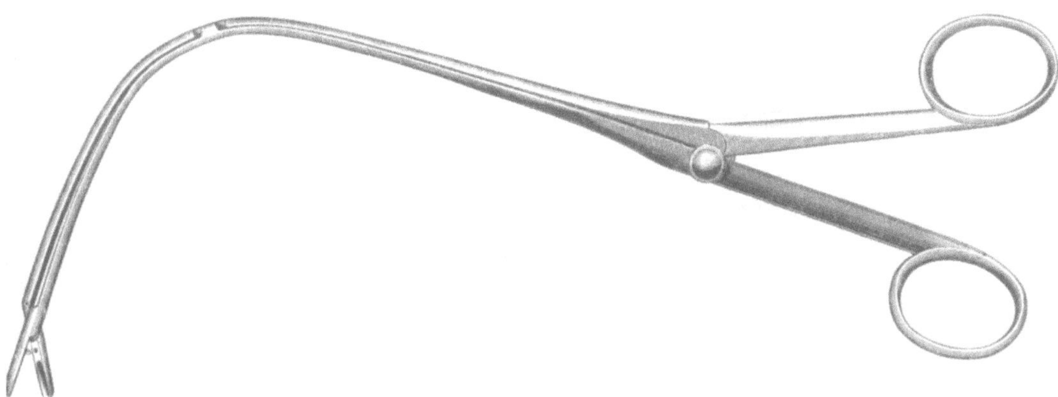

Fig. 141.
Zange nach Jurasz mit scharfen Branchen.

unteren Ring, der zweite Finger liegt in dem Winkel der unteren Branche (Fig. 139). Die Zange wird durch Annäherung des Daumens geschlossen. Der maximale Abstand der Branchen beträgt 2 cm.

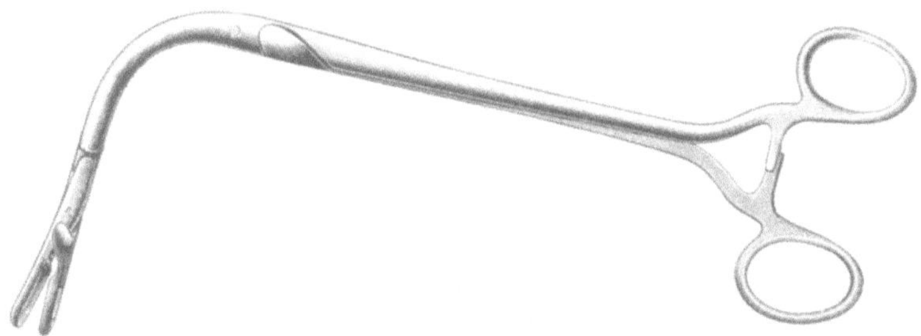

Fig. 142.
Zerlegbare Zange von Ruault.

Der Vortheil dieser Zangen besteht in ihrem grazilen Bau, im festen und sicheren Fassen. Dieselben Vortheile bieten aber auch die Zangen, die durch Anbringen einer zweiten Achse in dem absteigenden Arm scheerenartig schliessen. Hierher gehören die Zangen von Jurasz (Fig. 141), B. Fränkel und Ruault (Fig. 142 und 143), in welchen

das erste Gelenk im vorderen Drittel des horizontalen Armes, das
zweite in der Nähe der Löffel (etwa einen Zoll über denselben) angebracht ist. Alle diese Zangen haben einen fixen (oberen) und einen
beweglichen (unteren) scharfen Löffel, mit längeren rinnenartig ge-

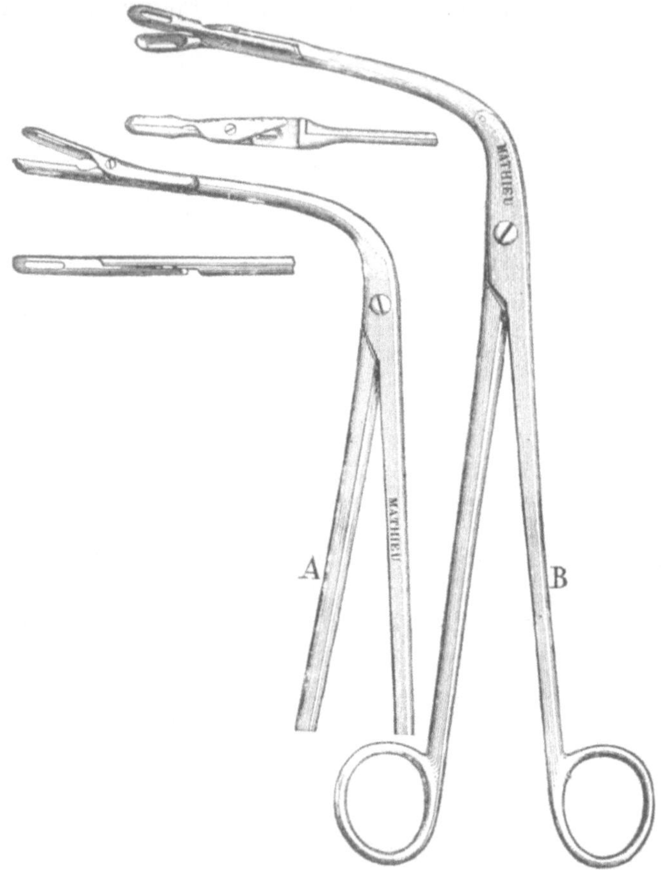

Fig. 143.
B Kehlkopfzange nach Ruault, von vorn nach hinten schneidend.
A dieselbe, seitlich fassend.

schärften Branchen. Nach demselben System ist auch die von Ruault
angegebene seitlich fassende Zange konstruirt worden (Fig. 143 *A*).
     Suarez de Mendoza hat eine originelle Zange konstruirt, die
wenig bekannt ist, ein neues Princip darstellt und deshalb hier Erwähnung finden soll. Die Branchen seiner Zange (Fig. 144) sind von
der Biegung ab ausgehöhlt und gestatten die Wirkung derselben zu

kontrolliren. Der 3 mm breite Spalt der perpendikulären Branchen hat eine Länge von 12 cm. Die Krümmung beträgt 87⁰. Das Schloss ist unten angebracht. Beide Branchen gleiten nur um einen Querstift, der den inneren Spalt nicht verdeckt.

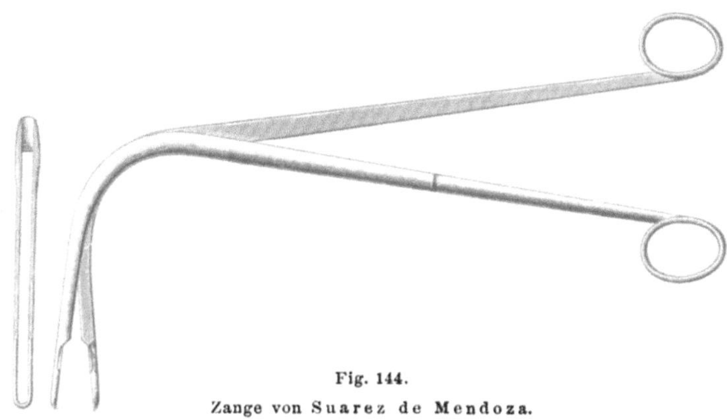

Fig. 144.
Zange von Suarez de Mendoza.

Dieses Instrument bietet aber folgende Nachtheile. Die Branchen sind etwas zu breit (3 mm). Wegen ihrer Breite kann diese Zange bei Polypen im vorderen Stimmbandwinkel nicht Anwendung finden, da sie sich nicht hineinzwängen lässt. Sie ist theuer, technisch schwer zu verfertigen und kann daher durch die gewöhnlichen scharfen Röhrenzangen ersetzt werden. Ich habe mit Suarez' Zange einmal operirt, kann ihr aber keine besonderen Vorzüge zuerkennen.

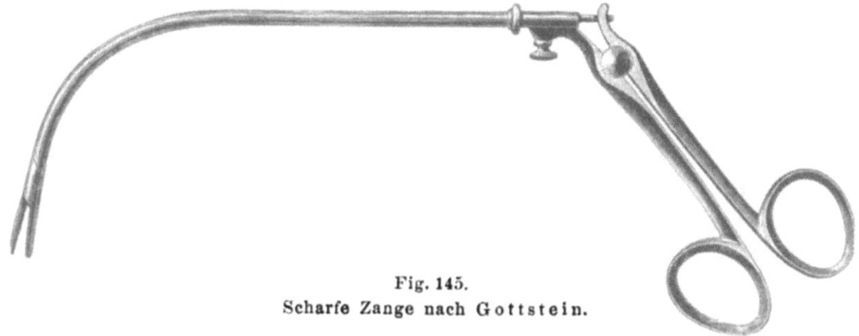

Fig. 145.
Scharfe Zange nach Gottstein.

Die Gottstein'sche Zange (Fig. 145) besteht aus 2 Theilen, einer Röhre und einem scheerenartigen Handgriff. Bei diesen Zangen muss man Röhren von verschiedener Länge und Krümmung besitzen und die Löffel aus Stahl, die Röhren aus Kupfer anerfertigen lassen,

um sie entsprechend krümmen zu können. Das Instrument ist unbequem beim Gebrauch.

Einen anderen Zweck erfüllt die Scheinmann'sche Zange. Das
Charakteristische dieser Zange besteht in der stumpfwinkeligen
Abbiegung der schneidenden Branchen links, respektive rechts vom
Stiele. Die abgebogenen Branchen sind 4 cm lang, innen hohl und
mit scharf schneidendem Rande versehen. Von den bisherigen Zangen
abweichend, liegt bei diesem Instrumente der zur Operation verwandte
Abschnitt nicht in der Verlängerung der Achse, sondern befindet
sich neben derselben. Demgemäss ist es viel leichter, während der
Operation die Bewegung und Entfernung der schneidenden Branchen
zu beobachten (Fig. 146).

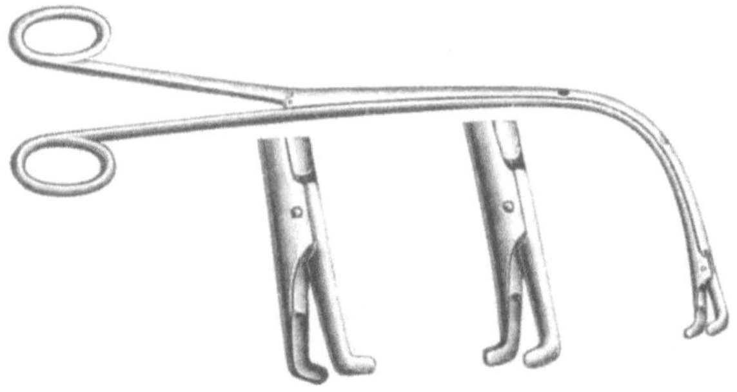

Fig. 146.
Seitlich fassende Zange nach Scheinmann.

Nach dieser für Manchen vielleicht etwas zu weitläufigen Beschreibung der Kehlkopfzangen und ihrer verschiedenen Modifikationen wollen wir ihre Licht- und Schattenseiten unparteiisch besprechen. Welchen derselben der Vorzug zu geben ist, ist nicht
leicht zu entscheiden. Die Thatsache, dass manche Kollegen mit
plumpen Zangen auch ohne Cocain meisterhaft operirten, genügt
als Beweis, dass Einübung mehr bedeutet als das zur Operation benutzte, vielleicht unpraktisch erscheinende Instrument. Bedenken
wir aber, dass alle Zangen, um mit Schrötter zu sprechen, ein un-
abänderliches Individuum für sich vorstellen, dass jede Zange mindestens in drei Grössen, für Kinder, mittelgrosse und grosse Personen
verfertigt werden muss, dass für verschiedene Variationen der Löffel
verschiedene Stellungen der Branchen erforderlich sind, so ist es
verständlich, warum die Röhrenzangen, deren Krümmung und Stellung beliebig gewechselt werden kann, die französischen Zangen
vielfach verdrängt und mit grossem Vortheil ersetzt haben. Der
Vorwurf, dass sie nicht fest genug greifen, abbrechen können, dass

der Draht, wenn er nicht gereinigt, rosten kann, ist nicht stichhaltig, falls gut gearbeitete Instrumente benutzt und dieselben sorgfältig gereinigt und vor der Operation geprüft werden. Ich operire seit vielen Jahren mit der schneidenden Türck'schen (später von Krause modificirten) scharfen Röhrenzange und finde sie für kleine Neubildungen vortrefflich. Für grosse gestielte Polypen ist die Mathieu-Krishaber'sche Zange von Nutzen. Bei grossen Fremdkörpern, die eingekeilt sind, bietet sie auch bedeutende Vortheile. Die Beschreibung der Röhrenzange ist hier insofern überflüssig, als ich dieselbe an anderer Stelle (Quetschpincetten) liefern werde. Hier sollen nur die verschiedenen praktischen Modifikationen und die Technik der Operation Erwähnung finden.

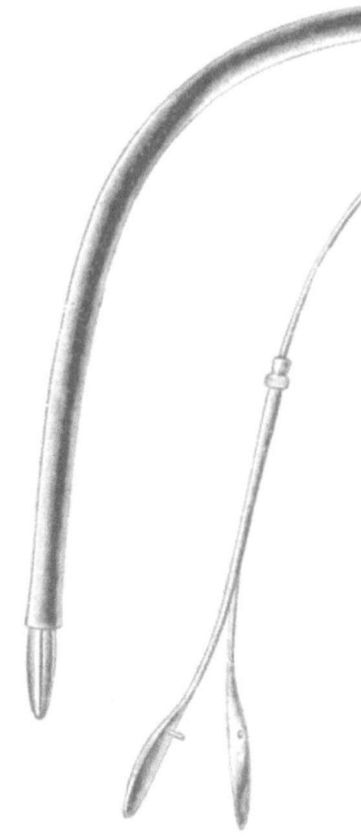

Fig. 147.
Drehbare scharfe Zange
nach Heryng.

Um die scharfe Röhrenzange in verschiedenen Stellungen zu fixiren, habe ich eine sehr einfache Vorrichtung getroffen, nämlich eine kleine Stellschraube zwischen Löffeln und Draht anbringen lassen und zwar sowohl bei der Krause-schen wie auch bei der Scheinmann-schen Röhrenzange (Fig. 147 und 148). Ich fand dies aus folgenden Gründen für nothwendig. Soll z. B. bei Entfernung einer erbsengrossen, vom Stimmbandrande entspringenden Neubildung die scharfe Zange benutzt werden, (und zwar die mit von vorn nach hinten greifenden Branchen), so müssen dieselben dem Stimmbandrande parallel anliegen. Wir operiren gewöhnlich während der Inspiration. Sitzt der Tumor links, so gelingt dies leicht, da die rechte Hand freien Spielraum hat, um die schräge Stellung anzunehmen. Sitzt der Polyp am rechten Stimmbande, so wird die Exkursion der operirenden durch die linke, den Spiegel haltende Hand des Operateurs beeinträchtigt. Wird die Zange parallel mit

der Längsachse des Larynx an das in Inspirationsstellung ver-
bleibende und durch die Einwirkung des Cocains erschlaffte Stimmband angedrückt und geschlossen, so kneift sie gewöhnlich nur
einen Theil der Neubildung ab, der Rest bleibt sitzen (Fig. 149).
Dieser Uebelstand wird durch Winkelstellung der Branchen ausgeglichen. Dieselben werden der Lage des Stimmbandes entsprechend
durch die Stellschraube fixirt, das Leitungsrohr bleibt in der Mittellinie, und wir können mit einem Ruck die Neubildung vollständig

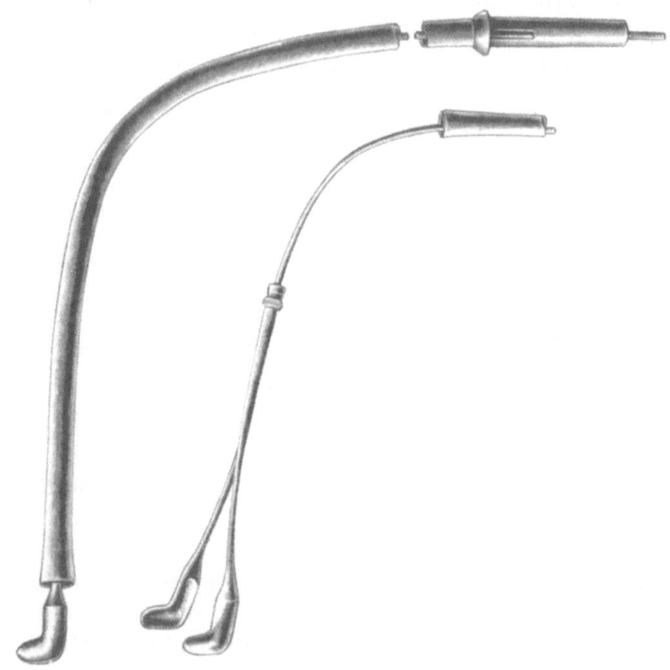

Fig. 148.
Drehbare Scheinmann'sche Röhrenzange, modificirt von Heryng.

abtrennen. Demgegenüber kann bemerkt werden, dass man auch
während der Phonation operiren kann. Das Anlegen der Zangen-
branchen wird aber dadurch sehr erschwert.

Umgiebt die Neubildung das Stimmband von allen Seiten, so
kann die Operation nicht in einem Eingriffe bestehen. Vorerst wird
der prominirende Seitentheil abgetragen, sodann das der Stimmbandfläche aufsitzende Segment, endlich die von der unteren Stimmbandfläche wuchernde Partie. Manchmal gelingt es, durch schräge
Stellung der Branchen diesen Theil zusammen mit der vom Rande

entspringenden Partie mit der scharfen Röhrenzange zu fassen. Ist dies nicht ausführbar, so greife man zur Scheinmann'schen seitlich fassenden Zange.

Operirt man während der Phonation, so kann das gesunde Stimmband durch die sich einzwängenden Branchen lädirt werden.

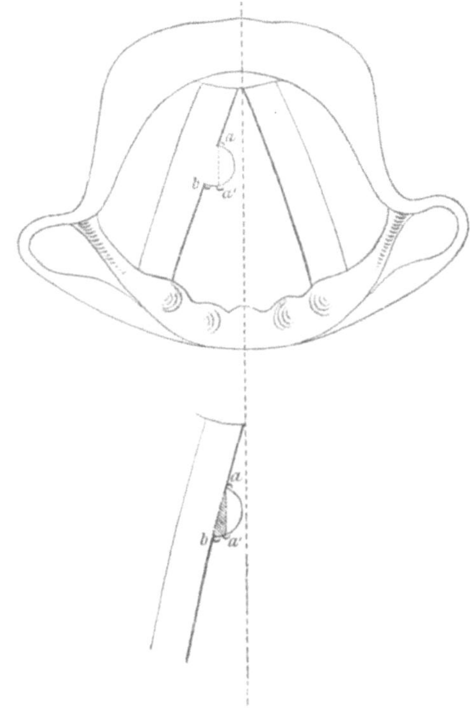

Fig. 149.
Schema bei der Anlegung der scharfen Zange bei Operation von Stimmbandpolypen.

Um dies zu vermeiden, wird nach Oertel's Angabe an drehbaren scharfen Branchen ein seitlicher Spalt ausgefeilt, dessen abgerundete Ränder vor Verletzungen schützen. Ungeschickten Operateuren gelingt es trotzdem, das gesunde Stimmband zu maltraitiren, wenn sie der nöthigen Ruhe und Sicherheit beim Anlegen der Zange entbehren. Die Zange wird unter Spiegelleitung eingeführt, während der Einführung etwa 1 cm geöffnet, schräg angelegt und dann geschlossen. Ist die Neubildung richtig gefasst, so bleibt eine seichte Delle zurück und man erhält auch ohne Aetzung der Anheftungsstelle ein gutes Resultat. Die Aetzung ist nur bei Papillomen absolut nothwendig. Sie raubt uns aber die grosse Genugthuung, dem

Kranken sofort nach der Operation eine kräftigere resp. reine Stimme zu verschaffen, da durch reaktive Entzündung die Stimmproduktion auf 8—15 Tage geschädigt wird.

g) Polypenquetscher und Quetschpincetten.

Diese zuerst von Türck angegebenen Instrumente werden heute nur von Wenigen benutzt. Sie sind durch Einführung der scharfen Zangen und der Doppelküretten den Meisten überflüssig geworden, finden trotzdem ihre Gönner, die damit vortrefflich operiren (Schrötter, Labus). Sie wurden früher vorwiegend zur Entfernung von Neubildungen, welche im vorderen Stimmbandwinkel oder am Rande der Stimmbänder entsprangen, benutzt. Die stumpf-

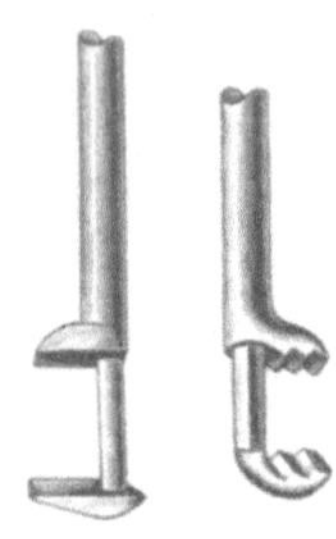

Fig. 150.
Schrötters
Polypenquetscher.

winklige Form ist der rechtwinkligen vorzuziehen (Fig. 150). Die scharfen, mit Messerschneiden versehenen Quetscher bilden den Uebergang zur scharfen Zange. Sie wirken in der Richtung von oben nach unten, wie die Landgraf'sche Doppelkürette. Die mit Häkchen versehenen Branchen erhöhen bei ungeschickter Anwendung die Gefahr einer Lädirung der Stimmbänder. Die gequetschten Theile reagiren durch Entzündung, Schwellung, manchmal durch Nekrose der damit gefassten Partien. Nur weiches Gewebe, Schleimpolypen, Papillome, Granulationswucherungen können damit entfernt werden. Derberes Gewebe giebt dem Zuge nicht nach, das Stimmband wird gezerrt und manchmal auf längere Zeit funktionsunfähig.

h) Kehlkopfpincetten.

Die Türck'sche Pincette unterlag zahlreichen Modifikationen, die nicht immer als Verbesserungen des Instrumentes bezeichnet werden können. Sie bildete auch das Paradigma für die röhrenförmigen Zangen. Das Princip dieser Pincetten beruht darin, dass die Branchen beim Herausziehen aus einer gekrümmten Röhre sich in Folge ihrer Federkraft öffnen, beim Hineinziehen in die Röhre schliessen. Eine spätere wesentliche Verbesserung, die aber bald vergessen war, bestand darin, dass durch eine entsprechend angebrachte Stellschraube den Branchen jede beliebige Stellung gegeben werden konnte. Ich habe diese Modifikation schon an anderer Stelle erwähnt.

Die Enden selber sind löffelförmig, innen gerieft. Später gab ihnen Türck eine Messerform, um derbere Neubildungen damit zu

durchtrennen. Diese Pincetten wurden in den von Türck angegebenen bekannten Griff eingesetzt und mit dem Zeigefinger hervor-
geschoben. Die Pincette von Bruns und die von Mackenzie angegebene Form unterscheiden sich ebenso wie ihre zahlreichen Modifikationen dadurch, dass die schützende Hülse sich über die Branchen
schiebt und sie dadurch schliesst. Sie bietet einen Vortheil vor den
Instrumenten, in welchen die Branchen in die Röhre hineingezogen
werden, weil bei den ersten die Pincette sich vom beabsichtigten
Ziele entfernt und eine Senkung der Hand erfordert. Eine gute
von Massei angegebene Röhrenzange ist in Fig. 151 abgebildet.

Die stumpfen Röhrenzangen wurden früher zum Aussreissen
von Neubildungen benutzt. Sie eignen sich vortrefflich zur Entfernung von Fremdkörpern, müssen aber dann dickere geriefte oder
gezähnte Branchen von entsprechender Grösse besitzen.

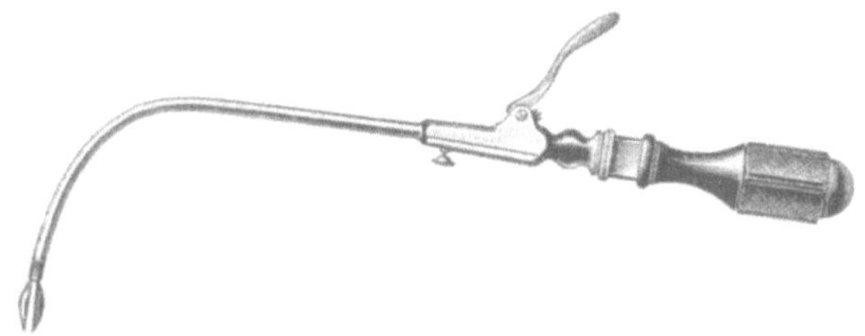

Fig. 151.
Kehlkopfpincette von F. Massei mit Handgriff.

Unter allen Modifikationen der Pincetten ist die sogenannte
Wintrich'sche Kugelpincette als die unpraktischste zu bezeichnen.
Ihre kurzen konkaven Branchen kommen mit der Neubildung nur
auf einer 2—3 mm grossen Fläche in Berührung. Sie öffnet sich
zu wenig, gleitet leicht ab und die ganz unnütz angebrachten
scharfen Häkchen vergrössern nur die Gefahr einer Verletzung der
Stimmbänder.

Gute Kehlkopfzangen, besonders die Röhrenzangen, dürfen beim
Schluss nicht knirschen, sie sollen lautlos schliessen, leicht beweglich
sein und ohne Widerstand gleiten.

i) Die kalte Schlinge.

Wir verdanken Gibb die Konstruktion des ersten zur Entfer-
nung von Larynxpolypen verwendbaren Schlingenschnürers. Das
Instrument war eine Nachbildung des Ecraseurs, wie derselbe in der
Chirurgie öfters Anwendung gefunden. Tobold modificirte den
Schlingenschnürer dadurch, dass er den am Ende der Röhre ange-
brachten Querstift entfernte, um ein vollständiges Einziehen der

Schlinge zu ermöglichen (Fig. 152). V. v. Bruns Schlingenschnürer bestand aus dem Handgriff mit einem verschiebbaren Plättchen, einem Zapfen zur Befestigung des Silberdrahtes und zwei Leitungsröhren von verschiedener Länge und Krümmung. Am vorderen Theile der Röhre befand sich ein plattes, konisches Silberhütchen, das innen hohl und mit 2 schräg verlaufenden, für den Silberdraht bestimmten Oeffnungen versehen war (Taf. 5, Fig. 23, 26, 27 Bruns Atlas).

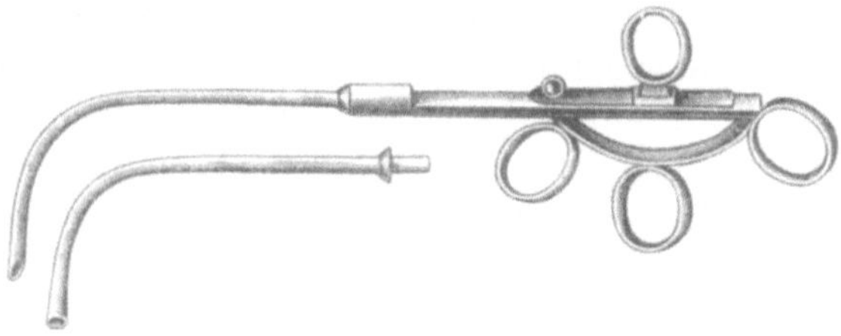

Fig. 152.
Tobold's Schlingenschnürer.

Dieses Hütchen wurde in die Röhre eingeschoben und erfüllte einen zweifachen Zweck. Es erlaubte die Schlinge nach Belieben sagittal oder transversal zu stellen und verminderte die Reibung des in die Röhre eingezogenen Drahtes (Fig. 153). Einen ähnlichen Schlingenschnürer hat auch Böcker angegeben.

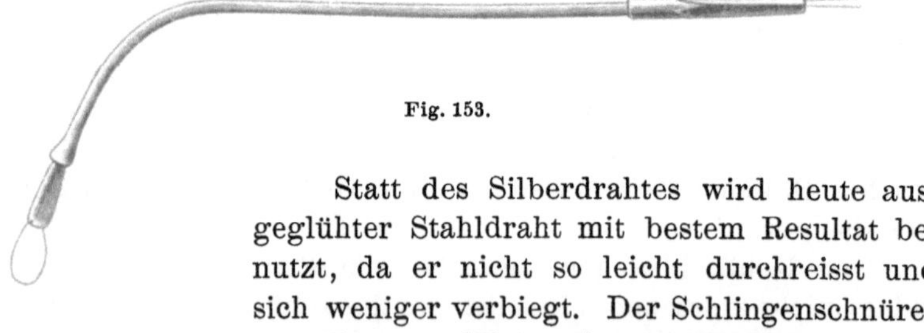

Fig. 153.

Statt des Silberdrahtes wird heute ausgeglühter Stahldraht mit bestem Resultat benutzt, da er nicht so leicht durchreisst und sich weniger verbiegt. Der Schlingenschnürer von Krause (Fig. 154) mit elastischer Drahtschlinge, der sich für Nasenpolypenoperationen so ausgezeichnet bewährt hat, ist für Larynxpolypen weniger praktisch. Will man ihn benutzen, so wähle man ganz dünne, weiche Stahlseiten.

Beim Anlegen der Schlinge müssen folgende Punkte berücksichtigt werden. Die Schlinge muss etwas grösser sein als die Neubildung, über welche sie geschoben werden soll. Der weiteste Theil derselben soll dem Ende des Instrumentes anliegen. Die von Bruns empfohlene rhomboide Form der Schlinge ist weniger praktisch. Ist

die Schlinge in entsprechender Richtung eingeführt, so muss ihr
Grund bis an das freie Ende der Geschwulst hinunterreichen. Nun
wird die Schlinge vorsichtig über die Geschwulst geschoben, parallel
der Basis derselben angelegt, unter gleichzeitiger leichter Senkung
des Endes der Draht über die Wurzel der Neubildung eingezogen,
und die Neubildung ausgerissen. Sie kommt gewöhnlich mit dem
Instrument zum Vorschein.

Ist die Geschwulst gross, füllt sie den Larynx ganz aus, so
bleibt wenig Platz zur Einführung der Schlinge übrig. Sarkome und
Fibrome der Epiglottis, Papillome, besonders die maulbeerenartigen
Formen, füllen manchmal den Kehlkopf so vollkommen aus, dass
nur ein Theil der hinteren Larynxwand sichtbar bleibt. In solchen
Fällen muss man durch genaue Inspektion, Phoniren, forcirte Inspiration oder Hustenstösse die Anheftungsstelle der Neubildungen zu
finden trachten. Gelingt dies nicht, so nehmen wir unsere Zuflucht
zur Kehlkopfsonde.

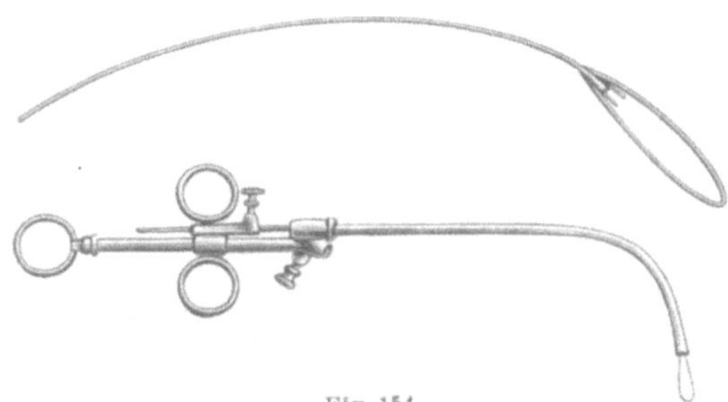

Fig. 154.

Schlingenschnürer nach H. Krause.

Am besten eignet sich dazu die etwas dickere Schrötter'-
sche Sonde. Man schiebe dieselbe nach vorhergehender Cocainisirung zwischen Geschwulst und hintere Larynxwand und trachte
die Neubildung mit der Sondenspitze emporzuheben. Auf diese
Weise gelingt es gewöhnlich, die Anheftung zu bestimmen. Sollte
auch dies fehlschlagen, so kann derselbe Versuch mittels einer
hakenförmig abgebogenen Sonde gemacht werden. Das Einhaken
ist am besten in die seitliche Geschwulstfläche vorzunehmen, da
grosse Papillome gewöhnlich von den Stimmbändern oder dem
vorderen Stimmbandwinkel ihren Ursprung nehmen. Grosse Neubildungen sinken durch ihre Schwere gewöhnlich unter die Stimmbänder in die Trachea, werden durch Husten emporgeschleudert,
sitzen manchmal ein paar Sekunden über den Stimmbändern und
gestatten das Einführen der Schlinge in der Richtung der hinteren

Larynxwand. Die Reizbarkeit dieser Theile bietet natürlich Hindernisse und erfordert gründliche Anästhesie mittels des Spray's. Eine weitere Schwierigkeit der Sondenuntersuchung finden wir in dem Umstande, dass in solchen Fällen stenotische Erscheinungen auftreten, die so bedenkliche Erstickungsanfälle hervorrufen können, dass eine sofortige Tracheotomie nothwendig wird.

Wer seiner Hand und Ruhe nicht sicher ist, unterlasse in solchen Fällen jeden instrumentellen Versuch, sondern schreite zur präventiven Tracheotomie und erst später zur Entfernung der Neubildung. Auch kühnere Operateure werden gut thun, bei solchen Kranken vor der endolaryngealen Operation alles zur Tracheotomie vorzubereiten und die Operation nicht in ihrer Wohnung vorzunehmen.

V. von Bruns giebt folgende Rathschläge bei der Entfernung grosser, den Larynx ausfüllender Neubildungen.

„Nachdem man den Weg, welchen die Schlinge zu durchlaufen hat, sich genau eingeprägt, die Insertion ermittelt, wird dem Kranken diejenige Modifikation des Athmens angeordnet, bei der die günstigsten Lageverhältnisse für die Einführung der Schlinge sich ergeben. Sodann senkt man dieselbe, wirft sie über den Polypen, zieht sie kräftig zusammen und trennt durch rasches Emporheben die Neubildung ab."

Ich würde rathen, bei kleinen Polypen an der entgegengesetzten Seite mit etwas schräg gestellter Schlinge einzugehen, so daß ihre Wölbung den unteren Rand der Geschwulst leicht streift, bis an die Anheftungsstelle zu dringen, sodann schnell einzuschnüren und rasch die Polypen abzureissen.

Um der Verbiegung der Schlinge vorzubeugen, hat Störk verschiedene Schlingenschnürer angegeben, die für besondere Fälle wohl Verwendung finden können, in der Mehrzahl der Fälle überflüssig sind.

Ihre Konstruktion ist aus der Fig. 155 ersichtlich. Die Oesen sind von verschiedener Grösse, innen gespalten und abnehmbar. Der weiche Stahldraht wird erst durch die Oese, dann durch das Rohr geschoben und am Handgriff befestigt. Die Entfaltung des Drahtes in der Oese ist aber zeitraubend, der Draht verbiegt sich nach jedem Einziehen, verliert die Form und muss durch einen frischen ersetzt werden. Ueber den von Reiner für Störk konstruirten Schlingenschnürer (Fig. 156) mit einem Metallstab, der an seinem Ende eine kurze Stahlschlinge trägt und nach allen Richtungen verstellbar ist, besitze ich keine persönliche Erfahrung. Ich bin bisher mit dem Tobold'schen Instrumente gut ausgekommen.

Bei weichen Polypen und Granulationen, die der Stimm-
bandoberfläche aufsitzen, kann bei Benutzung weichen Drahtes die
Operation auch mit der Schlinge ausgeführt werden. Man stelle dieselbe seitlich abgebogen, formire sie entsprechend der Größe der
Neubildung, gehe vorsichtig in die Tiefe, auf solche Weise, dass das
Rohr an dem Taschenbande Anlehnung findet, lege die Schlinge
während der Phonation um den Polypen und ziehe den Draht
langsam ein.

Ueber die partielle oder totale Abtragung der Epiglottis und
der Santorini'schen Knorpel bei tumorartigen tuberkulösen Infiltraten werde ich an anderer Stelle berichten.

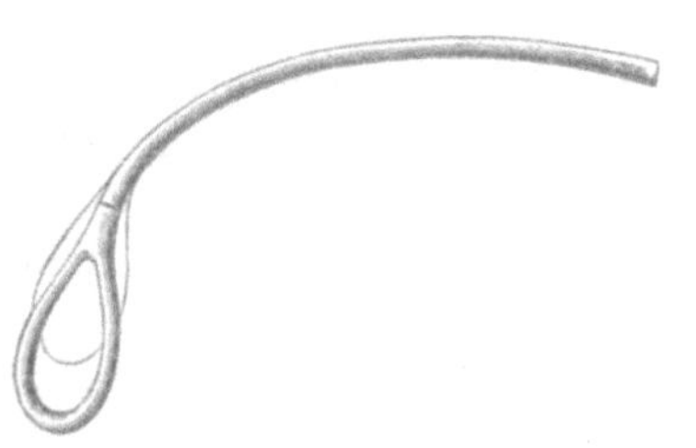

Fig. 155.
Kehlkopfschlinge nach S t o e r k.

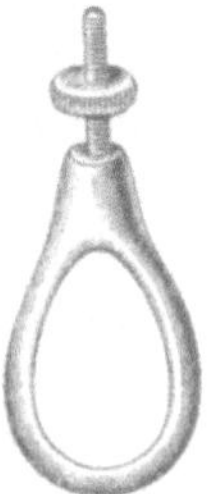

Fig. 156.
Drehbarer Ansatz für Kehlkopfschlingen
nach S t o e r k.

Bei der Benützung der kalten Schlinge muss der Draht in die
Röhren des Schlingenschnürers vollständig hineingezogen werden, um
Zerreissungen des Gewebes und Blutungen zu vermeiden. Dies gilt vor
Allem bei der Operation polypöser Hyperplasien der Nasenmuscheln.

B r u c k hat neulich den Mechanismus der Wirkung der kalten
Schlinge ausführlich analysirt und folgendes Verfahren empfohlen[1]).

Von der Beobachtung ausgehend, dass Quetschwunden relativ
wenig bluten, empfiehlt er beim Gebrauch der kalten Schlinge ein
sehr langsames, schrittweises, von grösseren Pausen unterbrochenes
Vorgehen und fügt als wesentliches Unterstützungsmittel, gleichsam
prophylaktisch, vor einer jedesmaligen Verkürzung der Schlinge
eine ebenfalls weit längere als wie bisher dauernde Kompression der
zu durchtrennenden Weichtheile hinzu. Er thut dies aus folgenden
Gründen. Bei der mittels langsamer und minimalster Zusammenziehung der Schlinge erzielten Durchquetschung der Weichtheile
werden die inneren Gefässhäute gesprengt und nach innen ein-

---

[1]) F. B r u c k, Zur Abtragung der cirkumskripten Verdickungen der Nasenschleimhaut (Allgemeine med. Central-Zeitung 1899, No. 41).

25*

gerollt, sodass sie das Lumen des Gefässrohres verstopfen. Dieser Verschluss wird noch unterstützt durch die Kontraktion der in den Gefässwänden enthaltenen Ringmuskulatur. Nun soll nach Bruck in ähnlicher Weise die vor der jedesmaligen Verengerung der Schlinge stattfindende Kompression wirken, wobei eine Thrombusbildung bei Verlangsamung des Blutstroms unter besonderen Umständen eintreten kann.

Der Eingriff in toto setzt sich demnach zusammen: aus der vorbereitenden Kompression, den einzelnen isolirten Verkleinerungen der Schlinge, sowie den zwischen diesen liegenden Kompressionspausen, deren Zeitdauer, so wie diejenige der vorbereitenden Kompression, rein empirisch festgesetzt wird.

Für die Dauer der vorbereitenden Kompression sollen 5 Minuten genügen. Nach Bruck kann auf diese Weise eine Blutung sicher vermieden werden. Dieses Verfahren ist natürlich nur bei der Operation von Neubildungen und verdickten Nasenmuschel-Hypertrophien anwendbar. Im Larynx ist es rathsam, die kalte Schlinge durch die galvanokaustische zu ersetzen.

Für die Glühschlinge im Larynx gelten folgende Grundsätze: das Einziehen des Drahtes geschehe ohne jede Kraft, nicht ruck- oder stossweise, sondern gleitend. Nur dünne Drähte sind zweckentsprechend, rigide sind ganz unbrauchbar. Bei härteren Neubildungen mit derbem Stiel verdient die galvanokaustische Schlinge entschieden den Vorzug. Der Umstand, dass die dünne Drahtschlinge den Kehlkopf mehr reizt als dickere Instrumente, ist durch das Cocain behoben worden. Bei vollständiger Anästhesie werden keine Reflexe ausgelöst. Treten sie dennoch auf, so wird weiter gepinselt so lange, bis die Mucosa vollkommen unempfindlich wird. Eine warme 15 procentige Cocainlösung ist zu diesem Zweck vollkommen genügend.

Anhang I.

(Mit 2 Tafeln.)

— —

Ein billiges Kehlkopfphantom.

Das von mir hergestellte Phantom ist denen von Isenschmidt und Scheeh angegebenen ähnlich, besitzt aber den Vortheil der grossen Billigkeit und kann von jedem nach der hier angegebenen Zeichnung leicht ausgeführt werden.

Fig. 157 u. 158 geben uns zwei Abbildungen dieses Phantoms in seiner natürlichen Grösse: 1. von vorn und 2. von der Seite. Zu seiner Herstellung dient Anlage I, die auf Bristol aufgeklebt und nach den angegebenen Linien ausgeschnitten wird. Diese Anlage stellt drei Theile dar: der erste entspricht der Rachenhöhle mit dem Gaumen und der Zunge, der zweite der Mundhöhle, der dritte der Trachea. Auf Figur 1 werden die punktierten Linien bis zur Hälfte der Papierdicke mit einem scharfen Messer angeschnitten, um das Umbiegen des Cartons zu erleichtern. Die Einschnitte werden auf der unbedruckten Papierseite ausgeführt. Das runde, für die Trachea bestimmte Loch wird an der Peripherie zackenförmig ausgeschnitten und die Zacken in das Rohr hineingeklebt. Der mit N¹ bezeichnete Theil wird nach der Zunge zu in der Weise gebogen, dass die vorderen Gaumenbögen (A A) beiderseits die Zungenbasis erreichen. Um den Gaumen und die Gaumenbögen zu befestigen, werden letztere durch die Seiteneinschnitte N an der Zungenbasis durchgeschoben.

Die beiden Flügel (a) werden unter rechtem Winkel gebogen und an dem rechtwinkligen Viereck, welches die Oeffnung für die Trachea enthält, befestigt. Durch das hügelartige Biegen der Zunge entsteht eine Art von Wölbung, welche den Rand des Kehldeckels verbirgt. Die ausgeschnittene Figur 2 wird ebenfalls von der unbedruckten Seite angeschnitten und nach den punktirten Linien zu einem Kasten zusammengelegt, der die Mundhöhle darstellt. Nachdem das Loch für die Trachea ausgeschnitten ist, wird

der früher beschriebene Phantomtheil auf solche Weise in den
Kasten hineingeschoben und an die hintere Rachenwand mittels
Gummiarabicum angeklebt, dass $^2/_3$ der Zunge aus dem Kasten her-
vorragt. Die Fig. 157 stellt uns das Phantombild en face mit der
Uvula und den Gaumenbögen dar. Die letzten können an den
Seiten $^1/_2$ cm weit nach oben zu eingeschnitten werden, wodurch man
die Uvula mit dem Spiegel leichter in der Richtung der hinteren
Pharynxwand heben kann.

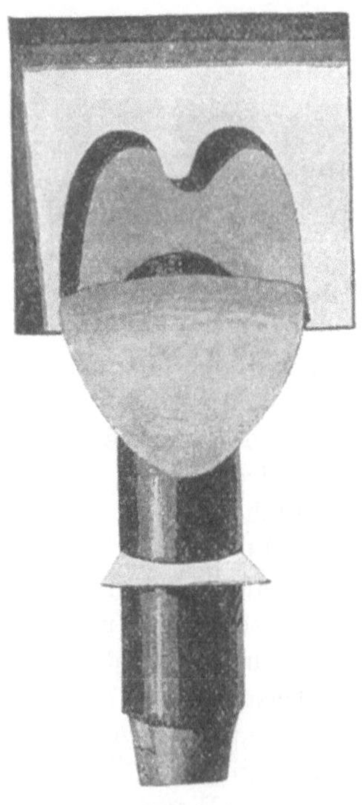

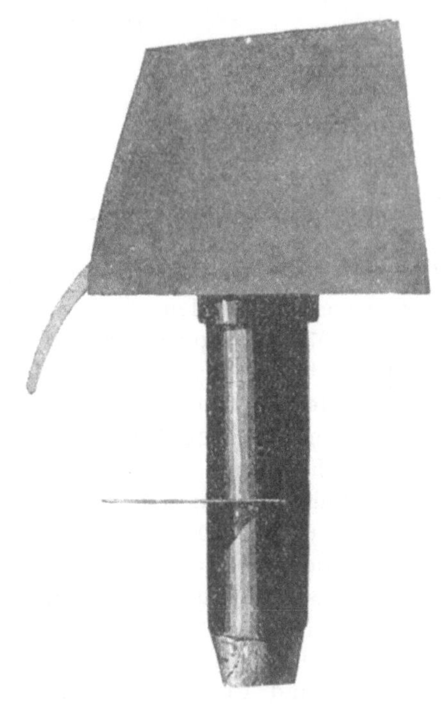

Fig. 157.

Heryng. Kehlkopfphantom.
(Frontalansicht.)

Fig. 158.

Heryng. Kehlkopfphantom.
(Seitenansicht.)

Nun bleibt noch die Herstellung der Trachea, nach Figur 3.
Zuerst schneiden wir nach der angegebenen Linie K eine $^1/_2$ mm
breite Spalte, die zum Hineinschieben der schematischen, auf Anlage II dargestellten Kehlkopfbilder dient, die selbstverständlich auch
auf Bristol aufgeklebt werden müssen, und rollen dann Fig. 3 auf
einem Stearinlichte röhrenförmig zusammen und befestigen sodann
die Ränder mit Gummiarabicum. Den oberen Theil dieses Rohres
kleben wir später in das in dem Kasten gelassene Loch so

hinein, dass die Trachea mit Epiglottis ungefähr $1/2$ cm über die Zungenbasis hinausragt. Das auf diese Weise hergestellte Phantom wird an einem Pfropfen in einer Flasche befestigt und aufgestellt. Statt Gummiarabicum können wir auch zum Fixiren Metallknöpfe gebrauchen, die durch die kleinen mit Kreisen bezeichneten Stellen durchgeführt werden.

Dieses Phantom dient folgenden Zwecken: 1. es erleichtert dem Anfänger die Erlernung, auf welche Weise das Licht einer Lampe mittels Reflektors auf die Uvula und die Rachenwand eingestellt werden soll; 2. es erleichtert die Erlernung des richtigen Gebrauches des Kehlkopfspiegels; 3. es wird zu Uebungen mit der Sonde benutzt und, falls ihr Ende am Licht mit Russ bedeckt wird, verräth der schwarze Fleck jede unabsichtliche Berührung der Nebentheile; 4. es erleichtert dem Anfänger die Erlernung des Gebrauchs von Kehlkopfzangen, die zur Extraktion von Fremdkörpern benutzt werden. Zu diesem Zwecke werden in die durch ein Cartonstück abgeschlossene Trachea kleine Gegenstände, wie Glasperlen, Wachskügelchen, Knochenlamellen etc. hineingeworfen und der Anfänger angewiesen, ihre Lage zu bestimmen und sie sodann regelrecht zu entfernen.

Vielleicht gelingt es mir, durch Angabe dieses billigen Phantoms manchen Kollegen zu überzeugen, dass die Schwierigkeiten des Laryngoskopirens nicht so bedeutend sind, wie dies nicht selten behauptet wurde, und durch Einüben am Phantom die Untersuchung der Patienten später viel leichter von Statten geht. Ich habe die Erfahrung gemacht, dass die richtige Einstellung des Reflektors dem Anfänger die grössten Schwierigkeiten bereitet. Hat er diese überwunden, so muss natürlich durch Untersuchung am Kranken die Anlegung des Larynxspiegels mit Schonung der Empfindlichkeit der Rachengebilde eingehend erlernt werden.

Anhang II.

---

1. Die Tracheoskopie.

Schon bei der gewöhnlichen Untersuchung des Kehlkopfes sehen wir während der Inspiration die vordere Trachealwand, d. h. den Ringknorpel und mehrere Trachealringe. Um die Luftröhre in ganzer Ausdehnung überblicken zu können, müssen wir besondere Untersuchungsmethoden anwenden, die schon von Tuerck und Czermak angegeben, von Schrötter vervollständigt und in seiner klassischen Arbeit über die Krankheiten der Trachea besprochen worden sind. Ebenso wie bei der Kehlkopfuntersuchung müssen wir auch hier die Haltung des Patienten, die Lichtquelle und die Art der Spiegeleinführung berücksichtigen.

Der Kranke sitzt etwas höher als der Arzt, mit etwas nach vorn gestrecktem und gebeugtem Kopfe und Rumpfe. Zur Beleuchtung der Trachea eignet sich am besten das Sonnenlicht oder eine Auer'sche Lampe und ein Reflektor mit grösserer Brennweite.

Die Tracheoskopie ist am besten mit grossen Spiegeln auszuführen. Da aber die Lichtstrahlen von dem Reflektor unter spitzem Winkel zurückgespiegelt werden sollen, so müssen wir den Spiegelgriff niedrig halten. Der Spiegel wird vor der Uvula am weichen Gaumen angelegt und derselbe etwas gehoben. Wenn der Spiegel horizontal und parallel den Stimmbändern eingestellt wird, so bekommen wir folgendes Bild.

Auf der Vorderwand der Luftröhre sehen wir eine Reihe von helleren und dunkleren Streifen, von denen die helleren den Knorpeln, die dunkleren der stärker gerötheten Schleimhaut entsprechen. Manchmal verbinden sich zwei Ringe untereinander. Tief unten sieht man die Bifurcation der Trachea in der Form eines nach oben gerichteten Keiles und die zwei Bronchialöffnungen, von denen die rechte etwas weiter ist. Ab und zu gelingt es, mehrere Bronchialringe oder sogar die Bifurcation eines Bronchus zu sehen, wenn sich derselbe in der verlängerten Achse der Luftröhre befindet.

Besondere Schwierigkeiten können bei der Untersuchung der Luftröhre verursacht werden: durch einen dicken und fleischigen Zungengrund, bei gesenktem Kehldeckel, durch Abweichung der Luftröhre von der Medianlinie, endlich in Folge beträchtlicher Vorwölbung einer Trachealwand.

Bei dickem Zungengrunde können wir durch entsprechende Haltung des Patienten, durch starkes Hervorziehen der Zunge oder durch den Druck auf die Zungenbasis, mittels eines Spatels, dieses Hinderniss überwinden. Der gesenkte Kehldeckel wird mit der Sonde, mit dem Reichert'schen Kehldeckelheber, oder durch forcirte Inspiration seitens des Kranken aufgerichtet. Was schliesslich die Schwierigkeiten anbetrifft, die in Folge einer Vorwölbung der Seitenwände der Luftröhre oder in Folge einer seitlichen Abweichung der Trachea von der Medianlinie entstehen, so können wir Schrötter's Rat folgen, dieselbe umgehen durch Druck auf die Seitengegend des Halses, auf der der Vorwölbung entgegengesetzten Seite oder durch eine Drehungsbewegung des Kopfes und des Rumpfes nach der der Vorwölbung entsprechenden Seite.

Behufs der Untersuchung der Seitenwände der Luftröhre muss der Spiegel etwas schräg gestellt werden. Will man die hintere Wand in grosser Ausdehnung überblicken, so wird die Killian'sche oder die Kirstein'sche Methode benutzt. Die genaue Beschreibung dieser Methoden ist schon früher angeführt worden.

Ich muss hier noch die Pulsation der Bifurcationsstelle erwähnen, die entweder von der Aorta oder von der Pulmonalarterie fortgeleitet wird (Schrötter). Sie ist als systolische Zusammenziehung sichtbar, am häufigsten von rechts nach links, oder von hinten nach vorn. Die Pulsation in der Luftröhre hat keine pathologische Bedeutung und ist wahrscheinlich von der Lage der grossen Gefässe und ihrer Beziehung zur Trachea oder von einer lebhafteren Herzaktion abhängig. Kirstein erklärt dieselbe ausschliesslich durch die Nachbarschaft der Aorta und hält die Gegend der Bifurcation für gefährlich bei operativen Eingriffen. Das Olliver'sche Symptom, d. h. die Pulsation der ganzen Luftröhre und sein Zusammenhang mit dem Aortenaneurysma, kann hier nicht besprochen werden.

Die Untersuchung der Luftröhre durch die Operationswunde, nach der Tracheotomie, mittels kleiner Kehlkopfspiegel (Tracheoskopie) giebt keine sicheren Resultate. Sehr zu empfehlen ist die von Pieniaczek im Jahre 1884 beschriebene Untersuchungsmethode mittels langer den Zaufal'schen Röhren ähnlicher Trichter, die nicht nur zur Beleuchtung der Luftröhre, sondern auch zu Operationseingriffen dienen können. Mit Hilfe derselben kann man Fremdkörper oder Neubildungen entfernen, den Galvanokauter benutzen und die Luftröhre erweitern.

Zur Untersuchung der Luftröhre nach der Tracheotomie benutzte Pieniaczek bei Kindern Ohrenspecula, bei Erwachsenen trichterförmige 10—13 cm lange Röhren. Die Breite der Röhren muss der Grösse der Trachealöffnung entsprechen. Sie werden aus Kautschuk oder Neusilber angefertigt und haben einen breiten trichterförmigen Ansatz. Zur ·Untersuchung können auch rinnenförmige Specula mit soliden oder gefensterten Branchen benutzt werden. Das Nasenspeculum von B. Fränkel leistete mir mehrmals gute Dienste, sowohl bei der Untersuchung der Luftröhre, als auch bei der Entfernung von Granulationen, die den oberen Abschnitt der Tracheotomiewunde verlegen. Die Untersuchung wird in sitzender oder liegender Haltung mit Hilfe des Sonnenlichtes oder der elektrischen Lampe ausgeführt. Der Kopf wird stark nach hinten, der Rumpf nach vorne geneigt. Vor der Einführung des Speculums empfiehlt es sich, die Trachealöffnung und die hintere Trachealwand mit einer 20 procentigen Cocaïnlösung zu bepinseln, weil der Druck der Röhren auf den oberen Wundrand und auf die hintere Trachealwand sehr lästig ist und starke Hustenanfälle hervorruft.

2. Die Killian's che Bronchoskopie.

Von grossem Wert für die Untersuchung der Bronchien ist die von F. Killian aus Freiburg angegebene und ausgebildete Bronchoskopie.

Sie wird entweder durch die Tracheotomiewunde oder durch den Mund ausgeführt. Bei beiden Untersuchungsmethoden benutzt man Metallröhren von verschiedener Länge, zur Beleuchtung das Elektroskop von Kasper oder die Kirstein'sche Lampe, deren Beschreibung schon im Kapitel über Autoskopie angeführt worden ist. Vor der Einführung werden die Röhren in warmem Wasser erwärmt und die Trachea mit 25 procentiger Cocaïnlösung gepinselt. Das Lumen der Röhren, die in die Trachealöffnung eingeführt werden, hängt von der Breite dieser Oeffnung ab. Die Haltung des Patienten muss gerade, der Kopf leicht nach vorn gebeugt sein. Um den rechten Bronchus zu überblicken, muss der Patient seinen Kopf nach links drehen. Bei der Besichtigung des linken Bronchus muss der Kopf des Kranken nach rechts gedreht werden.

Die Röhren werden in die Trachea unter der Kontrolle des Auges eingeführt. Die Killian'sche Methode erfordert entsprechende

Uebung und grosse Geduld seitens des Patienten, weil der Druck auf die Trachea für den Kranken trotz der Cocaïnanästhesie sehr unangenehm ist. Bei Kindern ist Chloroform anzuwenden. Sie werden bei gesenktem Kopfe untersucht, besonders wenn es sich um operative Eingriffe handelt. Killian unterscheidet die Tracheoskopie von der tiefen Bronchoskopie. Die Röhren können durch die Trachea direkt in beide Bronchien eingeführt werden, da dieselben dem Drucke nachgeben und gestreckt werden können. Bei abundanter Schleimsekretion benutzt Killian eine Aspirationsvorrichtung oder kleine Wattetampons. Mit Hilfe dieser Methode gelang es Killian, in einer ganzen Reihe von Fällen Fremdkörper in den Bronchien zu entdecken und dieselben zu entfernen. Seine Resultate sind auch von anderen Seiten bestätigt worden und beweisen den grossen Werth dieser segensreichen Untersuchungs- und Operationsmethode.

Anhang III.

Ueber neue Inhalationsmethoden und neue Inhalations-apparate*).

Die Inhalationstherapie erfreute sich bisher in Aerztekreisen keiner grossen Sympathie. Sie wurde meistens in klimatischen Kurorten geübt und mehr von den Kranken als von Aerzten bevorzugt.

Das Misstrauen der ärztlichen Kreise war gewissermaassen berechtigt durch den Umstand, dass die meisten Inhalatorien von Personen geleitet wurden, die keine ärztliche Bildung besassen, wie: Mechaniker, Masseure, Krankenwärter etc. In solchen Anstalten konnten daher weder klinische Beobachtungen gesammelt, noch strikte Indikationen gestellt werden.

Zu diesen misslichen Verhältnissen kam noch der wichtige Umstand, dass die bis zur letzten Zeit benutzten Inhalationsapparate den Forderungen einer rationellen Therapie nicht nachkamen, nicht genügend reichlich und fein zerstäubten, keine genaue Regulirung der Temperatur des Spray's und keine Vergasung schwerflüchtiger, heilkräftiger Stoffe gestatteten.

Ihr grösster Nachtheil bestand aber darin, dass die Menge der eingeathmeten Medikamente viel zu gering war, um eine nennenswerthe Wirkung ausüben zu können. Die Ausbreitung der Lungenalveolen beträgt nach Angabe der Physiologen etwa 2800 ☐-Meter. Die Menge der von den bisherigen Apparaten in 5 Minuten zerstäubten Medikamente schwankt zwischen 30 und 50 CC. Von diesen wird circa $^3/_4$ in dem gläsernen Ansatzrohr kondensirt. Ein Theil sammelt sich in der Mundhöhle, wird verschluckt resp. ausgespuckt. Unter solchen Verhältnissen ist die Menge des in die tieferen Luftwege eindringenden medikamentösen Stoffes sehr gering, auch deshalb, weil die meisten Kranken bei der Inhalation die Zunge im

---

*) Nach einem in der „Académie de Médicine" in Paris im Januar 1904 gehaltenen Vortrage.

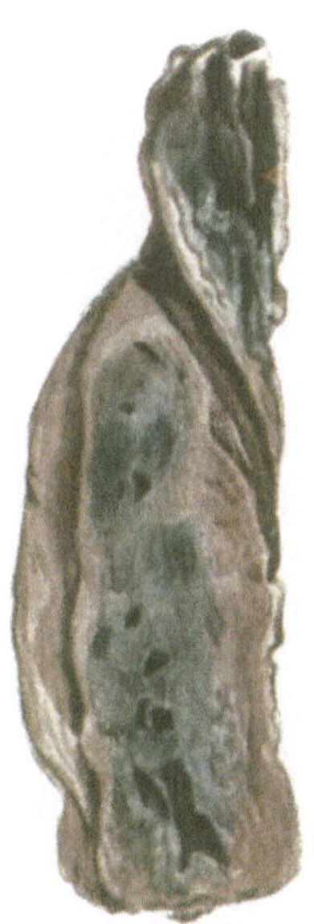

Lunge einer Katze nach Inhalation fein
zerstäubten Methylenblaues.

Verlag von Julius Springer in Berlin.

Munde flach niederlegen, statt sie hervorzuziehen und dadurch das tiefere Eindringen der zerstäubten Flüssigkeiten erschweren. Die relativ niedrige Temperatur des Spray's, die auch bei den Dampfapparaten kaum 30° C. übersteigt, verhindert die Kondensation der zerstäubten Flüssigkeiten in der Trachea, deren Temperatur zwischen 36,2° C. und 37° C. schwankt. Nach bekannten physikalischen Gesetzen kondensirt sich Wasserdampf nur in kühleren Medien. Zerstäubte Flüssigkeiten von 30° C. können daher in die Trachea nur in ganz geringen Mengen eindringen, da ihr grösster Theil sich in der kühleren Mund- und Rachenhöhle niederschlägt.

Um die Frage zu erforschen, in welchem Maasse fein zerstäubte Flüssigkeiten in die tief gelegenen Theile der Athmungsorgane einzudringen vermögen, habe ich im Jahre 1902 eine Reihe von Versuchen an Lungen von Katzen ausgeführt, denen durch künstliche Athmung äusserst fein zerstäubte Lösungen von Methylenblau (1:1000) eingeführt wurden. Nach der Sektion wurde die Lunge mit Luft ausgefüllt und unter der Glocke einer Luftpumpe ausgetrocknet.

Auf der Schnittfläche der Lunge (Tafel III) sah man blau gefärbte Herde nicht nur in den unteren Lappen, sondern auch in den Lungenspitzen. Um einer Ueberschwemmung der Lunge mit zu reichlichem Farbstoff vorzubeugen, wurden nur 30 Athemzüge ausgeführt.

Ich muss hier aber bemerken, dass die Resorption von Flüssigkeiten in der Mundhöhle, der Trachea und den Bronchien viel rascher vor sich geht als in den feinen Bronchiolen. Reichlich und fein zerstäubte Partikel fliessen an den Wänden der Trachea und Bronchien zu kleinen Tröpfchen zusammen, welche durch ihre eigene Schwere herabsinken. Sie werden aber, bevor sie die feinsten Bronchien erreichen, durch die Gefässe der Schleimhäute der oberen Luftwege resorbirt. Nur kleine Mengen zerstäubter Flüssigkeiten können nach länger dauernder Einathmung in die Lungenalveolen hineingelangen. Dauert aber die Einathmung zerstäubter Flüssigkeiten längere Zeit, so quellen die Epithelien der feinsten Bronchiolen auf, wodurch ihr Lumen zeitweise verlegt wird, was ein tieferes Eindringen beträchtlich erschweren dürfte. Manche Patienten fühlen deshalb nach länger dauernden Inhalationen eine gewisse Beklemmung, die aber nach kurzer Zeit von selbst verschwindet.

Die Haltung des Patienten muss eine freie, ungezwungene sein. Der Kranke sitzt vor dem Inhalationsapparat, mit der Brust leicht an den Tisch angelehnt, auf einem verstellbaren Stuhle. Für Inhalationsanstalten haben sich Stühle mit entsprechend hoch gestellten

Armstützen als vortheilhaft erwiesen, besonders bei länger dauernder Inhalation, bei welcher dem die vorgestreckte Zunge mit der Hand haltenden Arme eine bequeme Stütze gegeben wird. Der Kopf soll leicht nach hinten geneigt sein, um den fast rechten Winkel, den das Mundrohr mit dem Larynx bildet, in einen mehr gestreckten zu verwandeln. Mund und Ansatzstück müssen sich in einer Linie befinden.

Bei Pharynxerkrankungen kann bei weitem Rachenraum und dünner Zunge dieselbe abgeflacht im Munde verbleiben.

Bei Inhalationen für Larynx- und Lungenerkrankungen muss die Zunge hervorgestreckt mit dem Tuche gehalten werden, weil dadurch die vorderen Gaumenbögen nach vorne gezogen und die Epiglottis aufgerichtet wird.

Die Athmung soll gleichmässig, tief und im langsamen Tempo stattfinden. Nach der Inspiration folgt eine kurze Pause, wonach durch die Nase ausgeathmet wird. Fühlt sich der Kranke ermüdet oder stellen sich Hustenanfälle ein, so soll die Inhalation für kurze Zeit unterbrochen werden.

Man beginne die Inhalation immer mit lauwarm (37° C.) temperirtem Dampfstrome und vermeide anfangs zu koncentrirte oder reizende Medikamente. Bei nervösen Personen stellt sich zuweilen nach längerem Inhaliren Schwindel ein. Die Entfernung des Mundes vom Ansatzrohre soll ungefähr 5 cm betragen.

Seit der Konstruktion des ersten Pulverisateurs durch Sales-Girons im Jahre 1856, hat sich ihre Zahl bedeutend vermehrt. Die heutzutage gebräuchlichen Apparate können in drei Gruppen eingeteilt werden: 1. Apparate für kühle Inhalationen (Sales-Girons, Bergson, Richardson und Heyer); 2. Apparate für warme Inhalationen (Siegel und die Modifikationen von Oertel, Heyer u. s. w.); 3. Apparate für heisse Inhalationen (Jahr und Bulling).

Die Wirkung der Inhalation setzt sich aus mehreren Momenten zusammen. Zu diesen zählen wir:

1. den Einfluss des zerstäubten Wassers oder des Dampfes,
2. den Einfluss der Wärme,
3. den Einfluss der tieferen und häufigeren Respiration auf die Lungenventilation und die Muskeln des Brustkorbes (Lungengymnastik),
4. den Einfluss tieferer Inspiration auf das Gefässsystem, d. h. das Herz,
5. die Resorption der Medikamente durch die Schleimhaut der Luftwege.

Die von Gottstein vertretene Ansicht, dass bei Inhalationen der Wasserdampf die Hauptrolle spielt und die zerstäubten Medikamente weniger in Betracht kommen, ist unhaltbar. Nach Einathmungen von Jodkalilösungen konnte ich schon nach 15 Minuten Jod im Harne nachweisen. Der Vortheil der Inhalationsmethode beruht, wie dies in letzter Zeit nachgewiesen worden ist, gerade in dem Umstand, dass die eingeführten Medikamente durch die Mucosa der oberen Luftwege schnell resorbirt und unzersetzt in die Blutbahn gelangen, während sie, per os gereicht, im Magen unter dem Einfluss verschiedener Fermente und der Magensäure Zersetzungsprocessen unterworfen sind.

Ich habe schon erwähnt, dass die Hauptfehler der bis jetzt gebräuchlichen Inhalationsapparate, sowohl des kühlen Spray's wie der Dampfapparate, bedingt waren durch: 1. zu niedrige Temperatur des Spray's; 2. durch die Unmöglichkeit einer genauen Temperaturregulirung; 3. den Mangel an Apparaten, die es ermöglichten, eine Reihe antiseptischer oder balsamischer Mittel aus der Gruppe der Phenole, Terpene u. s. w. in ein gasförmiges Gemisch überzuführen.

Vor etwa drei Jahren wurde ich von der Direktion des Soolbades Ciechocinek (staatliche Anstalt) mit der Aufgabe betraut, daselbst eine Inhalationsanstalt einzurichten, die den neuesten Forderungen der Technik auf diesem Gebiete entspräche.

Trotzdem mich die Inhalationstherapie lebhaft interessierte und ich schon früher die modernen Einrichtungen der bedeutendsten Kurorte Europas eingehend besichtigt hatte, war die Wahl der Apparate eine recht schwere und nöthigte mich, die verschiedensten Typen derselben anzukaufen und sie einer eingehenden Prüfung zu unterwerfen.

Das Resultat dieser über zwei Jahre lang geführten physikalischen Experimente war die Konstruktion von Inhalationsapparaten, die in 4 Typen bestehen: 1. Vorrichtung zur Regulirung des kalten Spray's, in den Grenzen von 15° C. bis 30° C. mittels eines tulpenförmigen Thermoregulators, 2. Thermoregulator für Dampfinhalationsapparate, ohne Thermometer, mit einer einstellbaren Skala von 35° C. bis 65° C., 3. Thermoakkumulator zur Vergasung schwerflüchtiger, heilkräftiger Stoffe (Lyrarohr), 4. Inhalationsapparat für allgemeine Säle mit Thermoregulator respektive Thermoakkumulator. — Ich beginne mit der Beschreibung des Thermoregulators für den kalten Spray.

Thermoregulator

für den kalten Spray.

Meine ersten Versuche über Regulirung der Temperatur des kalten Spray's wurden im Jahre 1901 begonnen und nach vielfachen Modifikationen folgender Apparat konstruirt (Figur 159).

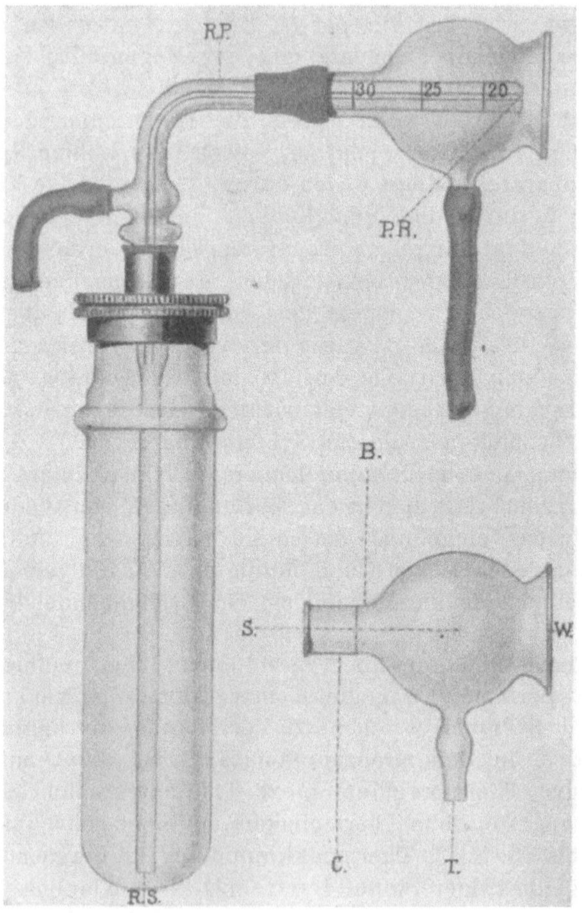

Fig. 159.

Sein Prinzip beruht in der Anwendung kugeliger, mit zylindrischem Endstück versehener Glasansätze, die auf dem horizontalen Arm eines Richardsonschen Zerstäubers willkürlich verschoben

werden können, wodurch der Zerstäubungspunkt P. R. verschiedene
Stellungen annimmt. Wird die zu zerstäubende Flüssigkeit in der
Eprouvette auf 65⁰ C. erwärmt, so erhalten wir, je nach der Entfernung des Punktes P. R.: drei verschiedene Temperaturen (20, 25,
30⁰ C.). Je mehr P. R. (der Zerstäubungspunkt) sich der äußeren
Apertur des Glasansatzes nähert, desto höher die Temperatur des
Spray's (30⁰ C.). Mit seiner Entfernung fällt dieselbe bis auf 20⁰ C.
Die gewünschte Temperatur erhält man durch Einstellung eines am
hinteren Cylinder (C) eingravirten Striches auf die am horizontalen
Arm des Spray's befindlichen Temperaturgrade. Die Einteilungen
wurden empirisch durch Berücksichtigung der Form und Grösse
der Ansätze, der Temperatur und der Intensität des Spray's ermittelt.

Der ganze Apparat ist aus Glas verfertigt und besteht aus
einer dickwandigen, 200 CC fassenden Eprouvette und einem Metallansatz, an dem ein kleiner, mit Gummipfropfen versehener Cylinder
angebracht ist. Dieser dient zum Einführen des perpendikulären,
fast bis an den Boden der Eprouvette reichenden Glasrohres und
wird hermetisch durch eine kleine, mit Schraubenwindungen versehene Kapsel geschlossen.

Der horizontale Arm des Spray's wird in zwei Modifikationen
angefertigt: einer abgerundeten, welche für den Rachen, und
einer konisch ausgezogenen, die für die Nase bestimmt ist.

Die untere Fläche der Kugel ist in der Mitte mit einem kurzen
Tubus (T) versehen, welche die Ableitung des Kondenswassers
besorgt. Der Thermoregulator dient folgenden Zwecken: Die unter
starkem Druck ($^1/_8$—$^1/_6$ Atm.) pulverisirte Flüssigkeit wird durch Anprallen gegen seine Wände noch feiner zerstäubt. Die grösseren
Tröpfchen fliessen an den Wänden herab und werden durch den
Tubus abgeleitet. Nur die feinsten, verdichtet durch das cylindrische Endstück, gelangen in den Mund des Kranken, ohne sein
Gesicht zu bespritzen. Der ganze Apparat ist auf einem vernickelten Stativ montiert und kann durch entsprechende Stellung
des horizontalen Ringes der Grösse des Patienten angepasst werden.
Dem Spray kann mittels zweier Zapfen eine gerade oder schräge
Stellung gegeben werden (Fig. 160).

Der Zerstäuber ist ganz aus Glas verfertigt, damit man, falls
das mittlere dünne Röhrchen durch Fremdkörper verstopft wird,
diese leicht bemerken und entfernen kann. Wir vermeiden dadurch
auch die Oxydation, die in Metallröhrchen unter dem Einflusse
gewisser Medikamente und Salze immer eintritt. Die Reinigung der
verstopften Röhrchen wird mit heissem Wasser oder mit einem

dicken Rosshaare vorgenommen, nie mit Draht, der das dünne innere Röhrchen beschädigen würde.

Der Grad der Zerstäubung des Spray's hängt ab von der Grösse der Oeffnungen der beiden Röhrchen und vom Drucke des

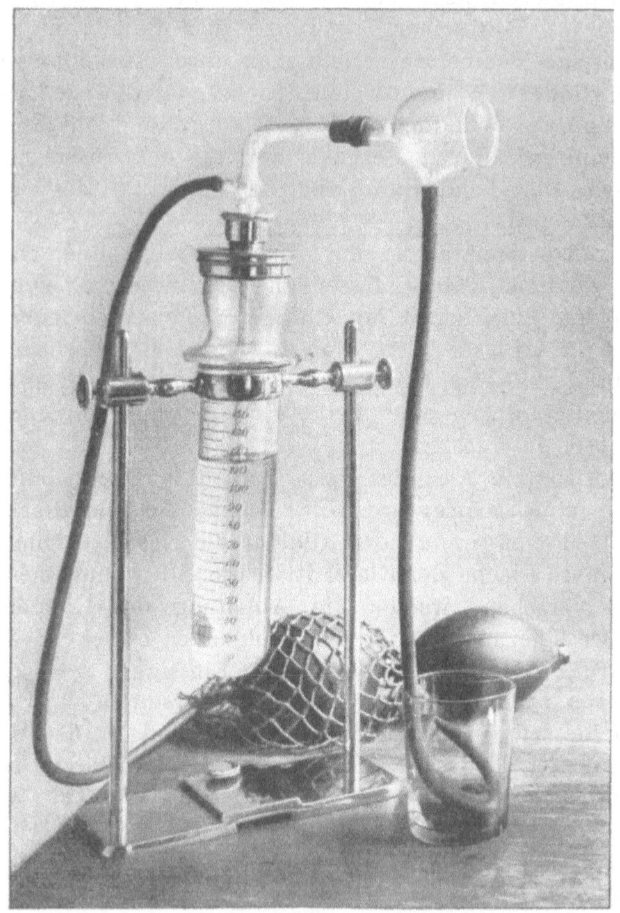

Fig. 160.

Luftstromes. Soll die Temperatur des Spray's auf 15⁰ C. erniedrigt werden, so wird statt komprimirter Luft flüssige Kohlensäure, welche die Temperatur um 5⁰ C. erniedrigt, angewandt.

Eine ganze Reihe von Analysen der Luft in Räumen, in denen Zerstäubungen mittels flüssiger Kohlensäure längere Zeit vorgenommen wurden, ergaben, dass die Verunreinigung der Luft mit Kohlensäure ganz unbedeutend war.

Ueber die Erfolge von Einathmungen eines mit Kohlensäure getriebenen Spray's werde ich an anderer Stelle berichten. Günstige Resultate wurden erzielt bei nasalen Reflexneurosen, gewissen Ohrenerkrankungen, besonders bei katarrhalischen Schwellungen der Tuba, ferner bei hysterischem Larynxkrampf, Asthma etc.

<h2 style="text-align:center">Thermoregulatoren</h2>

für Dampf-Inhalations-Apparate.

Das Prinzip der bei Dampf-Inhalations-Apparaten verwendeten Thermoregulatoren beruht auf der Zuführung einer regulirbaren Menge von Luft zum erhitzten, zerstäubten Dampfgemisch, um dadurch dessen Abkühlung zu bewirken. Die ersten Versuche, heissen Dampf auf diese Weise abzukühlen, wurden im Jahre 1878 von Deichler und Kaiser in Frankfurt a. M. veröffentlicht. Ihr

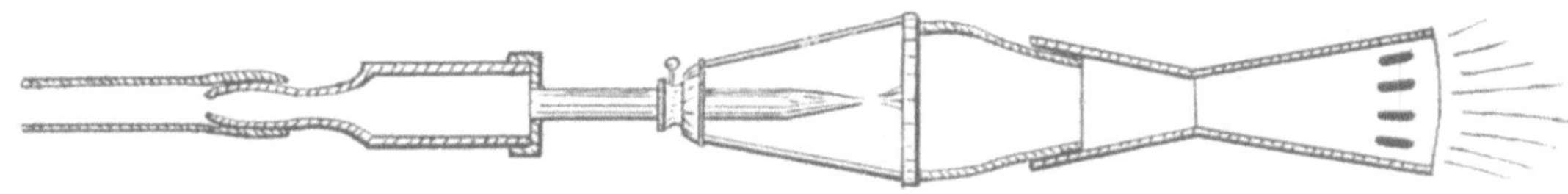

Fig. 161.

Apparat, der in Deutschland unter dem Namen „Apparat zur kontinuirlichen Erzeugung von Wasserdampf für medizinische Zwecke" patentirt wurde, bestand aus einem grossen Dampfkessel, dessen Zuleitungsrohr an einem Stativ befestigt war und mit einem hölzernen Ansatzstück endete, das auf dem horizontalen Arme des Dampfrohres verschiebbar war. Durch seine Annäherung oder Entfernung wurde eine Abkühlung der Temperatur des Dampfes bis auf 45° C. bewirkt (Fig. 161).

Dieser komplizirte und theure Apparat fand keine Verbreitung. Erst im Jahre 1901 gelang es Bulling in München, einen Apparat zur Regulirung der Temperatur von durch heissen Dampf zerstäubten Flüssigkeiten zu konstruiren, und ihm gehört das Verdienst, dieses wichtige Prinzip eingeführt zu haben.

Ich kann hier auf die Konstruktion und die verschiedenen Modifikationen, welche der Termovariator von Bulling in kurzer Zeit erfahren hat, nicht eingehen. Das letzte von mir erprobte Modell bietet gewisse Unbequemlichkeiten:

1. Der aus Porzellan, einem leicht zu beschädigenden Material,

25a*

verfertigte Apparat kondensirt wegen der Länge des Konenrohres etwa 67 % des zu zerstäubenden Medikamentes.

2. Die Temperatur des Spray's ist am Mundstück circa 3⁰ C. niedriger als im Innern des Konusrohres.

3. Zur Zerstäubung von 75 ccm Flüssigkeit braucht der Thermovariator etwa 10 Minuten.

4. Die niedrigste Temperatur an der Apertur des Ansatzstückes betrug bei offenen Trichtern 36⁰ bis 37⁰ C.; bei geschlossenen Trichtern steigt sie bis zu 50⁰ C. an.

5. Die Schliessung der ersten drei Trichter hat keinen Einfluss auf die Temperatur, erst die allmähliche Schliessung des letzten Trichters bewirkt die Temperaturerhöhung. Daraus folgt, dass die 3 ersten Trichter überflüssig sind und nur die Kondensation steigern. Von 100 ccm zerstäubter Flüssigkeit athmet der Kranke nur 33 ccm ein.

6. Durch das Einführen des Ansatzstückes in den Mund werden tiefe Inspirationen unmöglich. Durch Zurückhalten der Zunge in der Mundhöhle kann die Epiglottis nicht gehoben werden, was das Eindringen der zerstäubten Flüssigkeit in die tieferen Luftwege erschwert.

7. Die verhältnissmässig niedrige Temperatur des Spray's an der Ausgangsöffnung (50⁰ C.) gestattet nicht die Anwendung der Thermotherapie, welche eine Temperatur von 60⁰ C. bis 70⁰ C. erfordert.

8. Das beständige Ueberwachen und Reguliren der Temperatur durch Verschieben des Metallcylinders lenken die Aufmerksamkeit des Patienten vom wichtigsten Punkte, der regelmässigen tiefen Inspiration ab und erschweren das Eindringen der zerstäubten Flüssigkeiten in die tiefer gelegenen Athmungswege.

9. Der Apparat besitzt keinen Manometer, das den Druck, unter welchem zerstäubt wird, anzeigt, besitzt auch kein Dampfreduktionsventil.

10. Die Spirituslampe entbehrt einer Einrichtung zur Regulirung der Flammenintensität.

11. Der Thermovariator von Bulling vermag nicht Medikamente in gasförmigen Zustand überzuführen.

12. Der längliche Schlitz des schnabelförmigen Medikamentbehälters wird durch Salzkrystalle leicht verstopft.

13. Die Form des Ansatzstückes für die Nase entspricht nicht den anatomischen Verhältnissen der äusseren Nasenapertur.

14. Der Bulling'sche Thermovariator kann nicht durch comprimirte Luft getrieben werden.

Der neueste uns zur Verfügung stehende Thermovariator von Bulling zeigt einige Aenderungen:

Statt des Konus aus Porzellan ist ein solcher aus Metall verfertigt.

Statt der am hinteren Ende des Konus befindlichen 4 querlaufenden luftzuführenden Spalten ist eine Reihe (4) längslaufender, birnenförmiger Oeffnungen für die Wärmeregulirung angebracht.

Ueber den Werth dieses Apparates werde ich nach seiner Prüfung später an anderer Stelle berichten.

Mein Thermoregulator.

Nachdem ich auf Grund einer mir von Bulling im Jahre 1902 vorgeführten Demonstration seines Thermovariators, sowie später mit diesem Apparat angestellter Versuche mich von seinen Schattenseiten überzeugt hatte, versuchte ich, einen Inhalationsapparat zu konstruiren, der ohne Anwendung von Thermometer die gewünschte Temperatur durch Einstellung auf eine Skala ermöglichte und der es vor Allem gestattete, nicht nur flüssige Medikamente zu zerstäuben, sondern auch schwer-flüchtige, heilkräftige Stoffe, deren Siedepunkt zwischen 95 bis 230° C. liegt, schon bei 55° C. in ein gasartiges Gemisch überzuführen.

Ich lasse hier seine Beschreibung folgen, die durch die beigefügten Zeichnungen leicht verständlich wird.

Dieser Inhalationsapparat (Fig. 162) gestattet durch Einstellung des Zeigers auf die auf einer Scheibe notirten Temperaturgrade, ohne Gebrauch eines Thermometers die gewünschte Temperatur an der Oeffnung des gläsernen Mundrohres zu erhalten. Der Spray kann je nach der Grösse der Oeffnungen der Winkelröhren gröber oder feiner geregelt werden. Der Apparat pulverisirt 100,0 in circa 3 Minuten, giebt relativ wenig Kondensations-Wasser und kann auch (bei Benutzung verdichteter Luft) als kalter Spray Anwendung finden (Temp. 15 bis 20° C.).

Die beiden Zerstäubungsröhren sind mit Oeffnungen von 0,8 bis 0,9 mm versehen. Sie müssen so gestellt werden, dass die Apertur der perpendikulären Röhre diejenige des horizontalen Rohres in zwei gleiche Hälften theilt. Die beiden Röhrchen sollen sich nicht berühren, sondern etwa 0,5 mm von einander entfernt bleiben. Findet eine Berührung statt, so fliesst das sich kondensirende Medikament am perpendikulären Röhrchen in das Medikamentglas herunter. Die Feinheit des Spray's ist nicht nur vom

Drucke des Dampfes, sondern auch vom Diameter der zerstäubenden
Röhrchen abhängig. Je kleiner die Oeffnung, desto feiner wird die
Zerstäubung. Der fein zerstäubte Spray schwebt länger in der Luft;
der gröbere sinkt dagegen rasch zu Boden. Zur Kontrolle der

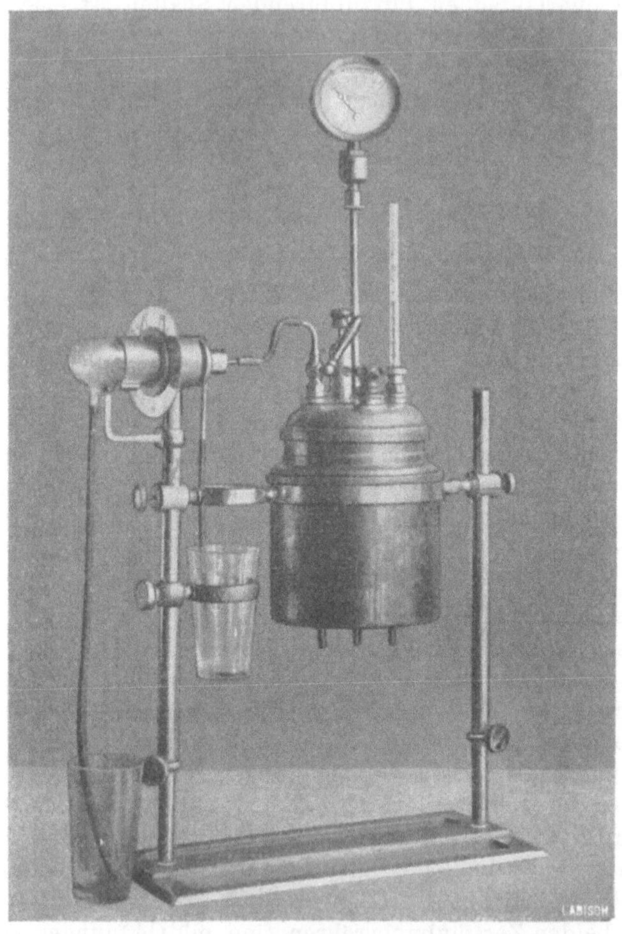

Fig. 162.

Stellung der zerstäubenden Röhrchen sind im kleinen Cylinder von
beiden Seiten und oben Oeffnungen angebracht. Die Winkelröhrchen
sind fest eingelöthet oder können durch Schraubenwindung verstellbar sein. Der Dampfkessel besitzt ein Sicherheitsventil, das sich
bei einem Drucke von $1/2$ Atm. öffnet. Zum Kochen wird eine mit

Cremailère versehene Spirituslampe, ein Gasbrenner oder ein elektrischer Kochapparat benutzt. Um entsprechenden Dampfdruck zu erhalten, muss die Flamme den Boden des Kessels bedecken, aber seinen Rand nicht überschreiten. Der bis zur Hälfte mit Wasser gefüllte Apparat funktionirt etwa 20 Minuten und zerstäubt 400 bis 500 CC Flüssigkeit. Das gläserne mit einer ovalen Oeffnung und Abflussstutzen versehene Ansatzrohr hat die Aufgabe, den Spray in den Mund des Patienten zu richten und sein Gesicht vor Bespritzung zu schützen. Dieses Rohr wird vor jeder Inhalation sterilisirt.

Phthisiker und Syphilitiker müssen ihre eigenen Ansätze besitzen.

Durch ein am Tubus befestigtes entsprechend langes Gummirohr wird die kondensirte Flüssigkeit in ein dazu bestimmtes Gefäss abgeleitet.

Eine Reihe von Versuchen hat ergeben, dass das Diameter der äusseren Apertur des gläsernen Ansatzrohres einen bedeutenden Einfluss auf die Temperatur des Spray's ausübt, d. h. dass mit seiner Verkleinerung eine Steigerung der Temperatur des Spray's verbunden ist. Diese Beobachtung fand ihre Anwendung bei der Konstruktion des Thermoakkumulators.

Jeder Apparat besitzt ein Stativ mit zwei Ringen: einem oberen doppelten für den Kessel und das Gefäss mit dem Medikament und einem einfachen, verschiebbaren, zur Aufstellung der Spirituslampe. Die Ringe sind mittels Schrauben an den Stativstangen befestigt und gestatten, den Apparat in gewünschter Höhe aufzustellen.

Der Thermoregulator ist an seiner unteren Fläche mit einer abnehmbaren, zweizinkigen Gabel versehen, die am oberen Metallstab verstellt und fixirt werden kann.

Ein kleiner Apparat ist für den Hausgebrauch bestimmt und stellt eine den praktischen Bedürfnissen des Publikums entsprechende Modifikation dar (Fig. 162a S. XX).

Der Anstaltsapparat unterscheidet sich vom Hausapparat durch die Grösse seines Kessels (1000 cm³). Der Deckel besitzt 3 Oeffnungen: eine zur Einsetzung des Dampfrohres, das durch einen Krahn abgeschlossen wird, die zweite für das Sicherheitsventil, die dritte (zuschraubbare) dient zur Füllung des Kessels mit Wasser eventuell zur Verbindung mit dem Kompressor. In der Mitte des Deckels befindet sich ein vertikales Rohr mit einem Manometer, das den Druck im Kessel anzeigt.

Die grösseren Apparate sind mit einem Wasserstandsrohr und einem Abflusskrahn versehen. An diesen wird, falls mit Pressluft gearbeitet werden soll, ein dickwandiges Gummirohr befestigt. Wir

erhalten alsdann eïnen Spray von 15—20⁰ C. — Das Stativ besitzt an der unteren Plattenfläche eine Rinne, die es gestattet, den Apparat am Inhalationstisch längs einer Metallschiene nach vorne oder nach hinten zu schieben.

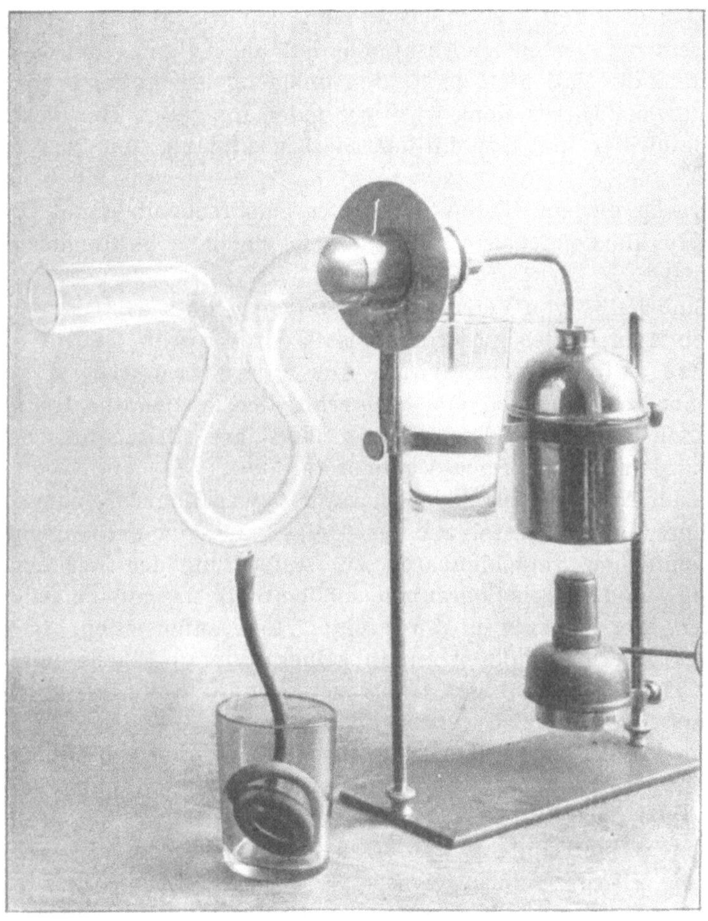

Fig. 162 a.

Die Temperaturveränderungen, welche im Thermoregulator stattfinden, sind nach Professor Witkowski von der Quantität der dem Dampfstrom zugeleiteten kalten Luft abhängig. Alle Faktoren, die die Zufuhr der Luft vergrössern, müssen die Temperatur erniedrigen und vice versa jede Behinderung der Luftzufuhr muss eine Erhöhung der Temperatur nach sich ziehen.

Diese Luftzufuhr hängt ab: von der aspirirenden Kraft des Dampfstromes und von der jeweiligen Weite des zuführenden, regulirbaren Spaltes.

Die Einführung von Thermoregulatoren bei Inhalationsapparaten ermöglicht es, die Abhärtung der Schleimhäute der oberen Luftwege vorzunehmen, grade so wie dies für die Haut durch Hydrotherapie, die richtiger als Thermotherapie bezeichnet werden sollte, stattfindet. Mit Hülfe des gläsernen, kugelförmigen Regulators erhalten wir einen Spray, dem wir eine Temperatur von 15, 20, 25 bis 30° C. verleihen können. Da der für Dampfinhalationsapparate bestimmte Thermoregulator Wärmegrade zwischen 35—60° C. ermöglicht, so verfügen wir über eine weite, zwischen 15—60° C. reichende Temperaturskala. Wir können jetzt nach höher temperirten Inhalationen den lauwarmen Spray wirken lassen und allmählich bis auf 15° C. herabgehen.

Diese Einrichtung gestattet auch an kälteren Tagen heisse Inhalationen vorzunehmen, da am Schluss der Sitzung ein Spray von 15° C. benutzt werden kann. Auf diese Weise wird nicht nur der von vielen Seiten so gefürchteten Verweichlichung der Schleimhäute der oberen Luftwege entgegengewirkt, sondern auch prophylaktisch gehandelt und die übergrosse Empfindlichkeit der Rachengebilde für Temperaturwechsel vermindert. Bei Rauchern, Alkoholikern, Arthritikern, bei lymphatischen, skrophulösen Kindern bildet sie bekanntlich eine häufige Ursache von Pharynx- und Tonsillenentzündungen.

Der Thermoakkumulator.

Dieser Apparat verfolgt den Zweck, eine Reihe antiseptischer, balsamischer oder anaesthesirender Medikamente, wie: Menthol, Guajacol, Thymol, Eucalyptol, Chloreton, Chlormethylmenthyläther, Euthymol, Coniferengeist, Oleum Pini silvestris, Ol. Cupressi bei einer Temperatur von circa 55° in ein gasartiges Gemisch überzuführen, während diese Medikamente erst bei einer Temperatur von 100° bis 230° C. vergasen.

Die folgende Tabelle giebt die Siedepunkte der genannten Mittel an:

Medikament	Siedepunkt
Coniferengeist	95 C.
Chloreton	167 C.
Ol. Therebintha puriss.	170 C.
„ pini silvestris	170 C.
Guajacol	200 C.
Menthol	212 C.
Eucalyptol	218 C.
Thymol	230 C.

Bekanntlich besitzen nur gasartige Körper die Fähigkeit, ebenso wie die Luft, in alle Theile der Lunge einzudringen, während bei fein pulverisirten Flüssigkeiten dies nur in beschränkterem Maasse der Fall ist.

Um die genannten gasartigen Gemische respirabel zu machen, müssen dieselben entsprechend erwärmt, mit Luft und Wasserdampf gemischt und nicht in zu hoher Concentration angewandt werden. Wird dies nicht beachtet, so wird der Kehlkopf gereizt und reagirt durch störende Hustenanfälle.

Als Beweis, dass diese Stoffe in ein gasartiges Gemisch im Lyrarohr übergehen, dient die Thatsache, dass sie angezündet (sogar zur Hälfte mit Wasser vermischt) mit heller Flamme brennen.

Um dieses Experiment zu vollführen, muss der Luftzug zum Thermoregulator durch Schliessung des hinteren Schlitzes bis auf 3 mm vermindert werden. Der Vergasungsprocess erfordert daher keinen Thermoregulator. Ein cylinderförmiges, entsprechend weites Metallrohr, mit einer hinteren Spalte von 5 mm und zwei zerstäubenden Winkelröhren ist vollständig genügend.

Die Vergasung bei 55 C. wird dadurch erklärt, dass die flüchtigen Stoffe durch die Winkelröhrchen fein zerstäubt dem Lyrarohr zugeführt werden. Fig. 163 links. Das Rohr muss so in den Thermoregulator eingeschoben werden, dass es nur bis an den vorderen Rand der luftzuführenden Spalte reicht und dicht dem Metallcylinder anliegt. Es besteht aus 3 Theilen, zwei horizontalen, ungleich weiten Schenkeln und dem sie verbindenden, gebogenen, etwa 1 cm weiten Theil, der unten mit einem kurzen Abflussrohr für das Kondenswasser versehen ist (Fig. 163). Wird der Thermoregulator auf 35° C. eingestellt und das Lyrarohr dicht eingesetzt, so steigt nach etwa 1 Minute die Temperatur an der äusseren Apertur um 20—25° C., also auf 55—60° C.

Die Temperaturerhöhung im Lyrarohr hängt ab:

1. von der durch den Spalt zuströmenden Luftmenge,
2. von dem Widerstande und der inneren Reibung, die der Luftstrom, dem zugleich Wassertröpfchen und Dampf beigemischt sind, bei seinem Durchgange durch die Röhre erfährt,
3. von der durch die starke Kondensation im Lyrarohr freiwerdenden Wärme. (Prof. Pieniaczek.)

Der Widerstand, welchen das Dampfgemisch auf seiner Passage zu überwinden hat, ist am geringsten bei Benutzung eines geraden und weiten Ansatzrohres; er ist am stärksten, wenn lange und gebogene Ansätze (Lyrarohr) zur Anwendung kommen.

Bei Einathmungen gasförmiger Gemische soll die Dosis des Medikamentes vorerst gering und der Toleranz des Patienten angepasst sein, da zu starke Concentrationen Hustenanfälle hervorrufen. Die benutzten Stoffe werden mit Alkohol verdünnt und sodann mit

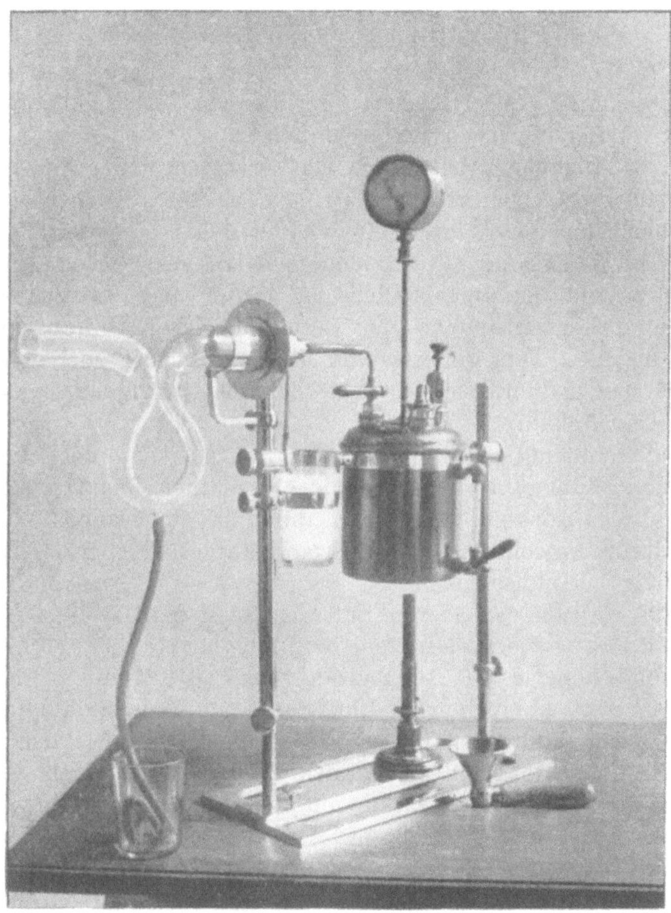

Fig. 163.

Wasser tüchtig geschüttelt, so dass eine milchige Trübung eintritt. Am besten eignen sich dazu die sogen. Erlenmeyer'schen etwa 200,0 fassenden Kolben. Auf der Oberfläche des Wassers schwimmende Kügelchen beweisen, dass die Mischung nicht genügend homogen ist und erfordern einen kleinen Zusatz von Alkohol. Die zu diesen

Inhalationen sich eignenden Stoffe sind an anderer Stelle angegeben worden.

Das Feld der durch die Thermoregulatoren und die Vergasungsapparate erweiterten therapeutischen Maassnahmen hat sich in zwei Richtungen vergrössert:

    1. Wir können eine Steigerung der Temperatur des Spray's bis auf 70° C. erreichen.

    2. Wir verfügen über gasartige, regulirbare, mit Wasserdampf gesättigte Gemenge, die eine lokale Therapie des Lungenparenchyms ermöglichen.

Die willkürliche allmähliche Temperaturerhöhung des Spray's erlaubt uns die Anwendung der sogen. Thermotherapie im eigentlichen Sinne des Wortes, die mit der Behandlung mittels ultravioletter und Röntgenscher Strahlen nicht zu verwechseln ist. Ihre Wirkung besteht in der Beeinflussung akuter und chronischer entzündlicher Processe und in der Beseitigung von Gewebsveränderungen, die unter dem Einflusse von Mikroorganismen oder abnormer Stoffwechselanomalien, sich aus bisher nicht genügend bekannten Ursachen entwickeln.

Akute entzündliche Processe des Rachens und der Tonsillen mit Exsudatbildung, ebenso wie die chronischen Pharynxkatarrhe, besonders die trockene mit Borkenbildung einhergehende Form, werden durch Anwendung der Thermotherapie (Temper. 60—75° C.) sehr günstig beeinflusst.

Bei Katarrhen der oberen Luftwege lässt man zweimal täglich je 200,0 in Pausen von 5 Minuten, bei Lungenerkrankungen zweimal täglich mindestens je 300,0 in Pausen von 5 bis 8 Minuten inhaliren.

Wird statt komprimirter Luft Sauerstoff (aus Stahlcylindern, die mit einem Reduktionsventil versehen sind) zur Zerstäubung terpentinhaltiger Stoffe (Ol. pini, Eucalyptol) benutzt, so bildet sich Ozon, was durch Papierstreifen, die mit Jodkali und Stärke imprägnirt sind, nachgewiesen werden kann. Dieses Gas besitzt starke antibakterielle Eigenschaften. Nach Rütsch und Gavard wirken schon kleine der Luft beigefügte Ozonmengen abtötend auf Typhusbazillen.

Einen Fortschritt auf dem Gebiete der Inhalationstherapie bedeuten die Versuche von Reitz (Bad Elster), über welche er in der XVI. Naturforscherversammlung d. Js. in Leipzig berichtet hat. Sie bringen einen weiteren Nachweis, dass die Lunge von Thieren und Menschen auch grössere Mengen von Eisenpräparaten resorbirt und direkt in die Blutbahn bringt.

Auf Grund einer Reihe von Versuchen an Thieren, welche gefärbte Flüssigkeiten eingeathmet hatten, überzeugte sich R., dass diese Flüssigkeiten nach längerer Zeit in die Lungen und zwar sowohl in ihre Spitzen wie in die unteren Lappen eindringen. Im Blute von Thieren, welche nach Eiseninhalation getötet wurden, konnte Reitz beträchtliche Mengen von Eisen nachweisen.

Sein Inhalationsapparat, den ich Dank der Liebenswürdigkeit des Erfinders in Bad Elster zu sehen Gelegenheit hatte, wird durch Dampf betrieben, der ihm durch ein wandständiges Rohr von einem Dampfkessel zugeführt wird. Der horizontale Arm des Zerstäubers ist durch ein kurzes Ansatzstück mit dem Hauptrohre verbunden. Das vertikale Saugrohr taucht in ein emaillirtes wandständiges Gefäss, an dessen vorderem Theile ein Trichter angebracht ist, der mit einem langen, biegsamen Metallrohr mit hölzernem Ansatzstück, das der Kranke in den Mund nimmt, verbunden ist. Die zerstäubenden Röhrchen haben rechtwinklige Oeffnungen. Da die Entfernung des Trichters von der Oeffnung der Röhrchen etwa 6 cm beträgt, so wird ein grösserer Theil des zerstäubten Mittels gegen die Trichterwände geschleudert, kondensirt sich und fliesst in das Gefäss mit dem Medikament zurück.

Ich habe schon bei der Beschreibung des Bulling'schen Apparates auf die Nachtheile aufmerksam gemacht, das Ansatzstück in den Mund zu nehmen, weil dadurch das Eindringen des Medikamentes in die tieferen Athmungswege gehindert wird. Dagegen wird bei dieser Methode die Resorption durch die Mundschleimhaut sehr gefördert.

Aus Karmel's Experimenten über die Resorption der Mundschleimhaut wissen wir jetzt, dass die Mundschleimhaut im hohen Grade resorbirt, dass sie je nach der Natur des Stoffes verschieden ist und um so stärker stattfindet, je koncentrirter die benutzte Lösung ist.

Reitz benutzt für seine Inhalationen vollständig im Wasser lösliche Eisenpräparate von neutraler Reaktion. Die Menge des zur Inhalation angewendeten Eisens beträgt 1,0 g auf 300,0 g Mineralwasser. Die Inhalation dauert bis 15 Minuten. Derartige Inhalationen reizen die Luftwege nicht und rufen keinen Husten hervor.

Ueber die Resorptionsfähigkeit der oberen Luftwege habe ich schon an anderer Stelle berichtet.

Nach der Einspritzung von 1,0 Natrii jodati in die Trachea gesunder Menschen konnte ich nach 15 Minuten Jod im Harne nachweisen. In der letzten Zeit hat Dr. Moczulski diese Thatsache bei einem meiner Patienten bestätigt, dem wegen Laryngitis syphilitica Inhalationen mit Natrium jodatum verordnet wurden. Die Dosis betrug 2,0 auf 100,0 Wasser. Trotz täglichen Gebrauches von

4,0 Natrii jodati (während einer Woche) waren keinerlei Symptome einer Jodvergiftung vorhanden. Die syphilitischen Veränderungen am Processus vocalis verschwanden äusserst rasch. Dieser Kranke wurde vordem fast ein halbes Jahr mit Inunctionen von Ung. ciner. und Jod per os, ohne irgend welche Besserung behandelt. Jod wurde im Harne 15—20 Minuten nach den Inhalationen nachgewiesen. Seine Ausscheidung dauerte 24 Stunden. Die Jodinhalationen hatten keinerlei Reizungssymptome zur Folge, weder Husten noch Vermehrung des Auswurfes.

Ich muss hier bemerken, dass bei der Darreichung von 4,0 Natr. jodat. per os erst nach 2—3 Stunden Jod im Harne nachgewiesen werden kann.

Allgemeine Inhalationssäle

(Passive Einathmungen).

Sie wurden, wie bekannt, von Sales-Girons zuerst eingeführt und zur Zerstäubung von Schwefelwässern in entsprechenden Sälen oder einzelnen Kabinen benutzt.

Die Kranken sind vor dem Durchnässen durch Mäntel geschützt und verbleiben in den Sälen eine halbe bis zu einer Stunde. Sie können sich in den Räumen frei bewegen; ihr Athmungstypus bleibt normal. Zu Einathmungen werden vorwiegend Mineralwässer angewandt und zwar: Alkalische Wässer, Schwefelwässer, Soole in verschiedener Concentration (von 1—4 %) rein oder mit Zusatz aromatischer Substanzen. Die Temperatur des Spray's schwankt gewöhnlich zwischen 12 und 20° C., sie hängt ab von der Lufttemperatur, der Intensität der Zerstäubung, der Temperatur des Mineralwassers und der Ventilation der Räume. Als Motor wird Pressluft benutzt, die unter einem Drucke von $1^1/_2$ bis 4 Atm. arbeitet. Zur Anwendung kommen entsprechende Druck- und Saugpumpen, die durch Dampf-, Gas-, Benzin- und Dynamomotoren in Betrieb gesetzt werden.

Je nach der Grösse der zur Inhalation bestimmten Säle werden ein oder mehrere Zerstäubungsapparate verschiedener Art aufgestellt. Derartige Zerstäuber mit einer oder mehreren Zerstäubungsdüsen sind von Sales-Girons, Wassmuth, Hoesele, Heyer, Reitz, Clar, Bulling und andern konstruirt worden. Eine Analyse und Beschreibung ihrer Wirkung kann an dieser Stelle nicht geliefert werden. Die Einathmungen in allgemeinen Sälen sind von Nutzen, wenn die Konstruktion und Wirkung der Apparate zweckentsprechend ist und der Ventilation sowie der Temperatur und dem

Feuchtigkeitsgrade der Luft Rechnung getragen wird. Diese wichtigen Punkte sind in letzter Zeit durch die Arbeiten von Emmerich und Bulling genauer erforscht worden. Die Zahl der Sitzungen muss, um eine richtige Wirkung zu erhalten, eine grössere sein. Die Inhalationen äussern ihre Wirkung nicht nur auf die oberen Luftwege, sondern auch auf den allgemeinen Zustand. Sie wirken auf die Blutbeschaffenheit, steigern den Appetit und sind vorwiegend angezeigt bei lymphatischen und skrophulösen jugendlichen Individuen. Die Kranken sollen, wie dies Emmerich richtig bemerkt, in den Sälen weder schwitzen noch frieren. Zum Rheumatismus neigende Personen sind gegen niedrige Temperaturen und den Einfluß zu feuchter Luft sehr empfindlich. Aus diesem Grunde müssen in gut eingerichteten Inhalationssälen Vorrichtungen zur Regelung der Temperatur bestehen, welche die Zufuhr von gewärmter Luft gestatten. Zimmertemperaturen von über 24^0 C. erschweren die Dampfbildung, da die fein zerstäubten Flüssigkeiten leichter verdampfen und die Luft mit Wasserdampf sättigen. Sehr wichtig ist, wie ich schon bemerkt habe, die Ventilation solcher Säle, die aber auch ihre Grenze besitzt, da zu starke Zufuhr von Pressluft die ausgiebige Ausfüllung der Inhalationssäle mit medikamentösen Lösungen verhindert. Der Aufenthalt der Kranken in den allgemeinen Inhalationssälen ist von ihrem subjektiven Gefühl abhängig, besonders, wenn flüchtige, ätherische Oele, wie Oleum pini silvestris, Eucalyptol oder Guajacol, zur Anwendung gelangen.

Einen grossen Uebelstand derartiger Anstalten bildet der Mangel an ärztlicher Kontrolle.

Dieser Forderung muss Rechnung getragen werden. Inhalationsanstalten erfordern ärztliche Ueberwachung. Die Inhalationen besitzen ihre Indikation und Kontraindikation und können durch schablonenmässiges Verfahren den Kranken statt Nutzen direkt Schaden bringen.

Mein Inhalationsapparat
für allgemeine Säle.

Ich gehe jetzt zur Beschreibung meines Apparates über, der für gemeinschaftliche Säle bestimmt ist.

Sein Prinzip beruht auf der Anwendung von 4 Thermoregulatoren, die auf einem eisernen Tische mit Marmorplatte montirt sind.

Dieser Apparat bietet folgende Vortheile dar:

1. Er dient für kühle, lauwarme und heisse Inhalationen von beliebiger Temperatur (zwischen 15^0 C. bis 75^0 C.).

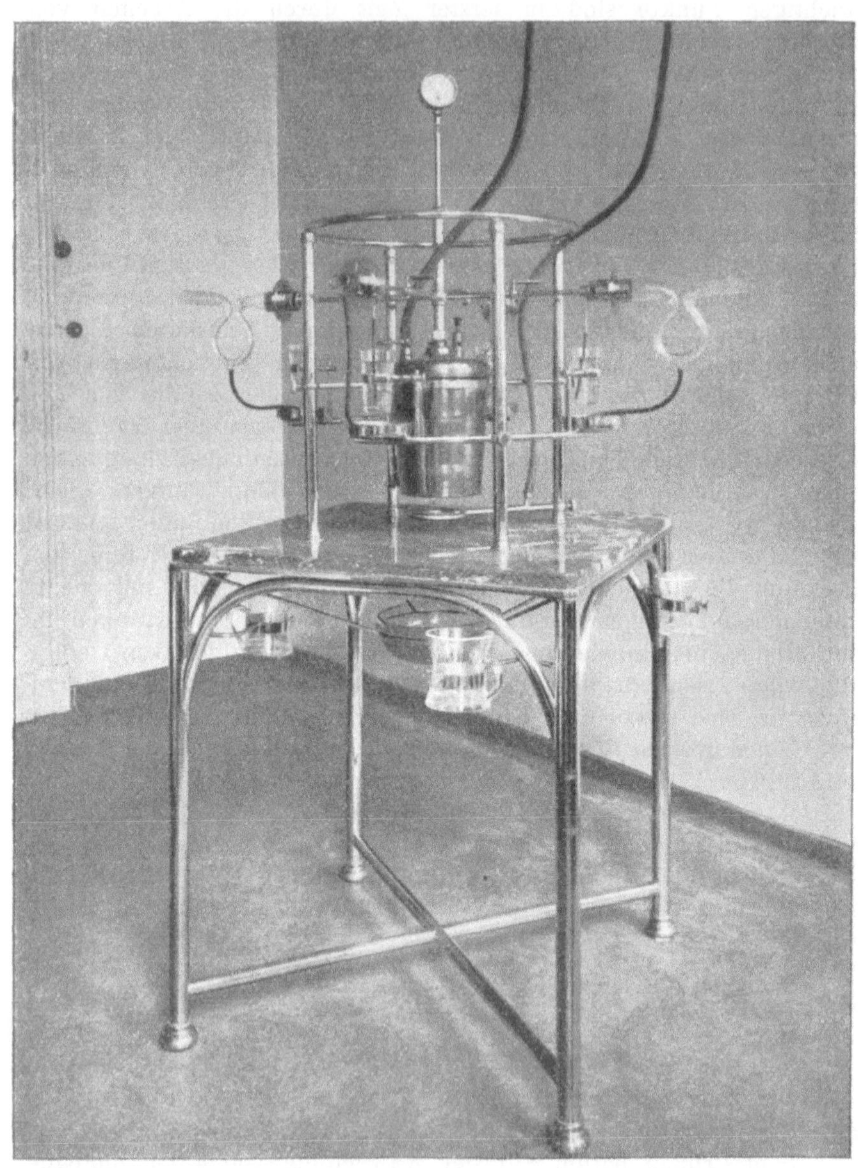

Fig. 164 a.

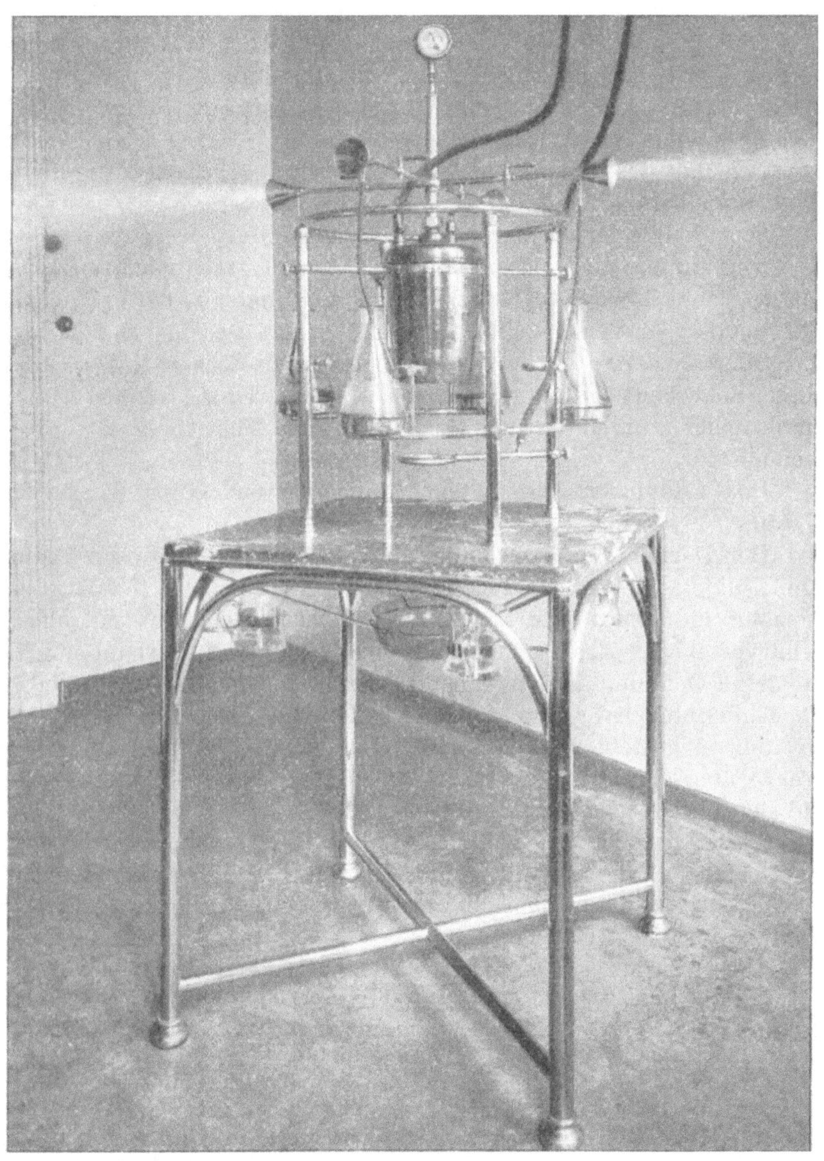

Fig. 164 b.

2. Er ermöglicht die Ueberführung entsprechender Medikamente in ein gasförmiges Gemisch.
3. Er kann sowohl für Einzelinhalationen (für 4 Personen), wie für allgemeine Säle benutzt werden.
4. Er wird nach Bedarf, entweder durch komprimirte Luft oder durch Dampf, betrieben.

Der Bau des Apparates wird am Besten durch die beigefügte Figur 164a veranschaulicht.

Die Details der Konstruktion sind folgende:

Ein kupferner, 4 Liter fassender Kessel, mit zwei seitlichen Haltern, längs zweier vertikaler Säulen verschiebbar, der mit einem Wasserstandrohr versehen ist, trägt auf seinem Deckel ein zentrales Rohr, das den Dampf zu 4 kurzen horizontalen Röhren führt. Jedes dieser Röhrchen endigt mit einem kleinen Hahn, dessen Ansatz mittels eines kurzen Gummirohres mit dem Thermoregulator verbunden wird.

Das Hauptrohr besitzt ein Manometer mit einer Skala bis 3 Atm.

Der Deckel des Kessels hat drei Oeffnungen. Die erste dient zum Eingiessen von Wasser und wird durch einen Metallstöpsel verschlossen. Die zweite wird durch ein entsprechendes, mit einem Hahn versehenes Ansatzstück mit dem Kompressor verbunden. In die dritte Oeffnung ist ein Sicherheitsventil eingeschraubt, welches so eingerichtet ist, dass es auf beliebigen Druck (von 0,5 bis 2,5 Atm.) eingestellt werden kann. Wenn der Druck die eingestellte Grenze überschreitet, hebt sich der im Ventil angebrachte Stöpsel und der Ueberschuss von Luft entweicht.

Diese Einrichtung schützt den Kessel vor dem Platzen, gestattet eine beständige Einwirkung der Saug- und Druckpumpe und erlaubt uns, den gewünschten Druck stets in gleicher Stärke zu erhalten.

Die vier Thermoregulatoren sind an den vier Säulen des Apparats mittels beweglicher Ansatzstücke, welche mit Ringen für die Medikamentengläser versehen sind, befestigt. Soll mit diesem Apparate ein gewünschter Raum mit einem medikamentösen Dampfgemisch ausgefüllt werden, so entfernen wir die 4 Thermoregulatoren und lassen nur die Zerstäubungsröhren zurück, die mit einem trichterförmigen Ansatz versehen werden (Fig. 164b links). Sodann wird das perpendikuläre Rohr mit längeren Gummischläuchen versehen und in Erlenmeyer'sche Kolben (von 500,0 cm^3) eingetaucht. Bei Anwendung von (auf 2,5 Atm.) komprimirter Luft füllen vier fein und reichlich wirkende Zerstäuber einen Saal von 75 CM.^{3} Inhalt, innerhalb 10 Minuten mit einem so dichten, medikamentösen Nebel, dass die in demselben befindlichen Gegenstände unsichtbar werden.

Vier Apparate sind im Stande, 2 Liter Flüssigkeit während 15 Minuten zu zerstäuben bei einer Temperatur von 15⁰ bis 20⁰ C. Das Hygrometer zeigt alsdann 95% Wasserdampf. Soll der Spray höher temperirt werden, so wird der Kessel des Apparats bis zur Hälfte mit Wasser gefüllt und nach Bedarf erwärmt.

Die Inhalationstherapie bei der Lungenschwindsucht.

Ueber den Wert der Inhalationstherapie bei der Tuberkulose ist bisher keine Verständigung erzielt worden. Diese Methode wird von den einen verdammt, von anderen als wichtige therapeutische Maassnahme bezeichnet.

Manche Aerzte fürchten lauwarme und heisse Inhalationen, da sie Lungenblutungen veranlassen können, ferner die Erweichung käsiger Produkte befördern und durch tiefere Einathmungen, durch Aspiration, Verschleppung infektiöser Produkte herbeiführen können. Vom Prinzip ausgehend, dass ein krankes Organ Schonung erfordert, wurde jede tiefere Athmung als geradezu schädlich bezeichnet und viele Kranke zur Liegekur gezwungen.

Die Gegner dieser Ansichten stützen sich, und, wie es scheint, mit Recht, auf folgende Thatsachen:

1. Die Phthisiker gehen an sekundärer Infektion zu Grunde. Die Toxine der Tuberkelbazillen wirken weniger deletär auf den Organismus als die toxischen Produkte der Eiterkokken.

2. Die Entwickelung der Eiterkokken fordert fast ebensoviel Stunden, wie diejenige der Tuberkelbazillen Tage.

3. Die in der Lunge und den Bronchien stagnirenden Sekrete enthalten Entzündungskeime und Toxine, die entfernt werden müssen, nicht nur um einer Aspiration derselben entgegen zu wirken, sondern weil die Sekrete die Luftwege verstopfen und Hustenanfälle, die schädlich auf die Kräfte und den Schlaf des Kranken wirken, verursachen.

4. Der Vorwurf, dass erkrankte, tuberkulöse Lungentheile medikamentösen Stoffen nicht zugänglich sind, wird dadurch theilweise entkräftet, dass wir durch Einführung antiseptischer fein zerstäubter und gasförmiger Medikamente auf die noch nicht afficirten Lungenpartien und durch Resorption dieser Heilmittel direkt ins Blut auf die Toxine der infektiösen Mikroorganismen günstig einzuwirken im Stande sind.

25 b*

Als Kontraindikation für die Inhalationstherapie bei Lungenphthise betrachte ich: Akute pleuritische Prozesse, chronische Exsudate und Verwachsungen, die schmerzhaftes Athmen bedingen, ferner starke Athemnot, hochgradiges Fieber, hektische Zustände, Neigung zu Lungenblutungen, bedeutende Herzschwäche, quälenden Husten, der sich bei jedem Versuche zu inhaliren, einstellt.

Trotz aller Anerkennung für den Nutzen und die Erfolge der hygienisch-diätetischen Methode und der Erfolge der Behandlung in Sanatorien und klimatischen Kurorten, dürfen wir auf die lokale Therapie der Lungenerkrankung nicht verzichten. Solange wir keine Specifica gegen die Tuberkulose besitzen und die Aussichten solche zu finden, wenig versprechend sind, ist es unsere Pflicht, in den Anfangsstadien der Lungentuberkulose nach Behandlungsmethoden zu suchen, welche dem kranken Organ das ihm am meisten zukommende, das heisst, mit der Luft eingeführte antiseptisch und nicht reizend wirkende Medikament in genügender Menge und in längerer Zeitdauer zuführen. Meine bisherigen, auf diesem Felde seit zwei Jahren gesammelten klinischen Beobachtungen haben mich von der günstigen Wirkung dieser Methode so weit überzeugt, dass ich mir erlaube, dieselbe zur weiteren Erprobung zu empfehlen. Die Details dieser Behandlung, ihre Indikationen und Kontraindikationen, sollen an anderer Stelle geliefert werden.

Anhang IV.

Anästhesin.

Mit diesem Namen bezeichnete Ritsert ein Präparat, das chemisch einen Para-amido-benzoessigsäureester darstellt. Das Anästhesin bildet ein weisses Pulver, das sich in kaltem Wasser fast garnicht löst und in Alkohol, Aether, Benzol und fetten Oelen nur schwer löslich ist. Mandel- und Olivenöl lösen $3^0/_0$ dieses Präparates. Der Vortheil des Anästhesins besteht in seiner absoluten Unschädlichkeit und in der langdauernden anästhesirenden Wirkung. Es wurde im Jahre 1902 von Noorden empfohlen, in Dosen von 0,3—0,5 bei Magenschmerzen, Magengeschwür, langdauerndem Erbrechen und nervöser Dyspepsie. Die grösste Dosis beträgt 2,5. In der Laryngo-Rhinologie kann das Anästhesin zu Einpinselungen benutzt werden. Zu Inhalationen benutzt man 3,0 Anästhesin in 45,0 Alkohol und 55,0 destillirtem Wasser.

Zur Insufflation gebrauchen wir eine Mischung von Anästhesin mit Aristol oder Stärke.

   Rp. Anästhesin 10,0
      Amyli   90,0

Nach meinen, längere Zeit mit diesem Präparat angestellten Versuchen, kann ich seine starke anästhesirende Wirkung bestätigen, besonders bei tuberkulöser Larynxphthise. Die Anästhesie dauert gewöhnlich 3—4 Stunden. Das Pulver reizt die Schleimhaut nicht und ruft auch kein Brennen oder Husten hervor. Nach Dunbar eignet sich das Anaesthesin. muriaticum sehr gut zu Injektionen und kann die Stelle des Cocains in der Schleich'schen Lösung ersetzen.

Adrenalin.

Das Adrenalin gehört zur Gruppe schwach anästhesirender Mittel, es besitzt aber ausgesprochene gefässkonstringirende Eigenschaften. Das im Jahre 1901 von Takamine aus den Nebennieren des Ochsen hergestellte Präparat enthält das wirksame physiologische Prinzip dieses Organs. Das Adrenalin bildet ein gelbes krystallinisches, in Wasser oder Glycerin leicht lösliches Pulver. Verdünntere Lösungen (1 : 1000—1 : 5000) rufen auf der Schleimhaut der Nase, des Pharynx oder des Kehlkopfes nach $\frac{1}{2}$—1 Minute eine Zusammenziehung der Kapillargefässe, eine Erblassung der Schleimhaut hervor, die $\frac{1}{4}$—1 Stunde dauert. Dieses Präparat besitzt noch den Vortheil, dass sich der Organismus an seine Wirkung nicht gewöhnt, und auch wiederholte Einpinselungen denselben anämisirenden Effekt zur Folge haben*). Am Besten hat sich das Adrenalin-Chlorhydrat bewährt, da es dauerhafter ist als reines Adrenalin. Das Adrenalin ist bisher sehr theuer; ein Gran kostet Mk. 6,40. Etwas billiger ist schon die wässerige Lösung, die von Freund & Redlich in Berlin unter dem Namen Extr. gl. suprarenalis solubile angefertigt wird; 5 cm³ einer 5%igen Lösung kosten 1 Mark und 50 Pfennig. Rosenberg**) giebt folgende Anleitung zur Herstellung eines wässerigen Extrakts. Man zerhackt 150,0 Nebenniere eines Ochsen und giesst mit 300,0 Wasser ein. Nach der Macerirung wird die Flüssigkeit abgegossen, durchgeseiht und gekocht, um das Eiweiss zu entfernen. Nach wiederholter Filtration ist etwas Karbolsäure zugegeben, weil das Präparat leicht schimmelig wird. Die wässerige Lösung besitzt ganz dieselben Eigenschaften wie das Adrenalin; sie hält sich ganze Monate hindurch und ist viel billiger.

Suprareninum hydrochloricum, welches in den Fabriken in Höchst angefertigt wird, besitzt nach Schnaidigel dieselben physiologischen Eigenschaften wie das Adrenalin von Davis & Parke. Lösungen von 1 : 1000 in Kochsalz können sterilisirt werden und zersetzen sich nicht nach längerer Zeit weder allein, noch bei Zusatz von Cocain, Eserin oder Atropin. Dieses Präparat ist viel billiger als das Adrenalin, da 1 cm³ 9 Pfennig kostet, während dieselbe Menge Adrenalin (für Aerzte) mit 18 Pfennig berechnet wird.

Das Adrenalin besitzt weder kumulative oder toxische Wirkungen, im Gegentheil, es hebt die Herzthätigkeit, wirkt also ganz entgegengesetzt als das Cocain (E. Meyer). Adrenalinlösungen werden bei Adynamie oder bei Ohnmacht während der Chloroformnarkose empfohlen. Das Adrenalin wurde zuerst klinisch von amerikanischen Aerzten, später in Frankreich und in Deutschland angewandt.

---

*) Das Adrenalin wird durch die Firma Parke, Davis & Co. in London, Queen Victoria Street No. 111 angefertigt.

**) Nebennierenextrakt in der Rhinolaryngologie. Berl. klin. Wochenschr. No. 26. 1902.

Rosenberg bestätigt die Wirkung dieses Mittels bei Nasen- und Kehlkopfoperationen. Nach der Einführung eines in 1 : 1000 Adrenalinlösung getränkten Tampons in die Nase, ziehen sich die geschwollenen Muscheln so stark zusammen, dass die Knochenabrisse deutlich zum Vorschein kommen. Die Schleimhaut wird kreideweiss oder gelblich. Die Empfindlichkeit ist etwas herabgesetzt, aber nicht ganz aufgehoben. Bei Operationen müssen wir deshalb Cocain zusetzen. Rosenberg empfiehlt, zuerst die Schleimhaut mit einer Adrenalinlösung und erst später mit Cocain zu bepinseln, weil eine zusammengezogene Schleimhaut weniger Cocain resorbirt, was für empfindliche Personen nicht ohne Bedeutung ist. Das Adrenalin besitzt infolge seiner zusammenziehenden Wirkung auf die Gefässe der Schleimhaut eine gewisse diagnostische Bedeutung, besonders bei Erkrankungen der Nebenhöhlen. Es erleichtert die Feststellung der Eiterquelle in den Nebenhöhlen. Die Nasenkanäle werden mitunter so erweitert, dass die natürlichen Mündungen dieser Höhlen sichtbar erscheinen.

Die unter dem Einfluss dieses Präparates anämisirte Nasenschleimhaut blutet nach operativen Eingriffen fast garnicht. Man kann sogar Knochenleisten am Septum ohne Blutung absägen. Nachblutungen kommen bei Adrenalin nur selten vor, können aber nicht negirt werden. Jedenfalls soll nach Operationen an der Scheidewand die Nasenhöhle tamponirt werden.

Dieses Präparat leistet manchmal auch bei gewöhnlichen Nasenblutungen gute Dienste. Beim akuten Kartarrh der Stirnhöhle verschwinden nach Bepinselungen die Schmerzen sehr schnell und die Mucosa schwillt ab. Infolgedessen wird die Nase auf gewisse Zeit wieder durchgängig. Bei akuten Entzündungen des Pharynx, der Mandeln und des Kehlkopfes übt das Adrenalin eine günstige Wirkung aus. Es vermindert die Schwellung der Schleimhaut und die Spannung der Weichtheile. Bei Larynxphthise gehen die entzündlichen Schwellungen, welche die tuberkulösen Prozesse begleiten, schnell zurück. Das Adrenalin gemischt mit Cocain gestattet bei Laryngophthise, operative Eingriffe ohne Schmerz und Blutung auszuführen (Moure und Brindel).

Die Adrenalinlösung der Firma Parke, Davis & Co. in London ist nach folgender Vorschrift angefertigt:

Adrenalin	0,1
Natr. chlorati	0,7
Chloretoni	0,5
Aquae destillatae	100,0

Meine eigenen, ungefähr drei Jahre dauernden Versuche mit diesem Präparate haben mich von seinem grossen Werth vollkommen überzeugt. Es wirkt auf die Schleimhäute anämisirend in Folge einer Zusammenziehung der Capillargefässe, die 40—60 Minuten andauert. Junge Individuen reagiren gegen dieses Mittel stärker als ältere Personen. Bei circa 100 in der Nase und im Kehlkopf ausgeführten Operationen habe ich kein einziges Mal eine Nachblutung gesehen. Einmal sah ich nach der Anwendung der 1 : 1000-Lösung bei akutem Schnupfen einen weissen Belag in Form einer Membran, die nach 5 Tagen abfiel. Bei Nasenblutungen leistete mir das Adrenalin keine besseren Dienste als das Hydrogenium peroxydatum.

Was die Technik der Anwendung anbetrifft, so empfehle ich, zuerst die Stelle, wo man zu operiren beabsichtigt, mit 2 % Cocainlösung zu bepinseln, nachher die 1 : 1000-Adrenalinlösung anzuwenden, um nach 5 Minuten die Einpinselung mit Cocain — für die Nase mit 10 %, für den Kehlkopf mit 15 % — zu wiederholen. Das Adrenalin steigert die Wirkung des Cocains. Die Anästhesie umfasst dann eine grössere Schleimhautfläche, dauert länger (bis zu einer Stunde) und kommt schon bei Anwendung der 5 % Lösung von Cocain oder Eucain zum Vorschein. Verdünntere Lösungen, d. i. 1 : 5000, können in der Nase und im Kehlkopf in Form eines Spray's gebraucht werden (1—2 ccm).

Der Nachtheil dieses Präparates bei Einpinselung der Nasenschleimhaut zu diagnostischen Zwecken besteht in der starken Zunahme der Sekretion, welche ab und zu mehrere Stunden dauert. Deswegen halte ich die Anwendung von 1 : 1000- Adrenalinlösung bei akutem Schnupfen mit starker Hyperämie für schädlich.

Manchmal leisten verdünnte Lösungen bessere Dienste. Die subkutanen Injektionen von Adrenalin erfordern grosse Vorsicht.

Ich muss noch erwähnen, dass nach Injektionen einer Adrenalinlösung in die Urethra (wegen Blutung) nach Urethrotomie Ohnmachtsanfälle und Krämpfe beobachtet worden sind. Es unterliegt keinem Zweifel, dass ein Mittel, welches schon in den geringsten Dosen eine starke, fast specifische Wirkung auf die Cirkulationsorgane ausübt, gefährliche Intoxikationssymptome hervorrufen kann. Adrenalin ist deshalb bei Arteriosklerose und bei Neigung zu Lungenblutungen contraindicirt.

Additional material from *Untersuchungs- und Behandlungsmethoden der Kehlkopfkrankheiten,*

ISBN 978-3-642-50509-6, is available at http://extras.springer.com

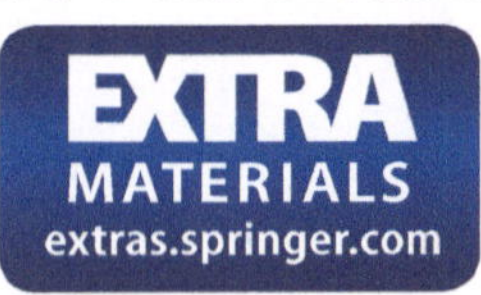

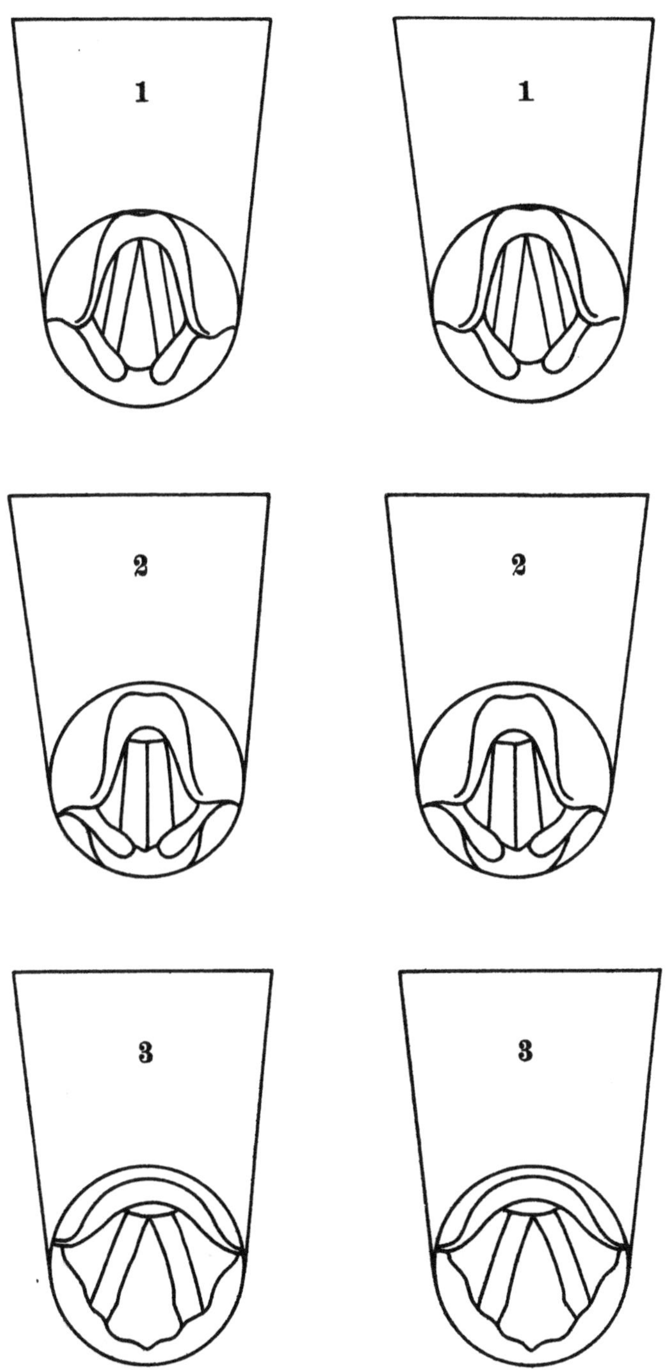

Verlag von Julius Springer in Berlin.